健康评估

张雅丽　金咏梅　姜金霞　主编

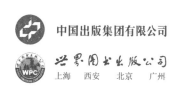

中国出版集团有限公司

世界图书出版公司

上海　西安　北京　广州

图书在版编目（CIP）数据

健康评估 / 张雅丽，金咏梅，姜金霞主编. — 上海：
上海世界图书出版公司，2024.2
ISBN 978-7-5232-0482-5

Ⅰ．①健… Ⅱ．①张… ②金… ③姜… Ⅲ．①健康—
评估 Ⅳ．①R471

中国国家版本馆CIP数据核字(2023)第127018号

书　　名　健康评估
　　　　　Jiankang Pinggu
主　　编　张雅丽　金咏梅　姜金霞
责任编辑　李　晶
装帧设计　褚志娟　郁　悦
插图绘制　彭　亮
出版发行　上海世界图书出版公司
地　　址　上海市广中路88号9－10楼
邮　　编　200083
网　　址　http://www.wpcsh.com
经　　销　新华书店
印　　刷　江阴金马印刷有限公司
开　　本　787 mm× 1092 mm　1/16
印　　张　26.5
字　　数　550千字
版　　次　2024年2月第1版　　2024年2月第1次印刷
书　　号　ISBN 978-7-5232-0482-5/R·719
定　　价　78.00元

《健康评估》
编写委员会

主　编： 张雅丽　金咏梅　姜金霞

副主编： 梅　花　王慧娟　黄　欢

秘　书： 梅　花

编　者：

张雅丽　上海中医药大学附属曙光医院

金咏梅　上海市第七人民医院

姜金霞　上海市第十人民医院

梅　花　上海健康医学院

王慧娟　上海南湖职业技术学院

黄　欢　上海震旦职业学院

万春华　上海思博职业技术学院

潘　琼　上海中医药大学附属曙光医院

迟春薇　上海市第十人民医院

杜云海　上海市第十人民医院

韩　鹏　上海市第十人民医院

黄　松　上海市第七人民医院

倪涵晨　上海市第七人民医院

王　华　上海市第七人民医院

徐　正　上海市第七人民医院

庄菊花　上海市第七人民医院

李曙光　复旦大学附属华山医院

钱　梅　复旦大学附属华山医院

谭红阳　上海市浦东新区精神卫生中心

俞　玮　上海市浦东新区精神卫生中心

童　捷　上海市浦东新区精神卫生中心

上智云图
使 用 说 明

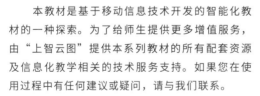

一册教材　＝　海量教学资源　＝　开放式学堂

 微课视频
知识要点
名师示范
扫码即看
备课无忧

 教学课件
教学课件
精美呈现
下载编辑
预习复习

 在线案例
具体案例
实践分析
加深理解
拓展应用

 拓展学习
课外拓展
知识延伸
强化认知
激发创造

 素材文件
多样化素材
深度学习
共建共享

"上智云图"为学生个性化定制课程，让教学更简单。

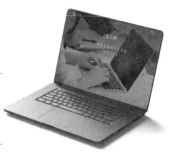

PC 端登录方式：www.szytu.com
详细使用说明请参见网站首页
《教师指南》《学生指南》

　　本教材是基于移动信息技术开发的智能化教材的一种探索。为了给师生提供更多增值服务，由"上智云图"提供本系列教材的所有配套资源及信息化教学相关的技术服务支持。如果您在使用过程中有任何建议或疑问，请与我们联系。

教材课件获取方式：
1. 课件下载 www.hedubook.com；
2. 上智云图 www.szytu.com；
3. 编辑邮箱 1626182826@qq.com；
4. 电话 （021）52718669。

课程兑换码

微信二维码

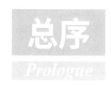

医学教育是卫生健康事业发展的重要基石，作为我国医学教育的重要组成部分，护理高职高专教育为我国医疗卫生行业输送了大批实用技能型人才。本人在国内外医学教育领域学习工作50年，从事护理高职高专教育20年，深感当前编写一套适应现代化、国际化人才培养需求的教材的重要性和迫切性。

2020年9月，国务院办公厅印发《关于加快医学教育创新发展的指导意见》，提出以新理念谋划医学发展、以新定位推进医学教育发展、以新内涵强化医学生培养、以新医科统领医学教育创新，同时强调要"大力发展高职护理专业教育，加大护理专业人才供给"。

为更好地适应新时期医学教育改革发展的要求，培养更多能够满足人民健康需求的高素质、实用型护理人才，上海市高职高专医药健康类专业教学指导委员会规划了护理专业"互联网+"融合型教材共26个品种，旨在更好地为护理教育事业服务，向各级医疗机构输送更多的护理专业人才。

护理专业"互联网+"融合型教材的开发背景及其特色主要表现在以下几个方面：

一、社会对护理人员素质的要求日益提高，护理专业课程备受关注。随着医疗行业的不断发展和升级，对护理人员素质的要求也越来越高，要求具备丰富的专业知识和实践技能，同时具备更高的职业素养。因此，护理专业"互联网+"融合型教材的开发是顺应时代要求的必然选择。

二、护理课程的理论与实际操作相结合，重视实践技能培养。传统的护理教育注重护理知识的掌握，但往往在实践技能培养手段方面有所不足。而护理专业"互联网+"融合型教材强调理论与实践同步，重视实践技能的培养，且教材融入了丰富的"互联网+"教学手段，使学生能够获得更加全面的护理知识和技能。

三、护理课程的国际化发展趋势，力求与国际接轨。随着国际化进程的不断推进，护理课程的国际化发展趋势也越来越明显。护理专业"互联网+"融合型教材融入了国际化教育理念，使学生的知识和技能具有更加广阔的国际视野和竞争力。

四、护理课程的多元化发展趋势，需要满足不同角色和层次的需求。新型护理类高校教材针对不同层次的学生需求，设置了不同难度和深度的知识点，更能满足学生的不同需求。

综上所述，新型护理类高校教材具备理论联系实践、国际化、多元化等特点，对于适应时代要求、提高护理人员素质、满足社会发展需求具有重要意义和价值。

总主编 沈小平

2023年6月于上海

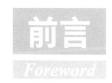
  《健康评估》是全国高职医学院校护理专业的必修课程，是衔接护理基础课程和专科课程的桥梁。为了更好地适应新形势下全国高职护理教育教学改革与发展的需要，提高教育教学质量，培养21世纪新型实用型护理人才，我们在编写过程中，以护理专业培养目标为依据，强调夯实"三基"的同时，注重学科发展前沿和临床护理操作技能需求，从实践应用出发，在教学理论体系上突出系统性、科学性、可行性和学生的创新意识、创新能力和批判性思维，以加深学生的理解，强调解决为什么学、学什么、怎么学，针对如何掌握本章节的重点、难点，采用案例与思考的启发式、导向性问题的独特新构架，培养和提升护士健康评估水准，以确立本课程的教学内容。

  本教材共有十章，主要内容有健康概念与健康资料、健康史评估、常见症状评估、体格检查、心理与社会评估、实验室检查、心电图检查、影像学检查、护理诊断与思维、健康评估记录等。以期强化整体护理观念，从患者生理、心理、社会模式和功能性健康型态模式两个方面收集健康史，进行以患者为中心的身体评估，结合其他资料，根据患者对现存或潜在的健康问题的反应，做出护理诊断，以培养学生监测和判断病情变化的能力。本教材作为上海高职高专医学健康类专业教学指导委员会"十四五"规划教材，也适合全国高等医学院校护理专业使用，可作为国家护士执业资格考试参考书以及其他各级医院不同层次护理人员继续教育及临床带教老师用于教学的指导书。

  本教材有复旦大学、上海交通大学、同济大学、上海中医药大学、上海思博职业技术学院的教授专家，有上述院校附属医院临床医学界的老、中、青技术骨干等参加编写，他们拥有丰富的教学、临床实践和科研经验，相信读者能从他们活跃的思想和丰富的经验与对本学科前沿知识的把握中获得所需要的知识与启迪。本书在编写过程中得到了上海高职高专医药健康类专业教学指导委员会和编者单位的大力支持与指导，以及各位编者的大力支持与精诚合作，在此表示衷心感谢！

  此外，在编写本教材的过程中，编者参考、引用和借鉴了国内外出版物中的相关资料及网络资源，在此对相关著作权人表示深深的谢意。

敬请相关著作权人与我们联系，我们将及时支付稿酬并寄赠样书。联系方式：021-52718669。

由于时间仓促，纰误疏漏在所难免，教材内容尚需接受医学院校课堂教学和医院临床工作实践的检验，热情欢迎同行专家和广大师生对本教材提出宝贵意见，使之不断完善，并致谢意！

张雅丽

2023年10月

目录
Contents

第一章
绪 论

章前引言

健康评估作为护理程序的第一步，它既是执行护理程序的基础，又贯穿于整个护理过程中，全面、完整、正确的评估是确保高质量护理的先决条件。随着人们对健康保健服务需求的不断提高，为护理对象提供高质量的护理服务，实施以服务对象为中心、以护理程序为基础的整体优质护理已成为当今护理的主要理念。因此，健康评估作为护理学专业基础课程过渡到临床课程的一门主要的桥梁课程，对护理专业的学生来讲非常重要。

学习目标 ✎

1.理解健康评估的重要性、学习目的和要求。
2.识记健康评估的概念。
3.学会健康评估的主要内容。

思政目标 📋

健康评估的教学内容中蕴含丰富的思政元素，在教学中以健康评估课程为载体，实现"知识传授"和"价值引领"有机统一，促进护生对护理专业的认同和自信。

案例导入 📋

患者，女，40岁，教师。平时体健，半年来，走路时经常会出现心慌、乏力、胸闷憋气，剧烈运动时会出现胸骨下疼痛的症状，脾气暴躁、怕热易出汗。自行服用硝酸异山梨醇酯（消心痛）及丹参滴丸进行治疗，均未见效。1个月后，自觉心慌加剧，自测心率为108次/分，家人担心其健康状况，坚持让患者去医院心内科就诊。

思考题

根据上述案例，请思考该患者的健康状况出现了什么问题？应如何进行评估？

第一节　健康评估的发展历程

　　健康评估（health assessment）是运用现代护理基本理论和基本技能，有目的、有计划、系统地收集患者的主观和客观健康资料，通过临床思辨的方法，分析判断资料的价值，研究和诊断个体、家庭和社会因素与疾病间的相互作用和相互影响，识别和解决现存或潜在的生理、心理及其环境适应等方面健康问题或生命过程反应的一门应用学科。健康评估的目的：首先要了解个体在健康和生命过程中的经历，包括健康、疾病和康复；其次要寻找促进健康或增进最佳身体功能的有利因素；再次要进一步识别护理需要、临床问题或护理诊断，作为选择护理干预方案的基础；最后评价治疗和护理的效果。健康评估的主要任务：在于通过理论和实践教学使学生在原有医学课程和护理课程基础上，掌握健康评估的原理和方法，有计划、系统地收集患者的健康资料，并对资料进行分析、判断，确立护理诊断，明确护理目标，为制定和实施护理计划及其评价护理效果提供依据。健康评估突出了护理的特色，体现了专业的独立性，不仅是护理程序的第一步，也是执行护理程序的基础，贯穿于整个护理过程的始终，是连接医学基础课程和护理专业课程的桥梁，是对患者提供高质量优质护理服务的先决条件。

一、健康评估的起源

　　健康评估源于现代护理学的创始人弗洛伦斯·南丁格尔（Florence Nightingale）。19世纪中叶，南丁格尔就意识到健康评估在护理实践中的重要作用，当时将评估视为对患者的观察。她在《护理札记》中就强调了观察的重要性，护士所具备素质之一"必须是一个仔细的、彻底的、迅速的观察者"，认为护士较医生更多地服务于患者的床边，需要收集、分析、记录和解释患者的资料，需要发展护理评估技能，如观察和记录生命体征的能力。同时她强调与患者交谈以获取有关健康和疾病相关信息的重要性，在饮食护理上南丁格尔写道"一方面护士的工作是至关重要的，在她一旦接手患者的看护工作之后，就必须要观察给他的食物对他起了什么样的作用，并且向其他的医护人员汇报这一情况"。她强调"观察不是为了堆积各种各样的信息或有趣的事实，而是为了拯救人类的生命和提高人们的健康。要形成任何正确的观点（能够判断和预见患者的情况）必须通过对患者整体情况的观察"，并说明观察的目的是为了形成正确的观点，提高人们的健康水平。

　　20世纪50年代以前，现代护理学一直沿用医学概念及术语来评估患者病情、组织护士的思维、语言和对患者疾病的描述。50年代以后，护士开始认识到临床护理学的重要性，创建了护理科学和护理实践的概念、理论和分类系统，促进了护理知识结构的发展。1955年，美国护理学家利迪亚·豪尔（Lydia Hall）首次提出了护理程序（nursing process）的概念，她认为护理工作是"按程序进行的工作"。1960年前后，约翰逊和奥兰多等专家也提出"护理程序是由一系列步骤组成的"，当时的护理程序仅包括评估、计划、评价3个步骤。

1967年，亚拉和威尔士将护理程序进一步发展为4个步骤，即在计划之后增加了实施。同年，布莱克在有关护理程序的国际会议上提出：患者的需要包括生理、心理、社会和精神方面，但临床上缺少对患者评估的具体方式与方法，护理应该重点评估患者的身心需求，护理教育需要更多的专业评估技能教育。布莱克提议采用马斯洛的"人的需要论"作为评估框架，指导护理评估工作。国际护理程序学术会议最终确立了护理评估的原则：①评估是护理程序的第一步；②评估是一个系统的、有目的的护患互动过程；③护理评估的重点在于个体的功能能力和日常生活能力；④评估过程包括收集资料和临床判断。由于当时护理诊断一直是护理程序第一步评估中的一个部分，直到1973年北美护理诊断协会第一次会议之后，许多专家提出应将护理诊断作为护理程序中一个独立的步骤。自此，护理程序由以往的4个步骤成为目前的评估、诊断、计划、实施、评价5个步骤。

二、健康评估的发展

自1970年开始，美国就重视在护理教学计划中增加培养护士收集资料的方法和技巧，包括全面的身体评估，大部分护理学士学位的课程使用标准化的医疗诊断模式培养护理健康评估的能力，重点在于评估人体系统状况、疾病对身体的影响、并发症以及治疗的效果，包括以主诉、现病史、过去史、家族史、系统回顾、身体评估等。尽管医学的评估模式使护士能够辨认和监测疾病的全过程，并在当今的护理教育和护理实践中仍占着主导的地位，但并不能为评估个性化的护理需要提供系统的工具。尤其是随着护理学的发展，护理工作范围的延伸和患者群体的延伸，对护士的评估技能有了更高、更新的要求，护士能否有效地实施全面系统的身体评估，收集的资料是否有助于实现护理的安全目标，这些促使了具有护理特征的评估系统建立。

1977年美国医学家恩格尔（G.I.Engel）提出"生物—心理—社会"这一现代医学模式，强调护理是一门专业，护理本质应当以患者为中心，按护理程序的工作方法对患者实施整体护理。同年，第30届世界卫生大会提出了各国政府和世界卫生组织在未来数十年中的卫生战略目标："2000年人人享有卫生保健。"此阶段护理学有了突破性发展，护士在护理工作中系统化地贯彻护理程序，工作更具有独立性和自主性——具有诊断和处理人类对现存的或潜在的健康问题反应的责任和义务；工作场所由医院扩展到社区及其他部门；服务对象由患者扩展到所有人的生命各阶段。

自20世纪90年代中期以来，在护理界及各医药院校从事护理教育的同仁们的共同努力下，健康评估课程在我国高等护理教育课程体系中已逐步替代了传统的临床医学专业《诊断学》课程，定位为护理专业主干课程。玛奇里·戈登（Morjory Gordon）于1987年提出了带有明显护理特征的、收集和组织资料框架的分类模式，即功能性健康形态（functional health patterns，FHPs）；FHPs分类模式涉及人类健康和生命过程的11个形态。每个功能形态都提出代表该形态特征的要点，护士可直接按此框架收集资料，发现有意义的资料来支持这一形态的护理诊断。

1998年，北美护理诊断协会（North American Nursing Diagnosis Association，NANDA）分类法委员会将玛奇·戈登的FHPs构架进行了一些修订，对原框架中的某些领域进一步分类，减少其中的分类错误，也减少了多余和重复内容；有些领域进行了重新命名，使其更加确切地反映该领域中的护理诊断内容；而后对结构中的所有领域和级别加以定义，将每个诊断的定义与其所属的级别和领域的定义进行比较，并对诊断的归属进行了修改和调整，使领域、级别和诊断之间达到最大程度的匹配。护理诊断学分类系统的发展为护士提供了一种用于临床实践的语言，以更好地描述护理在患者照顾中的侧重点。与此同时，确定护理诊断标准的工作也在发展之中，这些标准被称为诊断依据，诊断依据是构成护理诊断的基础。

在2000年4月NANDA的大会上修改并通过了这套护理诊断分类系统——多轴系健康形态分类（a multi-axial health patterns framework），又称为NANDA护理诊断分类Ⅱ。它分6个轴系（axes）：诊断概念；剧烈度（从急性到慢性）；护理单元（个人、家庭和社区）；发展阶段（从婴儿到老年人）；可能性（现存的、危险的、机会或能增强的潜力等）；特性描述（如改变、减弱、增加、缺陷、紊乱、障碍、有效、无效等等）。其结构（taxonomy Ⅱ）的框架为4级结构：领域（domains）、类别（classes）、诊断性概念（diagnostic concept）、护理诊断，涉及人类健康和生命过程的13个领域，46个类别，104个诊断性概念，155个护理诊断。发展到2005年，有172项护理诊断，分类学Ⅱ包括13个领域和47个类别（NANDA international）。护理诊断分类Ⅱ作为护理评估的形式和内容强调了护理程序和临床护理推理，分类分级更加清楚，使健康资料收集和分析更加系统化、标准化，更加顺应了当今科学技术高速发展和信息网络迅捷增长的需要。虽然该分类系统目前临床应用程度尚没有传统的生理—心理—社会评估模式那么普遍，但已被逐渐地用于临床护理评估，以确定个体、整体健康状态及其护理需要的程度。护理诊断学分类系统的发展为护士提供了一种用于临床实践的语言，以更好地描述对患者评估的侧重点。这一时期的工作意味着护理已能明确表达其独立的与医疗不同的定义而趋于成熟。

我国健康评估的发展，在相当程度上是受西方的影响。国内健康评估课程的开设始于20世纪90年代中期，以往在临床实践中，护士不知道如何通过系统询问和交谈获取患者的病史资料，以及与之相关的心理和社会资料，不能熟练地运用自己的感官或借助简便的听诊器、血压表、体温计等检查工具了解和评估患者的身体健康状况，缺乏对健康资料进行综合、分析、解释和诊断性推理的能力，不能制订护理计划之前确认患者的护理问题/护理诊断，其护理干预的行为也随之失去了有效性和科学性。在护理界及各医药院校从事护理教育的同仁们的共同努力下，健康评估课程在我国高等护理教育课程体系中逐步替代了传统的临床医学专业《诊断学》，建立了符合我国护理专业需要的、与护理专业培养目标一致的合适教材，成为护理专业的主干课程。目前，健康评估课程已在全国各高等护理院校全面展开。

第二节　健康评估的主要内容

正确的健康评估是护理和预防问题发生的先决条件和重要依据。评估是否准确、迅速、全面，最能反映护理工作的内涵质量。通过护士与患者之间有目的和有序的交谈、细致的身体评估以及必要的实验室检查或器械检查，可以评估患者现存或潜在的健康问题或对疾病的反应，并进一步做出初步的护理诊断。

一、资料采集

基本内容包括健康史、身体评估及诊断性评估内容。其中，通过会谈所获得的健康资料被称为主观资料，经身体评估、实验室或其他辅助检查所获得的健康资料被称为客观资料。健康评估主要是可以发现现存或潜在健康问题的危险因素，为制定相应的护理干预措施提供依据。在健康资料的收集中，护士要注意资料的完整性和全面性，每一项所收集的内容与患者健康都有着密切联系，应当予以重视。

二、健康史评估

健康史评估包括对现病史、既往史、个人史及家族史的评估。现病史包括起病情况、病后检查、治疗的经过及效果、目前的主要病史。既往史包括了解有无高血压、糖尿病、心脏病、高血脂等相关性疾病的表现，有无外伤、手术、感染、变态反应，以及中毒病史、预防接种史、药物过敏史等。个人史及家族史包括了解患者的生长发育史和主要经历，了解患者的性格特点、生活方式、饮食习惯，了解家族发病情况。通过健康史的评估，全面了解患者的一般情况。

三、症状评估

症状是个体对疾病过程中机体内的一系列功能、代谢和形态结构异常变化所引起的主观上异常的感觉或自身体验，如发热、疼痛、头晕、恶心呕吐等。症状的发生、发展和演变以及由此而发生的患者生理、心理和社会适应等方面的反应，对形成护理诊断、指导临床护理监测起着主导作用。对患者各种症状的评估以及症状出现的部位、性质、持续时间和程度、缓解或加剧的因素，有利于指导临床护理监测，形成临床护理问题。可加深学生对疾病常见症状的理解，又能加强学生通过对症状不同表现的认识，准确地提出护理诊断，为后续临床专科疾病的学习奠定基础。

四、身体评估

身体评估又称体格检查，是护士运用自己的感官或借助听诊器、血压表、体温表等传统的检查的工具，按照视诊、触诊、叩诊、听诊、嗅诊等方法对患者的身体状况进行细致的观察和系统的检查，从而收集客观性资料，发现异常的体征（signs），如心脏杂音、肺部啰音等。身体评估以解剖、生理和病理学等知识为基础，具有很强的技术性，需要通过系统训练并反复实践才能掌握。身体评估所发现的征象是健康问题的客观表现，许多护理问题是通过体征的发现而做出初步判断，甚至确立护理诊断。有效的身体评估可以及早发现患者的异常，既为医生提供病情和诊疗依据，又为护理诊断提供客观依据，并指导护士制定合理的护理计划。因此，身体评估要全面、实事求是，对各种客观检查不能有所偏废或忽视。

五、心理与社会评估

心理与社会评估是依据"生物—心理—社会"这一新的生物医学模式和世界卫生组织（WHO）对健康概念的新阐述，贯彻"以人为中心"和整体护理理念而增设的且有别于诊断学内容的特色部分。心理评估主要涵盖心理活动与心理特征的内容，即从人的自我概念、认知水平、情感和情绪、压力与应对、角色与角色适应、文化以及家庭和环境等方面全面获取患者的心理和社会资料。通过心理评估，可以发现评估对象现存或潜在的健康问题，为心理护理和选择护患沟通方式提供依据。社会评估主要包括评估对象的社会角色、文化、所属家庭及所处环境等。角色评估可了解患者有无角色冲突、角色模糊或其他角色适应不良；文化背景的评估有益于提供针对性的身心需求，避免在护理过程中发生文化强加；家庭评估可以找出影响评估对象健康的家庭因素，制订有效的家庭护理计划；环境评估可明确现存或潜在的环境危险因素，防患于未然，以指导制订环境干预对策。

六、实验室检查

实验室检查是通过物理学、化学和生物学等实验方法，对患者的血液、体液、分泌物、排泄物、组织标本和细胞成分取样等进行检查，从而获得疾病的组织病理形态或器官功能状态、病原体、机体内环境改变等资料，再结合临床表现进行分析的检查方法。实验室检查与临床护理有着十分密切的关系，大部分实验室检查的标本由护士采集，一般实验室检查结果返回报告第一手资料最初也由护士整理，且实验室检查的结果是临床客观资料的重要组成部分，护士可以通过分析资料，结合病情判断预后，做出护理诊断并制订护理措施。

七、心电图检查

心电图检查是应用心电图机记录心脏在每个心动周期中，由起搏点、心房、心室相继兴奋所产生的生物电变化在体表引出曲线形式的电位变化图形。是临床最常见的检查项目之一。熟悉和掌握心电图的操作技能、正常心电图和常见异常心电图的图形特点，不仅对心血管疾病，而且对其他疾病的病情判断，以及重症监护均有重要作用。

八、影像学检查

影像学检查包括X线、CT、磁共振、核医学检查、超声检查等，检查结果可协助护理诊断。很多项目检查前准备和检查后的注意事项与护理密切相关，学生通过初步了解可为今后的临床实习打下一定的基础。

九、护理诊断与思维

健康评估的最后阶段是进行诊断性推理。诊断性推理涉及对评估过程、临床观察、分析判断的结果做出准确护理反应的能力，使学生在护理诊断与思维的整个过程中运用比较与分类思维方法、分析与综合思维方法、归纳与演绎思维方法，形成清晰的思路和科学的思维路径，从而有针对性的、有目的、有重点的完成从实践到理论，再由理论到实践的认识过程，最终形成一个客观、准确的护理诊断。

十、健康评估记录

是将健康评估所获得的资料，也就是通过会谈、身体评估、实验室检查及其他辅助检查所获得的资料，经过护理学循证思维后分析整理而形成的书面记录，是护理病历的一部分，是护士为患者解决健康问题、提供护理服务全过程的记录。健康评估记录是护理活动的重要文件，也是患者病情的法律文件，其格式和内容有严格而具体的要求，学生应按要求认真学习和实践。

第三节　健康评估学习方法和要求

健康评估作为护理程序的首要环节，是一门实践性很强的课程，学习方法与基础课程有很大的不同，除课堂教学外，最重要的是注重学生的循证思维和动手能力。在完成课堂理论学习的同时，不仅要观看录像、在示教室内进行各种技能训练，还要进入医院在病房、患者床边进行临床实践。本课程的教学目标在于通过加强对健康评估的方法学习，注重引导学生将课堂所学的知识转化为从事临床护理实践的能力，培养学生系统收集患者在生理、心理和社会等方面现存的或潜在的与健康相关资料的能力，学会以整体评估的思维模式判断评估对象的健康问题和护理需求，监测和正确判断病情变化情况。同时帮助学生认识自身价值，建立积极的专业情感、专业态度，重视对学生自身素质的培养，在护患沟通、倾听、肢体动作中，观察细节变化，掌握第一手健康评估资料。

一、学习方法

1.学会以整体评估的思维模式确认患者的健康问题与护理需求。

2.注重自身素质的培养，无论是在技能训练时，还是在临床实践教学环境中，学会与人沟通和交流，均要体现对人的尊重和关爱。

3.课堂上循证思维模式的训练、记录要点、主动参与问题讨论，模拟操作训练。

4.预习教材的基本内容，尤其是身体评估的解剖、生理和病理概要。

5.以准护士角色到临床实践求证，训练提出问题和分析问题的能力。

6.课后要复习重点、善于总结，反复操练各项评估技能。

二、学习要求

1.体现"以人为中心"的护理理念，明确学习目的，端正学习态度，关心、爱护、体贴患者，建立良好护患关系。

2.基本概念要清晰，基本知识要扎实，基本技能要掌握。

3.善于理论联系实际，勤于思考，勤学苦练。

4.能独立进行系统而有针对性地会谈，能熟练掌握主诉、症状、体征之间的内在联系和临床意义，发现异常征象。

5.能以规范化的方法进行系统、全面、重点、有序的身体评估，并达到熟练、准确的程度。

6.能熟悉常用实验室检查标本采集方法、注意事项，熟悉临床上常用项目的实验室检查结果参考值及异常改变危急值报告的临床意义。

7.掌握心电图仪、心电监护仪操作和影像学检查前患者的准备，熟悉心电图正常波形、常见异常心电图及临床意义，了解影像学常见异常危急值报告的临床意义。

8.能根据病史、身体评估、实验室检查和其他器械检查所提供的资料，进行分析，提出初步的护理诊断。

9.能将会谈、身体评估及其他检查结果进行系统整理，书写完整的护理病历，要求格式正确、文字通顺、表达清楚、字体规范。

案例回顾

通过本章节的学习，同学们应该了解到健康评估这门课程在护理专业课程体系中的地位，知道了课程的的内容及学习方法。

针对章前案例，对于患者的健康评估，我们应该从患者健康史评估、症状评估、身体评估、实验室检查、心电图检查、影像学检查等方面进行。

第二章
健康资料的收集与方法

上智云图
数字资源素材

章前引言

　　健康资料的收集是健康评估的重要环节，是护理诊断的基础。护士所采集的健康资料是否全面、准确、真实，将直接影响护理诊断、护理计划的准确性。通过本章节的学习，培养护生以人的健康为中心，从人的生理、心理、社会等方面收集资料，结合实验室及其他检查的结果，对评估对象的健康问题做出反应。正确的护理基于正确的护理诊断，正确的护理诊断又基于正确的健康评估。完整、正确的健康评估是保证高质量护理的先决条件。任何临床护理工作前都必须对服务对象进行资料的收集和评估。

1.识记健康资料的类型与来源。

2.理解健康资料的内容。

3.识记健康资料收集的方法。

思政目标

通过全面、系统地对护理对象的健康相关资料进行收集、分析和整理，培养学生自主学习能力、实践能力、科学精神及团队协作的精神；同时注重培养学生的职业情感，树立以人的健康为中心，尊重患者、关爱患者的意识。

案例导入

赵某，男，21岁，因转移性右下腹疼痛伴固定点压痛入院。既往体健。经诊断为急性化脓性阑尾炎，给予急诊手术。术后第五天患者发热，刀口疼痛，因对此不了解，担心预后而心情烦躁、睡眠欠佳。大小便正常。

护理查体：体温39℃，脉搏88次/分，呼吸20次/分，血压98/64mmHg，右下腹刀口处发红、肿胀，有压痛，无波动感，无腹膜刺激征。

辅助检查：WBC 12×10^9/L，N% 90%。

思考题

请结合上述案例，思考哪些是主观资料？哪些是客观资料？

第一节 健康资料的类型与来源

健康评估是一个有计划有系统地收集被评估者资料，并对收集的健康资料进行筛选、判断的过程。健康资料不仅是护理评估和形成护理诊断的基础，而且可为制订和实施护理计划及其评价提供依据。健康资料不仅包括患者的身体健康状况资料，还包括其心理健康资料和社会健康状况资料；不仅要获取患者健康状况的主观资料，还要获得患者的客观资料。此外，要获得全面、准确、真实的资料，就必须学会有关评估的方法和技巧，知道从哪里获得这些健康资料，清楚这些健康资料的类型、性质、内容和作用。

一、健康资料的类型

健康评估收集的健康资料可以是患者或相关人员的主观描述，也可以是身心评估、诊断性检查的结果等客观资料。健康资料包含的内容繁杂，为了更好地分析健康资料，可根据其不同特点加以分类。按照健康资料采集的方法分为主观资料与客观资料，按健康资料涉及的时间可分为目前资料及既往资料。

（一）主观资料与客观资料

1.主观资料　是评估者通过与被评估者和亲属等代述所获得的有关患者目前和既往健康状况的感受或看法的描述。包括患者主诉、亲属的代诉和通过问诊而获得的有关健康状况如患者对所患疾病的主观感觉、对各种症状的感受、身体状况评价、个人经历、求医目的、健康问题的认识等。其中被评估者患病后对身体生理功能异常的主观感受或自身体验如头痛、恶心、皮肤瘙痒等，称为症状，是主观资料的重要组成部分，也是形成护理诊断的重要依据。主观资料还可为收集客观资料提供重要的线索。主观资料不能被直接观察或评估。

2.客观资料　是评估者通过对被评估者进行体格检查及其他实验室或器械检查所获得的被评估者的健康状况结果（体格检查及其他检查结果）。其中，通过体格检查所获得的被评估者体表形态或内部结构改变的资料如瞳孔散大、肝大、肺部啰音等，称为体征。客观资料可证实或补充主观资料，也是形成护理诊断的重要依据。

健康评估过程中，主观资料与客观资料相互支持，主观资料可以指导客观资料的采集，而客观资料则可进一步证实或补充所获得的主观资料。对于完整、全面的健康评估来说，主观资料和客观资料同等重要，因为两者都是形成护理诊断依据的重要来源。

客观资料的记录应使用医学术语，所描述的词语应准确，应正确反映患者的问题，避免护士的主观判断和结论。如每日饮温水3次，每次约300mL。

（二）目前资料与既往资料

1.目前资料　是被评估者目前的健康状况资料，包括患者基本资料、现病史，即本次就诊时疾病的发生发展过程，或诊疗经过或护理后的现状。

2.既往资料　是被评估者本次患病之前发生的有关健康资料，包括既往史、治疗史、过敏史等。

评估所收集的资料的类型有主观的和客观的，有目前的和既往的，必须将不同的类型的资料组合在一起，通过综合分析和判断，才能达到为确定护理诊断，制订和实施护理计划，提供完整、准确和客观的健康资料的目的。

二、健康资料的来源

（一）主要来源

健康资料的主要来源是患者本人，如患病的经过、患病后的感受、对健康的认识及需求、对治疗及护理的期望等。这些资料只有患者本人最为清楚、最能准确地加以表述，因此也最为可靠。

（二）次要来源

除患者本人外，护士还可从其他人员或记录中获得所需资料，如患者的家庭成员或其他与之关系密切者如朋友、邻居、保姆等；其他卫生保健人员如医生、营养师、理疗师和护理人员等；事件目击者；目前或以往的健康记录或病历等；各种实验室检查或器械检查的报告。

第二节　健康资料的内容

一、健康史

健康史的内容包括一般资料、主诉、现病史、既往史、成长发展史、家族史和系统回顾。护士在健康史采集中应全面、系统、有序地完成健康史的收集。

（一）一般资料

包括姓名、性别、年龄、民族、婚姻状况、文化程度、职业以及医疗费支付形式等。性别、年龄、婚姻状况及职业可能与许多健康问题的发生有关。文化程度、民族和籍贯等可帮助我们理解和预测被评估者对其健康状况变化的反应，选择适宜的健康教育方式等。除上述内容以外，一般资料还应包括入院时间、入院方式、入院诊断等，以便清晰地了解患者的疾病情况（表2-2-1）。

表2-2-1 健康评估单

姓名_____ 科室_____ 床号_____ 住院号_____ 诊断_____

年龄：	性别：	民族：	籍贯：

婚姻状况：□ 已婚　　　□ 未婚　　　□ 丧偶　　　□ 离异

居住方式：□ 独居　　　□ 和伴侣一起　　　□ 和子女一起　　　联系人（关系）：　　　电话：

文化程度：□文盲　　　□小学　　　□中学　　　□大学及以上

职业状况：□ 无　　　□ 农民　　　□ 工人　　　□ 干部　　　□ 其他（　　　　　　）

医保：□ 上海医保　　　□ 外地医保　　　□ 商保　　　□ 长护险

入院方式：□ 步行　　　□ 扶行　　　□ 轮椅　　　□ 平车　　　□ 担架

入院时间：　　　年　　　月　　　日

（二）主诉

主诉是护理对象主观感受最主要或最明显的症状和（或）体征、性质，以及持续时间，也是本次就诊的主要原因。主诉的记录应尽量简洁扼要，用一两句话概括，一般不超过20个字，或不超过3个主要症状，如"咳嗽、发热3天"。主诉尽可能用护理对象自己描述的症状，不用诊断用语。对当前无症状，诊断资料和入院目的又十分明确的患者可适当用诊断术语，如"乳腺癌术后接受化疗"。

（三）现病史

现病史是健康史的主题部分，主要记述患者患病以来疾病发生、发展、演变和诊治经过的全过程。现病史主要包括起病情况与患病的时间、原因或诱因、主要症状的特点、病情的发展与演变、伴随病状、诊治经过和疾病对患者的影响。

1.起病情况与患病时间　发病的时间、地点、发病急缓程度和病史的时间应于主诉保持一致。

2.病因与诱因　主要是指与疾病发生相关的因素，如急性肠胃炎、痢疾多有饮食不洁史，支气管哮喘可能与季节和过敏史有关等。

3.主要症状的特点　根据疾病的症状特点，主要包括疾病性质、部位、持续时间和程度。如急性胰腺炎患者发病多与暴饮暴食有关，一般表现为上腹部的急性疼痛，该病的发病特点不同于十二指肠溃疡的饥饿痛和进食后可以缓解的胃溃疡，该病一旦发作会非常剧烈而且持续，还会阵发加剧，此外该病还具有突发性等特点。

4.病情的发展与演变　主要是在疾病发展过程中，随着时间的推移，主要症状发生变化或新症状的出现，都可视为病情的发展与演变。如稳定型心绞痛的患者再反复发作心绞痛可以突然转为心前区持续性压榨性疼痛时，则应考虑发生心肌梗死的可能。

5.伴随病状　除了主要症状外，疾病在发生中还有有些其他的症状，如咯血作为主要症状可为多种病因所引起，难于明确诊断，对伴随的症状的采集则可明确诊断。

6.诊治经过　本次就诊前已接受过的诊断检查及其结果，治疗所用药物的名称、剂量、给药途径、疗程及疗效等。

7.病程中的一般情况　病后的精神、体力状态、饮食情况、睡眠与大小便等，对评价患者的一般全身情况十分有用。

（四）既往史

患者既往的健康状况和既往疾病的治疗疾病。包括过敏史、手术外伤史、预防接种史、传染病接触史等。

（五）成长发展史

1.个人史　个人史主要指患者生活及社会经历，包括出生地、居住地、所到地方、居留时间、生活习惯、嗜好、个人职业、有无毒物及疫水接触史，有无重大精神创伤史、冶游史，是否患过性病等，有烟酒嗜好应问明时间和量。

2.月经史　月经初潮年龄、月经周期和经期天数，经量以及经血颜色、气味，有无痛经、血块、白带，末次月经时间、闭经时间等，有白带者应询问白带的量、气味、性质，记录格式如下：

$$初潮年龄 = \frac{行经期（天）}{月经周期（天）} 末次月经时间（LMP）或绝经年龄$$

3.婚姻、生育史　包括结婚年龄、初孕年龄、妊娠和生产次数，有无流产、早产、难产、死产、产后出血史，有无产褥热，有无影响生育的疾病，配偶健康状况（若已死亡，应记录死因及日期）。

（六）家族史

父母、兄弟姊妹、子女的健康情况，有无肝炎、结核等传染病史，有无与遗传有关的疾病或与患者类似疾病的病史，如已死亡，了解其原因和时间，必要时，追问其祖父母及外祖父母、舅父、表兄等健康情况。

（七）系统回顾

通过回顾患者有无各系统或与各功能性健康形态相关的症状及其特点，全面系统地评估以往已发生的健康问题及其与本次健康问题的关系。通过系统回顾可避免遗漏重要的信息。系统回顾的组织与安排可根据需要采用不同的系统模式，如身体、心理、社会模式等。

二、身体评估结果

身体评估是评估者通过自己的感觉或借助听诊器、叩诊锤、血压计、体温计等简单工具，对患者进行细致观察和系统评估，寻找机体正常或异常征象的评估方法。身体评估为护理诊断提供客观依据，它既能验证主观资料，也能发现患者的一些客观体征，还可通过身体评估了解治疗、护理的效果。身体评估具有很强的技术性，包括一般状态评估，浅表淋巴结的评估，头部和颈部评估，胸部评估，腹部评估，生殖器、肛门与直肠评估，脊柱与四肢评估，神经系统评估等内容。身体评估结果是主要的客观资料之一。

身体评估的基本检查方法主要有：视、触、叩、听、嗅五诊。要使身体评估的结果准确可靠，必须在具有医学基础知识和护理专业知识的基础上反复练习和实践才能达到。

三、诊断性检查结果

诊断性检查包括实验室检查、心电图检查(ECG)、脑电图检查(EEG)、肌电图检查(EMG)、肺功能检查、影像学检查、内镜检查等。如果选用恰当，诊断性检查结果可对健康评估提供很大的帮助，尤其为形成准确的护理诊断提供重要的依据。有时还可能对组织脏器的功能做出判断。在进行诊断性检查的同时，也可对患者进行有效的治疗。

要详细记录所做各项诊断性检查，尤其是与疾病密切相关的检查。如为外院检查，可予以注明检查时间及"院外"字样。如在入院前所做的检查，应注明检查地点及日期。另外，根据病情需要，进行影像学及其他相关检查（如心电图、内镜、实验室检查等）的结果也需记录。如未做门诊检查，可记录为"缺如"。

第三节　健康资料的采集方法

一、问诊

（一）定义

通过有计划、有目的的沟通或谈话，有效地收集与护理对象健康相关的资料和信息，又称为病史采集，是采集健康资料的首要环节。通过问诊，不仅可以获得护理对象的健康资料，了解护理对象的病情，还可以为做护理诊断和（或）提出护理问题提供依据，有助于建立良好的护患关系，帮助护理对象获得心理与社会支持。

（二）影响问诊的因素

1.控制交谈过程　首先，在与护理对象建立友善关系的基础之上应简要告之交谈目的及所需时间等，注意应选择安静舒适的环境，保护护理对象的隐私，并根据其身体状况选择交谈时间的长短；其次，按健康评估内容依次收集资料，应语言清晰、语速适当、语义明确，避免使用专业词汇，控制好谈话内容，防止偏离主题；最后，给对方以暗示，使用感谢的话结束谈话，小结应言简意赅，并告之下一阶段的治疗护理安排等。

2.基础情况　问诊对象的基础情况应为病情允许的成年人，如病情危重者，应立即实施抢救，具体健康资料应稍后补充或从其他健康资料的来源获得；如为儿童、婴幼儿或老年人，可通过与家长交谈，或减慢语速、提高音量等对问诊做适当调整，问题限于确实需要的部分。

3.文化背景　不同文化背景的人在交流方式与对疾病反应方面存在很大差异，在某种文化的影响下，会以自身的信仰或价值观来妨碍问诊结果的评判。因此，健康资料的收集者必须熟悉自己与其他文化间的差异，理解其他文化的信仰与价值观，收集的资料才更真实、客观、有效。

4.沟通方法　全神贯注的倾听，不随意打断护理对象的谈话，不急于下结论；采用适当的表情与身体姿势予以回应，了解其所要表达的真正意思；运用恰当的移情，鼓励护理对象表达自己的情绪，对关键内容进行复述，澄清不够清楚的陈述；运用适当的触摸以表达理解、关心和支持，这些是达到有效沟通的重要方法。

（三）问诊的技巧

1.开放式提问　问题范围广泛，不要求有固定局限的回答，避免不愉快的问题，不可借提问强迫护理对象同意自己的观点。

2.提问的时机　若想获得对问题的明确解释，一定要在双方充分表达的基础上来提出，过早或过晚提问都将得到不理想的回答或产生误解。

3.提问的语速、语气、语调　提问时避免过快或过慢，语气生硬、语调过高，这样会引起问诊对象的反感、不耐烦和不配合。

4.提问内容的组织　提问内容应少而精，紧紧围绕问诊的内容，应适合问诊对象的理解水平，避免漫无目的，避免提问不愉快的问题，使用专业术语应尽量解释清楚。

二、护理体检

体格检查方法分为视诊、触诊、叩诊、听诊等四种。详见第四章体格检查。

三、观察

观察是运用感官获得护理对象生理、心理、精神、社会文化及护理对象家属、护理对象所处环境等信息资料的一种方法，也包括对所获得资料的价值做出判断。观察结果与护士的专业知识水平和临床实践经验有着密不可分的关系，知识有限或经验不足就会导致观察不够全面、遗漏患者信息。

四、查阅

在收集患者健康资料时，护士需要查阅护理对象的医疗病历、护理病历、实验室检验数据及各种辅助检查结果，是获得护理对象病情相关资料的一种方法。

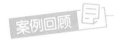
案例回顾

主观资料是关于患者目前和既往健康状况的感受或看法的资料；客观资料是通过对被评估者进行体格检查或其他实验室或器械检查的资料。因此，结合案例，主观资料：疼痛、心情烦躁、睡眠欠佳。客观资料是护理查体及辅助检查；护理查体：体温39℃，脉搏88次/分，呼吸20次/分，血压98/64mmHg，右下腹刀口处发红、肿胀、有压痛、无波动感、无腹膜刺激征；辅助检查：WBC 12×10^9/L，N% 90%。

第三章
常见症状评估

上智云图
数字资源素材

章前引言

症状（symptom）是患者主观感觉到不适或异常的感受，与生活质量具有相关关系，如疼痛、发热、食欲不振等。通过身体评估（视诊、触诊、叩诊、听诊等）发现的异常改变为体征，如肝脾肿大、淋巴结肿大、板状腹、心脏杂音等。广义的症状也包含一些体征，如呼吸困难、黄疸等。

症状、体征是护理人员进行健康评估的主要内容，也是反映病情的重要指标之一。同一疾病可有不同的症状和体征，不同的疾病又可有某些相同的症状和体征。症状评估的学习与应用是培养护理人员病情观察能力的重要内容，能够有效提高护理人员病情评估相关知识水平，促进护理人员病情评估思维的建立，从而提高护理人员病情评估能力。

学习目标

1.识记常见症状的护理评估要点。

2.识记常见症状的临床表现和护理诊断。

3.理解常见症状的病因和发病机制。

4.学会常见症状的护理评估。

思政目标

症状评估过程中，尊重、关心和爱护护理对象；具备严谨求实的科学态度，善于观察、乐于思考、勇于探索、敢于质疑的科学精神，为护理对象正确实施评估。

案例导入

患者，女，59岁。2周前受凉后出现畏寒、发热，体温最高时39.9℃，最低39℃，随后出现咳嗽、咳痰，为白色黏液痰，痰中带血。先后就诊于当地卫生院及县医院，给予抗感染等治疗后体温正常，仍伴咳嗽、咳痰，血常规提示白细胞10.31×10^9/L，中性粒细胞百分数86%，淋巴细胞百分数14%。

思考题

1.该患者的发热原因属于哪种类型？

2.该患者的发热有哪些特点？

3.针对该患者，护理评估的重点有哪些？

第一节　发　热

一、概述

正常人的体温受体温调节中枢调控，并通过神经、体液因素的调节，使产热和散热保持动态平衡，维持体温在相对恒定的范围内。正常人的体温，口温为36.3～37.2℃，肛温为36.5～37.7℃，腋温为36～37℃。不同个体间略有差异，并受到年龄、性别、活动程度、昼夜等内外因素的影响，但24小时波动不超过1℃。下午的体温比早晨略高；剧烈运动、劳累、进餐后体温可略升高；妇女在月经前及妊娠期体温稍高于正常；老年人因代谢率偏低，体温稍低于青壮年。另外，在高温环境下体温也可稍升高。

在某种情况下，致热原作用于体温调节中枢或者体温调节中枢本身发生改变，使机体的产热增多或散热减少，使体温高出正常体温范围，即为发热（fever）。

二、病因与发病机制

（一）病因

1.感染性发热（infective fever）　各种病原微生物，如细菌、病毒、真菌、支原体、衣原体、立克次体、钩端螺旋体等引起的感染，无论是急性、亚急性或慢性，局部性或全身性，均可出现发热，如肺炎链球菌肺炎所致的发热及上呼吸道感染所致的发热等。

2.非感染性发热（non-infective fever）　主要有下列常见原因。

（1）无菌性坏死物质吸收，如手术、大面积烧伤等组织蛋白分解释放出内生性致热源引起的吸收热。

（2）免疫性疾病，如风湿热、血清病、结缔组织病等。

（3）内分泌与代谢障碍，如甲状腺功能亢进症、严重脱水等。

（4）皮肤散热障碍，如广泛性皮炎、慢性心力衰竭等。

（5）体温调节中枢功能失常，如中暑、安眠药中毒、脑出血、颅脑外伤等。

（6）自主神经功能紊乱，如夏季高温、精神紧张、女性月经前或妊娠初期低热等。

（二）发生机制

1.致热原性发热　致热原包括外源性和内源性两大类。

（1）外源性致热原（exogenous pyrogen）：如细菌、病毒、真菌和细菌毒素、炎症渗出物、无菌性坏死组织、抗原-抗体复合物、淋巴细胞激活因子等，可激活白细胞，使之形成并释放内源性致热原。

（2）内源性致热原（endogenous pyrogen，EP）：又称白细胞致热原，其分子量较小，可透过血-脑脊液屏障直接作用于体温调节过程，使产热大于散热而导致发热。

2.非致热原性发热　体温调节中枢直接受损如颅脑外伤、炎症等，引起产热过多的疾病如癫痫持续状态、甲状腺功能亢进症等，引起散热减少的疾病如广泛性皮肤病、鱼鳞病及心力衰竭等。

三、临床表现

（一）发热的分度

以口腔温度为标准，按发热的高低分为低热：37.3～38℃；中等热度：38.1～39℃；高热：39.1～41℃；超高热：41℃以上。

（二）发热的临床过程及特点

在临床上，发热的过程大致可分为三期，各期的临床症状有所差异（表3-1-1）。

表3-1-1　发热的临床分期和表现特征

临床分期	特点	临床表现
体温上升期（发热期）	产热大于散热	疲乏无力、皮肤苍白、肌肉酸痛、畏寒或寒战。体温上升有骤升型和缓升型，骤升型是指体温在几小时内达39～40℃或上，常伴有寒战，小儿易发生惊厥；缓升型是指体温逐渐上升在数日内达高峰
高热期（极期）	产热与散热在较高水平保持相对平衡	皮肤潮红、灼热、呼吸深快、寒战消失，开始出汗并逐渐增多
体温下降期（退热期）	散热大于产热	出汗多、皮肤潮湿。体温下降有骤降和渐降两种方式，骤降是体温于数小时内迅速下降至正常，有时可略低于正常，常伴有大汗淋漓（如大叶性肺炎等）；渐降是指体温在数天内降至正常（如伤寒等）

（三）热型

将发热患者在不同时间测得的体温数值记录在体温单上，将各体温数值点连接起来形成体温曲线，该曲线的不同形态（形状）即称为热型（fever type）。临床上常见热型的特点如下。

1.稽留热　体温持续在39℃以上的高水平，达数天或数周，24小时内体温波动范围不超过1℃。常见于大叶性肺炎、斑疹伤寒及伤寒高热期（图3-1-1）。

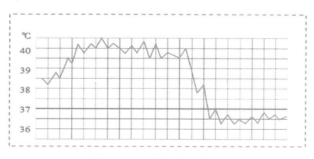

图3-1-1　稽留热示意图

2. 弛张热　又称败血症热型。体温常在39℃以上，波动幅度大，24小时内体温波动范围超过2℃，但最低体温仍在正常水平以上。常见于败血症、风湿热、重症肺结核及化脓性炎症等（图3-1-2）。

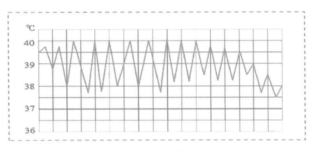

图3-1-2　弛张热示意图

3. 间歇热　体温骤升达高峰后持续数小时，又迅速降至正常水平，无热期（间歇期）可持续1天至数天，如此高热期与无热期反复交替出现。常见于疟疾、急性肾盂肾炎等（图3-1-3）。

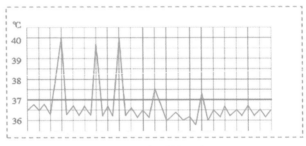

图3-1-3　间歇热示意图

4. 波状热　体温逐渐上升达39℃或以上，发热数天后又逐渐下降至正常水平，持续数天后又逐渐升高，如此反复多次。常见于布氏杆菌病（图3-1-4）。

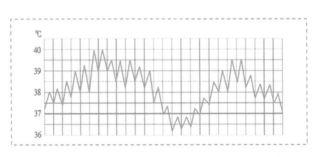

图3-1-4　波状热示意图

5. 回归热　体温急剧上升至39℃或以上，持续数天后又骤然下降至正常水平。高热期与无热期各持续若干天后规律性交替一次。可见于回归热、霍奇金病等（图3-1-5）。

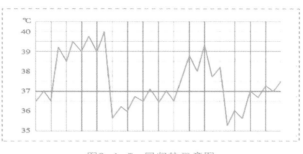

图3-1-5 回归热示意图

6.不规则热 发热的体温曲线无一定规律。可见于结核病、风湿热、支气管肺炎、渗出性胸膜炎等（图3-1-6）。

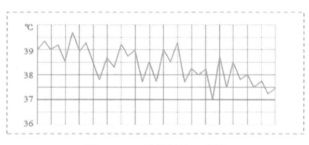

图3-1-6 不规则热示意图

（四）伴随症状

发热伴昏迷的常为中枢神经系统感染；伴关节痛见于风湿热；伴咳嗽、咳痰、胸痛考虑呼吸系统疾病；伴寒战的高热常提示病情较为严重，最常见于败血症、急性肾盂肾炎、急性胆囊炎和疟疾等；伴皮疹多见于水痘、麻疹、伤寒、红斑狼疮等；伴淋巴结肿大常见于传染性单核细胞增多症、急性淋巴细胞白血病。

四、护理评估要点

1.评估发热特点 起病时间、季节、起病缓急、病程、发热程度、热型等。

2.评估病因与诱因 有无与发热相关的疾病，如各种病原体所致的感染性疾病，脏器梗死或大手术、结缔组织病、甲状腺功能亢进症、严重脱水、中暑等非感染性疾病；有无传染病接触史；有无受凉、环境温度过高等诱因。

3.评估发热对患者的影响 有无食欲减退、体重下降、大小便、睡眠的改变等。

4.评估诊疗、治疗及护理经过 包括用药史、剂量及疗效，有无采取物理降温措施、方法及疗效等。

五、相关护理诊断 / 问题

1.体温过高　与病原体感染、体温调节中枢功能障碍有关。

2.体液不足　与体温下降期出汗过多和（或）液体摄入量不足有关。

3.口腔黏膜受损/有口腔黏膜受损的危险　与发热所致口腔黏膜干燥有关。

4.营养失调：低于机体需要量　与长期发热代谢率增高及营养物质摄入不足有关。

5.舒适度的改变　与高热引起的全身肌肉酸痛有关。

6.潜在并发症　惊厥、意识障碍。

第二节　疼　痛

一、概述

疼痛（pain）是机体受伤害性刺激所引起的痛觉反应，常伴有不愉快的情绪反应。前者又称痛反应，是机体对疼痛刺激产生的生理和病理变化，如呼吸急促、血压升高、出冷汗、骨骼肌收缩等。后者即痛觉，是个人主观的知觉体验，同时也受性格、情绪、经验及文化背景等的影响，表现为焦虑和痛苦。

二、病因与发病机制

痛觉感受器为位于皮肤和其他组织内的游离神经末梢，各种物理、化学刺激作用于机体达到一定程度时，受损部位的组织释放出乙酰胆碱、5-羟色胺、组胺、酸性代谢产物及P物质等致痛物质，痛觉感受器受到致痛物质的刺激后发出冲动。这些物质会直接兴奋神经末梢的痛觉感受器，发出冲动，经上行传导系统传至大脑皮质，产生痛觉及情绪反应。

三、疼痛的分类

（一）按疼痛原因

分为创伤性疼痛（nociceptive pain）、炎性疼痛（inflammatory pain）、神经病理性疼痛（neuropathic pain）、癌痛（cancer pain）和精神（心理）性疼痛（psychogenic pain）。

（二）按疼痛病程

分为急性疼痛和慢性疼痛。

1.急性疼痛 起止时间明确，不超过3个月，多为数分钟、数小时或数天。

2.慢性疼痛 持续时间3个月以上，若持续2年以上一般认为属于永久性疼痛。

（三）按疼痛部位

可分为头痛、胸痛、腹痛、腰背痛和关节痛等。此外，根据受累部位及支配神经的种类可分为：

1.躯体痛（somatic pain） 与躯体感觉神经受到刺激有关，一般定位明确。

2.内脏痛（visceral pain） 与支配内脏的自主神经受到刺激有关，定位模糊，多为钝痛，累及躯体感觉神经时，可出现牵涉痛。

3.中枢痛（central pain） 由于中枢神经系统本身受损所造成的自发痛（spontaneous pain）和诱发痛（evoked pain）。

（四）按疼痛性质

分为锐痛、钝痛、刺痛、灼痛、酸痛、刀割样痛和压榨样痛等。

（五）按疼痛程度

分为微痛、轻度疼痛、中度疼痛、重度疼痛和剧烈疼痛。

（六）综合分类法

国际疼痛研究会提出的慢性疼痛五轴分类法是目前最为综合的慢性疼痛分类方法，其目的在于标准化地描述相关的疼痛综合征。五轴分类法按疼痛部位、病变系统、发生类型和特征、时间和强度、病因五个轴进行综合分类。

四、临床表现

疼痛不仅是一种症状，更是一种多维度的疾病，并被现代医学列为第五大生命体征。从发病机制不难看出，疼痛的病因繁多，其临床表现也因病因不同而异。这里仅对常见病因及其临床表现加以介绍。

（一）头痛

1.概述 头痛（headache）是指头、颈项、颞及枕部的疼痛。头痛可见于多种疾病，多无特异性，但反复发作或持续的头痛，可能是某些器质性疾病的信号，如脑肿瘤、高血压脑病、蛛网膜下隙出血等。

2.病因与发病机制

（1）病因：引起头痛的原因很多，可分为四类。

1）全身性疾病：如流感、伤寒、原发性高血压、乙醇（酒精）中毒、一氧化碳中毒、贫血、尿毒症、中暑等。

2）颅脑病变：感染，如脑膜炎、脑炎、脑脓肿等；脑血管病变，如蛛网膜下隙出血、脑出血、脑栓塞、脑血栓形成、高血压脑病等；颅内占位性病变，如脑肿瘤、颅内转移瘤、颅内白血病浸润、颅内囊虫病或棘球蚴病等。

3）颅脑外伤：如脑震荡、脑挫伤、硬脑膜下血肿、颅内血肿脑外伤后遗症等；其他，如偏头痛、丛集性头痛、腰椎穿刺后头痛等。

4）神经症：如精神紧张、神经衰弱及癔症性头痛等。

（2）发生机制：因头颈部痛觉末梢感受器受到刺激产生异常的神经冲动，经痛觉传导通传递到大脑皮质痛觉感受区而产生痛觉。常见刺激包括：血管因素、脑膜受刺激或牵拉、具有痛觉的脑神经和颈神经被刺激、挤压或牵拉，头、颈部肌肉收缩，五官和颈椎病、神经功能紊乱等。部分精神性头痛如神经症、精神病忧郁症患者例外。

3.临床表现　头痛的表现往往根据病因的不同而具有以下特点。

（1）疼痛部位：全身性或颅内感染性疾病所致头痛多为全的不同特点头部痛。高血压所致头痛常集中于额部或整个头部。眼源性、鼻源性或牙源性头痛多潜在而局限。蛛网膜下隙出血或脑脊髓膜炎除头痛外尚有颈痛。

（2）疼痛程度与性质：头痛的程度可分为轻度、中度和重度。三叉神经痛、偏头痛及脑膜刺激的疼痛最为剧烈。脑肿瘤多为中度或轻度头痛。高血压性、血管性及发热性疾病所致的头痛多为搏动性。神经痛多呈电击样痛或刺痛。紧张性头痛多为重压感、紧箍感或呈钳夹样痛。

（3）疼痛出现与持续的时间：某些头痛可发生在特定时间，如颅内占位性病变所致头痛多于清晨加剧；鼻窦炎所致头痛异常发生于清晨或上午；丛集性头痛常于晚间发生，女性偏头痛多与月经周期有关；脑肿瘤所致头痛多呈慢性进行性加重。

（4）诱发与缓解因素：咳嗽、打喷嚏、摇头、俯身可使颅内高压性头痛、血管性头痛、颅内感染性头痛及脑肿瘤性头痛加剧。紧张性头痛可因活动或按摩颈肌缓解，偏头痛则可于应用麦角胺后缓解。

4.护理评估要点

（1）头痛的相关病史与诱因。

（2）头痛的特点：头痛的起病时间、持续时间、部位和性质、发生的速度、有律无规性、诱发和缓解因素、头痛的程度。

（3）头痛的伴随症状

1）头痛伴剧烈呕吐者为颅内压增高，呕吐后减轻者见于偏头痛。

2）头痛伴眩晕者见于小脑肿瘤、椎－基底动脉供血不足。

3）头痛伴发热者常见于感染性疾病，包括颅内或全身性感染。

4）慢性进行性头痛，伴出现精神症状者应注意颅内肿瘤。

5）慢性头痛突然加剧并有意识障碍者提示可能发生脑疝。

6）头痛伴视力障碍者可见于青光眼或脑肿瘤。

7）头痛伴脑膜刺激征者提示有脑膜炎或蛛网膜下隙出血。

8）头痛伴癫痫发作者可见于脑血管畸形、脑内寄生虫病或脑肿瘤。

9）头痛伴神经功能紊乱症状者可能是神经功能性头痛。

（二）胸痛

1. 概述 胸痛（chest pain）是临床常见症状，胸内、胸外疾病均可引起。胸痛的剧烈程度不一定反映病情的轻重。

2. 病因与发生机制

（1）病因：①胸壁疾病，最为常见，如肋软骨炎、带状疱疹、肋间神经炎、肋骨骨折等；②心血管系统疾病，如高血压、冠心病、心包疾病、心肌炎、心瓣膜疾病、主动脉病变、肺栓塞、肺动脉高压症；③呼吸系统疾病，如肺炎、自发性气胸、肺肿瘤、胸膜炎、胸膜原发或继发肿瘤（胸膜间皮瘤等）；④纵隔疾病，如纵隔炎、纵隔肿瘤、纵隔脓肿、反流性食管炎、食管癌等；⑤其他，如肝肿块、脾梗死等。

（2）发生机制：各种内源性和外源性因素（物理、化学因子，如 H^+、5-羟色胺、缓激肽、前列腺素等，以及刺激因子如缺氧、缺血、肌张力改变、肿瘤浸润、组织坏死）作用于胸部的感觉神经纤维，产生痛觉冲动，并传至大脑皮质的痛觉中枢而引起胸痛。

3. 临床表现

（1）疼痛部位及放射痛：心绞痛常发生在胸骨后或心前区，且同时有左肩和左上臂的放射性疼痛。胸膜炎的疼痛常在胸廓的下侧部或前部。胸部疾病的疼痛常固定于病变局部且有明显压痛。

（2）疼痛的性质：心绞痛呈压榨、紧缩或窒息感；肺癌早期可有胸部隐痛或闷痛；肋间神经痛呈刀割样、触电样或灼痛。

（3）患者的身心反应：身体反应，由于深呼吸和咳嗽可使胸痛加剧，患者会因不敢深呼吸和咳嗽而出现缺氧、分泌物潴留；心理反应，胸痛可使患者感到烦躁、精神不振，剧烈胸痛还可产生焦虑、恐惧感。

（4）伴随症状：气胸、胸膜炎常伴有呼吸困难；肺癌可伴有痰中带血或少量咯血；食管病变可伴有下咽困难及食物反流等。

4. 护理评估要点

（1）胸痛相关病史与诱因。

（2）胸痛部位、范围大小及其放射部位，胸痛的性质、程度、起病缓急、持续时间。

（3）伴随症状

1）胸痛伴吞咽困难或咽下困难，提示食管疾病，如反流性食管炎。

2）胸痛伴呼吸困难，提示病变累及较大范围，如大叶性肺炎、自发性气胸、渗出性胸膜炎、肺栓塞等。

3）胸痛伴面色苍白、大汗、血压或休克，多见于心肌梗死、夹层动脉瘤、主动脉窦瘤破裂、肺栓塞等。

4）胸痛伴咳嗽、咳痰和（或）发热，常见于气管、支气管和肺部疾病。

5）胸痛伴咯血，主要见于肺栓塞、支气管肺癌。

（三）腹痛

1.概述　腹痛（abdominal pain）多数由腹内组织或器官受到某种强烈刺激或损伤所致，也可由胸部疾病及全身性疾病所致。临床上分为急性与慢性2类，其中急性腹痛是急腹症（acuteabdomen）的突出表现。

2.病因与发生机制

（1）病因：腹痛的病因极为复杂，包括炎症、肿瘤、出血、梗阻、穿孔、创伤及功能障碍等。

1）急性腹痛病因：①腹腔器官急性炎症：急性胃炎、急性肠炎、急性胰腺炎、急性出血性坏死性肠炎、急性阑尾炎、急性胆囊炎；②空腔器官阻塞或扩张：肠梗阻、肠套叠、胆道结石梗阻、胆道蛔虫症、输尿管结石梗阻等；③脏器扭转或破裂：胃肠穿孔、异位妊娠破裂、卵巢囊肿破裂、脾破裂、肝癌结节破裂、急性胃扭转、肠系膜或大网膜扭转、卵巢囊肿扭转等；④腹膜炎症：多为胃肠穿孔所致，少部分是自发性腹膜炎；⑤腹腔内血管阻塞：缺血性肠病、夹层腹主动脉瘤、门静脉血栓形成后；⑥腹壁疾病：腹壁挫伤、脓肿、腹壁皮肤带状疱疹等；⑦胸腔疾病致牵涉痛：急性心肌梗死、急性心包炎、大叶性肺炎、胸膜炎、食管裂孔疝、胸椎结核；⑧全身疾病致腹痛：腹型过敏性紫癜、糖尿病酸中毒、尿毒症、铅中毒等。

2）慢性腹痛病因：①腹腔脏器慢性炎症：慢性胃炎、十二指肠炎、慢性胆囊炎、胆道感染、慢性胰腺炎、结核性腹膜炎、溃疡性结肠炎、克罗恩病等；②空腔脏器张力变化：胃肠痉挛或胃、肠、胆运动障碍等；③消化性溃疡：胃、十二指肠溃疡；④腹腔脏器慢性扭转或梗阻：慢性胃、肠扭转，十二指肠壅滞、慢性肠梗阻；⑤脏器包膜牵张：实质性器官因病变肿胀，导致包膜张力增加而发生的腹痛，如肝淤血、肝炎、肝脓肿、肝癌等；⑥中毒与代谢障碍：铅中毒、尿毒症；⑦肿瘤压迫及浸润：以恶性肿瘤居多，与肿瘤不断生长、压迫和侵犯感觉神经有关；⑧胃肠神经功能紊乱：胃肠神经症。

（2）发生机制：腹痛的机制可分为3种。

1）内脏性腹痛：多为腹内某器官病变。壁腹膜对物理和化学刺激敏感，当管腔膨胀或张力增加如平滑肌痉挛、蠕动亢进或肠系膜牵引时产生疼痛感觉。

2）躯体性腹痛：主要指由脊髓神经所支配的腹部皮肤、前后壁腹膜、部分肠系膜根部和膈肌末梢感受器所传导的痛觉，当腹部皮肤、肌肉、腹膜病变时，可在相应脊髓神经所分布的皮区产生疼痛感觉。

3）牵涉性腹痛：指一些内脏器官疼痛时，常在邻近或远离该脏器的体表区产生疼痛或感觉过敏。这是因为发生牵涉痛的体表部位与病变器官往往受同一节段脊神经的支配，体表部位和病变脏器的感觉神经进入同一脊髓节段，并在后角内密切联系。因此，从内脏传来的感觉冲动可以直接激发脊髓体表感觉神经元，引起相应体表区域的痛觉。

3.临床表现

（1）起病快慢与发展过程：急性起病并在短时间内腹痛加剧者，多见于急性腹腔内炎症、结石或肠梗阻等，若同时伴有休克的多提示腹腔内出血、消化性溃疡穿孔、出血坏死性胰腺炎、急性肠扭转、肠系膜血管栓塞等。慢性腹痛一般发生隐袭、发展缓慢、程度较轻，但疼痛可呈阵发性加剧或反复急性发作，如消化性溃疡、慢性胆囊炎等。急性腹痛多为初发，经治疗后可缓解，或转为慢性腹痛；亦可自始即为慢性过程。如果陈述腹痛长年不断，性质不清，部位不定，同时伴有神经症的表现，要考虑非器质性腹痛的可能性。

（2）腹痛性质：持续性隐痛多为内脏炎症或包膜过度伸展所致；持续性疼痛呈阵发性加剧者，一般由空腔性脏器炎症伴有蠕动加强或平滑肌痉挛引起；表现为绞痛者，多为器官的管腔急性阻塞所致，如结石嵌顿、急性肠梗阻等；持续性剧痛常见于急性腹膜刺激，如急性腹膜炎、宫外孕破裂等。

（3）定位：一般情况下，疼痛所在的部位即为病变所在的部位。要注意某些情况下引起的体表感应区的放射性疼痛，如心肌梗死患者偶可表现为左上腹痛。

4.护理评估要点

（1）腹痛的病因与诱因。

（2）腹痛的特点：起病情况、部位及放射部位、程度、性质、压痛、持续时间等。

（3）伴随症状

1）腹痛伴发热、寒战，显示有炎症存在，见于急性胆道感染、胆囊炎、肝脓肿、腹腔脓肿，也可见于腹腔外疾病。

2）腹痛伴黄疸，可能与肝、胆、胰疾病有关；急性溶血性贫血也可出现腹痛和黄疸。

3）腹痛伴休克，同时有贫血者可能是腹腔脏器破裂（如肝、脾或异位妊娠破裂）；无贫血者则见于胃肠穿孔、绞窄性肠梗阻、肠扭转、急性出血坏死性胰腺炎；腹腔外疾病如心肌梗死、肺炎也可有腹痛与休克，应特别警惕。

4）腹痛伴呕吐、反酸、腹泻，提示食管、胃肠道疾病，呕吐量多提示胃肠道梗阻；伴反酸、嗳气者提示胃十二指肠溃疡或胃炎；伴腹泻者提示消化吸收障碍或肠道炎症、溃疡或肿瘤。

5）腹痛伴血尿，可能为泌尿系疾病（如泌尿系结石）所致。

（四）腰背痛

1.概述　腰背痛（lumbodorsalgia）是指背、腰、腰骶和骶髂部的疼痛，有时伴有下肢感应痛或放射痛。

2.病因与发生机制

（1）病因

1）分类：①外伤性：椎体骨折、肌肉扭伤、椎体滑脱等；②先天性畸形：半椎体、腰椎骶化、骶椎腰化、脊椎裂等；③炎症性：强直性脊椎炎、结核性脊椎炎、化脓性脊椎炎、病灶性骶髂关节炎等；④退行性腰背痛：增生性脊椎炎、椎间盘突出症、椎管狭窄、腰椎后关节紊乱症等；⑤骨性肿瘤：各种原发性或转移性肿瘤对胸腰椎及软组织的侵犯；⑥感染性：腰椎骨髓炎、椎旁脓肿；⑦代谢性：甲亢、骨质疏松症、骨质软化症；⑧肿瘤性：原发性或转移性骨肿瘤。

2）解剖部位分类与病因：见表3-2-1。

表3-2-1　腰背痛的解剖部位分类与病因

部　位	病　因
脊椎性	如脊椎骨折、椎间盘突出、强直性脊椎炎、结核性脊椎炎等
脊椎旁软组织	腰肌劳损、腰背肌纤维组织炎
脊髓及脊神经根	脊髓压迫症（硬膜外脓肿、椎管内肿瘤、脊髓蛛网膜炎等）、急性脊髓炎、腰骶神经根炎
内脏	泌尿、生殖系统所致的腰背痛，如肾盂肾炎、肾结石、肾结核、宫颈癌、子宫后倾、慢性附件炎等；呼吸系统疾病所致的腰背痛，如胸膜炎、胸膜增厚或粘连、肺结核、肺癌等；心血管系统疾病所致的腰背痛，如主动脉瘤、心绞痛等

（2）发生机制：由于感觉神经末梢、脊神经根受刺激和神经根病变继发有关局部的肌肉痉挛，以及牵涉痛所致。

3.临床表现　腰背痛主要以腰背、腰骶和骶髂部的疼痛为主，有单纯性腰背痛和伴有下肢感应痛或放射痛的腰背痛之分。疼痛性质多为隐痛、钝痛、刺痛、局部压痛或伴放射痛，有活动不利、俯仰不便、不能持重、步行困难、肢倦乏力等症状，甚至出现腰部前屈、后伸、侧弯等功能障碍，重者出现脊柱畸形。不同疾病引起的腰背疼痛具有不同特点。以下简述引起腰背痛常见疾病的临床特点。

（1）起病时间：能确定开始疼痛时间的多为急性外伤或感染所致腰背痛，慢性腰背部疼痛很难确定发病时间。

（2）疼痛部位：一般为脊椎及软组织病变所在部位。但有些内脏疾病可引起牵涉痛，如胸膜、肺部疾病（颈胸背部疼痛），急性胰腺炎（腰背部束带状痛）、前列腺炎，子宫、附件等病变（腰骶痛）。

（3）发病缓急：腰背部外伤、器官的急性病变，如泌尿系统结石、胆道和胰腺疾病常急骤起病，而腰肌劳损、脊椎结核等慢性病变所致的疼痛常缓慢发生。

（4）疼痛性质：腰痛的性质可为锐痛、跳痛、胀痛、绞痛等。锐痛多见于腰椎骨折和急性腰肌扭伤，跳痛多为化脓性炎症，胀痛多为慢性腰肌劳损，常呈绞痛并向会阴部放射多见于泌尿系统结石，腰椎间盘突出则出现受压侧下肢的麻木、放射性疼痛。

（5）疼痛程度：急性外伤、炎症、泌尿系统结石、脊椎肿瘤压迫神经根等病变时疼痛剧烈；慢性腰肌劳损、肌纤维组织炎和盆腔器官炎症等病变时疼痛一般轻微，常能够忍受。

（6）疼痛的诱因及缓解因素：腰肌劳损多因劳累或过度活动而加重，休息后可缓解；风湿性腰背痛常因天气变冷或潮湿阴冷的工作环境诱发；妇科疾病常在月经期因充血而出现腰部疼痛加重；腰椎间盘突出在咳嗽、打喷嚏及用力排便时加重；脊柱炎常在活动后减轻。

（7）疼痛演变过程：慢性腰肌劳损、腰肌纤维组织炎的疼痛常反复发生，但不留畸形；腰椎间盘突出、脊椎结核和肿瘤引起的疼痛表现为进行性加重。

（8）职业特点：重体力劳动者，如翻砂工、搬运工、矿工等，因为长期负重，弯腰工作或环境潮湿，易发生腰背部疼痛；从事某些体育项目，如球类、体操、柔道、摔跤、举重等容易造成腰背部损伤而引起腰背痛。

4.护理评估要点

（1）腰背痛的相关病史与诱因。

（2）腰背痛的特点：起病时间和缓急，疼痛部位、性质、程度以及疼痛演变过程等。

（3）伴随症状

1）腰背痛伴脊柱畸形，外伤后畸形则多因脊柱骨折、错位所致；自幼有畸形则多为先天性脊椎疾病所致；缓起性可见于脊柱结核和强直性脊柱炎。

2）腰背痛伴有活动受限，可见于脊椎外伤、强直性脊椎炎、腰背部软组织急性扭挫伤。

3）腰背部伴长期低热可见于脊椎结核、类风湿关节炎；伴高热可见于化脓性脊椎炎和椎旁脓肿。

4）腰痛伴尿频、尿急、排尿不尽见于尿路感染前列腺炎或前列腺肥大；腰背剧痛伴血尿见于肾或输尿管结石。

5）腰痛伴嗳气、反酸，上腹胀痛见于胃十二指肠溃疡或胰腺病变；腰痛伴腹泻或便秘可见于溃疡性结肠炎或克罗恩病。

6）腰痛伴月经异常、痛经、白带过多，见于宫颈炎、盆腔炎、卵巢及附件炎症或肿瘤。

五、常见的疼痛测评工具

1.视觉模拟量表（visual analogue scale，VAS） 在纸上画一条10cm的直线，一端为"0"，表示无痛；另一端为"10"，表示剧痛；中间部分表示不同程度的疼痛。让受检者根据自我感受在直线上相应位置做一个标记，检查者测量"无痛"端至标记点的距离即为疼痛的程度。目前常用的一种改良版VAS疼痛测量尺，有正（受检者视面）反（检查者视面）两面，正面有从"无痛"到"剧痛"之间可移动的标尺，背面有"10"到"0"的数字（图3-2-1）。当受检者移动标尺确定自己疼痛强度位置时，检查者在尺的背面看到具体数字。VAS是诸多疼痛强度评分方法中最敏感的方法。

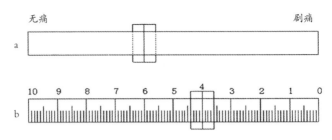

图3-2-1 改良视觉模拟量表

a 受检者视面；b 检查者视面

2.数字评分量表（numerical rating scale，NRS） 临床常用的测量疼痛程度的方法。用数字"0～10"表示疼痛的程度，"0"表示无痛，"10"表示最痛。受检者根据自我感受选择一个数字代表其疼痛的程度（图3-2-2）。NRS是目前较为常用、有效的评估方法，尤其适用于老年人和文化程度较低者。

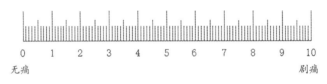

图3-2-2 数字评分量表

3.口头评定量表（verbal rating scale，VRS） 受检者根据自我感受选择不同程度的形容词，口述描绘疼痛的程度，如无痛、轻微、中度、重度痛和剧痛等。该量表有4级评分、5级评分、6级评分、12级评分和15级评分。临床常用的是4级评分（无痛、轻度痛、中度痛、重度痛）和5级评分（无痛、轻度痛、中度病、重度痛、剧痛）。

4.修订版Wong-Baker面部表情疼痛量表（Wong-Baker faces pain scale，FPS-R） 用6种不同的面部表情（从微笑至哭泣）来表达疼痛程度，由患者选出表示其疼痛程度的表情（图3-2-3）。FPS-R适合于儿童、老年人、文化程度较低、表达困难、意识不清及有认知功能障碍的患者。

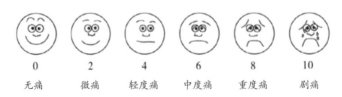

图3-2-3 修订版Wong-Baker面部表情疼痛量表

六、护理评估要点

1.疼痛的特点 包括疼痛发生的情况、起病缓急、持续的时间、疼痛部位，有无牵涉性、放射性或转移性疼痛，疼痛性质、发作情况、程度以及加重或缓解的因素等。

2.疼痛的病因与诱因　有无与疼痛有关的疾病史、外伤史、手术史、药物过敏史、传染病接触史等；有无诱发因素，如搬重物、湿冷天气、感染、过劳、情绪激动、体位性疲劳、饮食习惯等；有无心理功能障碍，如焦虑、恐惧、抑郁等。

3.疼痛对患者的影响　有无焦虑、愤怒、恐惧等情绪反应及其他应对形态的改变；有无睡眠与休息形态的改变。

4.诊断、治疗与护理经过　重点为止痛措施及其效果，慢性疼痛患者应注意用药情况。

七、相关护理诊断 / 问题

1.疼痛　与各种有害刺激作用于机体引起的不适有关。

2.睡眠形态紊乱　与疼痛有关。

3.焦虑　与疼痛迁延不愈，担心疾病预后不良有关。

4.恐惧　与剧烈疼痛有关。

5.潜在并发症　休克等。

第三节　皮肤黏膜出血

一、概述

皮肤黏膜出血（mucocutaneous hemorrhage）是因止血或凝血功能障碍所致，通常以全身性皮肤黏膜自发性出血，或局限性皮肤黏膜自发性出血或损伤后难以止血为特征。

二、病因与发病机制

皮肤黏膜出血有三个基本病因：血管壁功能异常、血小板异常、凝血功能障碍。常见于出血性疾病、重症感染、某些血管损害性疾病、严重组织与器官的病变、毒物或药物中毒及外伤等。

三、临床表现

（一）常见临床表现

皮肤黏膜出血表现为血液淤积于皮肤或黏膜下，形成红色或暗红色斑点，压之不褪色，通常不高出皮肤表面。视出血面积大小可分为瘀点、紫癜、瘀斑、皮下血肿，也可表现为鼻出血、牙龈出血、轻微外伤后出血不止、手术后伤口出血或渗血、月经过多、穿刺或注射部位出血，以及关节出血和内脏出血（如血尿、便血、咯血、眼底出血、颅内出血等）。皮肤黏膜出血一般出血量不大，对循环血量的影响较小，但可致患者出现紧张、焦虑和恐惧等心理反应。

瘀点是直径不超过2mm的红色或紫色的出血点，多如针头大小，以四肢和躯干下部为多见；紫癜是直径3～5mm的皮下出血；瘀斑为直径5mm以上的皮下片状出血，常见于肢体易摩擦与磕碰的部位和针扎处；皮下血肿则表现为大片皮下出血伴皮肤明显隆起。

（二）伴随症状

部分患者会伴随鼻出血、牙龈出血、咯血、呕血、便血、血尿等症状。

四、护理评估要点

1.相关健康史和诱发因素　有无与皮肤黏膜出血相关的健康史以及有无化学药物及放射性物质接触史等诱发因素。

2.出血的特点　出血时间、部位、程度、范围、性质及发病缓急。

3.有无贫血症状　有无皮肤苍白、乏力、头晕、眼花、耳鸣、记忆力减退、发热、黄疸、腹痛、骨关节痛等症状。

4.人体应激应对形态的改变　主要为焦虑、恐惧等。

5.诊断、治疗与护理经过。

五、相关护理诊断／问题

1.有出血的危险与血小板减少或功能异常　与凝血因子缺乏、血管壁异常有关。

2.恐惧　与出血量大或反复出血有关。

3.活动无耐力　与大量反复出血所致贫血引起全身组织缺氧有关。

第四节　水　肿

一、概述

水肿（edema）是指人体组织间隙有过多的液体积聚，使组织肿胀。水肿按分布范围可分为全身性水肿和局部性水肿。当液体在体内组织间隙呈弥漫性分布时呈全身性水肿（常为凹陷性）；液体积聚在局部组织间隙时呈局部性水肿；发生在体腔内称积液，如胸腔积液、腹腔积液、心包积液。通常临床所指的水肿不包括脑水肿、肺水肿等内脏器官的局部水肿。

二、病因与发病机制

（一）病因

1.全身性水肿

（1）心源性水肿：主要见于右心衰竭。

（2）肾源性水肿：见于各型肾炎和肾病综合征等。

（3）肝源性水肿：见于肝硬化失代偿期。

（4）营养不良性水肿：见于慢性消耗性疾病长期营养缺乏、B族维生素缺乏等。

（5）其他原因的全身性水肿：黏液性水肿、药物性水肿及特发性水肿。

2.局部性水肿　见于上腔或下腔静脉阻塞综合征、栓塞性静脉炎、丝虫病、局部炎症、创伤等。

（二）发病机制

正常人体组织间液量是通过机体内外和血管内外液体交换完成。血管内液体不断地从毛细血管小动脉端滤出至组织间隙成为组织液，组织液又不断从毛细血管小静脉端回吸收入血管中，血液和组织液之间保持动态平衡，因而组织间隙无过多液体积聚。保持这种平衡的主要因素有：毛细血管内静水压；血浆胶体渗透压；组织间隙机械压力（组织压）；组织液的胶体渗透压。一旦这些因素发生障碍时即可导致组织间液的生成过多或回吸收减少，可产生水肿。

三、临床表现

（一）心源性水肿

主要是右心衰竭的表现。水肿程度可由于心力衰竭程度而有所不同，可自轻度的踝部水肿以至严重的全身性水肿。水肿特点是首先出现于身体下垂部位（下垂部位流体静水压较高）。能起床活动者，最早出现于踝内侧，行走活动后明显，休息后减轻或消失；经常卧床者以腰骶部为明显。颜面部一般不水肿。水肿为对称性、凹陷性。此外通常有颈静脉怒张、肝大、静脉压升高，严重时还出现胸水、腹水等右心衰竭的其他表现。

（二）肾源性水肿

可见于各型肾炎和肾病。水肿特点是疾病早期晨间起床时有眼睑与颜面水肿，以后发展为全身水肿（肾病综合征时为重度水肿）。常有尿常规改变、高血压、肾功能损害的表现。肾性水肿与心源性水肿的鉴别要点见表3-4-1。

表3-4-1 心源性水肿与肾源性水肿的鉴别

鉴别点	心源性水肿	肾源性水肿
开始部位	从足部开始，向上延及全身和眼睑	从眼睑、颜面开始延及全身
发展快慢	发展较缓慢	发展常迅速
水肿性质	比较坚实，移动性小	软而移动性大
伴随病症	伴有心功能不全症，如心脏增大、心脏杂音、肝大、静脉压升高等	伴有其他肾脏病表现，如高血压、蛋白尿、血尿、管型尿、眼底改变等

（三）肝源性水肿

失代偿期肝硬化主要表现为腹水，也可首先出现踝部水肿，逐渐向上蔓延，而头、面部及上肢常无水肿。门脉高压症、低蛋白血症、肝淋巴液回流障碍、继发醛固酮增多等因素是水肿与腹水形成的主要机制。肝硬化在临床上主要有肝功能减退和门脉高压两方面表现。

（四）营养不良性水肿

由于慢性消耗性疾病、长期营养缺乏、蛋白质丢失过多等导致低蛋白血症，产生水肿。其特点为水肿多自组织疏松处开始，然后扩展至全身，以低垂部位显著。水肿发生前常有消瘦和体重减轻。

（五）其他原因的全身性水肿

①黏液性水肿：其特点为非凹陷性水肿，以口唇、眼睑及下肢胫骨前较明显，见于甲状腺功能减退；②经前期紧张综合征：其特点为多于经前7～14天出现眼睑、踝部、手部轻度水肿，月经后水肿逐渐消退；③药物性水肿：见于肾上腺糖皮质激素、雄激素、雌激素、胰岛素等药物应用过程中，一般认为与水钠潴留有关；④特发性水肿：原因未明，几乎只发生于女性，其特点为水肿与体位有明显关系，主要在身体下垂部位，直立或劳累后出现，休息后减轻或消失。

四、护理评估要点

1.评估水肿出现时间、急缓、部位　开始部位及蔓延情况、全身性或局部性、是否对称性、是否凹陷性、与体位变化及活动的关系。

2.评估有无心、肾、肝、内分泌及过敏性疾病病史　水肿与药物、饮食、月经及妊娠的关系。

3.评估水肿对人体功能性健康形态的影响　有无心悸、气短等活动与运动形态的改变，有无皮肤破溃和继发感染等营养与代谢形态的改变。

4.评估护理诊断、治疗经过及效果如何。

五、相关护理诊断／问题

1.体液过多　水肿与右心功能不全或肾脏疾病所致钠水潴留有关。

2.皮肤完整性受损／有皮肤完整性受损的危险　与水肿所致组织、细胞营养不良有关。

3.活动无耐力　与胸腔积液或腹腔积液等影响呼吸导致机体缺氧有关。

4.潜在并发症　急性肺水肿。

第五节　脱　水

一、概述

正常人的总体液体量占体重的百分比随年龄增长而下降；新生儿占体重的75%～80%，成人为55%～60%，男性比女性高约5%。总体液量分为细胞外液（占体重的20%～25%，其中血浆占体重的4%～5%，组织间液占15%～20%）和细胞内液（占体重的35%～40%）两种。脱水（dehydration）是指体液容量丢失或不足导致细胞外液减少，继而引起的一组临床症候群。

二、病因与发病机制

（一）高渗性脱水

高渗性脱水（hypertonic dehydration）失水多于失钠，血清钠浓度＞150mmol/L、血浆渗透压＞310mmol/L。常见病因包括水摄入不足和水丢失过多两种。水摄入不足主要见于昏迷、创伤、咽水困难、脑外伤、脑卒中患者，各种原因导致淡水供应断绝等。水丢失过多主要见于不同原因造成的大量出汗、多尿、肺呼出的水分增多以及剧烈运动等。

主要发病机制：由于细胞外容量减少而渗透压升高，反射性促使抗利尿激素分泌，水重吸收增加，引起少尿和尿比重增加；若因失水致循环血量减少，可使醛固酮分泌增多，导致钠潴留，血浆渗透压进一步升高。此外，当细胞外渗透压显著增高时，细胞内液转移到细胞外，造成细胞内脱水。

（二）低渗性脱水

低渗性脱水（hypotonic dehydration）失钠多于失水，血清钠浓度＜130mmol/L，血浆渗透压＜280mmol/L。常见病因：①急性肾功能不全多尿期、肾小管性酸中毒、糖尿病酮症酸中毒；②肾小管中存在大量不被吸收的溶质（如尿素），抑制钠和水的重吸收；③过度使用排钠利尿剂；④肾上腺皮质功能减退症；⑤高渗性或等渗性失水时，补充水分过多。

主要发生机制：细胞外液渗透压降低，抗利尿激素分泌减少，尿量增加，细胞外液向细胞内转移，易发生周围循环衰竭，严重者可导致细胞水肿。

（三）等渗性脱水

等渗性脱水（isotonic dehydration）时，水与钠按比例丢失，血钠浓度130~145mmol/L，渗透压280~310mmol/L。等渗性脱水丢失的主要是细胞外液，可致有效循环血容量不足，常见病因：①从胃肠道丢失，可见于反复呕吐、腹泻、胃肠减压或肠梗阻等导致的消化液丢失；②从皮肤丢失，可见于大面积烧伤、剥脱性皮炎等渗出性皮肤病变；③组织间液贮积，可见于胸、腹腔炎性渗出物的引流，反复大量放胸、腹水等。

三、临床表现

（一）高渗性脱水

患者口渴明显；尿比重增加、尿少；血容量下降较轻，较少发生休克；严重者脑细胞脱水导致嗜睡、谵妄、昏迷。根据脱水程度可将高渗性脱水分为轻度、中度和重度三级：轻度脱水，失水量相当于体重的2%~3%；中度脱水失水量相当于体重的4%~6%；重度脱水，失水量相当于体重的7%~14%时，患者出现循环衰竭表现。当失水量超过15%时，可出现高渗性昏迷、低血容量性休克等情况。

（二）等渗性脱水及低渗性脱水

患者可无明显口渴，血容量不足表现较早出现；而低渗性脱水患者，早期有手足麻木、肌肉痉挛、恶心、呕吐等低钠血症表现；口渴不明显；尿比重下降；血容量不足出现早且明显，严重者脑细胞水肿导致意识障碍。临床上，根据缺钠的程度大致可分为轻、中、重三度。轻度脱水，当每千克体重缺钠8.5mmol（血浆钠130mmol/L）时，血压可在100mmHg以上；中度脱水，当每千克体重缺钠在8.5~12.0mmol（血浆钠120mmol/L左右）时，血压降至100mmHg以下；重度脱水，当每千克体重缺钠在12.8~21.0mmol（血浆钠110mmol/L左右）时，血压降至80mmHg以下，并出现休克表现，严重者昏迷。

四、护理评估要点

1.脱水相关病史与诱因。

2.脱水的特点　脱水的程度和使其加重或减轻的因素，尿比重、静脉充盈的变化，饮食、体重情况。

3.脱水对人体功能性健康形态的影响。

4.诊断、治疗、护理经过。

五、相关护理诊断／问题

1.体液不足　与液体摄入不足或丢失过多有关。

2.潜在并发症　意识障碍。

第六节　呼吸困难

一、概述

呼吸困难（dyspnea）是指患者主观感到空气不足、呼吸费力，客观上表现为呼吸运动用力，并伴有呼吸频率、节律、深度的改变，严重时出现鼻翼扇动、端坐呼吸、发绀、张口呼吸及辅助呼吸肌参与呼吸活动。

二、病因与发病机制

（一）病因

引起呼吸困难的原因很多，主要为呼吸系统和心血管系统疾病。

1.呼吸系统疾病

（1）气道阻塞：由于喉、气管、支气管的炎症、痉挛、水肿、肿瘤或异物所致的狭窄或阻塞，如急性喉炎、支气管哮喘、慢性阻塞性肺疾病（COPD）等。

（2）肺部疾病：肺炎、肺结核、肺不张、肺淤血、肺脓肿、弥漫性肺间质疾病、细支气管肺泡癌等。

（3）胸廓、胸膜腔疾病：如严重胸廓畸形、肋骨骨折、大量胸腔积液、自发性气胸、广泛胸膜粘连、外伤等。

（4）神经肌肉疾病：如脊髓灰质炎病变累及颈髓、急性多发性神经根神经炎和重症肌无力累及呼吸肌，药物导致呼吸肌麻痹等。

（5）膈肌运动障碍：如膈肌麻痹、大量腹腔积液、腹腔巨大肿瘤、胃扩张和妊娠末期等。

2.循环系统疾病　各种原因所致的左心和（或）右心衰竭、心包压塞、缩窄性心包炎、原发性肺动脉高压和肺栓塞等。

3.中毒　各种中毒所致，如糖尿病酮症酸中毒、吗啡类药物中毒、有机磷杀虫药中毒、亚硝酸盐中毒和急性一氧化碳中毒等。

4.神经精神性疾病　如脑出血、脑外伤、脑肿瘤、脑炎、脑膜炎等颅脑疾病引起呼吸中枢功能障碍；精神因素，如焦虑、癔症所致的呼吸困难等。

5.血液系统疾病 常见于重度贫血、高铁血红蛋白血症、硫化血红蛋白血症等。

（二）发病机制

目前认为呼吸困难主要由于通气的需要量超过呼吸器官的通气能力所引起。常见呼吸困难类型的发生机制见表3-6-1。

表3-6-1 呼吸困难的类型与发病机制

类 型	发病机制
肺源性	由于各种呼吸系统疾病引起肺通气、换气功能障碍，导致缺氧和（或）二氧化碳潴留
心源性	左心衰竭所致的肺淤血、肺泡弹性降低和肺循环压力增高等；右心衰竭所致的体循环淤血、肝胆、胸腹水使呼吸运动受限，右心房与上腔静脉压增高及酸性代谢产物增多而兴奋呼吸中枢
中毒性	血液中代谢产物增多，刺激颈动脉窦、主动脉体化学感受器或直接兴奋呼吸中枢；中枢抑制药物和有机磷杀虫剂直接抑制呼吸中枢
神经精神性	呼吸中枢受增高的颅内压和供血减少的刺激。精神性呼吸困难多为过度通气而发生呼吸性碱中毒所致
血源性	红细胞携氧量减少，血氧含量降低所致

三、临床表现

（一）肺源性呼吸困难

1.吸气性呼吸困难 表现为吸气显著费力、吸气时间延长，严重者吸气时可见"三凹征"，表现为胸骨上窝、锁骨上窝和肋间隙明显凹陷，此时亦可伴有干咳及高调吸气性喉鸣。主要见于喉、气管、大支气管的炎症水肿、肿瘤或异物等引起狭窄或梗阻。

2.呼气性呼吸困难 表现为呼气费力、呼气缓慢、呼气时间明显延长，听诊可听到呼气期哮鸣音。常见于慢性支气管炎（喘息型）、慢性阻塞性肺气肿、支气管哮喘等。

3.混合性呼吸困难 表现为吸气及呼气均感呼吸费力，呼吸浅快，可伴有呼吸音异常或病理性呼吸音。常见于重症肺炎、重症肺结核、大面积肺栓塞（梗死）、大量胸腔积液、气胸等。

（二）心源性呼吸困难

1.劳力性呼吸困难 活动时出现或加重，休息时减轻或消失。起初仅在剧烈运动后出现，随着淤血程度加重，逐渐发展到轻微活动即会出现。

2.端坐呼吸 肺淤血达到一定程度时，患者不能平卧，被迫采取半坐位或端坐体位呼吸。

3.夜间阵发性呼吸困难 ①急性左心衰竭时，患者常可出现夜间睡眠中突感胸闷气急，被迫坐起，惊恐不安。轻者数分钟至数十分钟后症状逐渐减轻、消失；重者可见端坐呼吸、大汗、面色发绀、咳粉红色泡沫痰，两肺底或全肺出现湿啰音，有哮鸣音（称为"心源性哮喘"），心率增快，可有奔马律。②右心衰竭所致呼吸困难的程度较左心衰竭轻，多见于肺源性心脏病、某些先天性心脏病或由左心衰竭发展而来。

（三）中毒性呼吸困难

代谢性酸中毒（如尿毒症、糖尿病酮症）时，呼吸深长而规则，可伴有鼾音，称为深大呼吸（Kussmaul呼吸）。吗啡类、巴比妥类药物中毒时，呼吸缓慢、变浅伴有呼吸节律异常的改变如Cheyne-Stokes呼吸（潮式呼吸）或Biots呼吸（间停呼吸）。某些化学毒物中毒如一氧化碳中毒、亚硝酸盐、氢化物中毒可导致机体缺氧引起呼吸困难。

（四）神经精神性呼吸困难

神经性呼吸困难表现为呼吸慢而深，常伴有呼吸节律异常，如呼吸遏制（吸气突然停止）、双吸气样（抽泣样）呼吸。精神性呼吸困难表现为呼吸浅而快，伴有叹息样呼吸，以及口周、肢体麻木或手足抽搐等呼吸性碱中毒的表现。

（五）血源性呼吸困难

重度贫血时，由于严重缺氧，平静状态患者可出现气短、呼吸困难，伴有心率增快。大出血或休克时，因缺氧和血压下降，刺激呼吸中枢，也可使呼吸加快。

（六）伴随症状

呼吸困难伴哮鸣音见于支气管哮喘、心源性哮喘、急性喉头水肿、气管异物等；伴胸痛见于大叶性肺炎、自发性气胸、胸腔积液等；伴发热见于感染性疾病如肺炎、肺脓肿、胸膜炎、咽后壁脓肿等；伴咳嗽、咳痰，见于慢性支气管炎、支气管扩张、肺脓肿等；伴大量泡沫痰见于有机磷农药中毒，伴粉红色泡沫痰见于急性左心衰竭；伴严重发绀、大汗淋漓、面色苍白、四肢厥冷、血压下降、脉搏细速等周围循环衰竭表现，提示病情危重；伴意识障碍，见于脑出血、糖尿病酮症酸中毒、尿毒症、肺性脑病等。

四、护理评估要点

1.评估健康史和诱因　有无与呼吸困难相关的病史、诱发因素，如心、肺疾病，肾病，代谢性疾病病史，有无药物、毒物摄入史及头痛、颅脑外伤史、意识障碍等。

2.评估呼吸困难的特点、严重程度及对日常生活的影响　观察患者呼吸困难的特点、呼吸频率、节律和深度的改变，呼吸节律的改变多提示呼吸中枢衰竭所致。如果出现潮式呼吸、间停呼吸、呼吸频率<5次/分或>40次/分，同时伴有意识障碍，提示病情危重。

3.评估呼吸困难对人体功能性健康形态的影响　有无烦躁不安、极度紧张、焦虑，有无发绀、语言困难等，是否影响了睡眠和休息。

4.评估诊断、检查与护理经过　是否接受血常规检查及其结果；是否采取氧疗及疗效如何；是否用过药物，药物的种类、剂量、疗效及不良反应等。

五、相关护理诊断／问题

1.低效性呼吸形态　与上呼吸道狭窄或梗阻等有关；与心肺功能不全有关。

2. 气体交换受损　与心肺功能不全、肺部感染等引起有效肺组织减少，肺弹性减退等有关。

3. 活动无耐力　与呼吸困难所致能量消耗增加和缺氧有关。

4. 语言沟通障碍　与严重喘息有关。

5. 自理能力缺陷　与呼吸困难有关。

6. 恐惧／焦虑　与严重呼吸困难、缺氧及担心疾病预后有关。

7. 潜在并发症　呼吸衰竭。

第七节　咳嗽与咳痰

一、概述

咳嗽与咳痰是呼吸系统疾病最常见的症状之一。咳嗽（cough）是人体的一种防御性反射动作，通过咳嗽可以清除呼吸道分泌物及气道内异物。但是咳嗽也可使呼吸道内感染扩散，剧烈咳嗽可导致呼吸道出血，甚至诱发自发性气胸等，且对患者的工作、生活和社会活动造成严重的影响。咳痰（expectoration）是呼吸道内病理分泌物，凭借支气管黏膜上皮细胞的纤毛运动、支气管肌肉的收缩及咳嗽时的气流冲动，将呼吸道内分泌物从口腔排出的动作，咳痰是一种保护性生理功能。

二、病因及发生机制

（一）病因

1. 呼吸道疾病　当鼻咽部至小支气管整个呼吸道黏膜受到刺激时，均可引起咳嗽。常见病因包括：

（1）感染：是引起咳嗽、咳痰最常见的病因，如急性上呼吸道感染、肺炎、慢性支气管炎、支气管扩张症等。

（2）肿瘤：如支气管肺癌或转移性癌症等。

（3）其他：如支气管哮喘等变态反应性疾病、呼吸道异物吸入等。

2. 胸膜疾病　胸膜炎或胸膜受刺激，如自发性气胸、胸腔穿刺等。

3. 心血管疾病　二尖瓣狭窄或左心衰竭引起的肺淤血或肺水肿，右心或体循环静脉栓子脱落造成肺栓塞。

4. 中枢神经因素　中枢神经病变如脑炎、脑膜炎等。

5. 神经、精神因素　如膈下脓肿、肝脓肿对膈神经的刺激；肝脾周围炎、外耳道异物或炎症、神经症（如癔症）。

（二）发病机制

1.**咳嗽** 由延髓咳嗽中枢受刺激引起。刺激主要来自呼吸道黏膜、肺泡和胸膜，经迷走神经、舌咽神经和三叉神经的感觉神经纤维传入，经喉下神经、膈神经和脊髓神经，分别将冲动传至咽肌、膈肌和其他呼吸肌，完成咳嗽动作。

2.**咳痰** 当呼吸道发生炎症时，黏膜充血、水肿，黏液分泌增多，毛细血管壁通透性增加，浆液渗出。此时含红细胞、白细胞、巨噬细胞、纤维蛋白等的渗出物与黏液、吸入的尘埃和某些组织破坏物等混合而成痰，随咳嗽动作排出。在肺淤血和肺水肿时，肺泡和小支气管内有不同程度的浆液漏出，也可引起咳痰。

三、临床表现

（一）咳嗽

1.**病程** 按病程咳嗽可分为急性咳嗽（＜3周）、亚急性咳嗽（3～8周）和慢性咳嗽（＞8周）。

2.**性质** 根据是否伴有咳痰，可分为干性咳嗽和湿性咳嗽。

（1）干性咳嗽：咳嗽无痰或痰量甚少，常见于急性咽喉炎、急性支气管炎早期、胸膜炎、肺结核、肺癌等。

（2）湿性咳嗽：咳嗽伴有咳痰，多为连续性，常见于慢性支气管炎、肺炎、支气管扩张症、肺脓肿等。

3.**时间与规律**

（1）突发性咳嗽：常由于吸入刺激性气体或异物、淋巴结或肿瘤压迫气管或支气管分叉处所引起。

（2）发作性咳嗽：可见于百日咳、支气管哮喘（咳嗽变异性哮喘）等。

（3）长期慢性咳嗽：多见于慢性支气管炎、支气管扩张症、肺脓肿及肺结核。

（4）夜间咳嗽：常见于左心衰竭、咳嗽变异性哮喘。

（5）清晨或改变体位时的咳嗽，常见于慢性支气管炎、支气管扩张症、肺脓肿等。

4.**音色** 即咳嗽声音的特点。

（1）咳嗽声音嘶哑，多为声带炎症或肿瘤压迫喉返神经所致。

（2）鸡鸣样咳嗽，表现为连续阵发性剧咳伴有高调吸气回声，多见于百日咳，会厌、喉部疾患，气管受压。

（3）金属音咳嗽，常见于纵隔肿瘤、主动脉瘤或支气管癌直接压迫气管所致。

（4）咳嗽声音低微或无力，见于严重肺气肿、声带麻痹、声带水肿及极度衰弱者。

（二）咳痰

1.**性状** 痰的性状可分为黏液性、浆液性、脓性、血性痰。

（1）黏液性痰：痰液黏稠、无色透明或稍白，多见于急性支气管炎、支气管哮喘及大叶性肺炎的初期，也可见于慢性支气管炎、肺结核等。

（2）浆液性痰：痰液稀薄、多泡沫、细胞成分少，见于肺水肿。

（3）脓性痰：痰液质黏稠，含脓细胞、坏死组织等，见于化脓性细菌性下呼吸道感染。

（4）血性痰：即痰中带血，由于呼吸道黏膜受侵害、损害毛细血管或血液渗入肺泡所致。

2.颜色与气味 由痰所含的成分不同所致。

（1）无色透明痰，见于急性支气管炎、支气管哮喘。

（2）白色黏液痰，见于慢性支气管炎、支气管哮喘。

（3）铁锈色或褐色痰，为典型肺炎球菌肺炎。

（4）黄色或黄绿色痰，提示化脓性感染。

（5）红色或粉红色痰，见于支气管肺癌、肺结核、肺淤血。

（6）绿色痰，见于铜绿假单胞菌感染。

（7）黑色痰，见于大量灰尘、肺尘埃沉着病。

（8）痰白黏稠且牵拉成丝难以咳出，提示有真菌感染。

（9）粉红色泡沫痰，是肺水肿的特征。

（10）恶臭痰，提示有厌氧菌感染，见于支气管扩张症、肺脓肿。

3.痰量 痰量少者仅数毫升，见于呼吸道炎症初期；痰量多者可达数百毫升，常见于支气管扩张症、肺脓肿等，且排痰与体位有关。痰量多时，静置后可出现分层现象：上层为泡沫，中层为浆液或浆液脓性，下层为坏死物质。

（三）伴随症状

不同病因所致咳嗽的伴随症状不同。

1.伴发热 多见于呼吸系统感染，肺结核，胸膜炎等。

2.伴胸痛 多见于肺炎、胸膜炎、支气管肺癌、自发性气胸等。

3.伴呼吸困难 多见于喉头水肿、喉肿瘤、支气管哮喘、慢性阻塞性肺疾病、重症肺炎、肺结核、大量胸腔积液、气胸、肺淤血、肺水肿、气管或支气管异物等。

4.伴咯血 常见于支气管扩张症、肺结核、肺脓肿、支气管肺癌、二尖瓣狭窄等。

5.伴杵状指（趾） 见于支气管扩张症、肺脓肿、支气管肺癌和脓胸等。

四、护理评估要点

1.评估相关病史与诱因 有无引起咳嗽、咳痰的相关病史或诱因。

2.评估咳嗽出现和持续的时间、性质、节律、音色及与体位改变的关系 痰液的量、性质、颜色、气味、黏稠度及与体位的关系。

3.评估咳嗽与咳痰对人体功能性健康形态的影响 有无食欲减退、日常生活活动能力受限、睡眠形态改变等，对胸腹部手术后频繁、剧烈咳嗽者要注意切口情况的评估。

4.评估诊断、治疗及护理经过以及采取有效排痰的护理措施及疗效。

五、相关护理诊断/问题

1.清理呼吸道无效　与痰液黏稠、极度衰弱、无力咳嗽等有关。

2.活动无耐力　与长期频繁咳嗽、营养摄入不足有关。

3.营养失调：低于机体需要量　与长期频繁咳嗽所致能量消耗增加、营养摄入不足有关。

4.睡眠形态紊乱　与夜间频繁咳嗽有关。

5.知识缺乏　缺乏吸烟对健康危害方面的知识。

6.潜在并发症　自发性气胸。

第八节　咯　血

一、概述

咯血（hemoptysis）是指喉及喉部以下的呼吸道任何部位的出血，经口腔咯出者。少量咯血有时仅表现为痰中带血，大咯血时血液从口鼻涌出，常可阻塞呼吸道，造成窒息死亡。经口腔排血究竟是口腔、鼻腔、上消化道出血还是咯血需仔细鉴别。

二、病因及发病机制

咯血原因很多，有支气管疾病、肺部疾病、心血管疾病、血液病等（表3-8-1）。

表3-8-1　咯血的病因与发病机制

分　类	病　因	发病机制
支气管疾病	常见于支气管扩张、支气管肺癌、支气管结核等；少见于支气管结石、支气管腺瘤等	炎症、肿瘤或结石导致支气管黏膜、毛细血管通透性增加，或黏膜下血管破裂
肺部疾病	常见于肺结核、肺炎、肺脓肿等；较少见于肺淤血、肺栓塞、肺泡炎、肺出血—肾炎综合征等	肺结核病变使毛细血管通透性增高，血液渗出，导致痰中带血或小血块；如病变累及小血管使管壁破溃，则造成中等量咯血；如空洞壁肺动脉分支形成的小动脉瘤破裂或继发的结核性支气管扩张形成的动静脉瘘破裂，则造成大量咯血，甚至危及生命
心血管疾病	较常见于二尖瓣狭窄，其次为先天性心脏病所致肺动脉高压等	肺淤血致肺泡壁或支气管内膜毛细血管破裂、支气管黏膜下层支气管静脉曲张破裂

（续表）

分 类	病 因	发病机制
其他	血液病，如白血病、血友病、再生障碍性贫血等；急性传染病，如流行性出血热、肺出血型钩端螺旋体病引起咯血最常见等；风湿性疾病，如系统性红斑狼疮、Behcet 综合征等；气管、支气管子宫内膜异位症等	凝血功能障碍或气管、支气管、子宫内膜异位症等

三、临床表现

（一）发病年龄

青壮年咯血常见于肺结核、支气管扩张、二尖瓣狭窄等。40岁以上有长期大量吸烟史者，应高度注意支气管肺癌的可能。

（二）咯血量

咯血量的多少与受损血管的性质及数量有直接关系，与病情的严重程度不完全一致。

1.少量咯血　表现为痰中带血，每日咯血量在100mL以内。

2.中等量咯血　每日咯血量在100～500mL。

3.大咯血　每日咯血量在500mL以上或一次咯血量达到300mL。大咯血主要见于空洞性肺结核、支气管扩张和慢性肺脓肿。常表现为咯出满口血液或短时间内咯血不止，常伴脉速、呛咳、呼吸急促、出冷汗、面色苍白、紧张不安和恐惧感，有时可阻塞呼吸道造成窒息。

（三）颜色和性状

二尖瓣狭窄所致咯血多为暗红色；左心衰竭所致咯血为浆液性粉红色泡沫痰；肺栓塞引起咯血为黏稠暗红色血痰；因肺结核、支气管扩张、肺脓肿和出血性疾病所致咯血，其颜色为鲜红色；铁锈色血痰见于典型的肺炎球菌肺炎；砖红色胶冻样痰见于典型的肺炎克雷白杆菌肺炎。

（四）伴随症状

不同病因所致咯血的常见伴随症状有：

1.伴发热　多见于肺结核、肺炎、肺脓肿、流行性出血热、肺出血钩端螺旋体病、支气管肺癌等。

2.伴胸痛、呼吸困难　多见于肺炎球菌肺炎、肺结核、肺栓塞（梗死）、支气管肺癌等。

3.伴呛咳　多见于支气管肺癌、支原体肺炎、气道异物等。

4.伴慢性咳嗽、脓痰　多见于支气管扩张症、肺脓肿、空洞型肺结核继发细菌感染等。

5.伴皮肤黏膜出血　可见于血液病、风湿病、肺出血型钩端螺旋体病和流行性出血热等。

6.伴杵状指（趾）　多见于支气管扩张症、肺脓肿、支气管肺癌等。

7.伴黄疸　须注意钩端螺旋体病、肺炎球菌肺炎、肺栓塞等。

四、护理评估要点

1.评估健康史或诱发因素 有无与咯血相关的病史或诱发因素。

2.评估是否咯血 咯血与呕血的鉴别见表3-8-2。

3.评估咯血量 呕血量的多少与疾病严重程度不完全一致。少量间断咯血，一般不会造成严重后果，可能是严重疾病或肿瘤的早期信号。一次大量咯血可引起窒息致死，需注意观察神志、呼吸及窒息先兆的表现。

4.评估咯血对人体功能性健康形态的影响 有无焦虑、恐惧等心理反应及程度的应对方式，是否影响了睡眠和休息。

5.评估生命体征、神志、尿量、皮肤颜色、温度等 以便及早发现有无窒息和失血性休克的表现。

6.评估发生咯血后采取了何种措施 是否用过药物，药物的种类、剂量、疗效及不良反应，是否采取了相关的护理措施，效果如何。

表3-8-2 咯血与呕血的鉴别

鉴别要点	咯 血	呕 血
病史	肺结核、支气管扩张、肺炎、肺脓肿、心血管疾病等	消化性溃疡、肝硬化、急性胃黏膜病变、胃癌、胆道病变等
先兆症状	喉部痒感、胸闷、咳嗽等	上腹部不适、恶心、呕吐等
出血方式	咯出	呕出、可呈喷射状
出血颜色	鲜红色	暗红色、棕色、偶为鲜红色
血中混合物	痰、泡沫	食物残渣
酸碱反应	碱性	酸性
黑粪	无，咽下较多血液时有	有，呕血停止后仍可持续数日
出血后痰性状	痰中带血	无痰

五、相关护理诊断 / 问题

1.有窒息的危险 与大量咯血、咳嗽无力等使血液堵塞呼吸道有关。

2.体液不足 与大量咯血所致循环血量不足有关。

3.有感染的危险 与支气管内血液潴留有关。

4.焦虑和（或）恐惧 与咯血不止、对疾病预后不安有关。

5.潜在并发症 窒息、失血性休克、肺不张、肺部继发感染。

第九节　发　绀

一、概述

发绀是指血液中还原血红蛋白增多，使皮肤黏膜呈现青紫色的现象，也可称为紫绀。发绀常发生在皮肤较薄、色素较少和毛细血管较丰富的部位，如口唇、指（趾）、甲床、耳垂等部位。广义的发绀还包括血液中出现异常血红蛋白衍化物（高铁血红蛋白、硫化血红蛋白）增多。

二、病因与发病机制

（一）血液中还原血红蛋白增加（真性发绀）

分类、病因及发病机制见表3-9-1。

表3-9-1　真性发绀的分类、病因及发病机制

分　类	病　因	发病机制
中心性发绀	肺性发绀：严重的呼吸道阻塞、肺部疾病、胸膜病变	肺通气、换气功能障碍导致肺氧合作用不全，使体循环毛细血管还原血红蛋白增多
	心性发绀：法洛四联症等发绀性先天性心脏病	由于体循环静脉与动脉血混合，部分静脉血未经肺脏氧合作用，而由异常通路流入循环
周围性发绀	右心衰竭、缩窄性心包炎等 严重休克、闭塞性脉管炎、雷诺病等	周围组织耗氧量增加 动脉缺血

（二）血液中存在异常血红蛋白衍生物

1.高铁血红蛋白血症　由于各种化学物质或药物中毒引起血红蛋白分子中二价铁被三价铁所取代，致使失去与氧结合的能力。常见于苯胺、伯氨喹、亚硝酸盐、磺胺类等中毒所致。当血中高铁血红蛋白量达到30g/L时可出现发绀。其特点是发绀迅速出现，抽出的静脉血呈深棕色，虽给予氧疗但不能改善发绀，给予静脉注射亚甲蓝或大量维生素C，发绀方可消退，用分光镜检查可证实血中高铁血红蛋白存在。由于大量进食含亚硝酸盐的变质蔬菜而引起的中毒性高铁血红蛋白血症，称"肠源性青紫症"。

2.硫化血红蛋白血症　很少见，服用某些含硫药物后，使血液中硫化血红蛋白达到5g/L即可发生发绀。但一般认为本病须同时有便秘或服用含硫药物在肠内形成大量硫化氢为先决条件。发绀的特点是持续时间长，可达数月以上，血液呈蓝褐色，分光镜检查可证明有硫化血红蛋白存在。

3.先天性高铁血红蛋白血症　自幼即有发绀，而无心、肺疾病及引起异常血红蛋白的其他原因，有家族史，身体一般状况较好，不影响日常生活。

三、临床表现

发绀除了表现为皮肤黏膜青紫外，其他表现见表3-9-2。

表3-9-2　发绀的临床表现

发绀类型	临床表现
中心性发绀	全身性发绀，除四肢与面颊外，亦可见于舌及口腔黏膜与躯干皮肤，且发绀的皮肤温暖
周围性发绀	发绀常出现于肢体下垂部分及周围部分（如肢端、耳垂及颜面），皮肤冰冷，若经按摩或加温后发绀可消失
高铁血红蛋白血症	急骤出现、暂时性、病情严重，若静脉注射亚甲蓝溶液或大量维生素C，发绀可消退
硫化血红蛋白血症	持续时间长，可达数月以上，血液呈蓝褐色，分光镜检查可有硫化血红蛋白

四、护理评估要点

1.评估发病诱因及病程　急性起病，既往无心肺疾病患者，应注意询问是否服用相关药物或化学毒物史以及大量食用变质蔬菜史。

2.评估发绀的类型、部位、程度及伴随症状　如发绀为全身性，则为中心性发绀、如出现于身体末端或下垂部位，则为周围性发绀；伴呼吸困难见于急性呼吸道梗阻、大量气胸及重症心、肺疾病；伴意识障碍，见于某些药物或化学物质中毒、休克、急性肺部感染或急性心力衰竭等。

3.评估发绀对于人体功能性健康形态的影响　有无心悸、气短等活动与运动形态的改变，有无判断力下降、注意力不集中、记忆力减退、头痛、疲乏无力、精神抑郁，有无呼吸、心率改变及大脑缺氧的症状，是否产生焦虑、恐惧等不良情绪及应对方式。

4.评估相关检查及护理经过　评估是否采取氧疗，是否用药，药物种类、剂量、疗效及不良反应。

五、相关护理诊断／问题

1.低效性呼吸形态　与肺通气、换气功能障碍及弥散功能障碍有关。

2.气体交换受损　与左心功能衰竭所致的肺淤血有关。

3.活动无耐力　与心肺功能衰竭所致缺氧有关。

4.焦虑/恐惧　与缺氧所致呼吸费力有关。

第十节　心　悸

一、概述

心悸是一种自觉心脏跳动的不适感或心慌感。当心率加快时感到心脏跳动不适，心率缓慢时则感到搏动用力。心悸时，心率可快、可慢，也可有心律失常，心率和心律正常者亦可有心悸。

二、病因与发病机制

心悸的发生机制尚未完全清楚，一般认为心脏活动过度是心悸发生的基础，常与心率及心排血量改变有关。心悸出现与心律失常出现及存在时间长短有关，如突然发生的阵发性心动过速，心悸往往较明显，而在慢性心律失常，如心房颤动可因逐渐适应而无明显心悸。心悸的发生常与精神因素及注意力有关，焦虑、紧张及注意力集中时易于出现。心悸可见于心脏病者，但与心脏病不能完全等同，心悸不一定有心脏病，反之心脏病患者也可不发生心悸，心悸的病因见表3-10-1。

表3-10-1　心悸的病因

分　类	性　质	病　因
心脏搏动增强	生理性	健康人在剧烈体力活动或精神激动之后；大量饮酒及喝浓茶、咖啡后；应用肾上腺素、麻黄碱、咖啡因、阿托品、甲状腺素片等药物
	病理性	如风湿性心脏病、高血压性心脏病、冠心病等，其他引起心室搏出量增加的疾病，如甲亢、贫血、高热、低血糖症等
心律失常	心动过速	如窦性心动过速、阵发性室上性心动过速或室性心动过速等
	心动过缓	如三度房室传导阻滞、窦性心动过缓、病态窦房结综合征等
	心律失常	如期前收缩、心房颤动等
心脏神经症		由于自主神经功能失调，致心脏血管功能紊乱引起的一种临床综合征。发病常与焦虑、精神紧张、情绪激动等有关

三、临床表现

（一）常见临床表现

心悸患者主症是自觉心跳心慌、时作时息，并有善惊易恐、坐卧不安，甚则不能自主。当心率加快时感到心脏跳动不适，心率缓慢时则感到搏动有力。心悸不适所致不适可影响工作、学习、睡眠和日常生活，但一般无危险性。少数由严重心律失常所致心悸者可发生猝死，此时多有血压降低，大汗、意识障碍、脉搏细速不能扪及。

（二）伴随症状

1.心悸伴心前区疼痛　见于冠状动脉粥样硬化性心脏病（如心绞痛、心肌梗死）、心肌炎、心包炎，亦可见于心脏神经官能症等。

2.心悸伴发热　见于急性传染病、风湿热、心肌炎、心包炎、感染性心内膜炎等。

3.心悸伴晕厥或抽搐　见于高度房室传导阻滞、心室颤动或阵发性室性心动过速、病态窦房结综合征等。

4.心悸伴贫血　见于各种原因引起的急性失血，此时常有虚汗、脉搏微弱、血压下降或休克。慢性贫血者，心悸多在劳累后较明显。

5.伴呼吸困难　见于急性心肌梗死、心肌炎、心包炎、心力衰竭、重症贫血等。

6.心悸伴消瘦及出汗　见于甲状腺功能亢进。

四、护理评估要点

1.心悸的相关病史与诱发因素。

2.心悸的特点　心悸发作的间隔时间、持续时间、频率、心悸发作时的主观感受等。

3.心悸对人体功能性健康形态的影响。

4.诊断、治疗与护理经过。

五、相关护理诊断／问题

1.活动无耐力　与心悸发作所致的疲乏无力有关。

2.焦虑　与心悸发作所致的不适、对疾病预后不安有关。

3.潜在并发症　心律失常。

第十一节　恶心与呕吐

一、概述

恶心（nausea）与呕吐（vomiting）是临床常见的一组症状。恶心为一种特殊的上腹部不适、紧迫欲吐的感觉。可伴有迷走神经兴奋的症状，如皮肤苍白、出汗、流涎、血压降低及心动过缓等，常为呕吐的前驱表现。呕吐是指通过胃强烈收缩致胃或部分小肠内容物经过食管由口腔排出体外的现象。从某种意义上说呕吐是机体的一种保护性作用，通过呕吐可把对机体有害的物质排出体外。两者可单独发生，但多数患者先有恶心、继而呕吐。

二、病因与发病机制

（一）病因

引起恶心与呕吐的病因很多，按照发病机制可归纳为下列几类。

1.反射性呕吐（reflex vomiting）　反射性呕吐是指来自内脏末梢神经的冲动，经自主神经传入纤维刺激呕吐中枢引起的呕吐。常见于以下情况：

（1）咽部受到刺激：如吸烟、剧烈咳嗽、鼻咽部炎症等。

（2）消化系统疾病：①胃肠疾病：如急性肠胃炎、慢性胃炎、胃癌、消化性溃疡、幽门梗阻、急性胃肠穿孔、肠梗阻、急性阑尾炎、十二指肠壅滞症等；②肝、胆、胰疾病：如急性肝炎、慢性活动性肝炎、胆石症、胆道蛔虫病、肝硬化、肝淤血、急性或慢性胆囊炎、急性胰腺炎等；③腹膜及肠系膜疾病：如急性腹膜炎、肠系膜上动脉压迫综合征。

（3）其他系统疾病：①泌尿生殖疾病：输尿管结石、急性肾盂肾炎、急性盆腔炎、异位妊娠破裂等；②心血管疾病：急性心肌梗死、充血性心力衰竭等；③眼耳疾病及其他：青光眼、屈光不正等。

2.中枢性呕吐（central vomiting）　中枢性呕吐是指由中枢神经系统或化学感受器产生的冲动，刺激呕吐中枢引起的呕吐。常见于以下情况：

（1）神经系统疾病：①中枢神经系统感染：如各种脑炎、脑膜炎等；②脑血管病：如脑出血、脑梗死、高血压脑病及偏头痛等；③颅脑外伤：如脑挫裂伤、颅内血肿、蛛网膜下隙出血等；④颅内占位性病变：如脑肿瘤；⑤癫痫，尤其是癫痫持续状态。

（2）全身性疾病：如尿毒症、糖尿病酮症酸中毒、低血糖、低钠血症、低钾血症及妊娠引起的呕吐等。

（3）药物不良反应：如洋地黄、某些抗生素、抗肿瘤药物等的不良反应，可因兴奋呕吐中枢引起呕吐。

（4）精神因素：如胃肠神经症、神经性厌食、癔症等。

（5）中毒：如乙醇、重金属、一氧化碳、有机磷农药、鼠药中毒等。

3.前庭功能障碍性呕吐　由前庭功能障碍引起的呕吐，常伴有听力障碍、眩晕等症状。常见疾病有迷路炎、梅尼埃病、晕动病等。

（二）发病机制

呕吐由机体的呕吐中枢支配，被认为是一个复杂的反射动作。机体的呕吐中枢位于延髓，其包含神经反射中枢和化学感受器触发带两个功能不同的结构。神经反射中枢（vomiting center）：即呕吐中枢，位于延髓外侧网状结构的背部，接受来自消化道、大脑皮质、内耳前庭、冠状动脉以及化学感受器触发带的传入冲动，直接支配呕吐的动作；化学感受器触发带（chemoreceptor trigger zone），位于延髓第四脑室的底面，接受各种外来的化学物质、药物及内生代谢产物（如感染、酮中毒、尿毒症等）的刺激，并由此引发出神经冲动，传至呕吐中枢再引起呕吐。

呕吐的过程可分3个阶段，即恶心、干呕（vomiturition）与呕吐，但有时可无恶心或干呕的先兆。恶心时胃张力和蠕动减弱，十二指肠张力增强，可伴或不伴有十二指肠液反流；干呕时胃上部放松而胃窦部短暂收缩；呕吐时胃窦部持续收缩，贲门开放，腹肌收缩，腹压增加，迫使胃内容物急速而猛烈地从胃反流，经食管、口腔而排出体外。若胃逆蠕动较弱或贲门未开，则为恶心。呕吐与反食不同，后者系指无恶心与呕吐的协调动作而胃内容物经食管、口腔溢出体外。

三、临床表现

（一）恶心

是一种上腹不适、欲吐的感觉，多伴有面色苍白、发汗、流涎、血压降低等一系列迷走神经兴奋的症状。恶心常为呕吐的前兆，但也可仅有恶心而无呕吐，或仅有呕吐而无恶心。

（二）呕吐

呕吐的临床表现与病因有关，在呕吐的时间、呕吐与进食的关系、呕吐的特点及呕吐物性质等方面各有差异。

1.呕吐的时间　育龄妇女晨间呕吐见于早期妊娠亦可见于尿毒症、慢性酒精中毒或功能性消化不良；鼻窦炎患者因起床后脓液经鼻后孔流出刺激咽部，亦可致晨起恶心、干呕。餐后较久或数餐之后才出现呕吐，见于幽门梗阻，常发生在晚上或夜间。

2.呕吐与进食的关系　进食过程中或餐后即刻呕吐可能为幽门管溃疡或精神性呕吐；餐后1小时以上呕吐称为延迟性呕吐，提示胃排空延迟或胃张力下降；餐后较久或数餐后呕吐，见于幽门梗阻，呕吐物可有隔夜宿食；餐后近期呕吐特别是集体发病者，常由食物中毒导致。

3.呕吐的特点　进食后立刻呕吐，恶心很轻或缺如，吐后又可进食，长期反复发作而营养状态不受影响的，多为神经官能性呕吐。呕吐呈喷射状，较剧烈且多无恶心症状，多为颅内高压性疾病，可伴剧烈头痛和不同程度的意识障碍。

4.呕吐物的性质　带发酵腐败气味提示胃潴留；带粪臭味提示低位小肠梗阻；有大蒜味提示有机磷杀虫剂中毒；呕吐物不含胆汁说明种梗阻平面多在十二指肠乳头以上，含胆汁量大提示在此平面以下；含有大量酸性液体者多有胃泌素瘤或十二指肠溃疡，无酸味者可能为贲门狭窄或贲门失弛缓症。上消化道出血常呈咖啡色样呕吐物。

5.伴随症状

（1）伴腹痛与腹泻：多见于急性胃肠炎、霍乱、副霍乱、细菌性食物中毒及其他原因引起的急性食物中毒。

（2）伴右上腹痛及发热、寒战或有黄疸：应考虑急性胆囊炎或胆石症。

（3）伴头痛及喷射性呕吐：常见于颅内高压症或青光眼。

（4）伴眩晕、眼球震颤：应考虑前庭器官疾病。

（5）服用阿司匹林、某些抗生素及抗癌药物：呕吐可能与药物不良反应有关。

（6）育龄妇女早晨呕吐：应注意可能为早孕反应。

四、护理评估要点

1.恶心与呕吐的临床表现特点　包括呕吐发生与持续的时间、频率、呕吐方式、进食、药物、运动、情绪的关系，呕吐物的量、性状及气味，有无伴随症状及其表现。

2.恶心与呕吐对患者的影响　剧烈频吐者有无水、电解质、酸碱平衡紊乱，评估其是否有心率加快、尿量减少、皮肤干燥、弹性下降、眼眶下陷等脱水表现；长期严重呕吐者有无营养不良，包括有无进食、进液及体重变化；对于婴幼儿、老人、病情危重及意识障碍呕吐者应注意有无导致其误吸的危险因素如体位等的评估，密切观察面色、有无呛咳及呼吸道通畅情况。

3.病因与诱因　有无与恶心呕吐相关的疾病史，如急/慢性胃炎、幽门梗阻、青光眼、脑炎、脑膜炎、颅脑外伤、脑肿瘤、尿毒症等，有无洋地黄、抗肿瘤药等药物应用史。有无晕动病或妊娠等。

4.诊断、治疗与护理经过　是否已接受X线钡餐、胃镜、血糖、血常规、血清电解质、血尿素氮等诊断性检查及其结果。已采用的治疗或护理措施，如服用止吐或其他药物，药物的名称、剂量及其疗效，以及其他减轻恶心与呕吐的方法及效果。

五、相关护理诊断／问题

1.舒适度减弱：恶心和（或）呕吐　与急性胃炎有关；与幽门梗阻有关；与服用药物有关等。

2.体液不足和（或）有体液不足的危险　与呕吐引起体液丢失过多和（或）摄入量减少有关。

3.营养失调：低于机体需要量　与长期频繁呕吐和食物摄入量减少有关。

4.有误吸的危险　与呕吐物误吸入肺内有关。

5.潜在并发症　肺部感染；窒息。

第十二节 腹　泻

一、概述

腹泻（diarrhea）是指排便次数增多，且粪质稀薄、容量或水分增加，或带有黏液、脓血、脱落的肠黏膜或未消化的食物等成分。如解液状便，每日3次以上或每天粪便总量大于200g，其中粪便含水量大于80%，则可认为是腹泻。腹泻可分为急性与慢性2种类型，病程超过2个月者属慢性腹泻，不足2个月者为急性腹泻。

二、病因与发病机制

（一）病因

1.急性腹泻

（1）肠道疾病：常见的是由病毒、细菌、真菌、原虫、蠕虫等感染所引起的肠炎及急性出血性坏死性肠炎。此外，还有Crohn病或溃疡性结肠炎急性发作、急性缺血性肠病等，亦可因抗生素使用不当而发生的抗生素相关性小肠、结肠炎。

（2）急性中毒：如食用毒桐油、河豚、鱼胆等，或砷、磷、铅、汞等化学物质引起的腹泻。

（3）全身性感染：如败血症、伤寒或副伤寒、钩端螺旋体病等。

（4）其他：变态反应性肠炎、过敏性紫癜；服用如利舍平、氟尿嘧啶及新斯的明等药物；患有如肾上腺皮质功能减退危象、甲状腺危象等内分泌疾病。

2.慢性腹泻

（1）消化系统疾病：①胃部疾病：胃大部切除术后胃酸缺乏、慢性萎缩性胃炎等；②肠道感染：肠结核、血吸虫病、慢性阿米巴痢疾、慢性细菌性痢疾、肠鞭毛原虫病、钩虫病等；③肠道非感染性疾病：Crohn病、溃疡性结肠炎、结肠多发性息肉、吸收不良综合征等；④肠道肿瘤：肠道恶性肿瘤、结肠绒毛状腺瘤；⑤胰腺疾病：慢性胰腺炎、胰腺癌、胰腺切除术后；⑥肝胆疾病：肝硬化、胆汁淤积性黄疸、慢性胆囊炎与胆石症。

（2）全身性疾病：①内分泌及代谢障碍疾病：甲状腺功能亢进、肾上腺皮质功能减退、胃泌素瘤、血管活性肠肽（VIP）瘤、类癌综合征及糖尿病性肠病；②其他系统疾病：系统性红斑狼疮、尿毒症、放射性肠炎、硬皮病等；③药物不良反应：利舍平、甲状腺素、洋地黄类、考来烯胺、某些抗肿瘤药物或抗生素等；④神经功能紊乱：如肠易激综合征。

（二）发病机制

正常人排便次数为每日2~3次或每2~3日1次，粪便成形色黄，每日自粪便排出的水分100~200mL。当某些原因引起胃肠分泌增加、吸收障碍、异常渗出或肠蠕动过快时，即可导致腹泻。腹泻的发病机制较为复杂，常由多个因素共同作用产生，有些因素又互为因果，从病理生理角度可归纳为下列几个方面：

1.分泌性腹泻　系胃肠黏膜上皮细胞内异常的离子转运，导致肠道分泌过多的水与电解质以及肠黏膜吸收功能降低而引起的腹泻。霍乱弧菌外毒素引起的大量水样腹泻属于典型的分泌性腹泻。某些胃肠道内分泌肿瘤如胃泌素瘤、血管活性肠肽（VIP）瘤所致的腹泻也属此型。

2.渗出性腹泻　因炎症、溃疡、肿瘤浸润使病变处的血管、淋巴管、黏膜受到损害，局部血管通透性增加，致使肠黏膜炎症渗出大量黏液、脓血而致腹泻。见于肠道非感染或感染性炎症，如阿米巴痢疾、细菌性痢疾、溃疡性结肠炎、肠结核、Crohn病、放射性肠炎以及肿瘤溃烂等，均可使炎性渗出物增多而导致腹泻。

3.渗透性腹泻　是由肠内容物渗透压增高，阻碍肠内水分与电解质的吸收引起的。如因乳糖酶缺乏，乳糖无法水解即形成肠内高渗。服用盐类泻剂（如$MgSO_4$）或甘露醇等引起的腹泻亦属此型。

4.动力性腹泻　由肠蠕动亢进致肠内食糜停留时间缩短，快速经过肠道而未被充分吸收所致的腹泻，如肠易激惹综合征、甲状腺功能亢进、糖尿病、胃肠道功能紊乱等。

5.吸收不良性腹泻　由肠黏膜吸收面积减少或吸收障碍所引起的腹泻。如小肠大部分切除术后、吸收不良综合征、小儿乳糜泻、热带口炎性腹泻、成人乳糜泻及消化酶分泌减少如慢性胰腺炎引起腹泻等。

腹泻病例往往不由单一的机制致病，常涉及多种原因，仅以其中之一机制占优势。

三、临床表现

由于腹泻的病因与发病机制不同，其起病缓急、病程长度，以及排便次数、便量和性状等特点也各不相同。了解临床表现，对明确腹泻病因和确定诊断有重要意义。

（一）起病及病程

急性腹泻起病急骤，病程较短，多为感染或食物中毒所致。慢性腹泻起病缓慢，病程较长，多由慢性感染、非特异性炎症、吸收不良、消化功能障碍、肠道肿瘤或神经功能紊乱所致。细菌性痢疾、肠炎等腹泻前多有不洁饮食史或传染病患者接触史；溃疡性结肠炎急性发作前多有疲劳、暴饮暴食等。

（二）腹泻次数及粪便性质

急性腹泻主要表现为排便次数明显增多，每天排便数次甚至数十次，量多而稀薄，少数为脓血便；慢性腹泻表现为每日排便数次，亦可出现腹泻与便秘交替的情况，可为稀便亦可带黏液、脓血，见于慢性细菌性痢疾、炎症性肠病及结肠、直肠癌等。渗出性腹泻者粪便量少，有黏液或脓血；分泌性腹泻者多为水样便，量大稀薄，无黏液及脓血，与进食无关；渗透性腹泻与吸收不良性腹泻者粪便中含有未消化的食物、泡沫，可伴恶臭，不含黏液、脓血，禁食后可缓解。

阿米巴痢疾的粪便呈暗红色或果酱样。粪便中带黏液而无异常发现者常见于肠易激综合征。

（三）腹泻与腹痛的关系

急性腹泻常有腹痛，其中感染性腹泻腹痛明显。小肠疾病的腹泻，疼痛常在脐周，便后腹痛无明显缓解。结肠病变疼痛多在下腹，便后疼痛常可缓解。分泌性腹泻一般无明显腹痛。

（四）伴随症状

1.伴发热　见于急性细菌性痢疾、伤寒或副伤寒、肠结核、Crohn病、溃疡性结肠炎急性发作期、败血症等。

2.伴腹痛　见于细菌性痢疾、伤寒、溃疡性结肠炎等肠道炎症或肠道痉挛等。

3.伴里急后重　提示病变以直肠、结肠为主，如细菌性痢疾、直肠炎、直肠肿瘤等。

4.伴明显消瘦　提示病变位于小肠，如胃肠道恶性肿瘤、肠结核、胃大部切除术后及吸收不良综合征。

5.伴皮疹或皮下出血　见于败血症、伤寒、麻疹、过敏性紫癜等。

6.伴腹部包块　见于胃肠道恶性肿瘤、肠结核、Crohn病及血吸虫病性肉芽肿。

7.伴重度失水　见于分泌性腹泻如霍乱、细菌性食物中毒等。

8.伴关节痛或关节肿胀　见于Crohn病、溃疡性结肠炎、系统性红斑狼疮、肠结核等。

四、护理评估要点

1.腹泻的特点　起病缓急、病程长短，腹泻的次数、粪便的量、色、性状及气味，以及评估有无使腹泻症状加重或减轻的因素或伴随症状。

2.腹泻的病因与诱因　有无摄入不洁或含毒的饮食，有无化学毒物和传染病接触史，是否患有消化系统疾病或与腹泻有关的全身性疾病，或服用过可致腹泻的药物。

3.腹泻对患者的影响　急性腹泻者有无脱水、低钾或低钠症及代谢性酸中毒的表现，肛周皮肤完整性有无受损、休息和睡眠是否正常。长期慢性腹泻者营养状况及体重变化。严重或长期慢性腹泻者有无焦虑或抑郁等。

4.诊疗与护理经过　是否已接受诊断性检查，如粪便检查及其结果。已采用的治疗或护理措施及效果，包括有否使用过止泻药物，药物的名称、剂量、给药途径以及其他有助减轻或缓解腹泻的方法及效果等。

五、相关护理诊断／问题

1.腹泻　与肠道感染、炎症或胃大部切除等有关。

2.体液不足/有体液不足的危险　与腹泻所致体液丢失过多有关。

3.有营养失调：低于机体需要量的危险　与消化吸收障碍和（或）摄入减少有关。

4.有皮肤完整性受损的危险　与排便次数增多及排泄物对肛周皮肤刺激有关。

5.焦虑　与慢性腹泻迁延不愈有关。

第十三节　便　秘

一、概述

便秘（constipation）是指排便困难、排便次数减少间隔时间延长，一般每2～3天或更长时间排便1次，伴粪质变硬、排便不尽感。

二、病因与发病机制

（一）病因

1.功能性便秘

（1）摄入食量较少或食物缺乏纤维素及水分，对结肠运动的刺激减少。

（2）正常排便习惯受影响或抑制（如时间变化、地点改变、精神紧张等因素）造成。

（3）长期滥用和依赖泻药，停止使用则不易排便。

（4）结肠运动功能障碍，如年老体弱，活动过少，肠痉挛致排便困难，如肠易激综合征（结肠及乙状结肠痉挛引起）。

（5）腹肌及盆肌张力不足，排便推动力不足，难以将粪便排出体外。

2.器质性便秘

（1）糖尿病、尿毒症、甲状腺功能减退症、脑血管意外、截瘫等全身性疾病使肠道肌群松弛、排便无力。

（2）结肠良性、恶性肿瘤，克罗恩病，先天性巨结肠等疾病使结肠完全或不完全性梗阻；各种原因引起的肠粘连、肠扭转、肠套叠等；子宫肌瘤等肿瘤压迫肠管导致机械性梗阻。

（3）肛裂、溃疡、痔疮或肛周脓肿等疾病引起直肠或肛门病变致排便疼痛而惧怕排便，或引起肛门括约肌痉挛导致便秘。

（4）肠肌痉挛而导致便秘，如铅中毒。

（5）应用吗啡类、抗胆碱能、钙通道阻滞剂、神经阻滞剂等使肠肌松弛而引起的便秘。

（二）发病机制

人体排便过程一般由结肠运动和直肠排空两部分完成。食物进入消化道经消化吸收后，食物残渣即小肠内容物进入结肠，结肠袋环行肌的不断反程收缩，形成分节运动，使肠腔内容物往返移动，在结肠内将大量水分和电解质吸收后通过结肠的间歇性前伸运动，使肠内容物逐渐向前推动。借助于结肠的集团运动运送至乙状结肠及直肠,粪便进入直肠,扩张并刺激直肠黏膜,引起排便反应。

排便过程的生理活动:①大脑皮质发出冲动使排便中枢兴奋增强,产生排便反射,直肠和乙状结肠收缩,肛门括约肌松弛,有意识地进行深吸气,声门关闭,增加胸腔压力,膈肌下降、腹肌收缩,增加腹内压力,耻骨直肠肌放松,肛直肠角增大,肛门直肠开放呈漏斗状,促使粪便排出;②如抑制排便,那么由腹下神经和阴部神经传出冲动,收缩肛管外括约肌,制止粪便排出。直肠内粪便返回乙状结肠或降结肠。如经常抑制便意,那么可使直肠对粪便的压力刺激逐渐失去敏感性,加之粪便在大肠内水分被过多地吸收而变干硬,产生排便困难,这是引起便秘的原因之一。根据有无器质性病变可将便秘分为功能性便秘和器质性便秘。

三、临床表现

(一)梗阻型便秘

感觉阈值增高,不易引起便意,便次少,使用膨松剂或渗透剂,增加粪便含水量,增加软度和体积,刺激结肠蠕动,能增加对直肠黏膜的刺激。

(二)习惯性便秘

粪便干结,数天乃至1周才排便一次,排便时可有左腹痉挛性痛与下坠感。

(三)肠道易激综合征

结肠运动过于激烈,导致结肠痉挛,肠腔过于狭隘,使粪便无法经过而导致的便秘。

(四)伴随症状

1.肠梗阻　呕吐、肠绞痛、腹胀等。

2.腹部包块　见于粪块、结肠肿瘤、肠结合及克罗恩病等。

3.精神紧张　多见于功能性病变。

4.便秘与腹泻交替　多见于肠易激综合征、肠结核、溃疡性结肠炎等。

5.其他　厌食、头晕、头痛、乏力、焦虑等。

四、护理评估要点

1.便秘的特点　排便费力、粪便干结或呈羊粪样、粪便未排尽感觉、肛门直肠有梗阻或堵塞感、每周排便少于3次。粪质过硬,排便时可引起肛门疼痛甚至肛裂,或因用力排便所致的直肠、肛门过度充血,长期易引发痔疮。

2.便秘的病因与诱因　有无胃肠道疾病或胃肠道手术史;有无代谢性疾病、内分泌疾病或铅中毒等;有无依赖药物排便习惯;是否有精神、环境、饮食的改变等影响因素。

3.便秘对患者的影响　慢性长期便秘者因肠道毒素吸收可引起头晕、厌食、口苦、乏力等全身症状,并可出现排便紧张或焦虑、性格偏执等心理特点以及滥用泻药甚至药物依赖,使便秘加重。原有冠心病者因用力排便而加重心肌缺血，可诱发心绞痛或心肌梗死，严重者可导致猝死；原有高血压者也可因用力排便使血压升高诱发脑出血。

4.诊疗与护理经过　已接受的诊断性检查及结果。已采用的治疗方案或护理措施及效果，是否采用药物治疗，药物的种类、剂量、给药途径及效果；有无采用其他治疗或护理措施。

五、相关护理诊断 / 问题

1.便秘　与食物中纤维素少、运动量少、环境改变、长期卧床、精神紧张等有关。

2.慢性疼痛　与粪便硬结、排便困难有关。

3.有皮肤完整性受损的危险　与粪便过于干硬所致肛周组织损伤有关。

4.知识缺乏　与缺乏疾病相关预防及护理知识有关。

5.焦虑　与长期排便困难有关。

第十四节　呕血与便血

一、概述

呕血（hematemesis）是上消化道疾病（指屈氏韧带以上的消化器官，包括食管、胃、十二指肠、肝、胆囊、胰及胃空肠吻合术后的空肠上段疾病）或全身性疾病所致的急性上消化道出血，一般数小时内失血超过1 000mL或占循环血容量20%，血液经口腔呕出，常伴有黑便，严重时可有急性周围循环衰竭的表现。便血（hematochezia）是指消化道出血，所致大便带血或自肛门排出颜色呈鲜红、暗红或黑色的血便。消化道出血每日在5～10mL以内者，肉眼不可见粪便的颜色改变，需用隐血试验才能确定，称为隐血便。

二、病因与发病机制

（一）上消化系统疾病

1.食管疾病　食管静脉曲张破裂、反流性食管炎、食管憩室炎、食管癌、食管异物、食管-贲门黏膜撕裂综合征、食管损伤等。

2.胃及十二指肠疾病　最常见于十二指肠溃疡，其次见于服用非甾体抗炎药或应激所致急性糜烂性出血性胃炎及慢性胃炎、胃癌等。

3.肝、胆、胰腺疾病　肝硬化的常见并发症是上消化道出血，主要因食管下段、胃底静脉曲张破裂出血等原因导致。肝癌、肝动脉瘤破裂、胆囊或胆道结石、胆囊癌、胆管癌、胰腺

癌、胰腺脓肿或囊肿等均可引起出血。

4.其他　血液病、急性传染病、尿毒症、肝功衰竭、呼吸功能衰竭。

（二）下消化系统疾病

1.小肠疾病　肠结核、肠伤寒、急性出血性坏死性肠炎、钩虫病、克罗恩病、小肠肿瘤或溃疡、小肠血管瘤、肠套叠等。

2.结肠疾病　急性细菌性痢疾、阿米巴痢疾、溃疡性结肠炎、结肠憩室炎、结肠癌等。

3.直肠肛管疾病　直肠肛管损伤、非特异性结肠炎、直肠息肉、直肠癌、痔、肛裂、肛瘘等。

（三）全身性疾病

1.血液系统疾病　血小板减少性紫癜、过敏性紫癜、白血病、血友病、霍奇金淋巴瘤、遗传性毛细血管扩张症、弥散性血管内凝血及其他凝血机制障碍、维生素C及维生素K缺乏症等。

2.感染性疾病　流行性出血热、钩端螺旋体病、登革热、急性重型肝炎、败血症等。

3.结缔组织病　系统性红斑狼疮、皮肌炎、结节性多动脉炎累及上消化道等。

4.其他　尿毒症、肺源性心脏病、呼吸衰竭等。

以消化性溃疡最为常见，其次为食管或胃底静脉曲张破裂，再次为急性糜烂性出血性胃炎和胃癌。

三、临床表现

（一）呕血

呕血前恶心、呕吐，胃内潴留的血液在250～300mL以上时，可引起呕血；每日出血量50～70mL时，可有黑便；每日出血量在5mL以上时，可做粪便隐血试验。呕血的颜色取决于出血的部位、出血量以及血液在胃内停留时间。出血位于食管、出血量多，且在胃内停留时间短，则血色鲜红或为暗红色，常混有凝血块；当出血量较少或在胃内停留时间长，血红蛋白与胃酸作用形成酸化正铁血红蛋白，呕吐物可呈棕褐色或咖啡渣样。

（二）便血

多为下消化道出血，其临床表现与出血部位、出血量、出血速度及血液在肠腔内停留时间等有关。出血量多、速度快或在肠道停留时间短者呈鲜红色或淡红色便；出血量小、速度慢，血液在肠道内停留时间长者可为暗红色便。直肠、肛门或肛管出血，血色鲜红附于粪便表面（如肛裂），或为便后有鲜血滴出（如痔疮）。急性细菌性痢疾、溃疡性结肠炎为黏液血便或脓血便；阿米巴痢疾为暗红色果酱样便。

（三）伴随症状

1.伴腹部疼痛　慢性反复上腹痛，具有一定的周期性与节律性，多见于消化性溃疡、上腹绞痛或黄疸者考虑胆道出血；腹痛时排血便或脓血便，便后腹痛减轻，见于细菌性痢疾、阿米巴痢疾或溃疡性结肠炎。

2.伴无明显规律性上腹痛、进行性消瘦或贫血，多见于胃癌。

3.伴肝脾肿大、腹壁静脉曲张或有腹腔积液，多见于肝硬化、肝癌。

4.伴黄疸、寒战、发热及右上腹绞痛，多见于胆道疾病、感染性疾病。

5.伴皮肤黏膜出血，多见于血液系统疾病、急性传染病、凝血功能障碍等。

6.伴里急后重感觉排便未净，排便频繁，但每次排便量甚少，且排便后未感轻松，提示病变侵犯直肠、肛门，见于痢疾、直肠炎及直肠癌。

7.伴发热，常见于感染性疾病，如败血症、流行性出血热、钩端螺旋体病。

8.伴全身出血倾向，见于急性传染性疾病及血液疾病，如急性重型肝炎、流行性出血热、白血病、过性紫癜、血友病等。

9.急性胃黏膜出血　大面积烧伤、颅脑手术、脑血管疾病和严重外伤伴呕血者。

四、护理评估要点

1.便血的特点　便血起病情况与持续时间，便血的次数、量、颜色、性状及其变化；有无加重或缓解的因素及伴随症状。

2.呕血的特点　上消化道出血发病迅急、病死率高、易反复发作，判断呕血时，应排除口腔、鼻咽部出血或咯血。观察呕血的次数、量、颜色、性状及其变化，以此可粗略判断出血量。由于呕血常混有呕吐物，失血量难以估计，临床多根据患者的全身反应估计出血量，如由卧位变为坐位或立位时出现头晕、黑蒙、心悸、口渴、冷汗等提示血容量不足，出血量较大。

3.病因与诱因　有无与便血相关的急性细菌性痢疾、结肠癌、直肠癌、痔疮、肛裂等消化系统疾病；有无白血病等全身性疾病等。有无与呕血相关的疾病史，如消化性溃疡、肝硬化、急性胃黏膜病变等；有无应用激素类药物；有无化学毒物接触史或不洁饮食史；有无传染病患者接触史等。

4.诊疗与护理经过　已接受的诊断性检查及结果；已采用的治疗或护理措施及效果，有无长期药物摄入史，并注意药名、剂量及反应等。

5.对患者的影响　患者常有紧张、焦虑甚至恐惧等心理反应，长期反复呕血与便血可引起贫血。大量呕血和便血可引起急性周围循环衰竭，其程度与出血量有关。

（1）轻度出血：出血量≤500mL，占有效循环血量的10%～15%，患者可出现畏寒、头晕等，血压与脉搏无变化。

（2）中度出血：出血量在800～1 000mL，大于有效循环血量的20%，患者出现头昏、乏力、面色苍白、四肢厥冷、心悸、脉搏增快、血压下降等急性失血的症状。

（3）重度出血：出血量>1 500mL，占有效循环血量的30%以上，患者可出现脉搏细速、尿量减少、呼吸急促等休克表现。长期慢性便血可出现乏力、头晕、活动后心悸气促等贫血症状。大量便血易引起恐惧，长期便血者多有焦虑。

五、相关护理诊断 / 问题

1.外周组织灌注无效　与出血所致的血容量减少有关。

2.活动耐力下降　与呕血和便血所致的贫血有关。

3.体液不足　与大量出血引起体液丢失过多、液体摄入不足有关。

4.恐惧　与大量呕血和便血有关。

5.焦虑　与长期便血病因不明有关。

6.知识缺乏　缺乏有关出血诱因及预防呕血和便血的知识。

7.潜在并发症　休克。

第十五节　黄　疸

一、概述

黄疸（jaundice）是由于胆色素代谢障碍，血清中胆红素增高，使皮肤、黏膜及巩膜发黄的症状和体征。正常血清总胆红素（total bilirubin，TB）浓度为$3.4\sim17.1\mu mol / L$。当血清总胆红素浓度升高至$17.1\sim34.2\mu mol / L$时，临床不易察觉；当超过$34.2\mu mol / L$时出现临床可见的黄疸。

二、病因与发病机制

（一）病因

胆红素生成过多，肝细胞对胆红素的摄取、结合、排泄障碍，或肝内、肝外胆道阻塞等，均可致血清总胆红素浓度增高而发生黄疸。根据黄疸的发生机制不同，将其分为以下4种类型：

1.溶血性黄疸　一方面，由于大量红细胞的破坏，形成大量的非结合胆红素，超过肝细胞的摄取、结合与排泄能力。另一方面，由于溶血造成的贫血、缺氧及红细胞破坏产物的毒性作用，削弱了肝细胞对胆红素的代谢能力，使非结合胆红素在血中潴留，超过正常水平而出现黄疸。

2.肝细胞性黄疸　各种使肝细胞广泛损害的疾病均可导致肝细胞对胆红素的摄取、结合及排泄功能降低，血中的非结合胆红素增加进而发生黄疸。未受损的肝细胞仍能将部分非结合胆红素转化为结合胆红素。但因肝细胞肿胀、坏死，压迫毛细胆管和胆小管以及胆栓的阻塞使胆汁排泄受阻，从而使部分结合胆红素反流入血液循环中，致血中结合胆红素亦增加而出现黄疸。主要见于各种导致肝细胞严重损害的疾病，如病毒性肝炎、中毒性肝炎、肝硬化、钩端螺旋体病、败血症等。

3.胆汁淤积性黄疸　由于各种原因引起胆道阻塞，使阻塞上方胆管内压力增高、胆管扩张，最终导致小胆管与毛细胆管破裂，胆汁中的胆红素反流入血，使血中结合胆红素升高。也可因胆汁分泌功能障碍、毛细胆管的通透性增加而引起黄疸。胆汁淤积可分为肝内性和肝外性。①肝内性胆汁淤积：可分为肝内阻塞性胆汁淤积和肝内胆汁淤积。前者见于肝内泥沙样结石、癌栓、寄生虫病（如华支睾吸虫病）；后者见于病毒性肝炎、药物性胆汁淤积（如氯丙嗪、甲基睾酮和原发性胆汁性肝硬化妊娠期复发性黄疸等）。②肝外性胆汁淤积：见于胆总管结石、狭窄、肿瘤、炎性水肿及蛔虫阻塞等引起。

4.先天性非溶血性黄疸　临床较少见，系由肝细胞对胆红素的摄取、结合和排泄有缺陷所致的黄疸，如Gilbert综合征、Crigler-Najjar综合征、Dubin-Johnson综合征等。

（二）发病机制

胆红素是血红素的终末产物，约80%来自红细胞，20%由其他含血红素的蛋白质如肌红蛋白、细胞色素P450转换而来。正常红细胞的平均寿命约120天，血液中衰老的红细胞经单核巨噬细胞系统破坏和分解，在组织酶的作用下转变为游离胆红素，又称为非结合胆红素（unconjugated bilirubin，UCB）。非结合胆红素与血清蛋白结合后在血液中被运送，因不溶于水，不能从肾小球滤过，所以尿液中不会出现非结合胆红素。

非结合胆红素经血液循环运至肝脏，被肝细胞摄取，在肝细胞内经葡萄糖醛酸转移酶的催化作用，与葡萄糖醛酸结合，形成结合胆红素（conjugated bilirubin，CB）。结合胆红素为水溶性，可通过肾小球滤过从尿液中排出。结合胆红素经毛细胆管随胆汁排入肠道之后，经肠内细菌的分解与还原作用形成尿胆原。尿胆原大部分从粪便排出，称为粪胆原。小部分尿胆原被肠黏膜吸收入血，经门静脉回流到肝脏，其中大部分再次转变为结合胆红素，又随胆汁排入肠内，形成胆红素的肠肝循环。小部分被肠道重吸收的尿胆原进入体循环，由肾脏随尿排出。胆红素代谢障碍可能会导致血液胆红素浓度升高，产生高胆红素血症，进而出现黄疸。

三、临床表现

皮肤呈暗黄色，完全阻塞者颜色可呈黄绿色，伴皮肤瘙痒，尿色深，粪便颜色变浅或呈白陶土色。实验室检查：尿胆红素实验呈阳性，尿胆原及粪胆素减少或缺如，血清碱性磷酸酶及总胆固醇增高。

（一）溶血性黄疸

一般为轻度黄疸，皮肤黏膜呈浅柠檬黄色，不伴皮肤瘙痒。急性溶血常表现为寒战、高热、头痛、呕吐、腰痛等，伴有不同程度的贫血和血红蛋白尿（尿呈酱油色），尿隐血试验阳性。严重者可发生急性肾功能衰竭；慢性溶血常伴贫血及脾大。实验室检查血清总胆红素增加，以非结合胆红素增高为主，结合胆红素基本正常，尿结合胆红素定性试验阴性，尿胆原增加，尿液颜色加深。粪色加深。

（二）肝细胞性黄疸

皮肤、黏膜呈浅黄至深金黄色，可有皮肤瘙痒，常伴乏力、食欲减退、肝区不适或疼痛，严重者可有昏迷、出血倾向、腹腔积液等肝脏原发病的表现。实验室检查血清结合胆红素与非结合胆红素均增高，尿结合胆红素定性试验阳性，有胆红素尿（尿呈深黄色）。粪色浅黄。此外，血液生化检查有肝功能受损的表现。

（三）胆汁淤积性黄疸

黄疸多较严重，皮肤呈暗黄色，胆道完全梗阻者可为深黄色，甚至黄绿色，伴皮肤瘙痒及心动过缓。尿液颜色加深如浓茶，粪便颜色变浅，胆道完全梗阻者粪便可呈白陶土色。胆汁淤积性黄疸者血清总胆红素增加，实验室检查以结合胆红素增高为主，尿结合胆红素定性试验阳性，尿胆原和粪胆原减少或缺如。

（四）伴随症状

1.伴发热　见于急性胆管炎、肝脓肿、病毒性肝炎、急性溶血等。

2.伴肝大　轻至中度肝大，质地软而有压痛者可见于病毒性肝炎；肝大明显，质地坚硬，有压痛，表面可触及不规则结节，常提示肝癌；肝脏质地硬者，表面有小结节，边缘不整齐者见于肝硬化。

3.伴腹痛　伴右上腹阵发性绞痛，见于胆道结石、胆管蛔虫等；若持续性右上腹胀痛或钝痛，见于慢性肝炎、肝癌、肝脓肿。

4.伴脾大　可见于病毒性肝炎、肝硬化、疟疾、败血症、钩端螺旋体病等。

5.伴胆囊肿大　提示胆总管梗阻，常见于胆总管结石、胆总管癌、胰头癌、壶腹癌等。

6.伴腹腔积液　可见于肝硬化失代偿期、急性重型肝炎、肝癌等。

四、护理评估要点

1.黄疸的特点　起病急缓、持续时间、黄染的部位与色泽、粪和尿的颜色；是否伴有皮肤瘙痒及其程度；伴随症状。注意排除由于进食过多胡萝卜、橘子、南瓜、柑橘等富含胡萝卜素的食物，或长期服用米帕林（阿的平）、呋喃类等含黄色素的药物或所致的皮肤黄染。

2.病因与诱因　有无溶血性贫血；有无肝、胆、胰等病史；有无传染病接触史等；有无家族遗传病史等。

3.诊疗与护理经过　已接受的诊断性检查及结果；已采用的治疗或护理措施及效果。

4.对患者的影响　黄疸者可因皮肤黏膜黄染产生焦虑、恐惧等负性情绪或自卑心理，也可因皮肤瘙痒引起皮肤抓痕或失眠，影响患者情绪及睡眠。

五、相关护理诊断／问题

1.舒适度减弱：皮肤瘙痒　与胆红素排泄障碍有关；与血中胆盐增高有关。

2.体像紊乱　与黄疸所致皮肤、黏膜和巩膜黄染有关。

3.皮肤完整性受损和（或）有皮肤完整性受损的危险　与皮肤瘙痒有关。

4.焦虑　与皮肤、黏膜和巩膜黄染有关。

5.睡眠形态紊乱　与黄疸所致皮肤瘙痒有关。

第十六节　排尿异常

一、概述

排尿异常（paruria）又称"尿流异常"，排尿是一种反射活动，主要是受意识和神经控制，其通过控制排尿肌肉来完成排尿活动（图3-16-1）。排尿异常主要是指由于泌尿系炎症、梗阻、排尿功能障碍等原因所导致的排尿次数增多、排尿方式改变、排尿感觉异常等。

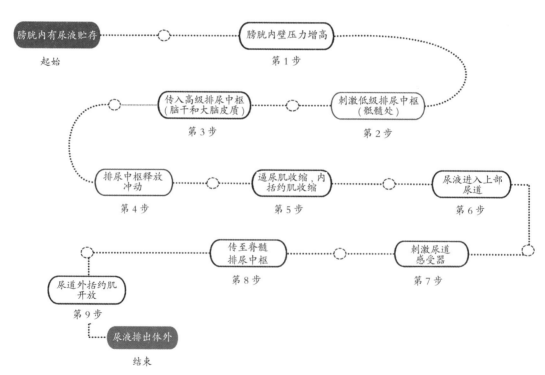

图3-16-1　正常人体排尿过程

二、病因与发生机制

排尿异常一般发生于人体中枢神经系统（central nervous system，CNS）、脊髓神经病变、下尿路相邻的器官受炎症刺激或肿物压迫所引起，外伤等也可引起脊椎及其周围软组织损伤导致排尿异常。如外伤影响椎动脉、马尾神经、副交感神经（parasympathetic）或阴部神经（nervi pudendus）均可影响排尿功能，引起排尿异常。

（一）尿频（frequent micturition）

导致尿频的因素包括炎症、异物、精神因素、病后体虚、寄生虫病等多种因素，例如前列腺炎、尿道炎、肾盂肾炎、功能性尿路梗阻、膀胱占位性病变、结核性膀胱挛缩或膀胱结石等。精神因素尿频多见于白日，或夜晚入睡前，常发生于精神紧张的患者。

（二）尿急、尿痛（urinary anxiety、urinary pain）

尿急、尿痛主要是由膀胱及尿道疾病引起，例如肾盂肾炎、膀胱炎、尿道感染、前列腺炎等炎症刺激，也有如结石、肿瘤、膀胱占位性病变、妊娠压迫导致膀胱容量减少等非炎症性刺激或精神紧张等因素。

（三）尿潴留（urinary retention）

排尿的任何环节出现障碍都可导致排尿困难和尿潴留。根据发生机制的不同可分为机械性梗阻和动力性梗阻2种类型：①机械性梗阻：因尿道梗阻，尿液不能排出体外引起，常见病因有尿道狭窄、尿路结石、前列腺增生、肿瘤、膀胱位置异常压迫或挤压尿道、妊娠期子宫压迫导致尿道狭窄等；②动力性梗阻：因神经病变或药物作用引起的排尿动力障碍，常见病因有脑卒中、糖尿病、周围神经炎、盆腔手术或服用松弛平滑肌的药物如阿托品、山莨菪碱（654-2）等。

（四）尿失禁（urinary incontinence）

可由于中枢神经系统疾病、手术因素、膀胱肿瘤和（或）异物引起不稳定性膀胱或女性分娩后引起括约肌功能下降等多种因素导致膀胱压力过高、尿道压力过低或两种合并所引起。根据病因不同，主要分为以下几类：①压力性尿失禁：一般常见于妊娠分娩后损伤尿道括约肌，或者老年女性因雌激素缺乏导致盆底肌肉张力减弱及肥胖、遗传等因素；②充盈性尿失禁：常见于尿道狭窄、尿路结石、前列腺增生等下尿路梗阻或神经源性膀胱导致的急、慢性尿潴留，如糖尿病、脑血管意外、脊髓炎等；③急迫性尿失禁：常见于急性尿道炎、急性膀胱炎、膀胱肿瘤或异物等，神经系统疾病如前列腺增生、中风等或心理因素也可出现此症状；④混合性尿失禁：一般多见于慢性尿路感染或者是膀胱括约肌过度收缩/松弛、前列腺增生或者是尿道梗阻引起括约肌损伤等。

（五）遗尿（enuresis）

遗尿症多为原发性遗尿，一般指没有尿路或神经系统器质性病变的情况。主要病因可分为以下几类：①大脑皮质发育迟缓：不能抑制脊髓低级排尿中枢，在进入睡眠后逼尿肌发生无抑制性收缩的情况，随即将尿液排出；②睡眠过深：入睡后在膀胱膨胀时不能立即醒来；③心理因素：如患儿心理出现变化，感觉自己失去照顾、脾气相对古怪、胆小、孤独等；④遗传因素：患儿父母或其他亲属中有遗尿症。

三、临床表现

排尿异常各年龄段人群均可发生，临床主要表现为尿频、尿急、尿痛、尿潴留、尿失禁、遗尿等。患有排尿异常后常有多种表现，因尿急、尿频、排尿疼痛使患者感到不安、自卑不敢排尿时会导致尿潴留引起下腹疼痛难忍，而尿液长期贮存有利于细菌大量繁殖，可能产生尿路感染。尿液刺激局部皮肤还会引起皮炎、湿疹，受压后容易出现压疮。若表现为尿失禁，尿液不受控制流出，则会影响患者正常的社交生活，患者心理方面也会受到极大影响，而老年患者因尿急发生跌倒和（或）骨折的风险也相对增加。

（一）尿频

小便次数增多，正常人每日排尿为4～6次，夜间为0～2次，在单位时间内的排尿次数超于正常范围，但尿量减少。非炎症刺激的尿频只单纯表现为小便次数增加，无疼痛。炎症刺激下一般表现为尿频、尿急、尿痛同时出现，有时还可伴有发热。当尿量频率增加但尿少时常见于中枢和（或）周围神经性病变，癔症等；尿量频率增加且每次尿量多时多见于肾衰竭、尿崩症等；尿频伴双侧腰痛常见于肾盂肾炎等；伴有无痛性血尿时常见于膀胱肿瘤等。

（二）尿急、尿痛

尿急表现为患者尿意出现时迫不及待想要排尿且不能自主控制，但尿量较少，或排尿之后，又有尿意，急需排尿。尿痛则表现为患者排尿时尿道或耻骨上区、会阴部位疼痛，多表现为刺痛感或烧灼感。当尿频、尿急、尿痛同时相伴出现时称为尿路刺激征，主要多见于炎症性刺激，如尿道炎、膀胱炎、前列腺炎等；尿痛伴有血尿时常见于泌尿系统感染、输尿管结石等。

（三）尿潴留

可分为急性和慢性两种，急性尿潴留发病急，较突然，患者尿液充盈膀胱但不能自主排出，小腹胀痛，难以忍受；慢性尿潴留表现为排尿不畅，排尿不尽，尿意明显但不能顺利排出。其伴随症状可包括：①伴有尿频、尿急时常见于前列腺增生和（或）肿瘤等；②伴有血尿时常见于尿路损伤、尿道结石、膀胱结石等；③伴有感觉或运动神经功能障碍时常见于脑血管病变、脊柱肿瘤颅脑肿瘤等。

（四）尿失禁

膀胱不能保持正常的控制功能，尿液不受自身控制的自主流出。患者主要表现为突感强烈的小便冲动，当进行弯腰、咳嗽或运动锻炼等腹部压力增高的动作时出现尿液不受控制地流出。其伴随症状可包括：①伴有脓尿时常见于急性膀胱炎；②伴有排尿困难时常见于前列腺增生、前列腺癌等；③伴有排便困难时常见于神经源性膀胱等。

（五）遗尿

又称尿床，一般表现为夜间在熟睡时出现不自主排尿的情况，除夜间尿床外，日间常有尿频、尿急或尿流细等症状。多见于小儿时期，有少数患者此症状会持续到成年期。国际疾病分类把遗尿症定义为5岁以上儿童每月至少发生2次夜间睡眠中出现不自主排尿症状，7岁及以上儿童每月至少尿床1次，且连续3个月以上，没有明显精神和神经异常。

四、护理评估要点

1.发病特点　症状发生时间、持续时间、排尿频率、尿量、尿痛的程度、部位、性质，有无诱因及伴随症状等。

2.病因和（或）诱因　有无进行过相关手术、是否留置过尿管、有无用药史、家族史或精神紧张等相关心理因素的发生。

3.对患者是否产生影响　有无下腹不适，排尿有无疼痛，或有无尿路感染的表现，有无焦虑、恐惧、抑郁等不良情绪表现。

4.诊疗过程　是否已接受过相关检查或治疗，是否已经服用过相关治疗的药物，药物的名称及剂量，有无接受过其他缓解此症状的方法及治疗效果，有无采取过相关护理措施。

五、相关护理诊断 / 问题

1.有跌倒的危险　与老年患者发生尿急、不能及时如厕有关。

2.有皮肤完整性受损的危险　与尿失禁尿液长时间浸润局部皮肤有关。

3.急迫性尿失禁　与中枢神经系统和膀胱病变引发的膀胱收缩不受控制有关。

4.舒适度减弱　与无法正常排出尿液有关。

5.潜在并发症　尿路感染。

第十七节　眩　晕

一、概述

眩晕（vertigo）是一种运动性或空间位置性的错觉。患者在无自主运动时感觉周围物体旋转，向一侧移动，或感到自身摇晃呈漂浮感，头重脚轻，无法久站，常伴有恶心、呕吐，一般无意识障碍。

二、病因与发生机制

躯体主要通过平衡系统（视觉、本体觉、前庭器官）分别将躯体位置的信息经感觉神经传入中枢神经系统，进行整合调节后做出对位置的判断，再经运动神经（motor nerve）传出，以保证躯体在任何情况下都可维持一种平衡的状态。眩晕的发生则是因在其传导过程中平衡系统出现功能异常从而导致的判断错误。

根据病因不同可分为周围性眩晕、中枢性眩晕和其他原因所致眩晕。

（一）周围性眩晕（peripheral vertigo）

是指由前庭感受器和前庭神经颅外段（在内听道内）之间的病变所引起的眩晕，又称耳性眩晕。常见病因：前庭神经炎、迷路炎、梅尼埃病（meniere disease）、良性位置性眩晕（BPPV）、药物中毒、耳硬化症等。

（二）中枢性眩晕（central vertigo）

是指由前庭神经颅内段（不在内听道内）、前庭神经核、核上纤维、小脑、大脑颞叶和皮层前庭代表区病变所引起的眩晕，又称脑性眩晕。常见病因如下。

1.血管源性病变　例如，椎-基底动脉供血不足或血栓形成、锁骨下动脉盗血综合征、小脑和（或）脑干出血或梗死等。

2.占位性病变（occupying lesion）　颅内肿瘤例如听神经瘤、小脑或脑干肿瘤、脑膜瘤等。

3.炎性及脱髓鞘疾病　例如，多发硬化症、脑干脑炎等。

4.其他　其他原因所致的眩晕：①视觉性（眼源性）：例如，视觉障碍、青光眼、眼肌麻痹、先天性眼震、屈光不正等；②全身性（前庭系统以外）：例如，心功能不全、心肌缺血、高血压、低血压、恶性贫血及血液病、低血糖、感染等；③其他：例如，焦虑症、抑郁症、偏头痛、更年期综合征等。

三、临床表现

发生眩晕时可引起机体感觉障碍和（或）平衡失调等症状，当机体不能维持平衡时，患者可能因此出现跌倒、坠床等突发情况。若持续眩晕未缓解引起恶心、呕吐等症状时，还可能因此引起水和电解质平衡失调、代谢性碱中毒等酸碱失衡、乏力、营养不良等。长期眩晕患者可能因眩晕持续发作，病程长且病因不明确而产生紧张、恐惧、焦虑等不良情绪。

（一）周围性眩晕

眩晕一般呈突发性，多为剧烈旋转或左右摇摆，程度较重，一般持续时间短（数分钟或数小时），可伴有自主神经症状（恶心、呕吐、大汗等），常出现耳鸣或听力下降等症状，无意识障碍或脑损害，体位改变时症状加重，闭目时不可减轻，肢体倾斜与眼震慢相方向一致。

（二）中枢性眩晕

眩晕多为逐渐起病，可呈旋转性或非旋转性，程度较轻，一般持续时间长（数天、数周甚至数月），有时可发生进行性加重，与体位改变无关，闭目时症状可减轻，无自主神经症状以及听觉障碍，眩晕发作时可伴有意识障碍或脑损害，如癫痫、颅内压增高、脑神经损害、头痛等。肢体倾斜与眼震慢相方向不一致。

与眩晕相关的疾病种类常有相应不同的伴随症状，常见伴随症状见表3-17-1。

表3-17-1　眩晕相关病种常见伴随症状

伴随症状	常见疾病
伴自主神经症状（恶心、呕吐等）	常见于良性位置性眩晕、梅尼埃病、药物中毒等
伴耳鸣、听力障碍	常见于听神经瘤、急性迷路炎等
伴平衡失调	常见于小脑肿瘤、脑干肿瘤、颅后窝病变等
伴感觉障碍	常见于小脑或脑干梗死、多发性硬化症
伴眼球震颤	常见于脑干肿瘤、梅尼埃病等

四、护理评估要点

1.眩晕发作时特点　发作的时间、程度、持续时长、频率、发作前有无情绪波动等，发作病程中有无加重，缓解的方式，有无听力损害等其他伴随症状。

2.眩晕的病因和（或）诱因　有无服药史（服用的药物名称、剂量、服用频次）、家族史、相关疾病史、有无运动、乘船或车、过度疲劳等相关诱发因素。

3.对患者是否产生影响　有无跌倒、坠床等意外发生，有无水、电解质平衡失调、代谢性碱中毒等酸碱失衡或产生紧张、恐慌、焦虑等不良情绪的发生。

4.诊疗过程　是否已经接受过相关的检查、治疗，有无接受过其他缓解此症状的方法及效果，有无采取过相对应的护理措施。

五、相关护理诊断 / 问题

1.有跌倒的危险　与站立不稳，无法维持自身平衡有关。

2.有体液不足的危险　与呕吐胃内容物、大汗导致体液丢失过多有关。

3.营养失调：低于机体需要量　与频繁恶心呕吐、机体摄入量减少有关。

4.知识缺乏　与缺乏疾病的治疗及相关知识有关。

5.焦虑　与病程较长、病因不明确、担心预后有关。

第十八节　失　眠

一、概述

失眠（insomnia）又称睡眠障碍，指患者无法进入睡眠或无法保持睡眠状态，对睡眠时间和（或）睡眠质量不满足并影响日常社会行为的一种主观感受。常见为各种原因引起的入睡困难、睡眠深度过浅或频度过短、睡眠时间不足或睡眠质量降低等，是一种常见病。

二、病因与发病机制

失眠在当今社会中十分常见，绝大部分的人一生中可能会经历各种不同形式的失眠，其按病因可区分为原发性失眠和继发性失眠两种类型。

（一）病因

1.原发性失眠（primary insomnia）　通常没有明确的病因或在排除可能相关的病因后依旧遗留失眠的症状，主要包括心理和（或）生理性失眠、特发性失眠和主观性失眠3种。目前对于原发性失眠的诊断缺少特异性指标，心理和（或）生理性失眠经研究发现其病因可以追溯为某个或长期事件对患者的大脑边缘系统功能稳定性的影响，因边缘系统功能的稳定性失调诱发大脑睡眠功能紊乱，从而导致失眠发生。

2.继发性失眠（secondary insomnia）　又称环境性失眠，包括因机体疾病、精神障碍、滥用药物等引起的失眠，以及与睡眠呼吸紊乱、睡眠运动障碍等相关的失眠，有时会与其他病症同时发生。①躯体原因：不安腿综合征（RLS）、关节疼痛、消化性溃疡或肿瘤所导致的腹部不适、心肺疾病、甲状腺功能亢进等情况均可出现导致患者入睡困难，影响睡眠质量，出现失眠症状；②环境因素：常见于工作或生活上的变化，如周边环境过冷、过热、嘈杂、不良睡眠习惯、睡前进行强体力劳动或饮酒等均可引起，一般可以在短时间内适应；③精神和（或）心理因素：兴奋、焦虑、抑郁症、患有脑部病变的高龄老年人也可发生失眠；④药物因素：使用中枢兴奋剂，如咖啡因、麻黄碱、氨茶碱、异丙肾上腺素或长期服用镇静药物引起戒断反应等均可导致失眠症状。

（二）发病机制

1.心理生理性失眠　长期处于难以产生睡意的环境和缺少睡眠相关行为的意识是引起失眠的外在因素。由于失眠与睡眠环境、睡眠时间、睡眠时行为刺激的反复联系，产生与睡眠不稳定的过度唤醒。熟悉的睡眠环境成为条件性唤醒的首要因素，典型表现为在熟悉的睡眠环境下入睡困难，当其脱离熟悉的睡眠环境时即可快速进入睡眠状态，并且睡眠质量较高。这刚好与正常睡眠的人在陌生环境中夜间睡眠质量下降的现象相反，称为颠倒的首夜效应（reverse first night effect）。

2.急性失眠　急性失眠发病前大多有负面事件的引发，如家庭或工作上的不良事件等造成的短暂性失眠经历，有过相关的不良情绪。急性失眠受到以往失眠经历的影响和对失眠的不正确认识导致对睡眠的过度关注并加重对失眠的恐惧，随着时间变化长期受到外界不良因素和过度关注等持续刺激，可转变为慢性失眠。

3.慢性失眠

（1）对睡眠的不正确认知：因患者对睡眠的不正确认知导致增加睡眠负担，扰乱了正常的睡眠规律导致失眠加重，形成恶性循环。

（2）不合理的处理方法 ：将睡眠寄于某种治疗方式或药物等外界因素，忽略个体在失眠的发展及在治疗过程中的作用。

（3）非功能性睡眠行为：即便无睡眠意识也要提前休息，晨起之后再次强迫自己入睡。

（4）负性情绪及人格因素：失眠患者群体较倾向于不稳定型人格，一般有易紧张、敏感、胆小等特点，这些特点容易导致不良情绪唤醒，而患者对睡眠过度关注并过于期待理想的睡眠状态和睡眠时间，在睡前引起对失眠的焦虑、恐惧等情绪，从而导致睡眠觉醒次数的增加。

三、临床表现

失眠的不同情况可以表现在睡眠的不同阶段，可以包括睡眠开始时失眠，睡眠时出现觉醒多次，不能保持长时间的睡眠状态，或睡眠后早醒随后无法再次进入到睡眠状态等多种情况，失眠症的临床症状相对复杂，长期失眠的患者除了夜间失眠之外，还可能伴随许多其他不适症状，而其相对应的临床表现分为多种类型。

（一）心理生理性失眠

1.多见于青年阶段时出现失眠症状，中年阶段逐渐增加，女性发病率多于男性，儿童阶段最少见。其表现为在无睡眠意识时强迫使自己快速进入睡眠，而越临近睡眠时越感到兴奋、焦虑，长此以往，形成恶性循环。

2.清晨起床后头脑不清晰，有不同程度的不适，如焦虑、疲惫、抑郁，常表现出消极情绪，注意力及警惕性降低，食欲下降。一般为慢性病程，持续数月、数年甚至数十年。患者可能为改善夜间失眠状态而服用安眠类药物，也可能因白天感到疲劳感而使用兴奋类药物控制，此情况长期可引起并发症，包括记忆力减退、安眠药服用过量形成依赖性或成瘾性等。

3.患者经多导睡眠监测（polysomnography，PSG）检查可发现患者睡眠质量及效率下降，睡眠潜伏期以及非快眼动睡眠（NREM）睡眠第Ⅰ期延长，睡眠时觉醒次数增加，第Ⅲ、Ⅳ期缩短。

（二）抑郁和（或）焦虑障碍相关性失眠

一般常见于抑郁情绪和对身边事物缺乏动力及新鲜感，主诉心情低落、感到孤独、难过、疲惫不堪、学习能力下降、对工作缺乏热情、对自己失去自信心。还可伴随各种身体症状，如头晕头痛、胸闷心慌、食欲降低、腹部不适、排便困难等，晨起症状较重，午后症状可稍缓解。典型表现为早醒，也可有入睡困难或多梦易醒，惊醒后无法再次进入睡眠状态或不能持续睡眠等。

（三）睡眠调节性障碍

指与情绪波动明显的环境变化有关的短暂性睡眠障碍，常见于急性应激反应等，一般此类患者在平时日常中对心理刺激、环境变化等适应能力较弱。常为起病急，典型表现为失眠伴焦虑、急躁、易激惹等，会影响患者日常社交等，应激反应缓解或适应力提高后睡眠障碍可得到相应缓解。

（四）主观性失眠

一般见于患者确信自己"失眠"，并能具体描述入睡困难、睡眠不足等情况，但没有客观的睡眠异常的信息提供，可伴有焦虑、抑郁等症状。

（五）药物戒断性及反跳性失眠

长期服用镇静类、安眠类药物停药后可明显增加REM和做梦频率，典型表现为患者入睡困难，睡后易惊醒，觉醒次数增加，停用苯二氮䓬类药物（如地西泮、艾司唑仑等）会引起反跳性失眠，药物戒断性和反跳性失眠一般出现在夜间服药时。

失眠可对机体产生多种不良影响，长期失眠还会导致患者机体免疫力下降，对各种疾病的抵抗力减弱，对健康产生不良影响，因人体的细胞分裂多在睡眠中进行，睡眠不足或睡眠紊乱会影响细胞的正常分裂，由此有可能产生癌细胞突变而引发癌症的发生，甚至增加死亡风险。

四、护理评估要点

询问每晚睡眠时间，习惯的睡眠环境，每日睡眠频率及总睡眠时间，睡前的习惯，入睡的时长，睡眠开始后是否多梦、易惊醒，夜间醒来频率，觉醒后能否再次进入睡眠状态。白天有无焦虑、易怒等情绪障碍，有无接受过专业的睡眠监测，或接受过针对失眠症状的心理或药物治疗，服用的药物名称及剂量，有无接受过其他缓解失眠症状的治疗和治疗效果，有无采取过相应的护理措施。问诊后可选用失眠程度量表（阿森斯失眠量表AIS）为患者进行失眠程度评估（表3-18-1）。

表3-18-1 阿森斯失眠量表AIS

分数 题目	0分	1分	2分	3分
入睡时间（关灯后到入睡时间）	没问题	轻微延迟	显著延迟	延迟严重或没有睡觉
夜间苏醒	没问题	轻微影响	显著影响	严重影响或没有睡觉
比期望时间早醒	没问题	轻微提早	显著提早	严重提早或没有睡觉
总睡眠质量（无论睡多长）	满意	轻微不满	显著不满	严重不满或没有睡觉
白天情绪	正常	轻微低落	显著低落	严重低落
白天身体功能（体力或精神）	足够	轻微影响	显著影响	严重影响
白天思睡	无思睡	轻微思睡	显著思睡	严重思睡

注：总分＜4分：无障碍睡眠；总分4～6分：可疑失眠；总分＞6分：失眠

五、相关护理诊断 / 问题

1. 睡眠形态紊乱　与睡眠环境改变，药物影响有关。
2. 营养失调：低于机体需要量　与睡眠不足导致食欲下降有关。
3. 舒适度减弱　与睡眠不足引起的不适有关。
4. 疲乏　与夜间得不到充足睡眠，不能充分休息有关。
5. 焦虑　与夜间不能正常睡眠，晨起后不能恢复正常精神状态，疲惫感得不到缓解有关。

第十九节　晕　厥

一、概述

晕厥（syncope）是由于短暂的全脑组织缺血导致的短暂的一过性意识丧失（transient loss of consciousness，T-LOC），特点为发生迅速、短暂、自限性，一般来说危害不大，恢复后没有较大不良反应，并且能够完全恢复意识。

二、病因及发病机制

（一）反射性晕厥

反射性晕厥是最常见的，占到各种晕厥人数总数的90%以上，是指在某种刺激如精神、疼痛、疲惫、惊慌、饥饿等因素引发的各种反射性晕厥，如临床上常见的有排尿性晕厥、吞咽性晕厥、咳嗽性晕厥；单纯性晕厥，也称为血管减压性晕厥；颈动脉窦过敏性晕厥、体位性低血压晕厥，也可称为直立性低血压晕厥。

（二）迷走神经性晕厥

是指各种刺激通过迷走神经介导反射，表现迷走神经张力增高，自主神经调节失常，血管舒缩障碍，静脉血液回流心脏减少，使心脏有加快和加强收缩的反射动作。某些人会因过度激发迷走神经和副交感神经，引起动脉血压下降、心率减慢、心输出量减少、脑部缺氧，表现为动脉低血压伴有短暂的意识丧失，患者往往能自行恢复，而无神经定位体征的一种综合征。

（三）心源性晕厥

主要是由于患者的心脏结构及功能的改变，使心脏供血能力不足或心输出量突然降低引起急性心肌缺血发作而诱发的晕厥，从而导致脑供血不足而发生的脑组织缺血缺氧，严重者在晕厥发作时可导致猝死，是晕厥最严重的类型。多数心源性晕厥与体位无关，少有前驱症状，发作时可伴有发绀、呼吸困难、快速性心律失常和缓慢性心律失常、心音微弱和相应的心电图异常。具体常见的心脏疾病包括先天性心脏病、心律失常、心脏排血受阻、心肌本身病变和心瓣膜病变、主动脉病变和心力衰竭等。

（四）脑源性晕厥

脑源性晕厥（syncope of brain origin）是由于某些原因影响脑局部供血不足或影响延髓的血管运动中枢而致的晕厥，多见于椎-基底动脉短暂性脑缺血、基底动脉型偏头痛、多发性大动脉炎等疾病。临床表现主要为晕厥伴有头痛、眩晕、呕吐、抽搐，有时伴有失语、轻偏瘫、患侧视力减退或失明等。常见于脑血管病变、高血压脑病、短暂性脑缺血、多发性大动脉炎、颈动脉窦综合征等。

（五）代谢性晕厥

代谢性晕厥主要指的是血液成分代谢异常而导致的晕厥，如机体血液中血氧及血糖及各项电解质过低而导致的晕厥，比较常见的疾病是低血糖症、一氧化碳中毒、二氧化碳潴留、过度通气综合征、重度贫血等。

三、临床表现

晕厥是一种突发的疾病，由于病发速度快，救治的时间常常不能及时，因此耽误病情的治疗，严重的情况下还会危及病患的生命。所以，患者一旦发生晕厥，会直接刺激机体器官并出现相关应激反应，并因突然的意识丧失而置身于危险环境中，容易产生意外伤和不明原因发病的焦虑心理，甚至恐慌而出现相关紧张和抑郁情绪。晕厥的表现症状种类繁多，有特征性表现，并多伴有诱因存在（表3-19-1）。

表3-19-1 晕厥的临床表现

	环 境	情 绪	五 感	运 动	疾 病
影响因素	环境恶劣：严寒、酷热	情绪激动、低落、崩溃	五感刺激、气味、饥饿	激烈运动、夸张动作	自身基础疾病发作
病例举例	环境突然变化会致人产生晕厥	听到可怕的消息或情绪改变而晕厥	长时间饥饿消耗机体能量产生晕厥	突然的剧烈运动导致晕厥	低血压、低血糖、严重贫血
机体表现	晕厥：呼之不应、意识短暂性丧失				

（一）晕厥

患者突然感到神情恍惚、头昏、视物模糊或两眼发黑、四肢乏力。

（二）意识丧失

当患者摔倒在地，随之呼之不应，数秒至数分钟内即恢复如常，起立行走，有的患者半小时以内可有全身无力感。

（三）心血管系统表现

1.心脏排血受阻　心率减慢或增快、血压下降、面色苍白。

2.心律失常　心律的窦性停搏、心动过缓或过速、阵发性心室上速和房颤。

3.伴随症状与体征

（1）伴中枢神经系统疾病：抽搐、呕吐、头痛和视听障碍。

（2）伴自主神经功能障碍：多见于血管抑制性晕厥和低血糖性晕厥。

（3）伴呼吸系统改变：呼吸困难、一过性通气困难。

（4）伴心率及节律异常：常见于心源性晕厥并伴有水肿和发热。

四、护理评估要点

1.患者的基本信息　晕厥发生年龄、性别、时间、节点，倒地方式，是否有外伤。

2.晕厥发生的特性　首先明确患者发生晕厥，如确定患者发生晕厥，则应该了解晕厥发作的病因、发作时是否与体位相关、发作时是否有前驱症状。

3.晕厥时的表现　晕厥发生的速度、发作持续时间，患者面色、生命体征情况。

4.晕厥的诱因　患者既往有无相同发作史及家族史，是否有心脑血管病史，是否有长期用药史。

5.诊断与护理经过　已接受的诊断性检查和结果，以及已经采取的医疗、护理措施及效果。

五、相关护理诊断 / 问题

1.急性意识障碍　与一过性脑供血不足有关。

2.有受伤的危险　与短暂性发作的意识障碍而导致的跌倒有关。

3.急性疼痛　与意识丧失导致身体与地面摩擦外伤有关。

4.焦虑　与担心疾病预后不良和（或）疾病反复发作有关。

第二十节　意识障碍

一、概述

意识障碍（disturbance of consciousness）是多种原因引起的一种严重的脑功能紊乱，是指机体对周围环境及自身状态的识别和察觉能力发生障碍，意识活动包括觉醒和意识内容两方面，是大脑功能活动的综合表现，即对环境的知觉状态。当高级神经中枢受到任何原因引起的刺激和损害时，均可出现意识障碍，表现为机体对外界环境的认知能力和行为发生不同程度的精神异常状态。

二、病因与发病机制

意识是人脑对大脑表象的觉察，包括"觉醒状态"及"意识内容与行为"。意识的觉醒状态有赖于所谓"开关"系统包括特异性（感觉传导路径）和非特异性（脑干网状结构上行激活系统）的完整（图3-20-1）。意识"开关"系统激活大脑皮质并使其维持一定的兴奋水平保持意识清醒，当脑干网状结构病变时丧失或破坏睡眠觉醒周期，导致意识丧失，而意识内容与行为有赖于大脑皮质的高级神经活动的完整，包括记忆、思维、理解、定向、情感等精神活动，而觉醒状态是意识内容发生的前提。所以，当脑干网状结构上行激活系统抑制或两侧大脑皮质广泛性损害时，使觉醒状态减弱，意识内容减少或改变，即可造成意识障碍。

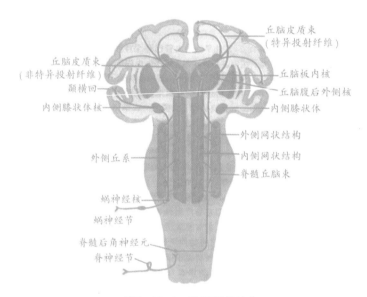

图3-20-1 脑干网状结构

（一）颅内疾病

1.局限性病变

（1）颅内感染性疾病：各种脑部炎症性改变，如脑炎、脑膜炎、脑肿瘤等。

（2）颅内非感染性疾病

1）脑血管病变：脑出血、脑梗死、暂时性脑缺血发作等。

2）颅内占位性病变：原发性或转移性颅内肿瘤、脑脓肿、脑寄生虫囊肿等。

（3）颅脑外伤：脑挫裂伤、颅内血肿等。

2.脑弥漫性疾病病变　①弥漫性颅脑损伤。②蛛网膜下隙出血。③脑水肿。④脑变性及脱髓鞘病变。

3.癫痫发作 癫痫（epilepsy）是一种表现为反复癫痫发作的慢性脑部疾病，是大脑神经元突发性异常放电，导致短暂的大脑功能障碍的一种慢性疾病。表现为突然发作，自行终止，并且反复出现的运动感觉、精神和意识方面的障碍。

（二）颅外疾病（全身性疾病）

1.急性感染性疾病 各种败血症、伤寒、痢疾、感染中毒性脑病等。

2.缺乏代谢物质

（1）脑缺氧（脑血流正常）：血氧分压正常而含氧量降低所导致的一氧化碳中毒、严重贫血及变性血红蛋白血症、肺部疾病、窒息及高山病等。

（2）脑缺血（脑血流量降低）：见于心输出量减少的各种心律失常、心力衰竭、心脏停搏、心肌梗死；高血压脑病、高黏血症；血压降低各种休克等。

（3）内源性中毒（内分泌与代谢系统疾病）：如肝性脑病、肾性脑病、肺性脑病、糖尿病性昏迷、黏液水肿性昏迷、垂体危象、甲状腺危象、肾上腺皮质功能减退性昏迷、乳酸酸中毒等。

（4）外源性中毒：包括工业毒物、药物、农药、植物或动物类中毒等。

（5）水、电解质平衡紊乱：如高渗性昏迷、低渗性昏迷、酸中毒、碱中毒、高钠血症、低钠血症、低钾血症等。

（6）物理性损害：如日射病、热射病、电击伤、溺水等。

三、临床表现

长时间的意识障碍会直接影响到患者的机体运转情况，相对的，由于患者发生意识障碍，对感知能力、环境的识别能力都会发生极大的改变，进一步影响机体功能从而丧失各种自我保护防御机制，比如生理反射功能、生命体征、对外界环境的各种适应能力，都会相继出现不同程度的损害。

（一）以觉醒度改变为特征的意识障碍

1.嗜睡（somnolence） 为意识障碍的早期表现，患者睡眠时间过度延长，经常入睡，能被唤醒，醒来后意识基本正常，停止刺激后继续入睡，是程度最轻的意识障碍。

2.昏睡（lethargy） 以过度睡眠为主，患者睡眠较深，一般外界刺激不能被唤醒，只有较强烈刺激可有短时意识清醒，答非所问，当停止或减弱刺激后很快进入睡眠状态，是病理性的意识障碍。

3.昏迷（coma） 意识活动完全丧失，对外界各种刺激或自身内部的需要不能感知。可有无意识的活动，任何刺激均不能被唤醒，是最严重的意识障碍。同时按刺激反应及反射活动等可分三度，见表3-20-1。

表3-20-1 昏迷程度及临床表现

昏迷程度	临床表现				
	意识表现	疼痛刺激	生理反射	生命体征	自主运动
浅昏迷	意识大部分丧失，对疼痛刺激有反应，各种生理反射（吞咽、咳嗽、角膜反射、瞳孔对光反应等）存在，体温、脉搏、呼吸多无明显改变，无自主运动				
中度昏迷	意识基本丧失，对强烈疼痛刺激可见防御反射活动，角膜反射减弱或消失，对光反射迟钝、无眼球运动，呼吸节律紊乱，可见周期性呼吸或中枢神经性过度换气、无自主移动，可出现排尿异常				
重度昏迷	意识完全丧失，对各种刺激皆无反应，各种生理反射消失，生命体征明显异常，出现大小便失禁、全身肌肉松弛、去大脑强直等，无自主运动				

（二）以意识内容改变为特征的意识障碍

1.意识模糊（confusion）　深于嗜睡的一种意识障碍，患者的时间、空间及人物定向明显障碍，思维不连贯，常答非所问，错觉可为突出表现，幻觉少见，情感淡漠。

2.谵妄状态（delirium）　又称为急性脑综合征，以高级神经中枢异常为主的功能异常，患者对客观环境的认识能力及反应能力均有所下降，注意力涣散，定向障碍，言语增多，思维不连贯，多伴有觉醒—睡眠周期紊乱。

3.类昏迷状态　许多不同的行为状态可以表现出类似于昏迷或与昏迷相混淆，而且，开初是昏迷的患者，在长短不一的时间后可逐渐发展为这些状态中的某一种。这些行为状态主要包括：闭锁综合征又称失传出状态、持久性植物状态、无动性缄默症、意志缺乏症、紧张症、假昏迷。一旦患者出现睡眠—觉醒周期，真正的昏迷就不再存在。这些状态与真性昏迷的鉴别，对使用恰当的治疗及判定预后是重要的。

四、护理评估要点

1.患者的基本信息　意识障碍发生年时间、节点、次数、持续时间。

2.意识障碍时的表现　意识障碍发作持续时间、发作时生命体征变化、生理反射变化。

3.意识障碍的病因和诱因　意识障碍发作病史或家族遗传史。有无急性感染性休克、高血压、动脉硬化、糖尿病、肝肾疾病、肺源性心脏病、癫痫、颅脑外伤等病史。

4.疾病对患者的影响　患者有无发热、头痛、恶心、呕吐、皮肤黏膜出血，以及有无感觉运动障碍等相关伴随症状。

5.诊断与护理经过　已接受的诊断性检查和结果，以及已经采取的医疗、护理措施及效果。

6.意识障碍发生的特点及严重程度　通过与患者交流，判断患者思维、反应、情感活动、定向力的配合程度；通过意识表现、疼痛刺激、生理反射、生命体征、自主运动等判断意识障碍程度；也可通过格拉斯家评分表（Glasgow coma scale，GCS）对意识障碍进行评估，格拉斯哥昏迷指数的评估有睁眼反应、语言反应和肢体运动3个方面，3个方面的分数加总即为昏迷指数（表3-20-2）。GCS总分为3～15分，最高分为15分，表示意识清楚；12～14分为轻度意识障碍；9～11分为中度意识障碍；8分以下为昏迷；分数越低则意识障碍越重。

表3-20-2　GCS 昏迷评分表

评分项目	反应表现	评分
睁眼反应	自发性睁眼（spontaneous）	4
	呼唤会睁眼（to speech）	3
	有刺激或痛楚会睁眼（to pain）	2
	对刺激无反应（none）	1
运动反应	可依指令动作（obey commands）	6
	施以刺激时，可定位出疼痛位置（localize）	5
	对疼痛刺激有反应，肢体会回缩（withdrawal）	4
	对疼痛刺激有反应，肢体会弯曲（decorticate flexion）	3
	对疼痛刺激有反应，肢体会伸直（decerebrate extension）	2
	无任何反应（no response）	1
语言反应	说话有条理（oriented）	5
	可应答，但有答非所问的情形（confused）	4
	可说出单字（inappropriate words）	3
	可发出声音（unintelligible sounds）	2
	无任何反应（none）	1

五、相关护理诊断 / 问题

1.急性意识障碍　与突发性脑出血、肝性脑病等疾病有关。

2.清理呼吸道无效　与意识障碍引起的咳嗽、吞咽反射减弱或消失有关。

3.有误吸的危险　与疾病所导致的呕吐物有关。

4.排尿异常　与意识障碍所导致的排尿功能障碍有关。

5.排便障碍　与意识障碍所导致的排便功能障碍有关。

6.营养失调：低于机体需要量　与意识障碍引起的不能正常进食有关。

7.有受伤的危险　与意识障碍所导致的活动异常如躁动不安、自我防御机制丧失有关。

8.电解质紊乱　与疾病所导致的呕吐、腹泻有关。

9.有皮肤完整性受损的危险　与意识障碍所导致的长期卧床、自主运动消失、排尿、排便异常有关。

10.有感染的危险　与侵入性装置有关。

11.潜在并发症　肺部感染、呼吸衰竭、心力衰竭、脑血栓、压疮、坠床。

第二十一节 抽搐与惊厥

一、概述

抽搐（tic）与惊厥（convolsion）是神经科及小儿科常见的临床症状，常为不自主运动的发生。抽搐是指全身或局部骨骼肌群发生非自主的快速且短暂的抽动或强烈收缩，常可引起四肢关节的运动和强直。惊厥常呈现的抽搐一般是全身性、对称性，肌群收缩表现为强直性和阵挛性，伴或不伴有意识丧失。

二、病因及发病机制

目前抽搐与惊厥的发病机制尚未明确，影响因素广泛，可能与机体内部或外来因素所导致的大脑神经系统出现异常有关。当神经系统中的神经元纤维膜放电出现异常或损害时，会直接导致神经系统出现不稳定因素，从而出现抽搐与惊厥，其发病因素常常与遗传、免疫、代谢功能异常、微量元素、精神因素有关。

（一）抽搐

抽搐的临床发生率较高，且发病原因十分复杂。抽搐按发病原因可以分为多种类型，包括高热性抽搐、低钙性抽搐、不明原因性抽搐、假性抽搐、痫性抽搐等。还有很多内科或神经系统疾病过程中，都可因脑功能的暂时紊乱而抽搐。

1.基础疾病因素　如高血压病、癫痫、肾功能衰竭、卒中（中风）、脑肿瘤等。

2.外来因素　全身性感染、突发性脑出血、脑血栓。

3.代谢异常　低钙血症所导致的骨骼肌兴奋增加。

（二）惊厥

惊厥是大脑皮质功能紊乱所引起的一种运动障碍，为神经科发病率较高的一种触发性疾病。

1.脑部疾病

（1）脑部感染：脑膜炎、脑炎、脑脓肿、中毒性肺炎、中毒性痢疾、脑寄生虫、破伤风等。

（2）外伤：摩擦伤、重击伤、颅脑外伤。

（3）脑血管疾病：脑出血、脑栓塞、脑血栓、脑供血不足等。

（4）神经性疾病：癫痫、癔症。

（5）代谢异常：尿毒症、低血糖症、酸中毒、手足搐搦症、一氧化碳中毒。

（6）其他：先天性、遗传性脑部疾病。

2.全身性疾病　急性肠胃炎、中毒性疟疾、败血症等。

（1）心血管系统异常：高血压脑病、心肌缺血等。

（2）代谢性疾病：低血糖、低钙血症、低镁血症、子痫等。

（3）外界影响性因素：自杀、溺水、触电、热射病等。

三、临床表现

抽搐的引发原因有很多，症状也有很多表现形式，发作不定时，神志清醒，惊厥发作前少数可有先兆。如见到下列临床征象的任何一项，应警惕惊厥与抽搐的发作：极度烦躁或不时"惊跳"、精神紧张、神情惊恐、四肢肌张力突然增加、呼吸突然急促、暂停或不规律、体温骤升、面色剧变等。惊厥大多数为突然发作。

（一）全身性表现

以全身性骨骼肌痉挛为主要的临床表现，表现为全身强直性抽搐：全身肌肉强直，一阵阵抽动，呈角弓反张（头后仰，全身向后弯呈弓形），四肢阵挛性抽搐，双眼上翻或凝视，意识突然丧失，随之可出现呼吸不规则、大小便失禁，发作时间短暂，可自行停止，也可出现反复发作或呈持续发作，为典型的癫痫大发作患者。发作时可伴有发热、牙关紧闭、喉中痰鸣、瞳孔散大、对光反射迟钝、病理性反射等表现。发作停止后患者神志逐渐清醒，清醒后可伴有头痛、四肢乏力，全身肌肉酸痛等症状。

（二）局限性表现

仅机体的某一局部肌肉强烈抽动或收缩为主要表现，如面肌抽动（特别是眼睑、口唇）眼球转动，眼球震颤、眨眼动作、凝视等，或仅一侧肢体抽动或手足（特别是手指、脚趾抽动）为突出表现，大多神志不清。可持续几秒或数分钟，严重者达数分钟或反复发作，发作持续30分钟以上者为惊厥的持续状态。当患者出现低钙血症所致的手足抽搐发作时呈"助产士手""芭蕾舞足"等表现。

（三）小儿高热惊厥表现

小儿高热惊厥是临床上常见的一种儿科急症，多见于婴幼儿。大多数发生在急骤高热（39～41.5℃）开始后24小时内。由于小儿大脑皮质功能发育未成熟，各种较弱刺激也能引起大脑强烈的兴奋与扩散而使大脑运动神经元异常放电引起，惊厥时间过长或多次反复发作可使脑细胞受损，影响智力发育甚至危及生命。

1.单纯型热性惊厥　典型症状为发作时间较短，多数在5分钟以内，24小时内仅发作1次，表现为突发意识丧失、双眼上翻及斜视、呼吸急促、头偏向一侧、四肢强直阵挛、口唇发紫等。

2.复杂型高热惊厥　通常在除外其他中枢神经系统疾病后方可诊断。其典型症状为退热困难，发作时间多较长，24小时内可反复发作数次；可为局灶性抽搐，表现为意识丧失、口唇发绀、大小便失禁、口吐白沫、一侧肢体或四肢强直，甚至呼吸心跳暂停等。

3.伴随症状与体征

（1）抽搐与惊厥伴发热多见于感染性疾病。

（2）抽搐与惊厥伴头痛可见于高血压、颅脑外伤、急性感染等。

（3）抽搐与惊厥伴意识障碍多见于癫痫大发作、重症颅脑疾病等。

（4）抽搐与惊厥伴脑膜刺激征多见于脑膜炎、蛛网膜下隙出血。

（5）抽搐与惊厥伴生理反射多见于大小便失禁。

四、护理评估要点

1.患者的基本信息　晕厥发生年龄、性别、时间、节点、是否有外伤。

2.抽搐与惊厥的发生的特性　明确患者发生抽搐，亦或是惊厥，如确定患者发生抽搐与晕厥、则应该了解抽搐与晕厥发作的频率、持续和间隔时间、发作时是全身性抽搐还是局限性抽搐、发作时患者是否清醒、有无相关伴随症状，例如，高血压、头痛、意识丧失等危急重症。

3.抽搐与惊厥的病因与诱因　患者既往有无相同发作史及家族史、是否有心脑血管病史、有无情绪波动、有无外界环境刺激等诱因。

4.抽搐与惊厥对患者的影响　惊厥发作可导致患者跌倒、外伤、咬伤、大小便失禁、浑身肌肉酸痛等。抽搐与惊厥的发作会对机体造成消耗性损害，并且是不可逆的，很多患者由于治疗不及时会造成脑细胞水肿、脑缺氧、脑细胞紊乱、机体细胞损伤甚至还会出现大脑永久性损伤，所以在病症出现时候，需要及时地预防和护理，减少生命危害，是治疗的关键。

5.诊断与护理经过　已接受的诊断性检查和结果，以及已经采取的医疗、护理措施及效果。

五、相关护理诊断／问题

1.有窒息的危险　与疾病发作时呕吐胃内容物有关。

2.疼痛　与抽搐发作时所导致的强直性肌肉收缩有关。

3.有受伤的危险　与惊厥发作所致不受控制强直性肌肉收缩和意识丧失有关。

4.排尿障碍　与惊厥发作引起短暂意识丧失所导致排尿功能异常有关。

5.排便障碍　与惊厥发作引起短暂意识丧失所导致排便功能异常有关。

6.恐惧　与不可预知的抽搐与惊厥发作有关。

7.潜在并发症　窒息。

第二十二节　噎　食

一、概述

噎食（choking food）是指在进食过程中，食物卡在咽部或者食管内，造成气管和支气管受到压迫，出现肺部通气障碍的紧急情形。噎食不仅容易发生在婴幼儿、儿童身上，也容易发生在中老年人当中，患有精神疾病的患者更甚之，由于不懂得噎食的预防和急救方法，或者抢救不及时、方法不正确，就会导致患者发生死亡。

二、病因及发病机制

噎食常发生在患者的咽喉部（图3-22-1）或卡在食管的第一狭窄处（图3-22-2），甚至误入气管造成堵塞，患者呼吸困难从而引发窒息导致死亡。

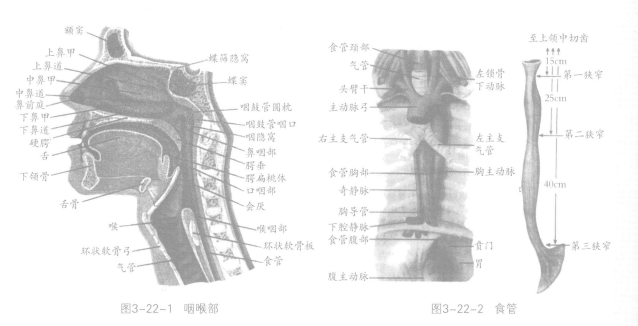

图3-22-1　咽喉部　　　　　　　　　　　　　图3-22-2　食管

（一）小儿噎食的病因

1.小儿进食的食物与年龄不匹配所导致患儿发生噎食。

2.小儿进食与吞咽不协调：进食时急而快，没有细嚼慢咽，发生患儿噎食。

3.小儿食管烫伤或者误服化学品导致腐蚀伤、先天发育畸形等导致消化道出现狭窄发生噎食。

（二）老年人噎食的病因

1.生理因素　正常人的咽黏膜上皮有着丰富的淋巴组织，是呼吸道的重要防御屏障。随着年龄的增长，老年人的咽黏膜和食管黏膜发生不同程度的萎缩和肌肉进行性的病变，会减弱防止异物进入气道的反射性动作，导致老年人容易出现吞咽功能失调，在吃饭或者饮水时容易发生呛咳，严重者会发生窒息；加之多数老年人牙齿脱落，咀嚼食物不方便，容易囫囵吞枣，从而阻塞食管，引发噎食。

2.病理因素　老年人随着年龄的增加，会出现各种疾病。噎食症常见于高血压以及脑动脉硬化患者，脑卒中患者多见。脑血管疾病容易导致吞咽反射迟钝而引发呛咳。此外，曾有统计资料表明100例70岁以上老年人在做纤维胃镜检查时发现，约70%老年人食管都有比较明显的病变，老年人在进食时随时可能发生食管痉挛造成吞咽困难发生噎食。

3.饮食因素及习惯　对于老年人来讲，进食干燥大块状食物如馒头、鸡蛋、汤圆、坚果也会造成吞咽困难，阻塞食管。饮食时，注意力不集中也是诱发噎食的一大原因。多数老年人进食时为了缓解无聊喜欢边吃饭边看电视，精神不集中，或者有时会随着电视剧情节引发情绪过悲过喜，都会引起食物不小心误入气管，引起噎食窒息。

（三）精神疾病患者噎食的病因

1.药理因素　服用精神科药物的副反应：最多见的是锥体外系反应，严重时可使咽喉肌群共济失调，吞咽反射迟钝，食道括约肌麻痹；其次精神科药物的抗胆碱能作用和5-羟色胺阻断作用使唾液分泌减少而使口干、舌燥导致食物在口腔内成团堵塞气道引起呼吸不畅及窒息。

2.精神疾病因素　患者发病时极度兴奋躁动，食欲亢进，进食不能自控，抢食或食物未咀嚼就强行下咽使食物成团堵塞食管而发生噎食；患者因有脑器质性改变此类患者由于吞咽反射迟钝或吞咽动作不协调而导致噎食。

3.精神认知因素　有些老年精神病患者认知不足，体力不济，防御功能差，担心他人与自己争食，所以狼吞虎咽、囫囵吞枣的进食而导致噎食，还有的老年精神病患者牙齿脱落，消化功能降低，唾液分泌减少而致食物阻塞发生窒息。

三、临床表现

（一）轻度噎食的表现

食物卡在咽喉部，阻塞气道，患者面部涨红并有咳嗽反射和胸闷窒息感，咳嗽间歇有哮鸣音。食物吐不出、缺氧、呼吸困难、面色发绀、两眼发直、双手乱抓或抽搐。患者通常用手按住颈部或者胸前，并用手指向口腔提示有异物堵塞。

（二）重度噎食的表现

患者意识丧失、满头大汗、口唇颜色青紫、四肢苍白厥冷、大小便失禁、抽搐、呼吸、心跳停止。如抢救不及时或措施不当，死亡率较高。

四、护理评估要点

1.患者的基本信息　噎食发生时间、节点。

2.噎食发生的特性　首先明确患者发生噎食，如确定患者发生噎食、则应该了解噎食发作的病因、发生时是否与食物相关、发作时的紧急处理方法。

3.噎食时的表现　噎食发生呼吸困难的持续时间、患者面色、生命体征情况、吞咽功能等级评定（表3-22-1）。

表3-22-1 洼田饮水实验评估量表

洼田饮水实验评估量表	
方法：患者端坐，喝下30mL温开水，观察所需时间和呛咳情况	
1级（优）	能顺利地1次将水咽下
2级（良）	分2次以上，能不呛咳地咽下
3级（中）	能1次咽下，但有呛咳
4级（可）	分2次以上咽下，但有呛咳
5级（差）	频繁呛咳，不能全部咽下
评定等级： 正常：1级，5秒之内 可疑：1级，5秒以上或2级 异常：3~5级	
疗效判断标准： 治愈：吞咽障碍消失，饮水试验评定1级 有效：吞咽障碍明显改善，饮水试验评定2级 无效：吞咽障碍改善不显著，饮水试验评定3级及以上	

4.噎食的诱因　患者既往有无咽喉部、食管等上消化道疾病史、是否有长期用药史。

5.诊断与护理经过　已接受的诊断性检查和结果，以及已经采取的医疗、护理措施及效果。

五、相关护理诊断 / 问题

1.窒息　与食物误入咽喉部及食管、气管内导致堵塞有关。

2.气体交换受损　与噎食所导致的呼吸困难有关。

3.急性疼痛　与噎食的部位及食物本身软硬程度有关。

4.恐惧　与无法预测的噎食程度有关。

5.知识缺乏　与缺乏相关急救知识有关。

案例回顾

通过本章节的学习，同学们对症状评估的内容有所理解，如对发热的认识，某同学的分析如下：由于该患者发热时体温最高达39.9℃，最低39℃，可见患者的高热为39~40℃，其发热24小时的波动范围不超过1℃，通过这些特点，可判断为稽留热。

通过症状评估的学习，应全面掌握并学会常见症状的护理评估，如针对章前案例，发热患者评估重点应注意发热对患者的影响，有无食欲减退、体重下降、大小便、睡眠的改变等；评估诊疗、治疗及护理经过，包括用药史、剂量及疗效，有无采取物理降温措施、方法及疗效等。

第四章
体格检查

上智云图
数字资源素材

章前引言

　　健康评估是护理学专业基础课程过渡到临床课程的一门主要的桥梁课程，其学习方法和要求与基础课程有很大的不同，除了课堂讲授、实验室实训教学以外，还要在实训室和病房中进行各种临床护理技能训练，并应用于临床护理实践中。体格检查是获取患者的客观资料，为护理诊断提供依据的最重要的方法之一，是护士运用自己的感官或借助简单的工具，按照视诊、触诊、叩诊、听诊、嗅诊等方法对患者全身或某些部位进行细致的观察和系统的检查以了解患者身体健康状况的一种基本方法。因此，在学习体格检查过程中护士应体现以患者为中心的护理理念，明确学习目的，端正学习态度，关心、爱护、体贴患者，建立良好的护患关系。体格检查前应做好相应的准备，包括护士、患者以及环境的准备等，护士应掌握每种检查方法的特点、适用范围及注意事项。检查过程中手法轻柔、动作熟练，尽量减少患者的痛苦。护士应将检查结果结合患者的健康史以及心理和社会因素，对患者目前存在的、需要由护士解决的健康问题和需要进一步观察、预防的潜在问题做出判断；对发现患者全身或某些部位的病理形态改变，结合病史，做出护理诊断，使患者得到行之有效的护理。

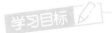

学习目标

1.理解体格检查的临床意义。

2.识记系统体格检查的基本方法、原则及基本项目。

3.学会解释体格检查中的正常表现及异常体征的特点及临床意义。

思政目标

坚持知识传授与价值引领相结合，在提高学生专业知识的同时，培养学生尊重患者、爱护患者、保护患者隐私的意识及良好的沟通能力、敬业精神和伦理道德行为。并能够通过规范系统的体格检查评估患者健康状况，为患者提供恰当的护理，促进临床护理的规范性。

案例导入

王女士，39岁，因"发热、咳嗽3天"以"肺炎"收治入院。责任护士通过问诊已经详细了解了其健康史，现需要护士甲对王女士进行体格检查。

思考题

通过体格检查护士甲可以提供哪些健康信息？试想一下：正常肺部叩诊为清音，若肺部叩诊出现了清音以外的其他叩诊音，其可能的原因有哪些？为什么？

第一节 概 述

一、体格检查的目的

体格检查（physical examination）是指护士运用自己的感官，或借助简单的检查器具（如体温表、血压计、听诊器、手电筒、叩诊锤、压舌板、棉签等），客观地了解和评估人体健康状况的检查方法，一般于采集健康史结束后开始。体格检查的目的是进一步支持和验证问诊中所获得的有临床意义的症状，发现患者存在的体征。体征作为客观资料的重要组成部分，可为护理诊断提供客观依据。

二、体格检查的注意事项

1.检查环境安静、舒适，注意保护患者隐私。温、湿度适宜，注意保暖，以自然光线照明最佳。

2.护士着装整洁，举止端庄，态度和蔼。检查前先自我介绍，并告知检查的目的与注意事项，以取得患者的合作。

3.注意手卫生，避免医源性交叉感染。

4.护士站于患者右侧，按一定的检查顺序（由上到下、由前到后、由外往里、先全面再局部），依次暴露受检部位，动作轻柔、准确、规范，检查内容全面而有重点。避免反复翻动患者。

5.检查过程中手脑并用，边检查边思考，必要时做好相关记录。

6.检查结束后应就检查结果向患者作必要的解释和说明。

7.根据病情变化，随时复查以发现新的体征，不断补充和修正检查结果，调整和完善护理诊断与相应的护理措施。

8.始终保持对患者的尊重与关爱。

三、基本检查方法

体格检查的基本方法包括视诊、触诊、叩诊、听诊和嗅诊。要熟练掌握和运用这些方法，并使评估结果准确可靠，必须反复练习和实践，同时还要有丰富的医学基础知识和护理专业知识。

（一）视诊

视诊（inspection）是护士通过视觉来观察患者全身或局部状态有无异常的检查方法。包括全身和局部视诊，以及呕吐物或排泄物的观察。全身视诊，如年龄、性别、发育、营养、面容、表情、体位和步态等，可了解患者的全身状况；局部视诊如皮肤与黏膜的颜色，头颅、胸廓、腹部、骨骼或关节的外形等，可了解患者身体各部分的改变。

视诊方法简单，适用范围广，可提供重要的健康资料和诊断线索，但必须有丰富的医学知识和临床经验，通过深入细致的观察才能发现有重要意义的临床征象，否则会出现视而不见的情况。

视诊建议在充足的自然光线下进行。观察搏动与轮廓时则需在侧面光照下进行。夜间在普通灯光下常不易辨别黄疸和发绀，苍白和皮疹也不易看清楚。一般情况下，视诊可通过护士的眼睛直接进行，但某些特殊部位，如眼底、鼓膜等，则需要借助检眼镜、耳镜等器械的帮助。

（二）触诊

触诊（palpation）为护士通过手与被检查部位接触后的感觉，或观察患者的反应来判断身体某部有无异常的检查方法。触诊既可以进一步明确视诊发现的一些异常现象，还可以发现一些视诊所不能发现的体征，如体温、湿度、压痛、摩擦感等。手的不同部位对触觉的敏感度不同，其中以指腹对触觉较为敏感，掌指关节的掌面对震动较为敏感，手背皮肤对温度较为敏感，触诊时多用这些部位。触诊的适用范围很广，可遍及全身各部，尤以腹部检查最常用。

触诊时，因不同的目的所施加的压力不同，因此，有浅部触诊法与深部触诊法之分。

1. 浅部触诊法（light palpation）　轻置于受检部位，利用掌指关节和腕关节的协同动作以旋转或滑动的方式轻压触摸，可触及的深度为1～2cm（图4-1-1）。主要用于检查腹部有无压痛、抵抗感、搏动感、包块或某些肿大的脏器。

2. 深部触诊法（deep palpation）　用一手或两手重叠，由浅入深，逐步施加压力以达深部，可触及的深度多在2cm以上，可达4～5cm（图4-1-2）。主要用以察觉腹腔内的病变和脏器的情况。根据检查目的与手法的不同，又将深部触诊分为以下几种。

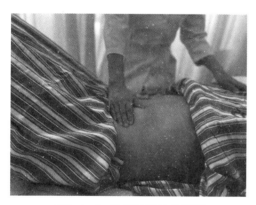
图4-1-1　浅部触诊法示意图

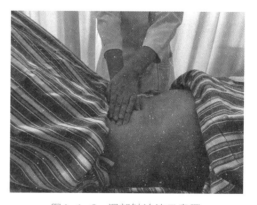
图4-1-2　深部触诊法示意图

（1）深部滑行触诊法（deep slipping palpation）：患者取仰卧位，双下肢屈曲，嘱患者张口呼吸，尽量放松腹肌，可以与患者谈话以转移其注意力，护士以右手并拢的2、3、4指末端逐渐触向腹腔脏器或包块，并在其上作上下左右滑动触摸。常用于腹腔深部包块和胃肠病变的检查。如为肠管或索条状肿块，则需做与长轴相垂直方向的滑动触诊。

（2）双手触诊法（bimanual palpation）：患者取仰卧位，双下肢屈曲，嘱患者张口呼吸，尽量放松腹肌，可以与患者谈话以转移其注意力。护士将左手置于被评估器官或肿块的后部，并将被评估部位推向右手方向（以利于右手触诊），右手中间3指在相应部位进行触诊。双手触诊法多用于肝脏、脾脏、肾脏和腹腔肿物的触诊。

（3）深压触诊法（deep press palpation）：患者取仰卧位，双下肢屈曲，嘱患者张口呼吸，尽量放松腹肌，可以与患者谈话以转移其注意力。护士以右手示指、中指逐渐深压，用以检查腹腔深在病变的部位或确定腹部压痛点，如阑尾压痛点、胆囊压痛点等。

（4）冲击触诊法（ballottement）：患者取仰卧位，双下肢屈曲，嘱患者张口呼吸，尽量放松腹肌，可以与患者谈话以转移其注意力。护士以3个或4个并拢的手指，放置于腹壁相应的部位（与腹壁成70°～90°角），做数次急速而较有力的冲击动作，在冲击时即会出现腹腔内器官在指端浮沉的感觉，冲击触诊法一般只用于大量腹腔积液时肝脏、脾脏难以触及者。因急速冲击可使腹腔积液在器官表面暂时移开，器官随之浮起，故指端易于触及增大的肝、脾或腹腔肿块。

3.注意事项

（1）触诊前应向患者说明触诊的目的和配合事项，触诊时护士的手要温暖轻柔，避免患者精神和肌肉紧张，影响触诊效果。

（2）护士应站在患者的右侧，面向患者，以便随时观察患者的面部表情变化。患者取仰卧位，双手自然置于体侧，双腿稍屈，腹肌尽可能放松。

（3）进行下腹部触诊时，可根据需要嘱患者排空大小便，以免影响触诊，或将充盈的膀胱误认为腹腔肿块。

（4）注意手卫生，触诊前后要洗手。

（三）叩诊

叩诊（percussion）是护士用手指叩击患者某部位的表面，使之震动而产生音响，根据震动和音响的特点来判断被评估部位的器官状态有无异常的方法。叩诊多用于肺下界的定位，胸腔积液或积气的多少，肺部病变的范围与性质，纵隔的宽度，心界的大小与形状，肝、脾的边界，腹膜腔积液的有无与多少，以及子宫、卵巢有否增大，膀胱有无充盈等。另外，叩诊也用于了解肝区、脾区及肾区等有无叩击痛。

1.叩诊方法　因叩诊的部位不同，患者须采取相应的体位。如叩诊胸部时取坐位或卧位，叩诊腹部时常取仰卧位。由于叩诊的手法与目的不同，叩诊又分间接叩诊法与直接叩诊法。

（1）间接叩诊法（indirect percussion）：包括指指叩诊与捶叩诊。指指叩诊时，检查者以左手中指第一指节紧贴叩诊部位，其余手指稍抬起，勿与体表接触。右手自然弯曲，以中指指端叩击左手中指第一指关节处或第二节指骨的远端（图4-1-3）。叩击方向与叫叩诊部位的体表垂直，叩诊时应以腕关节与掌指关节的活动为主，肘关节和肩关节不参与送动，叩击后右手中指立即抬起，以免影响叩诊音的辨别。叩击力量要均匀，叩击动作要灵活、短促和富有弹性。一个叩诊部位，每次连续叩击2~3下。叩诊过程中左手中指第二指节移动时应抬起并离开皮肤，不可连同皮肤一起移动。

捶叩诊时，检查者将左手掌平置于受检部位，右手握拳后用其尺侧缘叩击左手背，观察并询问受检者有无疼痛（图4-1-4）。主要用于检查肝区或肾区有无叩击痛。

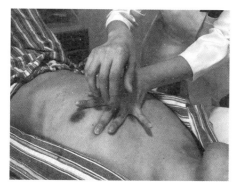 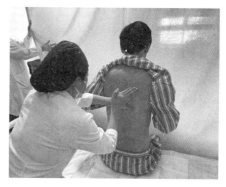

图4-1-3　间接叩诊法（指指叩诊）示意图　　图4-1-4　间接叩诊法（捶叩诊）示意图

（2）直接叩诊法（direct percussion）：检查者用右手指掌面直接拍击受检部位，根据拍击的反响和指下的振动感判断病变情况（图4-1-5）。主要适用于胸部和腹部面积广泛的病变，如大量胸腔积液、腹腔积液或气胸等。

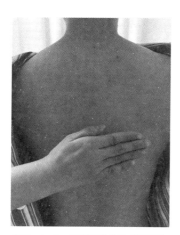

图4-1-5　直接叩诊法示意图

2.叩诊音（percussion sound）　　叩诊时，被叩诊部位所产生的反响即称为叩诊音。由于被叩击部位的组织或脏器的致密度、弹性、含气量及与体表的距离不同，叩击时产生的音调高低（频率）、音响的强弱（振幅）及振动持续的时间也不同。据此临床上将叩诊音分为下列几种：

（1）清音（resonance）：是一种音调较低、音响较强、振动时间较长的叩诊音。为正常肺部的叩诊音，提示肺组织的弹性、含气量、致密度正常。

（2）浊音（dulness）：是一种音调较高，强度较弱、振动持续时间较短的叩诊音。正常情况下，产生于叩击被少量含气组织覆盖的实质脏器，如心脏和肝脏被肺边缘所覆盖的部分（相对浊音区）。病理情况下可见于肺部炎症所致肺组织含气量减少时。

（3）实音（flatness）：是一种音调较浊音更高、强度更弱、振动持续时间更短的叩诊音。正常情况下见于叩击无肺组织覆盖区域的心脏和肝脏部分（绝对浊音区）。在病理状况下，见于大量胸腔积液或肺实变等。

（4）鼓音（tympany）：是一种音响较清音更强，振动持续时间也较长的叩诊音，于叩击含有大量气体的空腔脏器时产生。在正常情况下，见于左前下胸部的胃泡区及腹部。病理性情况下见于脑内空洞、气胸和气腹等。

（5）过清音（hyperresonance）：是一种介于鼓音与清音之间的异常叩诊音，音调较清音低，音响较清音强。临床上主要见于肺组织含气量增多、弹性减弱时，如肺气肿。正常儿童因胸壁薄可叩出相对过清音。

3.注意事项

（1）环境应安静，以免影响叩诊音的判断。嘱患者充分暴露被叩诊部位，并使肌肉放松。

（2）因叩诊的部位不同，患者须采取相应的体位。如叩诊胸部时取坐位或卧位，叩诊腹部时取仰卧位。

（3）叩诊心脏和肺脏时，一定要先确定叩诊的肋间（胸骨角是前胸寻找肋间的标志，第7颈椎棘突是计数后胸肋间的标志）。

（4）叩诊时应注意对称部位的比较与鉴别。

（5）叩诊时不仅要注意叩诊音响的变化，还要注意不同病灶振动的差异。

（6）叩击动作要灵活、短促、富有弹性。叩击后右手应立即抬起，以免影响音响的振幅与频率。一个部位每次只需连续叩击2～3下，如未能获得明确判断，可再连续叩击2～3下。叩击力量的轻重应视不同的检查部位、组织的性质、范围大小或位置深浅等情况而定。

（7）注意手卫生，叩诊前后要洗手。

（四）听诊

听诊（auscultation）是护士以听觉听取发自患者身体各部的声音，判断其正常与否的检查方法。听诊是体格检查的重要手段，在心、肺部检查中尤为重要，常用以听取正常与异常呼吸音、心音、杂音及心律等。听诊可以分为直接听诊法和间接听诊法两种类型。

1.直接听诊法（direct auscultation）　用耳直接贴于受检部位体表进行听诊的方法。该法所能听到的体内声音微弱，仅用于某些特殊情况或紧急情况时。

2.间接听诊法（indirect auscultation）　借助听诊器进行听诊的方法，应用范围广泛。因听诊器对听诊部位的声音有放大作用，且能阻隔环境中的噪声，所以听诊效果好。间接听诊法除可用于心、肺及腹部听诊外，还可听取血管音、关节活动音和骨折面摩擦音等。

听诊器（stethoscope）由耳件、胸件及软管三部分组成。体件常用的有钟形和膜形2种。钟形适用于听取低调声音，如二尖瓣狭窄的舒张期隆隆样杂音；膜形适用于听取高调的声音，如主动脉瓣关闭不全的杂音、呼吸音、心音、肠鸣音等。

3.注意事项

（1）听诊时要求环境安静、温湿度适宜、注意保暖。寒冷可引起患者肌束颤动，出现附加音，影响听诊效果。气温较低时要将听诊器胸件温暖后，再用于听诊。

（2）根据病情采取舒适体位，对衰弱不能起床的患者，为减少患者翻身的痛苦，以使用膜形听诊器为佳。

（3）听诊前应检查听诊器耳件弯曲方向是否正确，软、硬管腔是否通畅。钟形体件对低频声音敏感，使用时应轻置于受检部位，但应避免体件与皮肤摩擦产生的附加音；膜形体件对高频声音敏感，使用时应紧贴受检部位的皮肤。听诊时注意力要集中，必要时嘱咐患者控制呼吸配合听诊。

（五）嗅诊

嗅诊（smelling）是以嗅觉判断患者的异常气味与疾病之间关系的检查方法。这些异常气味多来自皮肤、黏膜、呼吸道、胃肠道呕吐物或排泄物，以及脓液或血液等。嗅诊时，用手将患者散发的气味扇向自己的鼻部，仔细判别气味的特点与性质。常见的异常气味及其临床意义如下。

1.汗液味　酸性汗味常见于发热性疾病、风湿热或长期服用水杨酸、阿司匹林、解热镇痛药物者；狐臭味常见于腋臭者；脚臭味见于脚癣合并感染者。

2.呕吐物　有酸臭味提示食物在胃内滞留时间过长而发酵，常见于幽门梗阻或幽门失迟缓症；有粪臭味，见于长期剧烈呕吐或肠梗阻；呕吐物混有脓液并有令人恶心的甜味（似烂苹果味）则见于胃坏疽。

3.呼气味　浓烈的酒味见于酒后；刺激性大蒜味见于有机磷杀虫剂毒；烂苹果味见于糖尿病酮症酸中毒；氨味见于尿毒症；肝腥味见于肝性脑病。

4.痰液味　血腥味见于大量咯血；恶臭味提示可能为厌氧菌感染，多见于支气管扩张或肺脓肿。

5.脓液味　脓液恶臭提示有气性坏疽或厌氧菌感染的可能。

6.粪便味　腐败性粪臭味多因消化不良或胰腺功能不良引起；腥臭味见于细菌性痢疾；肝腥味见于阿米巴痢疾。

7.尿液味　浓烈的氨味见于膀胱炎及尿潴留；鼠尿味见于苯丙酮尿症；烂苹果味见于糖尿病酮症酸中毒；大蒜臭味见于有机磷中毒；腐臭味见于膀胱癌晚期。

第二节 一般状况评估

一、一般资料

（一）性别

判断性别（sex）的主要依据是生殖器和第二性征的发育情况。正常成人性征明显，故男女性别容易判断。性征的正常发育，在女性与雌激素和雄激素有关，在男性仅与雄激素有关。女性受雄激素的影响出现大阴唇与阴蒂的发育，腋毛阴毛生长，可出现痤疮；受雌激素的影响出现乳房、女阴、子宫及卵巢的发育。男性受雄激素的影响出现睾丸、阴茎的发育，腋毛多，阴毛呈菱形分布，声音低而洪亮，皮脂腺分泌多，可出现痤疮。但在评估不同个体时，还应该注意分辨性别与疾病之间的关系，有些疾病的发生与性别有一定的关系，而有些疾病则会引起性征的改变。

1.性别与某些疾病的发生率有关 系统性红斑狼疮和甲状腺疾病多发生于女性，萎黄病几乎都发生于女性，而甲型血友病多见于男性，偶见于女性。胃癌、食管癌则多见于男性。另外，由于特殊的解剖关系，女性易患尿路感染、肾盂肾炎，且经常反复发作。女性还会因月经过多而造成缺铁性贫血。

2.某些疾病所致的性征改变 如肾上腺皮质肿瘤或长期使用肾上腺皮质激素，可使女性发生男性化，肾上腺皮质肿瘤也可使男性发生女性化。

3.性染色体异常所致的性征改变 性染色体数目和结构异常可致两性畸形。先天性卵巢发育不全（Turner综合征）多发生于女性，先天性睾丸发育不全（Klinefelter综合征）多发生于男性。

（二）年龄

年龄（age）通过问诊即可得知，但在某些情况下，如被评估者有严重的意识障碍、死亡、故意隐瞒真实年龄时，需通过观察进行判断，其方法是通过观察皮肤的弹性与光泽、肌肉的状态、毛发的颜色和分布、面与颈部皮肤的皱纹、牙齿的状态等进行大体上的判断。随着年龄的增长会使机体出现生长发育、成熟、衰老等一系列改变。年龄与疾病的发生和预后密切相关，如佝偻病、白喉、麻疹、猩红热等多见于幼儿和儿童，结核病、风湿热多见于少年与青年，动脉硬化性疾病和实体肿瘤多见于老年人；青年患病后康复较快，老年人康复相对较慢。

二、生命体征

生命体征（vital sign）包括体温、脉搏、呼吸、血压，医学上称为四大体征。它们是维持机体正常活动的支柱，缺一不可。生命体征是评价生命活动是否存在及其质量的重要指标，也是体格检查的必查项目之一。不论哪项异常也会导致严重或致命的疾病，同时某些疾病也可导致这四大体征的变化或恶化。

（一）体温

体温（temperature）是人体内产热和散热平衡的结果。它是反映人体健康状况的重要指标之一，其准确性直接影响到疾病的诊断、治疗和护理。正常人的体温一般为36～37℃，可因测量方法不同而略有差异。正常体温在不同个体之间略有差异，且常受机体内、外因素的影响稍有波动。在24小时内下午体温较清晨稍高，剧烈运动、劳动或进餐后体温也可略升高，但一般波动范围不超过1℃。妇女月经前及妊娠期体温略高于正常。老年人因代谢率偏低，体温相对低于青壮年。另外，在高温环境下体温也可稍升高。

1.体温测量及正常范围　测量体温方法要规范，保证结果准确。国内一般按摄氏法进行记录。测量体温的常规方法有腋测法、口测法和肛测法，近年来还出现了耳测法和额测法。所用体温计有水银体温计、电子体温计和红外线体温计。

（1）腋测法：正常值范围为36～37℃。具体测量方法：将体温计头端置于患者腋窝深处，嘱患者用上臂将体温计夹紧，10分钟后取出读数。使用该法时，注意腋窝处应无致热或降温物品，并应将腋窝汗液擦干，以免影响测定结果。该法简便、安全，且不易发生交叉感染，是目前临床上最常用的体温测定方法。但腋窝有创伤、手术、炎症，腋窝出汗较多者、肩关节受伤或消瘦者（夹不住体温计）忌用腋测法。

（2）口测法：正常值范围为36.3～37.2℃。具体测量方法：将体温计头端置于患者舌下，让其紧闭口唇，5分钟后取出读数。使用该法时应嘱患者不用口腔呼吸，测量前10分钟内禁饮热水和冰水，以免影响测量结果。口测法结果较为准确，但婴幼儿、精神异常、昏迷、口腔疾病、口鼻手术者忌用。使用此法测量时，若患者不慎将体温计咬破，应立即清理玻璃碎屑，以免损伤唇、舌、口腔、食管、胃肠道黏膜，清理完毕马上口服鸡蛋清或牛奶，延迟胃肠道对水银的吸收。

（3）肛测法：正常值范围为36.5～37.7℃。具体测量方法：患者取侧卧位，将体温计头端涂以润滑剂后，缓缓插入肛门内，深度约为体温计长度的一半，5分钟后取出读数。肛测法一般较口测法读数高0.2～0.5℃。肛测法测值稳定，多用于婴幼儿、神志不清者、特殊患者等，但直肠肛门手术、腹泻、心肌梗死者忌用。

（4）耳测法：是应用红外线耳式体温计，测量鼓膜的温度，此法多用于婴幼儿。

（5）额测法：是应用红外线测温计，测量额头皮肤温度，此法仅用于体温筛查。

2.体温的异常

（1）体温升高：体温高于正常称为发热。体温≥38.3℃，持续3周或3周以上，且经过1周以上的系统评估和常规诊断性检查仍未明确诊断的发热称为不明原因的发热。37.3～38℃为低热，38.1～39℃为中等度热，39.1～41℃为高热，41℃以上为超高热。体温升高多见于肺结核、细菌性痢疾、支气管肺炎、脑炎、疟疾、甲状腺功能亢进、中暑、流感以及外伤感染等。

（2）体温过低：体温低于正常称为体温过低，见于休克、大出血、慢性消耗性疾病、年老体弱、甲状腺功能低下、重度营养不良、在低温环境中暴露过久等。

3.体温的记录方法　体温测定的结果，应按时记录于体温记录单上，描绘出体温曲线。该曲线的不同形态（形状）称为热型（fever type），不同的病因所致发热的热型常不相同，故热型可以为临床诊断某些疾病提供重要线索。临床上常见的热型有以下几种。

（1）稽留热（continued fever）：体温恒定地维持在39～40℃以上的高水平，达数天或数周，24小时内体温波动范围不超过1℃。多见于大叶性肺炎、斑疹伤寒及伤寒高热期等。

（2）弛张热（remittent fever）：又称败血症热型。体温常在39℃以上，波动幅度大，24小时内波动范围超过2℃，但都在正常水平以上。多见于败血症、风湿热、重症肺结核及化脓性炎症等。

（3）间歇热（intermittent fever）：体温骤升达高峰后持续数小时，又迅速降至正常水平，无热期（间歇期）可持续1天至数天，如此高热期和无热期反复交替出现。见于疟疾、急性肾盂肾炎等。

（4）波状热（undulant fever）：体温逐渐上升达39℃或以上，数天后又逐渐下降至正常水平，持续数天后又逐渐升高，如此反复多次。多见于布氏杆菌病。

（5）回归热（recurrent fever）：体温急剧上升至39℃或以上，持续数天后又骤然下降至正常水平。高热期与无热期各持续若干天后规律性交替一次。多见于回归热、霍奇金淋巴瘤等。

（6）不规则热（irregular fever）：发热的体温曲线无一定规律，可见于结核病、风湿热、支气管肺炎、渗出性胸膜炎等。

不同的发热性疾病各具有相应的热型，根据热型的不同有助于发热病因的诊断和鉴别诊断。但必须注意：①由于抗生素的广泛应用，及时控制了感染，或因解热药或糖皮质激素的应用，可使某些疾病的特征性热型变得不典型或呈不规则热型。②热型也与个体反应的强弱有关，如老年人休克型肺炎时可仅有低热或无发热，而不具备肺炎的典型热型。

4.体温测量误差的常见原因　临床上有时出现体温测量结果与患者的全身状态不一致，应对其原因进行分析，以免导致诊断和处理上的错误。体温测量误差的常见原因有以下几个方面：

（1）测量前未将体温计的水银柱甩到35℃以下，致使测量结果不准确。

（2）采用腋测法时，由于患者明显消瘦、病情危重或神志不清而不能将体温计夹紧，致使测量结果低于实际体温。

（3）检测局部存在冷热物品或刺激时，可对测定结果造成影响，如运动、进食冷热饮、冷热敷、洗澡、坐浴、灌肠、局部放置冰袋或热水袋等。

（二）脉搏

心脏舒缩时，动脉管壁有节奏地、周期性地起伏叫脉搏（pulse）。心脏是一个血泵，它有规律地把血射入动脉，使动脉管壁随着心室的收缩、舒张而出现有节律的搏动，这种搏动可沿着管壁传播，用手触诊时能感觉到有节律的冲动，这就是脉搏。脉搏最强的地方是在靠近心脏的动脉。正常脉搏次数与心跳的次数是一致的，节律均匀、间隔相等。

检查脉搏主要用触诊，也可用脉搏计描记波形。检查时可选择桡动脉、肱动脉、股动脉、颈动脉及足背动脉等。检查时需两侧脉搏情况对比，正常人两侧脉搏差异很小，不易察觉。白天由于进行各种活动，血液循环加快，因此脉搏快些，夜间活动少，脉搏慢些。某些疾病时，两侧脉搏明显不同，如缩窄性大动脉炎或无脉症。心动周期中，由于心室收缩和舒张的交替进行，脉管发生周期性扩张和回位的搏动。病情危重，特别是临终前脉搏的次数和脉率都会发生明显的变化。在检查脉搏时应注意脉搏脉率、节律、紧张度和动脉壁弹性、强弱和波形变化。脉搏的变化也是医护人员对患者诊断的其中一项依据。

1. 脉搏的计数法

（1）直接测法：最常选用桡动脉搏动处。先让患者安静休息5～10分钟，手平放在适当位置，坐卧均可。检查者将右手示指、中指、无名指并齐按在患者手腕段的桡动脉处，压力大小以能感到清楚的动脉搏动为宜，数半分钟的脉搏数，再乘以2即得1分钟脉搏次数。在桡动脉不便测脉搏时也可采用以下动脉：①颈动脉：位于气管与胸锁乳突肌之间。②肱动脉：位于臂内侧肱二头肌内侧沟处。③股动脉：大腿上端，腹股沟中点稍下方的一个强大的搏动点。

（2）间接测法：用脉搏描记仪和血压脉搏监护仪等测量。

2. 脉率　指动脉搏动的频率。脉率影响因素一般类似于心率，其快慢受年龄、性别、运动和情绪等因素的影响。正常成人脉率在安静、清醒的情况下为60～100次/分，老年人偏慢，女性稍快，儿童较快，<3岁的儿童多在100次/分以上。各种生理、病理情况或药物影响也可使脉率增快或减慢。此外，除脉率快慢外，还应观察脉率与心率是否一致。临床上有许多疾病，特别是心脏病可使脉率发生变化。如某些心律失常如心房颤动或较早出现的期前收缩时，由于部分心脏收缩的搏出量低，不足以引起周围动脉搏动，故脉率可少于心率。因此，测量脉率对患者来讲是一个不可缺少的检查项目。脉率的生理和病理变化及临床意义与心率基本一致。常见的异常脉搏如下：

（1）脉搏增快：成人每分钟超过100次，称为心动过速，生理情况有情绪激动、紧张、剧烈体力活动（如跑步、爬山、爬楼梯、扛重物等）、气候炎热、饭后、酒后等。病理情况有发热、贫血、心力衰竭、心律失常、休克、甲状腺功能亢进等。

（2）脉搏减慢：每分钟低于60次，称为心动过缓。多见于颅内压增高、阻塞性黄疸、甲状腺功能减退等。

（3）脉搏消失：即不能触到脉搏，多见于重度休克、多发性大动脉炎、闭塞性脉管炎、重度昏迷患者等。

3. 脉律　脉律是指脉搏的节律性。脉搏的节律可反映心脏的节律。正常人脉律规则，间隔时间相等，但儿童或青壮年人的脉搏有可能会随呼吸稍有不齐，这是正常现象。有窦性心律不齐者的脉律可随呼吸改变，吸气时增快，呼气时减慢。各种心律失常均可影响脉律，如心房颤动者脉律绝对不规则、脉搏强弱不等以及脉率少于心率，后者称脉搏短细；有期前收缩呈二联律或三联律者可形成二联脉、三联脉；期前收缩是常见的脉律异常，又称间歇脉，是在一系列正常均匀的脉搏中出现一次提前而较弱的搏动，其特点是在提前出现的搏动后有一个较长的间歇。各种心脏病和洋地黄中毒会出现期前收缩，正常人在过度疲劳、精神兴奋、体位改变时也偶尔会出现期前收缩。如果期前收缩出现的次数超过每分钟6次，应到医院进行检查。当每个正常搏动后出现1次期前收缩，就称为二联律，每2个正常搏动后出现1个期前收缩，称为三联律。Ⅱ度房室传导阻滞者可有脉搏脱漏，称脱落脉（dropped pulse）等。

4.紧张度与动脉壁状态　紧张度与动脉壁状态检查是用于检查脉搏是否正常的一项辅助检查方法。脉搏的紧张度取决于收缩压的高低。检查脉搏时，以示指、中指和无名指置于桡动脉上，以近端手指用力按压桡动脉，使远端手指触不到脉搏，表明近端手指已完全阻断了桡动脉血流，此时所施的压力及感知的血管壁弹性情况，即为脉搏的紧张度。正常人动脉壁光滑、柔软，并有一定弹性。

（1）正常结果：大动脉管壁的弹性具有缓冲动脉血压变化的作用，即有减小脉压的作用。正常情况下紧张度适中正常。如用触诊手指压迫血管使之完全遮盖脉搏，此时所用的压力大小即表示脉搏的紧张度，此与动脉内的收缩期血压高低有关。

（2）异常结果：高血压、动脉硬化时，触诊所需的压力大，即紧张度大称为硬脉，可触及动脉壁硬呈条索状且弹性消失，严重硬化时，动脉壁迂曲或呈结节状。心力衰竭、贫血是触诊所用的压力小，即紧张度小，称软脉。此外，紧张度亦随性别、年龄而略有不同。

5.强弱　脉搏的强弱是血流冲击血管壁产生压力的强度大小的表现，它反映了心输出量（心脏输出血量的多少）、脉压（血流对动脉的压力）和外周血管阻力的大小，脉搏强弱也能反映动脉壁的弹性。常见脉搏强度异常有以下几个表现：脉搏的强弱与心排血量、脉压和周围血管阻力的大小有关。当心输出量增加，动脉充盈度和脉压较大时，脉搏大有力，称洪脉，见于高热、甲状腺功能亢进症、严重贫血、主动脉瓣关闭不全等；反之，当心输出量减少，动脉充盈度降低，脉搏细弱无力，扪之如细丝、称细脉，见于大出血、心力衰竭、休克、主动脉瓣狭窄等。

6.脉搏波形　脉搏波形是用脉搏示波仪描记血流通过动脉时，动脉内压力上升和下降的曲线。通过仔细触诊动脉也可粗略地估计脉搏波形。常见异常脉搏波形的特征和临床意义如下。

（1）水冲脉（water hammer pulse）：检查者用手紧握受检者手腕掌面桡动脉处，将受检者前臂高举过头，感受桡动脉的搏动。若感知脉搏骤起骤降，急促而有力，如潮水冲涌，即为水冲脉。主要见于主动脉瓣关闭不全、甲状腺功能亢进症、严重贫血等，因脉压增大所致。

（2）交替脉（pulse alternans）：指节律规则而强弱交替的脉搏。主要见于高血压性心脏病、急性心肌梗死和主动脉瓣关闭不全等，因心肌收缩力强弱交替所致，为左心衰竭的重要体征之一。

（3）奇脉（paradoxical pulse）：指吸气时脉搏明显减弱或消失的现象。常见于大量心包积液、缩窄性心包炎等，是心脏压塞的重要体征之一。其产生主要与左心室排血量减少有关。正常人由于胸腔负压增大，回心血量增多，肺循环血流量也增加，因而对左心排血量没有明显影响，因此，脉搏强弱无明显变化。心包积液或缩窄性心包炎患者，吸气时由于右心舒张受限，回心血量减少，无法弥补肺循环血流量增加的需要，致使肺静脉流入左心房的血量减少，形成吸气时脉搏减弱或消失的现象。

（4）无脉（pulseless）：即脉搏消失，主要见于严重休克、多发性大动脉炎或肢体动脉栓塞。

7.测量脉搏注意事项

（1）测量脉搏前，患者避免剧烈运动，否则要休息20分钟后再评估。

（2）勿用拇指触诊脉搏，因拇指小动脉的搏动易与患者的脉搏混淆。

（3）评估脉率与心率是否一致。如果有脉搏短绌，则由2人分别触诊脉搏和听诊心率，同时计数1分钟，计算出心率与脉率之比。

（三）呼吸

呼吸（respiration）是呼吸道和肺的活动，人体通过呼吸，不间断地吸进氧气，呼出二氧化碳，一刻也不能停止，是人体内外环境之间进行气体交换的必要过程，是重要的生命活动之一，也是非常直观的生命体征。健康人在静息状态下呼吸运动稳定而有节律，此系通过中枢神经和神经反射的调节予以实现。某些体液因素，如高碳酸血症可使呼吸变浅。低氧血症时可使呼吸变快。代谢性酸中毒时，可使呼吸变深变慢。此外，肺的牵张反射，亦可改变呼吸节律，如肺炎或心力衰竭时肺充血，呼吸可变得浅而快。另外，呼吸节律还可受意识的支配。正常情况下吸气为主动运动，呼气为被动运动，一般成人静息呼吸时，潮气量约为500mL。

1.呼吸的计数方法　护士在计数脉搏后，继续将手置于桡动脉上，观察患者胸部或腹部的起伏（一起一伏为1次）；对呼吸微弱者，护士可将其耳部靠近患者的口鼻处，听其呼吸的气流声（一呼一吸为1次），计数1分钟。或用棉絮放在鼻孔处观察吹动的次数，数1分钟的棉絮摆动次数是多少次即每分钟呼吸的次数。注意观察呼吸类型、频率、深度、节律以及有无其他异常现象。

2.呼吸正常值　正常成人静息状态下，呼吸为12～20次/分，呼吸与脉搏之比为1:4。新生儿呼吸约44次/分，随着年龄的增长而减慢，逐渐到成人的水平。

3.呼吸方式　正常男性和儿童的呼吸以膈肌运动为主，胸廓下部及上腹部的动度较大，而形成腹式呼吸；女性的呼吸则以肋间肌的运动为主，故形成胸式呼吸。实际上该两种呼吸运动均不同程度地同时存在。某些疾病可使呼吸运动发生改变，肺或胸膜疾病如肺炎、重症肺结核和胸膜炎等，或胸壁疾病如肋间神经痛，肋骨骨折等，均可使胸式呼吸减弱而腹式呼吸增强。腹膜炎、大量腹腔积液，肝脾极度肿大，腹腔内巨大肿瘤及妊娠晚期时，膈肌向下运动受限，则腹式呼吸减弱，而代之以胸式呼吸。

4.呼吸频率的改变

（1）呼吸过速（tachypnea）：指呼吸频率超过20次/分。正常人见于情绪激动、运动、进食、气温增高。异常者见于发热、疼痛、贫血、甲状腺功能亢进及心力衰竭等。一般体温升高1℃，呼吸大约增加4次/分。

（2）呼吸过缓（bradypnea）：指呼吸频率低于12次/分。呼吸浅慢见于麻醉剂或镇静剂过量和颅内压增高等。

5.呼吸深度的改变

（1）呼吸浅快：见于呼吸肌麻痹、严重鼓肠、腹腔积液和肥胖等，以及肺部疾病，如肺炎、胸膜炎、胸腔积液和气胸等。

（2）呼吸深快：见于剧烈运动时。当情绪激动或过度紧张时，常出现呼吸深快，并有过度通气的现象。此时动脉血二氧化碳分压降低，引起呼吸性碱中毒，患者常感口周及肢端发麻，严重者可发生手足搐搦及呼吸暂停。当严重代谢性酸中毒时，可出现深而快的呼吸，见于糖尿病酮中毒和尿毒症酸中毒等，此种深长的呼吸又称之为库斯莫尔（Kussmaul）呼吸。

6.呼吸节律的改变　正常成人静息状态下，呼吸的节律基本上是均匀而整齐的。在病理状态下，往往会出现各种呼吸节律的变化。

（1）潮式呼吸又称陈-施（Cheyne-Stokes）呼吸：是一种由浅慢逐渐变为深快，然后再由深快转为浅慢，随之出现一段呼吸暂停后，又开始如上变化的周期性呼吸。潮式呼吸周期可长达30秒至2分钟，暂停期可持续5～30秒，所以要较长时间仔细观察才能了解周期性节律变化的全过程。这种呼吸节律的变化多发生于中枢神经系统疾病，如脑炎、脑膜炎、颅内压增高及某些中毒，如糖尿病酮中毒、巴比妥中毒等。

（2）间停呼吸又称比奥（Biot）呼吸：表现为有规律呼吸几次后，突然停止一段时间，又开始呼吸，即周而复始的间停呼吸。见于脑炎、脑膜炎、颅内压增高、干性胸膜炎、胸膜恶性肿瘤、肋骨骨折、剧烈疼痛时等。间停呼吸较潮式呼吸更为严重，预后多不良，常在临终前发生。然而，必须注意有些老年人深睡时亦可出现潮式呼吸，此为脑动脉硬化，中枢神经供血不足的表现。

（3）抑制性呼吸：此为胸部发生剧烈疼痛所致的吸气相突然中断，呼吸运动短暂地突然受到抑制，患者表情痛苦，呼吸较正常浅而快。常见于急性胸膜炎、胸膜恶性肿瘤、肋骨骨折及胸部严重外伤等。

（4）叹气样呼吸：表现在一段正常呼吸节律中插入一次深大呼吸，并常伴有叹息声。此多为功能性改变，见于神经衰弱、精神紧张或抑郁症。

（5）点头样呼吸：见于濒死状态。

7.呼吸困难　呼吸困难（dyspnea）是指患者主观感到空气不足、呼吸费力，客观上表现呼吸运动用力，严重时可出现张口呼吸、鼻翼扇动、端坐呼吸，甚至发绀、呼吸辅助肌参与呼吸运动，并且可有呼吸频率、深度、节律的改变。呼吸困难患者呼吸频率加快，每分钟超过24次，或呼吸频率减慢，每分钟少于10次；呼吸深大或表浅；患者感觉呼吸费力，尽最大努力呼吸，然而始终觉得空气不足。呼吸困难（dyspnea）的体位可随引起呼吸困难的病因而不同。常见的有端坐呼吸（orthopnea）、转卧或折身呼吸（trepopnea）和平卧呼吸（platypnea）3种。

引起呼吸困难的疾病很多，了解各种疾病引起呼吸困难的特点及其伴随症状，有助于诊断和鉴别诊断。根据发生机制及临床表现特点，将呼吸困难归纳分为以下5种类型。

（1）肺源性呼吸困难：主要是呼吸系统疾病引起的通气、换气功能障碍导致缺氧（或）二氧化碳潴留引起。临床上常分为3种类型：

1）吸气性呼吸困难：表现为吸气显著费力，严重者吸气时可见"三凹征"（three depression sign），表现为胸骨上窝、锁骨上窝和肋间隙明显凹陷，此时亦可伴有干咳及高调吸气性喉鸣。三凹征的出现主要是由于呼吸肌极度用力，胸腔负压增加所致。常见于喉部、气管、大支气管的狭窄与阻塞。

2）呼气性呼吸困难：表现为呼气费力、呼气缓慢、呼吸时间明显延长，常伴有呼气期哮鸣音。主要是由于肺泡弹性减弱和（或）小支气管的痉挛或炎症所致。常见于慢性支气管炎（喘息型）、慢性阻塞性肺疾病、支气管哮喘、弥漫性泛细支气管炎等。

3）混合性呼吸困难：表现为吸气期及呼气期均感呼吸费力、呼吸频率增快、深度变浅，可伴有呼吸音异常或病理性呼吸音。主要是由于肺或胸膜腔病变使呼吸面积减少导致换气功能障碍所致。常见于重症肺炎、重症肺结核、大面积肺栓塞（梗死）、弥漫性肺间质疾病、大量胸腔积液、气胸、广泛性胸膜增厚等。

（2）心源性呼吸困难：主要是由于左心和（或）右心衰竭引起，尤其是左心衰竭时呼吸困难更为严重。

（3）中毒性呼吸困难：主要是由于代谢性酸中毒、药物、化学毒物中毒等引起。

1）代谢性酸中毒：如尿毒症、糖尿病酮症等；出现深长而规则的呼吸，可伴有鼾音，称为酸中毒深大呼吸。

2）药物中毒：某些药物如吗啡类、巴比妥类等中枢抑制药物和有机磷杀虫药中毒时，呼吸缓慢、变浅伴有呼吸节律异常的改变，如潮式呼吸或间停呼吸。

3）化学毒物中毒：常见于一氧化碳中毒、亚硝酸盐和苯胺类中毒、氰化物中毒，使机体缺氧引起呼吸困难。

（4）神经精神性呼吸困难：主要由于神经系统疾病和精神因素引起。

1）神经性呼吸困难：主要表现为呼吸变为慢而深，并常伴有呼吸节律的改变，如双吸气（抽泣样呼吸）、呼吸遏制（吸气突然停止）等。临床上常见于重症颅脑疾病，如脑出血、脑炎、脑膜炎、脑脓肿、脑外伤及脑肿瘤等。

2）精神性呼吸困难：主要表现为呼吸快而浅，伴有叹息样呼吸或出现手足搐搦。临床上常见于焦虑症患者，患者可突然发生呼吸困难。

（5）血源性呼吸困难：表现为呼吸浅，心率快。临床常见于重度贫血、高铁血红蛋白血症、硫化血红蛋白血症等。以外，大出血或休克时，因缺氧和血压下降，刺激呼吸中枢，也可使呼吸加快。

（四）血压

血压（blood pressure，BP）产生推动血液在血管内流动并作用于血管壁的压力称为血压，一般指动脉血压而言。心室收缩时，动脉内最高的压力称为收缩压；心室舒张时，动脉内最低的压力称为舒张压。收缩压与舒张压之差为脉压。血压是重要的生命体征之一。

1.测量方法　血压测量有直接测量法和间接测量法。前者需要专用设备，技术要求高且有一定的创伤，仅适用于某些特殊情况；后者无创伤、简便易行，不需要特殊设备，适用于任何人，但其影响因素较多。临床上常用血压计来间接测量血压。血压计有汞柱式、弹簧式和电子血压计，以汞柱式血压计最常用。一般选用上臂肱动脉为测量处，环境舒适安静，患者至少安静休息5分钟以上。测量时不要说话。患者取坐位，暴露并伸直肘部，手掌心向上，打开血压计，平放，使患者心脏的位置与被测量的动脉和血压计上的水银柱的零点在同一水平线上。放尽袖带内的气体，袖带缠于上臂（袖带下缘距离肘窝2～3cm），松紧以能插入一到两个手指为宜，并塞好袖带末端，戴上听诊器，在肘窝内摸到动脉搏动后，听诊器胸件置于肱动脉搏动明显处（切不可将听诊器胸件插入袖带内），并用手按住稍加压力。打开水银槽开关，手握所球，关闭气门后打气，一般充气至动脉搏动消失，再升高20～30mmHg，然后以汞柱每秒钟下降4mmHg的速度缓慢放气，当听到第一个微弱声音时，水银柱上的刻度就是收缩压。继续放气，当声音突然变弱或消失时水银柱上的刻度为舒张压。如未听清，将袖带内气体放完，使水银柱降至零位，休息1分钟，重复测量1次，取2次结果的平均值记录。如实记录血压值，尾数以0、2、4、6、8mmHg表示。

血压间接测量法可分为诊室血压测量（office blood pressure monitoring，OBPM）、动态血压测量（ambulatory blood pressure measurement，ABPM）和家庭血压测量（home blood pressure measurement，HBPM），其中OBPM是最常用的血压测量方法，也是目前诊断原发性高血压、评估疗效的传统的基本标准方法，但OBPM不能反映24小时血压变化。

（1）血压计的选择与要求

1）血压计的袖带宽度约为上肢周径的40%（12～14cm）。

2）血压计袖带气囊长度约为上肢周径的80%，以保证能绕上臂1周。

3）打开血压计开关后，汞柱的凸面水平应在零位。

4）若采用非汞柱式血压计，每次使用前均需校准。

（2）测量血压前的准备工作

1）环境应安静舒适、温湿度适宜，注意保暖。测量血压前30分钟，请患者勿吸烟和饮用含有咖啡因的饮料，并至少休息5～10分钟。

2）充分暴露被测量的上肢，且被测量上肢无动静脉瘘、无动脉切开遗留的瘢痕和水肿。

3）触诊肱动脉以保证有搏动。被测量上肢的肱动脉与心脏处于同一水平（坐位时手臂放置于检查桌上比腰部稍高，站立位时手臂则置于中胸部的高度），将袖带均匀紧贴皮肤缠于上臂，使其下缘在肘窝上2～3cm。

4）护士触及肱动脉搏动后，将听诊器胸件置于搏动的肱动脉上，准备测量。常规测量上肢血压，初次测量左右上肢血压，以血压高的一侧作为血压测量的上肢。当左右上肢血压（收缩压）之差大于20mmHg时，要进行四肢血压测量。

（3）选择合适的袖带和规范的测量技术，肥胖的人用宽袖带，儿童用窄袖带，以最大限度地减少测量误差。

（4）重复测量时应将袖带内气体完全排空后1分钟再测量。

2. **血压的正常值**　按照中国高血压防治指南（2018年修订版）的标准，我国成人血压水平的定义和分类见表4-2-1。

表4-2-1　成人血压标准及高血压分类

类型	收缩压（mmHg）		舒张压（mmHg）
正常血压	< 120	和	< 80
正常高值	120 ~ 139	和（或）	80 ~ 89
高血压	≥ 140	和（或）	≥ 90
1级高血压（轻度）	140 ~ 159	和（或）	90 ~ 99
2级高血压（中度）	160 ~ 179	和（或）	100 ~ 109
3级高血压（重度）	≥ 180	和（或）	≥ 110
单纯收缩期高血压	> 140	和	< 90

注：当患者的收缩压与舒张压分属不同级别时，以较高的分级为准。

3. 血压变动的临床意义

（1）高血压（hypertension）：血压高于正常标准称为高血压。90%~95%的血压升高原因未明者称为原发性高血压，临床所见的高血压大多为原发性。若因某器官或基因缺陷、药物等导致的血压升高则为继发性高血压，多见于慢性肾炎、肾动脉狭窄、嗜铬细胞瘤、原发性醛固酮增多症、皮质醇增多症和妊娠中毒症等。

（2）低血压（hypotension）：血压低于90/60mmHg称为低血压。部分健康人，其血压长期低于90/60mmHg，但无任何不适症状，属于生理性低血压。病理性低血压根据其起病形式分为急性和慢性2类。急性低血压常见于休克、急性心肌梗死、心脏压塞等；慢性低血压根据病因不同，可分为直立性低血压、体质性低血压和继发性低血压等。

（3）双侧上肢血压差异常：正常人双侧上肢血压相似或有轻度差异。双侧上肢血压差为5~10mmHg，若两上肢血压相差大于10mmHg则属异常，主要见于多发性大动脉炎、先天性动脉畸形、血栓闭塞性脉管炎等。

（4）上下肢血压差异常：采用袖带法测量时，正常人下肢血压较上肢血压高20~40mmHg。若出现下肢血压等于或低于上肢血压，提示相应部位动脉狭窄或闭塞。见于主动脉狭窄、胸腹主动脉型大动脉炎、闭塞性动脉硬化、髂动脉或股动脉栓塞等。

（5）脉压增大或减小：健康成人脉压为40～60mmHg（平均50mmHg）。脉压大于40mmHg为脉压增大，多见于甲状腺功能亢进症、主动脉瓣关闭不全、严重贫血和主动脉硬化等。脉压小于30mmHg为脉压减小，见于主动脉瓣狭窄、心力衰竭、低血压、心包积液、缩窄性心包炎等。

（6）其他：新生儿血压平均为50～60/30～40mmHg。由成年期至老年期，血压随年龄的增长而稍有增高，男性较女性稍高，但老年人血压的性别差异较小。由于影响血压的因素较多，因此，不能根据一次的测量结果判断其正常与否，应根据多次测量结果综合判断。

三、发育与营养

（一）发育

发育（development）是否正常通过年龄、智力和体格成长状态（身高、体重及第二性征）及其之间相互的关系来进行综合判断。发育正常者，其年龄、智力与体格的成长状态处于均衡一致。成年以前，随年龄的增长，体格不断成长，在青春期，尚可出现一段生长速度加快的青春期急速成长期，属于正常发育状态。成人发育正常的指标包括：①头部的长度为身高的1/8～1/7。②胸围是身高的1/2。③双上肢水平展开后的长度约等于身高。④坐高等于下肢的长度，即等于身高的1/2。正常人各年龄组的身高与体重之间存在一定的对应关系。机体的发育情况受种族、遗传、内分泌、营养代谢、生活条件、体育锻炼、疾病等各种因素的影响。临床上的病态发育与内分泌的改变密切相关。

1. 身高（height）

（1）身高测量方法（裸足站立测量法）：身体保持挺直（脚跟、臀和肩部接触墙壁），头部保持中立位（枕部接触墙壁），测量地板与头皮最高点水平线的垂直距离。测量时，要压住头发或分开特别厚的头发，以免过高估计身高。身高以厘米记录（精确至0.5cm）。

（2）身高异常

1）线性生长过速：仅见于青少年晚期骨骺闭合之前，为垂体性生长激素分泌过多所致。骨骺闭合前生长激素分泌过多，线性生长超过了依据双亲身高计算的预期身高（显著背离生长曲线），使体格异常高大，提示垂体肿瘤所致的巨人症（gigantism）。骨骺闭合之后生长激素的过多分泌，可导致手、足、头骨、下腭等扩大及软组织增厚，而非身高的增加，称为肢端肥大症。

2）身材矮小症：提示生长激素产生不足、机体反应低下或营养障碍等。腺垂体功能减退者生长激素分泌不足可致体格异常矮小，称为垂体性侏儒症（pituitary dwarfism）。甲状腺对体格发育具有促进作用。发育成熟前，如果甲亢，由于代谢增强、食欲亢进，可导致体格发育有所改变；甲状腺功能减退可致体格矮小和智力低下，称为呆小病（cretinism）。

3）身体比例失调：①Marfan综合征（马方综合征）：患者身材较高，体型较瘦，颅骨长而窄，指骨细长，手臂张开指间距离超过身高。②Klinefelter综合征（先天性睾丸发育不全）：患者身材高、四肢长，下半身长于上半身，手臂张开指间距离小于身高（骨骼比例异常不是单纯由雄激素不足造成的），雄激素不足患者的指间距离大于身高。

4）身高下降：骨骼成熟后身高下降的原因仅可能是长骨长度、末端关节软骨（特别是臀、膝）、脊柱高度、椎间盘空隙（特别是腰椎）缩短或过度的脊柱弯曲。

2.第二性征（secondary sex） 性激素决定第二性征的发育，当性激素分泌受损时可导致第二性征的改变。结核、肿瘤等疾病可破坏性腺分泌功能，出现性腺功能低下所致的第二性征改变，男性患者出现阉人征（eunuchism），表现为上肢、下肢过长、骨盆宽大、无胡须、毛发稀少、皮下脂肪丰富、外生殖器发育不良、发音女声。女性患者出现乳房发育不良、闭经、体格男性化、多毛、皮下脂肪减少、发音男声。

3.体型（habitus） 是身体各部发育的外观表现，包括骨骼、肌肉、脂肪的成长与分布状态等。临床上将成年人的体型分为3种类型：

（1）正力型或匀称型（ortho-sthenic type）：身体各部分匀称适中，腹上角90°左右。见于大多数健康成人。

（2）超力型或矮胖型（sthenic type）：表现为体格粗壮、颈粗短、面红、肩宽平、胸围大、腹上角>90°。

（3）无力型或瘦长型（asthenic type）：体高肌瘦、颈细长、肩窄下垂、胸扁平、腹上角<90°。

（二）营养状态

营养状态（nutritional status）与食物的摄入、消化、吸收及代谢等因素密切相关，是评估个体健康和疾病程度的指标之一。尽管营养状态与多种因素有关，但对营养状态异常通常采用肥胖和消瘦进行描述。

1.营养状态的评价

（1）综合评价：营养状态的评估一般可根据皮肤、毛发、皮下脂肪及肌肉发育情况，结合年龄、身高、体重进行综合判断。最简便而迅速的方法是观察皮下脂肪充实的程度，尽管脂肪的分布存在个体差异，男女亦各有不同，但前臂屈侧或上臂背侧下1/3处脂肪分布的个体差异最小，为判断脂肪充实程度最方便和最适宜的部位。此外，在一定时间内监测体重的变化亦可反映机体的营养状态。临床上通常用良好、中等、不良3个等级对营养状态进行描述。①良好：黏膜红润、皮肤光泽、弹性良好，皮下脂肪丰满而有弹性，肌肉结实，指甲、毛发润泽，肋间隙及锁骨上窝深浅适中，肩胛部和股部肌肉丰满。②不良：皮肤黏膜干燥、弹性降低，皮下脂肪菲薄，肌肉松弛无力，指甲粗糙无光泽、毛发稀疏，肋间隙、锁骨上窝凹陷，肩胛骨和髂骨嶙峋突出。③中等：介于两者之间。

（2）测量体重：测量一定时期内体重的变化是观察营养状态最常用的方法，一般于清晨、空腹和排便排尿后，着单衣裤立于体重秤上进行测量。由于体重受身高的影响较大，因此，需要与身高作参照。临床上比较常用的参考指标如下：

1）计算理想体重：成人的理想体重可用以下公式粗略计算：理想体重（kg）＝身高（cm）－105。一般认为体重在理想体重±10%的范围内，属于正常；超过理想体重10%～20%为超重（overweight），超过理想体重20%以上为肥胖（obesity）；低于理想体重10%～20%为消瘦（emaciation），低于理想体重20%以上为明显消瘦，极度消瘦称为恶病质（cachexia）。

2）计算体重指数（body mass index，BMI）：其计算方法为：BMI ＝体重（kg）/身高^2（m^2）。按照世界卫生组织（WHO）标准，BMI 18.5～23.9为正常，25.0～29.9为超重，≥30.0为肥胖。按照我国标准，成人BMI的正常范围18.5～23.9，<18.5为消瘦，24.0～27.9为超重，≥28.0为肥胖。

3）测量皮褶厚度（skinfold thickness）：皮下脂肪可直接反映体内的脂肪量，与营养状态关系密切，可作为评估营养状态的参考。常用测量部位有肱三头肌、肩胛下和脐部，成人以肱三头肌皮褶厚度测量最常用。测量时受检者取立位，两上肢自然下垂，检查者站于其后，以拇指和示指在肩峰至尺骨鹰嘴连线中点的上方2cm处捏起皮折，捏起点两边的皮肤须对称，然后用重量压力为10g/mm^{2}的皮折计测量，于夹住后3秒内读数。一般取3次测量的均值。正常的范围为男性（13.1±6.6）mm，女性为（21.5±6.9）mm。

2.营养状态异常　包括营养不良和营养过剩。

（1）营养不良（malnutrition）：表现为消瘦，重者可呈恶病质。其发生主要是由于营养素摄入不足、消化吸收障碍或消耗增多。多见于长期或严重的疾病，如消化道疾病所致摄食障碍或消化吸收不良，神经系统、肝、肾病变引起的严重恶心与呕吐，活动性结核、肿瘤、糖尿病、甲状腺功能亢进症等所致的热量、蛋白质和脂肪消耗过多等。

（2）营养过剩（overnutrition）：体内中性脂肪过多积聚，表现为肥胖。按病因可分为以下两种。

1）单纯性肥胖：主要与摄食过多有关，常有一定的遗传倾向，与生活方式和精神因素等也有关系。临床表现特点为全身脂肪分布均匀，儿童期生长较快，青少年期有时可见外生殖器发育迟缓，一般无神经、内分泌与代谢系统功能或器质性异常。

2）继发性肥胖：多由某些内分泌与代谢性疾病引起，如腺垂体功能减退症、甲状腺功能减退症、肾上腺皮质功能亢进（Cushing综合征）及胰岛素瘤等。继发性肥胖者脂肪分布多有显著特征，如下丘脑病变所致肥胖性生殖无能综合征（frohlich syndrome）表现为大量脂肪积聚在面部、腹部、臀部及大腿；肾上腺皮质功能亢进表现为向心性肥胖（central obesity）。

四、面容与表情

面容（facial features）与表情（expression）是评价个体情绪状态和身体状况的重要指标。面容是指面部呈现的状态；表情是在面部或姿态上思想感情的表现。健康人表情自然，神态安详。患病后因病痛困扰，常出现痛苦、忧虑或疲惫的面容与表情。某些疾病发展到一定程度时，尚可出现特征性的面容与表情，对于疾病的诊断有重要的临床价值。通过视诊即可确定患者的面容和表情，临床上常见的典型面容如下：

1.急性病容（face of acute ill）　表情痛苦、躁动不安、面色潮红，有时可有鼻翼扇动、口唇疱疹等。多见于急性发热性疾病，如大叶性肺炎、疟疾、流行性脑脊髓膜炎等。

2.慢性病容（chronic disease facies）　面容憔悴，面色晦暗或苍白，目光暗淡。见于慢性消耗性疾病，如恶性肿瘤、肝硬化、严重结核病等。

3.甲状腺功能亢进面容（thyrotoxic facies）　表情惊愕、眼裂增大、眼球凸出、兴奋不安。见于甲状腺功能亢进。

4.黏液性水肿面容（myxedema facies）　面色苍白、颜面水肿、脸厚面宽、目光呆滞、反应迟钝、眉毛、头发稀疏。见于甲状腺功能减退症。

5.二尖瓣面容（mitral facies）　面色晦暗、双颊紫红、口唇发绀。见于风湿性心脏病二尖瓣狭窄。

6.肢端肥大症面容（acromegaly facies）　头颅增大、面部变长、下颌增大前突、眉弓及两颧隆起、唇舌肥厚、耳鼻增大。见于肢端肥大症。

7.满月面容（moon facies）　面圆如满月、皮肤发红、常伴痤疮。见于库欣综合征及长期应用肾上腺糖皮质激素者。

8.面具面容（masked facies）　面部呆板无表情、似面具样。见于帕金森病、脑炎、震颤性麻痹等。

9.贫血面容（anemic facies）　面色苍白、唇舌色淡、表情疲惫。见于各种原因所致的贫血。

10.肝病面容（hepatic facies）　面色晦暗、双颊有褐色色素沉着。见于慢性肝病。

11.肾病面容（nephrotic facies）　面色苍白、眼睑颜面水肿。见于慢性肾脏病。

12.病危面容（critical facies）　又称Hippocrates面容。面部瘦削，面色铅灰或苍白、目光晦暗、表情淡漠、眼眶凹陷、鼻骨峭耸。见于大出血、严重休克、脱水、急性腹膜炎等。

13.伤寒面容（typhoid face）　表情淡漠、反应迟钝呈无欲状态。见于肠伤寒、脑脊髓膜炎、脑炎等高热衰竭患者。

14.苦笑面容（risus sardonicus）　牙关紧闭、面肌痉挛、呈苦笑状。见于破伤风。

五、体位与步态

（一）体位

体位（position）是指身体所处的状态。体位的改变对判断病因、确定护理诊断及制订护理措施等具有参考意义。常见体位如下：

1.自动体位（active position） 身体活动自如，不受限制。见于正常人、轻症或疾病早期者。

2.被动体位（passive position） 不能自己随意调整或变换肢体和躯干的位置。见于瘫痪、极度衰弱或意识丧失者。

3.强迫体位（compulsive position） 为减轻疾病的痛苦而被迫采取的某种特殊体位。临床上常见的强迫体位可分为以下几种。

（1）强迫仰卧位（compulsive supine position）：仰卧，双腿屈曲，以减轻腹部肌肉的紧张。见于急性腹膜炎等。

（2）强迫俯卧位（compulsive prone position）：俯卧位可减轻脊背肌肉的紧张度。见于脊柱疾病。

（3）强迫侧卧位（compulsive lateral position）：见于一侧胸膜炎和大量胸腔积液者。胸膜疾病患者多卧向患侧，以通过限制胸廓活动减轻胸痛，同时有利于健侧代偿呼吸；大量胸腔积液者亦多卧向患侧，以利健侧代偿性呼吸，减轻呼吸困难。

（4）强迫坐位（compulsive siting position）：又称端坐呼吸（orthopnea）。患者坐于床沿，两手置于膝盖或床边。该体位可使膈肌下降，有助于胸廓和辅助呼吸肌运动，增加肺通气量，并可减少回心血量，减轻心脏负担。见于心肺功能不全者。

（5）强迫蹲位（compulsive squatting position）：患者在活动过程中，因感到呼吸困难或心悸，采取蹲踞体位或膝胸位以缓解症状。见于发绀型先天性心脏病。

（6）强迫停立位（compulsive standing position）：步行时心前区疼痛突然发作，患者常被迫立刻站立，并以手按抚心前区，待稍缓后，才离开原位继续行走。见于心绞痛。

（7）辗转体位（restless position）：腹痛发作时，患者辗转反侧，坐卧不安。见于胆石症、胆道蛔虫症、肠绞痛等。

（8）角弓反张位（opisthotonos position）：患者因颈及脊背肌肉强直，出现头向后仰，胸腹前凸，背过伸，躯干呈弓形。见于破伤风、脑炎、小儿脑膜炎。

（二）步态

步态（gait）是走动时所表现的姿态。健康人的步态可因年龄、机体状态和所受训练的影响而不同。如小儿喜急行或小跑，青壮年矫健快速，老年人则常为小步慢行。某些疾病可致步态发生改变，并具有一定的特征性。常见的异常步态有：

1.蹒跚步态（waddling gait） 走路时，身体左右摇如鸭步。见于佝偻病、大骨节病、进行性肌营养不良或双侧先天性髋关节脱位等。

2.酒醉步态（drunken gait） 行走时，躯干重心不稳，步态紊乱不能走直线如醉酒状。见于小脑疾病、酒精或巴比妥中毒。

3.共济失调步态（ataxic gait） 起步时一脚高抬，骤然垂落，双目下视，两脚间距很宽，摇晃不稳，闭目时不能保持平衡。见于脊髓疾病。

4.慌张步态（festination gait）　起步困难，起步后小步急速前冲，双脚擦地，身体前倾，越走越快，难以止步。见于帕金森病。

5.跨阈步态（steppage gait）　由于踝部肌腱、肌肉松弛而致患足下垂，行走时必须高抬下肢才能起步。见于腓总神经麻痹。

6.剪刀步态（scissors gait）　由于下肢肌张力增高，移步时下肢内收过度，下肢向下向内划弧圈，两腿交叉呈剪刀状。见于脑性瘫痪与截瘫患者。

7.间歇性跛行（intermittent claudication）　步行中因下肢突发性酸痛、软弱无力，被迫停止行进，需休息片刻后才能继续走动。见于动脉硬化性疾病、血栓性动脉脉管炎、高血压、腰椎间盘突出症等。

六、意识状态

意识（consciousness）是人对周围环境与自身的认知与觉察能力，为大脑功能活动的综合表现。正常人意识清晰，反应敏捷精确，思维活动正常，语言流畅、准确，言能达意。凡影响大脑功能活动的疾病都可引起不同程度的意识改变，称为意识障碍。意识障碍（disturbance of consciousness）是指个体对周围环境及自身状态的识别能力和觉察能力发生障碍的一种精神状态。任何原因引起高级神经中枢功能活动损害时，均可出现意识障碍，表现为对自身及外界环境的感知力、理解力、注意力、记忆力、定向能力、思维、情感和行为等精神活动不同程度的异常。患者可出现兴奋不安、思维紊乱、语言表达能力减退或失常、情感活动异常、无意识动作增加等。根据意识障碍的程度可将其分为嗜睡、意识模糊、昏睡、谵妄以及昏迷。

1.嗜睡　是最轻的意识障碍，呈现病理性倦睡，可被唤醒正确回答问题并做出相应的反应，对时间、空间和人物的定向力正常，停止刺激后患者又进入睡眠状态。

2.意识模糊　意识活动存在，但对时间、地点、人物等定向力障碍。

3.昏睡　是较严重的意识障碍，患者需经过强烈和连续的刺激（持续压眶刺激）才能唤醒，唤醒后反应迟钝，时间、空间定向力障碍，无法正常交流，一旦停止刺激立刻进入睡眠状态。

4.谵妄　患者在意识模糊的基础上同时出现了幻觉和幻想（多见于感染性疾病高热期和中毒性脑病）。

5.昏迷　是最严重的意识障碍，表现对周围事物和声光刺激丧失反应，意识活动完全中断和丧失，根据程度不同分为轻度、中度和重度。

判断患者意识状态多采用问诊，通过交谈了解患者的思维、反应、情感、计算及定向力等方面的情况。对较为严重者，尚应进行痛觉试验、瞳孔反射等检查，以确定患者意识障碍的程度。

第三节　皮肤评估

皮肤是人体最大器官，是身体与外在环境的第一层屏障。皮肤本身的疾病很多，许多疾病在病程中可伴随着多种皮肤病变和反应。皮肤的病变和反应有的是局部的，有的是全身的。皮肤病变除颜色改变外，亦可为湿度、弹性的改变，以及出现皮疹、出血点、紫癜、水肿及瘢痕等。皮肤病变的检查一般通过视诊观察，有时尚需配合触诊。

一、颜色

皮肤的颜色与种族遗传有关，并受到血液充盈度、色素量的多少、毛细血管分布及皮下脂肪厚薄的影响。同一种族可因毛细血管的分布、血液的充盈度、色素量的多少、皮下脂肪的厚薄不同而异，同一个人不同部位、不同生理及疾病状态、不同环境下也不相同。正常皮肤颜色均一，暴露部分微深，无发绀、黄染、色素沉着或脱失。肤色深者皮肤颜色改变较难评估，应结合巩膜、结膜、颊黏膜、舌、唇、手掌和脚掌等处的评估和比较来确定。临床常见皮肤颜色异常如下。

1.苍白（pallor）　皮肤黏膜苍白可由贫血、末梢毛细血管痉挛或充盈不足引起。见于惊恐、寒冷、虚脱、休克、主动脉瓣关闭不全及各种原因引起的贫血等。仅见肢端苍白，可能与肢体动脉痉挛或阻塞有关，如雷诺病、血栓闭塞性脉管炎等。

2.发红（redness）　皮肤发红是由于毛细血管扩张充血、血流加速、血量增加或红细胞数量增多所致。生理情况下见于情绪激动、运动、饮酒后等；病理情况下见于发热性疾病，如肺炎球菌肺炎、肺结核、猩红热、阿托品及一氧化碳中毒等。皮肤持久性发红，见于长期服用肾上腺糖皮质激素、真性红细胞增多症、库欣综合征等。

3.发绀（cyanosis）　皮肤黏膜呈青紫色，由于单位容积血液中脱氧血红蛋白量增高所致。常见的部位为面颊、舌、口唇、耳垂及肢端。常见于心肺疾病、亚硝酸盐中毒、还原血红蛋白增多或异常血红蛋白血症等。

4.黄染（stained yellow）　皮肤黏膜发黄称黄染。常见的原因有如下几种。

（1）黄疸：由于血清内胆红素浓度增高使皮肤黏膜发黄称为黄疸。血清总胆红素浓度超过34.2μmol/L时，可出现黄疸。黄疸引起皮肤黏膜黄染的特点是：①黄疸首先出现于巩膜、硬腭后部及软腭黏膜上，随着血中胆红素浓度的继续增高，黏膜黄染更明显时，才会出现皮肤黄染；②巩膜黄染是连续的，近角巩膜缘处黄染轻、黄色淡，远角巩膜缘处黄染重、黄色深。

（2）胡萝卜素增高：过多食用胡萝卜、南瓜、橘子、橘子汁等可引起血中胡萝卜素增高，当超过2.5g/L时，也可使皮肤黄染。其特点是：①黄染首先出现于手掌、足底、前额及鼻部皮肤；②一般不出现巩膜和口腔黏膜黄染；③血中胆红素不高；④停止食用富含胡萝卜素的蔬菜或果汁后，皮肤黄染逐渐消退。

（3）长期服用含有黄色素的药物：如米帕林、呋喃类等药物也可引起皮肤黄染。其特点是：①黄染首先出现于皮肤，严重者也可出现于巩膜；②巩膜黄染的特点是角巩膜缘处黄染重，黄色深；离角巩膜缘越远，黄染越轻，黄色越淡，这一点是与黄疸的重要区别。

5.色素沉着（pigmentation）　因表皮基底层的黑素增多，使部分或全身皮肤色泽加深，称为色素沉着。正常人身体外露部分、腋窝、乳头、乳晕、关节、肛门周围及外阴皮肤色素较深。如果这些部位的色素明显加深或其他部位出现色素沉着，则提示为病理征象。常见于慢性肾上腺皮质功能减退，其他如肝硬化、晚期肝癌、肢端肥大症、黑热病、疟疾以及使用某些药物如砷剂和抗肿瘤药物等，亦可引起不同程度的皮肤色素沉着。老年人全身或面部可出现散在的色素斑片，称老年斑。妊娠妇女的面部、额部出现棕褐色对称性色素沉着，称为妊娠斑。

6.色素脱失（depigmentation）　正常皮肤均含有一定量的色素，当缺乏酪氨酸酶致体内酪氨酸不能转化为多巴而形成黑素时，即可发生色素脱失。临床上常见的色素脱失有白癜风、白斑和白化症。

（1）白癜风（vitiligo）：为多形性大小不等的色素脱失斑片，多见于身体外露部位，发生后可逐渐扩大，但进展缓慢，无自觉症状，也不引起生理功能改变。见于白癜风患者，有时偶见于甲状腺功能亢进症、肾上腺皮质功能减退症及恶性贫血患者。

（2）白斑（leukoplakia）：多呈圆形或椭圆形色素脱失斑片，面积一般不大，常发生于口腔黏膜及女性外阴部，部分白斑可能为癌前期病变。

（3）白化病（albinism）：为全身皮肤和毛发色素脱失，头发可呈浅黄色或金黄色，为先天性酪氨酸酶合成障碍所致，属于遗传性疾病。

二、温度

通常以手背触摸皮肤表面评估皮肤的温度。正常人皮肤温暖，寒冷环境中手、足部温度可稍低。全身皮肤发热见于发热性疾病、甲状腺功能亢进症等。全身皮肤发冷见于休克、甲状腺功能减退症等。局部皮肤发热见于疖、痈、丹毒等炎症。肢端发冷见于雷诺病。

三、湿度

皮肤湿度（moisture）与汗腺分泌功能、气温、空气的湿度变化有关。在气温高、湿度大的环境中出汗增多是正常生理的调节反应。出汗多者皮肤较湿润，出汗少者皮肤较干燥。在病理情况下，可发生出汗增多或无汗，具有一定的诊断价值。可表现为：①多汗：如风湿病、结核病和布氏杆菌病出汗较多；甲状腺功能亢进症、佝偻病、脑炎后遗症亦经常伴有多汗。②盗汗：夜间入睡后出汗称为盗汗，多见于结核病。③冷汗：手足皮肤发凉而大汗淋漓称为冷汗，见于休克和虚脱患者。④少汗及无汗：见于维生素A缺乏、黏液性水肿、硬皮病、脱水、尿毒症等。

四、弹性

皮肤弹性（elasticity）与年龄、皮下脂肪、营养状态、组织间隙所含液体量有关。儿童与青年皮肤紧张富有弹性；中年以后皮肤组织逐渐松弛，弹性减弱；老年皮肤组织萎缩，皮下脂肪减少，皮肤弹性差。评估皮肤弹性的部位：通常为手背或上臂内侧肘上3~4cm。方法：评估者用示指和拇指将皮肤捏起，1~2秒后松开，观察皮肤皱褶平复速度。正常人于松手后皮肤皱褶迅速平复；皮肤皱褶平复缓慢者为皮肤弹性减弱，见于慢性消耗性疾病、严重脱水或营养不良的患者。发热时血液循环加速，周围血管充盈，可使皮肤弹性增加。

五、水肿

水肿（edema）是指人体组织间隙过量积液而引起的组织肿胀，主要通过视诊和触诊进行检查。明显水肿者，水肿部位的皮肤紧张、发亮，较易确定。轻度水肿者，视诊不易发现，需与触诊结合。触诊时，若手指按压局部组织后发生凹陷，称为凹陷性水肿。组织外观明显肿胀，但指压后无凹陷，称非凹陷性水肿。颜面、胫骨前内侧及手、足背皮肤肿胀，伴有皮肤发白、干燥、粗糙，指压后无组织凹陷者，称为黏液性水肿，见于甲状腺功能减退症；下肢不对称性皮肤增厚、粗糙、毛孔增大，有时出现皮肤皱褶，指压无凹陷，可累及阴囊、大阴唇和上肢，称为象皮肿（elephantiasis），见于丝虫病。

检查水肿时，用手指按压后应停留片刻，观察有无凹陷及平复情况。常用的检查部位有胫骨前、踝部、足背、腰骶部及额前等浅表骨面部位。临床上根据全身水肿的程度将水肿分为轻、中、重三度。①轻度：水肿仅见于眼睑、眶下软组织，胫骨前及踝部皮下组织，指压后组织轻度凹陷，平复较快。②中度：全身疏松组织均可见明显水肿，指压后组织凹陷较深，平复缓慢。③重度：全身组织严重水肿，身体低垂部位的皮肤紧张、发亮，甚至有液体渗出，可伴有胸腔、腹腔和鞘膜腔积液，外阴部也可见明显水肿。

六、皮肤异常

（一）皮疹

皮疹（skin rash）多为全身性疾病的征象之一，是临床上诊断某些疾病的重要依据。评估皮疹的方法：皮疹的出现规律和形态有一定特异性，评估皮疹时仔细观察和记录其出现和消失的时间、发展顺序、分布部位、形状、颜色、大小，压之是否褪色，平坦或隆起，有无瘙痒、脱屑等。常见于皮肤病、传染病、药物及其他物质所致的过敏反应等。皮疹的种类很多，常见有以下几种。

1.斑疹（maculae）　局部皮肤颜色发红，一般不凸出皮面也无凹陷。见于斑疹伤寒、丹毒、风湿性多形性红斑等。

2.丘疹（papules） 为较小的实质性皮肤隆起伴有皮肤颜色改变。见于药物疹、麻疹、猩红热、湿疹等。

3.玫瑰疹（roseola） 是一种鲜红色的圆形斑疹，直径2～3mm，压之褪色，松开后又复出现，为病灶周围血管扩张所致。多出现于胸腹部，为伤寒或副伤寒的特征性皮疹。

4.斑丘疹（maculopapule） 丘疹周围有皮肤发红的底盘称为斑丘疹。见于风疹、药物疹、猩红热。

5.荨麻疹（urticaria） 为局部皮肤暂时性的水肿性隆起，大小不等，形态不一，苍白或淡红，伴瘙痒，消退后不留痕迹。为速发性皮肤变态反应所致，常见于各种过敏反应。

6.疱疹（bleb） 为局限性高出皮肤表面的腔性皮损，颜色可因腔内所含液体不同而异。腔内液体为血清、淋巴液，直径小于1cm者为小水疱，可见于单纯疱疹、水痘等。直径大于1cm为大水疱。腔内含脓者为脓疱，脓疱可以原发也可以由水疱感染而来，可见于糖尿病足和烫伤者。

（二）皮下出血

皮下出血（subcutaneous hemorrhage）为血管性皮肤损害，也可发生于黏膜下，常见于造血系统疾病、重症感染、外伤、某些血管损害性疾病、病毒（如埃博拉病毒、登革热病毒）或药物中毒等。除血肿以外，一般皮下出血不高出皮面，压之不褪色，借此可与皮下充血相鉴别。根据出血面积大小可分为以下几种：

1.出血点（petechia） 直径不超过2mm的皮肤黏膜出血，又称瘀点。可出现于全身各部位，尤其多见于四肢和躯干，早期呈暗红色，约1周左右可被完全吸收。常见于血小板减少或功能异常。

2.紫癜（purpura） 直径3～5mm的皮下出血，其特点与出血点基本相同。常见于血小板减少、血小板功能异常或血管壁缺陷。

3.瘀斑（ecchymosis） 直径5mm以上的皮肤片状出血，常见于肢体易摩擦、磕碰的部位和针刺处，初期呈暗红色或紫色，逐渐转为黄褐色、黄色或黄绿色，2周左右可被完全吸收。瘀斑常提示血管壁缺陷和凝血障碍，大片瘀斑见于严重凝血障碍性疾病、纤维蛋白溶解亢进以及严重血小板减少或功能异常。

4.血肿（hematoma） 片状出血并伴有局部皮肤明显隆起，常见于严重凝血障碍性疾病，如血友病。

（三）蜘蛛痣与肝掌

蜘蛛痣（spider angioma）是皮肤小动脉末端分支性扩张形成的血管痣，形似蜘蛛，大小不等，主要出现在面、颈、手背、上臂、前臂、前胸和肩部等上腔静脉分布的区域内。蜘蛛痣的特点：检查时用棉签等物品压迫痣中心，其辐射状小血管网消失，去除压力后又复出现。一般认为蜘蛛痣的发生与肝脏对雌激素的灭活作用减弱、体内雌激素水平升高有关，见于急性、慢性肝炎或肝硬化患者，偶可见于妊娠妇女及健康人。慢性肝病患者大小鱼际处皮肤发红，加压后褪色，称为肝掌（liver palm）。其发生机制同蜘蛛痣。

（四）压力性损伤

压力性损伤（pressure injury）是指由于强烈和（或）长期存在的压力或压力联合剪切力导致的局部继发性皮肤损害，可表现为皮肤完整或形成开放性溃疡，常伴有疼痛，多发生于骨隆突处、医疗或其他器械压迫处。对于压力性损伤的研究和认识经历了一个不断深入探索的过程，最早认为是因长期卧床所致而被称为压疮（bed sore），后认识到其发生是压力、剪切力与摩擦力共同作用的结果，因而称为压疮（pressure sore）或压力性溃疡（pressure ulcer）。对已发生的压疮，根据组织损伤的程度分为4期：

Ⅰ期：皮肤完整，有不变色的红斑形成及其他皮肤溃疡的先兆损害，在不同个体可表现为皮肤发黑、变色和皮肤温度改变、水肿或硬化。

Ⅱ期：表皮和（或）真皮缺失，出现表层水疱、破皮或浅表溃疡。

Ⅲ期：皮肤破溃扩展，通过真皮层达脂肪组织，溃疡表面出现较深凹陷，可继发感染。

Ⅳ期：皮肤全层广泛坏死，累及肌肉、骨骼和其他支撑组织，形成窦道或坏死。

2009年美国压疮专家咨询委员会（NPUAP）与欧洲压疮专家咨询委员会（NPUAP）对压疮分期进行了更新和补充，增加了下述2种情况：①不可分期，即皮肤全层组织缺失，但溃疡完全被创面的坏死组织或焦痂所覆盖，无法确定其实际深度，须彻底清除坏死组织或焦痂，暴露出创面基底后确定其实际深度和分期。②可疑深部组织损伤，即皮肤完整，但因皮下软组织受损和（或）断裂而出现局部皮肤变色呈紫色或红褐色，或有血疱。与邻近组织相比，这些区域可出现疼痛、硬结、糜烂、松软、皮温升高或降低。2016年美国压疮专家咨询委员会发布公告将压疮更名为压力性损伤（pressure injury），认为压疮只是压力性损伤中的一种形式，同时对原有的分期系统进行了调整，用阿拉伯数字代替之前的罗马数字，去掉了"可疑深部组织损伤"中的"可疑"，即新的分期系统为：1期、2期、3期、4期，不可分期及深部组织损伤。同时新增了医疗器械相关压力性损伤（medical device related pressure injury）及黏膜压力性损伤（mucosal membrane pressure injury）2个概念，拓展了压力性损伤的范畴。

多数情况下的压力性损伤是可以预防的，因此进行风险评估具有重要意义，临床上广泛使用Braden量表（表4-3-1）进行压力性损伤风险评估。2019年正式发布的《压力性损伤的预防和治疗：临床和实践指南》（第3版）建议在风险评估时关注有压力性损伤史、压力点疼痛以及糖尿病患者发生压力性损伤的风险。

表4-3-1 Braden 量表

评估项目	评分及依据			
	4分	3分	2分	1分
意识状态	意识清醒	反应迟缓	意识模糊	木僵/昏迷
活动能力	行动自如	辅助可行	能够坐起	长期卧床
肢体活动度	完全能动	稍微限制	极度限制	不能活动

评估项目	评分及依据			
	4分	3分	2分	1分
进食情况	进食足够	进食不足	进食量少	不能进食
尿失禁和（或）皮肤受潮	皮肤干爽	偶有受潮	经常受潮	持续受潮
皮肤情况	皮肤正常	颜色异常	温度异常	干燥、脱水或水肿

（五）皮下结节

皮下结节（subcutaneous tubercle）较大的通过视诊即可发现，对较小的结节则必须通过触诊方能查及。无论大小结节均应触诊检查，注意其大小、硬度、部位、活动度及有无压痛等。常见的皮下结节有下列几种：

1.风湿结节（rheumatoid nodules） 位于关节、骨隆突附近，圆形质硬无压痛的皮下结节，其数目不多，且大小不等（直径为0.5～2.0cm）。见于风湿热和类风湿等疾病。

2.囊蚴结节（Capsule larva nodules） 于躯干、四肢皮下出现黄豆或略大的结节，其特点为圆形或椭圆形，表面平滑，无压痛，与皮肤无粘连，可推动，质地硬韧，数目多少不一。见于囊尾蚴病，也称囊虫病。

3.痛风结节（tophus） 也称痛风石，是血液尿酸浓度增高，尿酸盐结晶在皮下结缔组织沉积所致。一般以外耳的耳郭、跖趾、指（趾）关节及掌指关节等部位多见。为大小不一（直径为0.2～2cm）黄白色结节，为痛风特征性病变。

4.结节性红斑（erythema nodosum） 多见于青壮年女性，好发于小腿伸侧，常为对称性，大小不一（直径为1～5cm）、数目不等的疼痛性结节。皮损由鲜红色变为紫红色，最后可为黄色。常持续数天或数周而逐渐消退，不留瘢痕。见于溶血性链球菌感染、自身免疫性疾病等。

5.其他

（1）脂膜炎结节（the nodules of adipositis）：见于脂膜炎。

（2）动脉炎结节（arteritis nodule）：见于结节性多发动脉炎。

（3）Osler小结（Osler nodules）：见于感染性心内膜炎。

（六）瘢痕

瘢痕（scar tissue）指皮肤外伤或病变愈合后结缔组织增生形成的斑块。表面低于周围正常皮肤者为萎缩性瘢痕；高于周围正常皮肤者为增生性瘢痕。外伤、感染及手术等均可在皮肤上遗留瘢痕，为曾患某些疾病的证据。患过皮肤疮疖者在相应部位可遗留瘢痕；患过天花者，在其面部或其他部位有多数大小类似的瘢痕；颈淋巴结结核破溃愈合后的患者常遗留颈部皮肤瘢痕。

（七）毛发

毛发（hair）的颜色、曲直与种族有关，其分布、多少和颜色可因性别与年龄而有不同，亦受遗传、营养和精神状态的影响。正常人毛发的多少存在一定差异，一般男性体毛较多，阴毛呈菱形分布，以耻骨部最宽，上方尖端可达脐部，下方尖端可延至肛门前方；女性体毛较少，阴毛多呈倒三角形分布。中年以后因毛发根部的血运和细胞代谢减退，头发可逐渐减少或色素脱失，形成秃顶或白发。毛发的多少及分布变化对临床诊断有辅助意义。毛发增多见于一些内分泌疾病，如库欣综合征及长期使用肾上腺皮质激素及性激素者，女性患者除一般体毛增多外，尚可生长胡须。病理性毛发脱落常见于以下原因：

1.头部皮肤疾病　如脂溢性皮炎、螨寄生等可呈不规则脱发，以顶部为著。

2.神经营养障碍　如斑秃，脱发多为圆形，范围大小不等，发生突然，可以再生。

3.发热性疾病　如伤寒等。

4.内分泌疾病　如甲状腺功能减退症、垂体功能减退症及性腺功能减退症等。

5.理化因素　如过量的放射线影响，某些抗癌药物如环磷酰胺、顺铂等。

第四节　体表淋巴结评估

淋巴结分布于全身各部位，有浅、深之分。一般检查仅能发现体表浅淋巴结的变化。正常情况下，浅表淋巴结体积较小，直径一般在0.2~0.5cm，其表面光滑，质地柔软，与毗邻组织无粘连，因此不容易被触及，也无压痛。

一、浅表淋巴结分布

浅表淋巴结以组群分布，一个组群的淋巴结收集特定区域的淋巴液，局部炎症或肿瘤可引起浅表淋巴结分布对应区域的淋巴结肿大。全身浅表淋巴结的分布与部位如下。

（一）头面部

1.耳前淋巴结　位于耳屏的前方。

2.耳后淋巴结　位于耳后乳突表面，胸锁乳突肌止点处。

3.枕淋巴结　位于枕部皮下，斜方肌起点与胸锁乳突肌止点之间。

4.颌下淋巴结　位于颌下腺附近，下颌角与颏部中间的部位。

5.颏下淋巴结　位于颏下三角内，下颌舌骨肌表面，两侧下颌骨前端中点的后方。

（二）颈部

1.颈前淋巴结　位于胸锁乳突肌表面及下颌角处。

2.颈后淋巴结　位于斜方肌前缘。

3.锁骨上淋巴结　位于锁骨与胸锁乳突肌形成的夹角处（图4-4-1）。

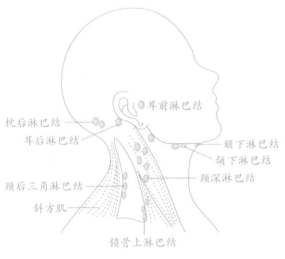

图4-4-1　头颈部淋巴结示意图

（三）上肢

1.腋窝淋巴结　　是上肢最大的淋巴结组群，分为5群：①外侧淋巴结群：位于腋窝外侧壁；②胸肌淋巴结群：位于胸大肌下缘深部；③肩胛下淋巴结群：位于腋窝后皱襞深部；④中央淋巴结群：位于腋窝内侧壁近肋骨及前锯肌处；⑤腋尖淋巴结群：位于腋窝顶部。

2.滑车上淋巴结　　位于上臂内侧，内上髁上方3~4cm处，肱二头肌与肱三头肌之间的肌间沟内。

（四）下肢

1.腹股沟淋巴结　　位于腹股沟韧带下方的股三角内，又可分为上、下两群。上群位于腹股沟韧带下方，与韧带平行排列。下群位于大隐静脉上端，沿静脉走向排列。

2.腘窝淋巴结　　位于小隐静脉与静脉的汇合处。

一个组群的淋巴结收集一定区域的淋巴液。淋巴结收集淋巴液的范围见表4-4-1。

表4-4-1　淋巴结收集淋巴液的范围

淋巴结	收集范围
耳后、乳突区淋巴结	头皮
颈深淋巴结上群	鼻咽处
颈深淋巴结下群	咽喉、气管、甲状腺等处
锁骨上淋巴结群左侧	食管、胃等器官
锁骨上淋巴结群右侧	气管、胸膜、肺等
颌下淋巴结	口底、颊黏膜等
颏下淋巴结	颏下三角区内组织、唇和舌
腋窝淋巴结群	乳腺、胸壁等
腹股沟淋巴结群	下肢及会阴部

二、检查方法与顺序

淋巴结的检查方法包括视诊和触诊，以触诊为主。触诊时，护士以并拢的示指、中指、环指三指紧贴检查部位，由浅入深，以指腹按压。滑动的方式应取相互垂直的多个方向或转动式滑动。检查的一般顺序为耳前、耳后、枕骨下区、颈后三角、颈前三角、锁骨上窝、腋窝、滑车上、腹股沟和腘窝淋巴结。

触及肿大的淋巴结时应注意其部位、大小、数目、硬度、有无压痛、活动度、界限是否清楚，以及局部皮肤有无红肿、瘢痕和瘘管等，同时寻找引起淋巴结肿大的原发病灶。

三、淋巴结增大的临床意义

（一）局部淋巴结肿大

1.非特异性淋巴结炎　通常由引流区域的急、慢性炎症所引起，如急性化脓性扁桃体炎、咽喉炎可致颈淋巴结肿大，乳腺炎可致腋窝淋巴结肿大，会阴部、臀部、小腿炎症可致腹股沟淋巴结肿大。急性炎症初期，肿大的淋巴结质地柔软、有压痛、表面光滑、无粘连，增大到一定程度即停止。慢性炎症时，淋巴结质地较硬，最终淋巴结缩小或消退。

2.淋巴结结核　增大的淋巴结常发生于颈部，呈多发性，质地较硬，无压痛，大小不等，可相互粘连或与周围组织粘连，如发生干酪样坏死，则可触及波动感，晚期破溃后形成瘘管，愈合后形成瘢痕。

3.恶性肿瘤淋巴结转移　恶性肿瘤转移引起的淋巴结肿大通常质地坚硬或有象皮感，表面可光滑或有突起，与周围组织粘连，不易推动，一般无压痛。胃癌、食管癌多向左侧锁骨上淋巴结群转移，称为Virchow淋巴结，为胃癌、食管癌转移的标志；肺癌多向右侧锁骨上或腋窝淋巴结群转移。

淋巴结增大的部位及原因见表4-4-2。

表4-4-2　淋巴结增大的部位及原因

部　位	原　因
耳前和耳后	细菌感染或病毒性结膜炎
颈部	面部或口咽部感染、头皮感染、淋巴瘤
颌下	口腔感染、淋巴瘤、头颈部肿瘤
锁骨上	肿瘤、淋巴瘤
腋窝	上肢感染、乳腺癌、淋巴瘤、猫爪热
腹股沟	性病（如梅毒、淋病）和下肢感染

（二）全身淋巴结肿大

淋巴结肿大的部位累及全身，大小不等，无粘连。多见于淋巴瘤、白血病和传染性单核细胞增多症等。

第五节 头面部及颈部评估

头面部及颈部是人体最重要的外部特征之一，也是护士最先和最容易见到的部位。头部检查以视诊和触诊为主，检查内容包括头发与头皮、头颅及头面部器官。颈部检查内容主要包括颈部血管、甲状腺、气管。

一、头发与头皮

（一）头发

评估头发主要是观察头发的颜色、疏密度、有无脱发及脱发的特点。正常人头发的颜色、曲直和疏密度因种族遗传因素及年龄而异。儿童和老年人的头发较稀疏。随年龄增长，至老年时头发逐渐变白。病理性脱发可由疾病引起，常见于伤寒、甲状腺功能低下、脂溢性皮炎、斑秃等；也可由物理或化学因素引起，如放射治疗或肿瘤化学药物治疗后。检查时要注意评估脱发发生的部位、形状与头发改变的特点等。

（二）头皮

正常头皮呈白色，可有少量头皮屑。检查时，需拨开头发观察头皮的颜色，有无外伤、血肿、瘢痕、头皮屑、头癣、疖痈等。触诊有无缺损和肿块。

二、头颅

（一）检查方法与内容

头颅的评估包括视诊和触诊。视诊时，应注意观察头颅大小、外形变化及有无异常活动。通过触诊头颅的每一个部位，了解其外形、有无压痛和异常隆起。

头颅的大小以头围来衡量，评估时用皮尺测量自眉间最突出处经枕骨粗隆绕头一周的长度。新生儿头围大约34cm，并随年龄的增长而增大，出生后前半年增加8～10cm，后半年平均增加2～4cm；正常成人头围≥53cm。

（二）头颅大小与形态异常

头颅的大小或形态异常可能为某些疾病的判断提供依据，常见的头颅异常有以下几种。

1.小颅 指头围小于同性别、同年龄组平均头围的2个标准差。通常由囟门过早闭合引起，常伴有智力障碍。

2.巨颅 额、顶、颞及枕部突出膨大呈圆形，头颅明显增大，对比之下颜面很小。由于颅内压增高，压迫眼球，形成双目下视，巩膜外露的特殊表情，称为"落日征"。常见于脑积水。

3.方颅 前额左右突出，头顶平坦呈方形。见于先天性梅毒、佝偻病、先天性成骨不全等。

4.长颅　自颅顶至下颌部的长度明显增大。见于马方综合征及肢端肥大症。

5.尖颅　又称塔颅。头顶部尖突高起，造成与颜面的比例异常，是由于矢状缝与冠状缝过早闭合所引起。常见于Apert综合征。

6.变形颅　发生于中年人，以颅骨增大变形为特征，同时伴有长骨的骨质增厚与弯曲，见于畸形性骨炎（Paget病）。

（三）头部运动异常

一般经视诊即可发现头部运动异常。不能抬头见于重症肌无力、进行性肌萎缩；头部活动受限常见于颈椎病；头部不随意运动见于帕金森病；与颈动脉搏动一致的点头运动，称为De Musset征，见于严重的主动脉瓣关闭不全。

三、颜面及其器官

颜面为头部前面不被头发遮盖的部分，面部器官本身病变及全身性疾病均可引起颜面部出现特征性的改变。

（一）眼

眼的评估依照由外向内，先右后左的顺序进行。眼的评估包括外眼、内眼和视功能的评估。检查眼外部时，借助自然光或用手电筒斜照光进行；检查眼底时，应在暗室内佩戴检眼镜检查。

1.眉毛　正常人眉毛一般内侧与中间较为浓密，外侧较稀疏。如果外1/3的眉毛过于稀疏或脱落，见于腺垂体功能减退症或黏液性水肿；眉毛特别稀疏或脱落见于麻风病。

2.眼睑　眼睑分上眼睑和下眼睑。正常睁眼时两侧眼裂宽度相等，闭眼时上下眼睑闭合，无眼睑水肿等。评估时需要注意有无眼睑水肿、眼睑内翻、上睑下垂、闭合障碍，有无包块、压痛、倒睫等。常见眼睑异常及临床意义见表4-5-1。

表4-5-1　眼睑异常及临床意义

眼睑异常	临床意义
眼睑水肿	眼睑皮下组织疏松，轻度或初发水肿常在眼睑表现出来，见于肾炎、营养不良、贫血以及血管神经性水肿
睑内翻	由于瘢痕形成使睑缘向内翻转，见于沙眼
上睑下垂	双侧上睑下垂见于重症肌无力；单侧上睑下垂见于蛛网膜下腔出血、脑炎、外伤等所致动眼神经麻痹
眼睑闭合障碍	双侧眼睑闭合障碍伴有眼球突出、眼裂增宽，见于甲亢；单侧眼睑闭合障碍，见于面神经麻痹
倒睫	由于睫毛囊瘢痕性收缩，睫毛乱生所致，常见于沙眼、睑缘炎、外伤、烧伤等

3.结膜　结膜分为睑结膜、穹隆部结膜和球结膜三部分。检查上睑结膜时需翻转眼睑，其

方法为：用示指和拇指捏住上睑中部的边缘，嘱患者双目下视，然后轻轻向前下方牵拉，同时以示指向下压迫睑板上缘，并与拇指配合将睑缘向上翻转，观察结膜状况。检查后轻轻向下牵拉上睑，同时嘱患者上视使眼睑恢复正常位置。正常睑结膜为粉红色。结膜的常见异常见表4-5-2。

结膜异常	临床意义
结膜苍白	贫血
结膜发黄	黄疸
颗粒与滤泡	沙眼
球结膜水肿	重症水肿、颅内压增高
结膜充血	可见结膜发红及血管充盈，常见于结膜炎或角膜炎
结膜出血	散在的出血点见于感染性心内膜炎；大片结膜下出血，见于高血压和动脉硬化

4.眼球　正常人双侧眼球对称，无突出或凹陷。眼球评估主要检查眼球的外形与运动。检查眼球运动时，护士将示指置于患者眼前30～40cm处，嘱其头部固定，眼球随示指方向按左→左上→左下及水平向右→右上→右下6个方向移动。每一方向代表一对配偶肌的功能。正常人双眼可随着示指所示6个方向移动。若有某一方向运动受限，提示该对配偶肌的功能障碍。常见的眼球外形或运动异常有：

（1）眼球突出：双侧眼球突出常见于甲状腺功能亢进症。患者除眼球突出外，还可伴有以下眼征：①Stellwag征：瞬目减少；②Joffroy征：上视时无额纹出现；③Graefe征：眼球下转时上睑不能相应下垂；④Mobius征：表现为集合运动减弱，即目标由远处逐渐移近眼球时，两侧眼球不能适度内聚。单侧眼球突出多见于眶内占位性病变或局部炎症，偶见于颅内病变。

（2）眼球下陷：双眼球下陷见于严重脱水、消瘦或慢性消耗性疾病；单侧下陷见于Horner综合征和眶尖骨折。

（3）眼球运动异常：由于支配眼肌运动的神经麻痹而引起的斜视称为麻痹性斜视，见于Horner综合征。双侧眼球发生一系列有规律的快速往返运动，称为眼球震颤；检查方法是嘱患者眼球随护士所指方向运动数次，观察是否出现震颤；自发的眼球震颤见于小脑疾病、耳源性眩晕、视力严重低下等。

5.眼压　可通过触诊法或眼压计测量眼压。应用触诊法时，嘱患者下视（不能闭眼），用两示指置于患者上睑眉弓和睑板上缘之间交替轻按上眼睑，判断其软硬度；此法虽简便易行，但不准确。如发现眼压异常，应运用眼压计测量。正常眼压范围为11～21mmHg（1.47～2.79kPa）。眼压升高，常见于青光眼；眼压降低伴双侧眼球内陷，见于眼球萎缩或脱水。

6.角膜 角膜表面有丰富的感觉神经末梢，对刺激十分敏感。正常角膜透明，表面光滑、湿润、无血管。评估时注意角膜的透明度，有无溃疡、云翳、白斑、软化、新生血管等。老年人由于类脂质沉着，角膜边缘及周围出现灰白色混浊环，称为老年环，无自觉症状，亦不妨碍视力，无临床意义。云翳与白斑如发生在角膜的瞳孔部位，可引起不同程度的视力障碍。常见的角膜异常有如下几种。

（1）角膜软化：常见于婴幼儿营养不良以及维生素A缺乏。

（2）角膜周边血管增生：可能为严重沙眼所致。

（3）角膜边缘出现的黄色或棕褐色色素环：环的外缘较清晰，内缘较模糊称为Kayser-Fleischer环（凯-弗环），见于肝豆状核变性（Wilson病）。

7.巩膜 正常巩膜呈不透明瓷白色。巩膜黄染见于黄疸。中年以后，因脂肪沉着，内眦可见黄色斑块，呈不均匀分布，应与黄疸鉴别。血液中黄色色素成分如胡萝卜、米帕林（阿的平）等增多时也可出现巩膜黄染，但一般只出现于角膜周围或在该处最明显。

8.虹膜 正常虹膜纹理近瞳孔部分呈放射状排列，周边呈环形排列。虹膜纹理模糊或消失见于虹膜炎症、水肿或萎缩；虹膜形态异常或有裂孔，见于虹膜后粘连、外伤或先天性虹膜缺损等。

9.瞳孔 瞳孔为虹膜中央的孔洞，可反映中枢神经的功能，为危重症患者的主要监测项目。评估时注意观察瞳孔的形状、大小，双侧是否等大、等圆，对光反射是否正常等。

（1）瞳孔形状与大小：正常瞳孔呈圆形，双侧等大，直径为2～5mm，婴幼儿及老年人稍小，青少年较大；昏暗处较小，明亮处较大。副交感神经兴奋时，如深呼吸、脑力劳动等情况下，瞳孔较小；交感神经兴奋时，如惊恐、疼痛等情况下，瞳孔较大。病理情况下瞳孔变化的临床意义见表4-5-3。

表4-5-3 瞳孔变化及临床意义

瞳孔变化	临床意义
形态改变	青光眼或眼内肿瘤时瞳孔呈椭圆形；虹膜粘连时形状可不规则
瞳孔缩小	虹膜炎，有机磷中毒、毛果芸香碱、吗啡和氯丙嗪等药物反应
瞳孔扩大	外伤、颈交感神经刺激、青光眼绝对期、视神经萎缩，以及阿托品、可卡因等药物反应
大小不等	脑外伤、脑肿瘤、脑疝等颅内病变

（2）瞳孔对光反射：包括直接对光反射和间接对光反射。正常人当受到光线刺激后瞳孔立即缩小，移开光源后瞳孔迅速复原。直接受到光线刺激一侧瞳孔的反应，称为直接对光反射；而另一侧瞳孔也会出现同样的反应，称为间接对光反射。检查时，通常用手电筒分别照射两侧瞳孔并观察其反应。瞳孔对光反射以敏捷、迟钝、消失加以描述。正常人瞳孔对光反射敏

捷。瞳孔对光反射迟钝或消失，见于昏迷患者；两侧瞳孔散大并伴对光反射消失为濒死状态的表现。

（3）集合反射：评估者将示指置于患者眼前1m外，嘱其注视示指，同时将示指逐渐移向患者的眼球，距离眼球5～10m处，正常人此时可见双眼内聚，瞳孔缩小，称为集合反射。动眼神经功能受损时，集合反射消失。

10.眼底检查　眼底检查要求患者在不扩瞳和不戴眼镜的情况下，借助检眼镜进行，主要观察内容包括视网膜血管、视神经乳头、黄斑区及视网膜各象限。正常视神经乳头呈圆形或卵圆形，边缘清楚，色淡红，颞侧较鼻侧颜色稍淡，中央凹陷。动脉色鲜红，静脉色暗红，动静脉管径的正常比例为2∶3。黄斑部呈暗红色、无血管，视网膜透明，呈深橘色。

视盘水肿见于脑炎、脑膜炎、脑脓肿、颅内肿瘤、外伤等所致的颅内压增高。高血压、糖尿病等均可引起视盘及视网膜血管的特征性改变。如糖尿病患者视网膜血管病变主要表现为静脉扩张迂曲，视网膜有点状或片状深层出血，晚期可出现视网膜剥离。

11.视功能检查　视功能评估包括视力、色觉和视野等检查。

（1）视力：视力分为远视力和近视力，常采用通用的国际标准视力表进行检查。视力检查可初步判断有无近视、远视、散光，或器质性病变如白内障、眼底病变等。检查远视力时，患者距离视力表5m远，两眼分别检查，以能看清"1.0"行视标者为正常视力。如1m处不能辨认"0.1"行视标者，改为"数手指"，即辨认护士所示的手指数。手指移近眼前5cm仍数不清者，改为指动检测。不能看到眼前手动者，再到暗室中检测其光感是否存在，如光感消失，即为失明。检查近视力时，在距视力表33cm处，能看清"1.0"行视标者为正常视力。

（2）色觉：色觉检查需要在适宜的光线下进行，使患者在50cm处读出色盲表上的数字成图像。患者在5～10秒内不能读出表上的彩色数字或图像，可按色盲表的说明判为某种色弱或色盲。色弱是对某种颜色的识别能力减低；色盲是丧失对某种颜色的识别能力。色觉异常可分为先天性和后天性2种，后天性者多由视网膜病变、视神经萎缩等引起。

（3）视野：当眼球向正前方凝视不动时所能看见的空间范围，为视野反映黄斑中心凹以外的视网膜功能。粗略测定视野的方法为：与患者相对而坐，1m距离，检查右眼时，遮住患者左眼，同时遮住检查者右眼。在检查者与患者中间距离处，检查者将手指分别自上、下、左、右等4个方向从外周逐渐向眼的中央部移动，嘱患者在发现手指时立即示意。如患者与检查者在各方向同时看到手指，则视野大致正常。若对比检查结果异常或有视野缺失，可利用视野计进行精确测定。视野在4个方向均缩小者，称为向心性视野缩小。在视野内的视力缺失区称为盲点。视野左或右的一半缺失称为偏盲，如发生双眼视野颞侧偏盲，见于视神经交叉以后的中枢病变。单侧不规则的视野缺失见于视神经或视网膜病变。

（二）耳

耳是听觉和平衡器官。

1.耳郭　评估耳郭的外形、大小、位置和对称性，注意观察是否存在畸形、外伤、瘢痕、瘘口、红肿、结节等。痛风者耳郭上可触及痛性小结，为尿酸盐沉积所致；耳郭红肿并有发热和疼痛者见于感染；检查耳郭时引起疼痛多提示炎症的可能。

2.外耳道 观察外耳道皮肤是否正常，有无红肿、流血、流脓等。外耳道有黄色液体流出伴痒感，常见于外耳道炎；局部红肿疼痛，伴耳郭牵拉痛见于疖肿；有脓液流出伴有全身中毒症状，见于急性化脓性中耳炎；外伤后有血液或脑脊液流出见于颅底骨折。此外，对于耳鸣患者，应注意其外耳道是否有耵聍、瘢痕狭窄或异物堵塞。

3.中耳 正常鼓膜平坦，颜色灰白，呈圆形，可见槌骨柄、松弛部及紧张部、光锥等标志。评估时先将耳郭向上后方牵拉，使外耳道变直，并用耳镜进行观察，观察有无鼓膜穿孔及穿孔的位置等。鼓膜呈灰白色或橘黄色提示中耳积液；呈紫红色或蓝黑色提示鼓室积血；真菌感染时鼓膜呈绿色。当鼓膜内陷时，短突凸出明显，槌骨柄向后上移位，光锥变形或消失，前后襞明显。如有流脓并有恶臭，可能为胆脂瘤。

4.乳突 乳突外壳由骨密质组成，内腔为大小不等的骨松质小房，乳突内腔与中耳相连，正常人乳突表面皮肤无红肿，触诊无压痛。乳突部皮肤红肿并伴明显压痛，多见于乳突炎，严重时可继发耳源性脑脓肿或脑膜炎。

5.听力 一般采用粗测法了解听力。方法为在安静的室内，嘱患者闭目静坐于椅子上，并用手堵住一侧外耳道，护士以拇指与示指互相摩擦或手持手表，自1m以外逐渐移近患者耳部，直到其听到声音为止，测量距离。用同样方法检测另一耳听力。正常人一般约在1m处即可听到捻指音或机械表声。测量两侧听力距离，相互比较并与标准听力表对照，以确定听力的好坏。如果粗测法发现有听力减退，建议进行精确法及其他相应的专科检查。精确法为使用音叉或电测听器进行的测试。听力减退可见于外耳道耵聍或异物、听神经损害、中耳炎等。

（三）鼻

视诊和触诊为鼻检查的主要方法。

1.鼻外形与颜色 评估时注意观察鼻的外形及皮肤颜色有无改变（表4-5-4）。

表4-5-4 鼻外形、皮肤颜色变化表现及临床意义

鼻的变化	表现	临床意义
蛙状鼻	鼻腔部分或完全阻塞，外鼻变形，鼻架宽平	鼻息肉
碟形红斑	鼻梁部皮肤出现红色斑块，高出皮面并向两侧颊部蔓延	系统性红斑狼疮
酒糟鼻	鼻尖和鼻翼皮肤发红，伴毛细血管扩张和组织肥厚	螨虫感染
鞍鼻	鼻梁塌陷	鼻骨骨折、先天性梅毒或麻风病

2.鼻翼扇动 表现为吸气时鼻孔开大，呼气时鼻孔回缩，常见于伴有呼吸困难的高热性疾病以及心源性哮喘或支气管哮喘发作时。

3.鼻腔 检查时用手将鼻尖轻轻上推，持电筒分别照射左右鼻腔。观察鼻黏膜的颜色，有无肿

胀或萎缩，鼻甲大小，鼻腔是否通畅，有无分泌物，鼻中隔有无偏曲及穿孔，有无鼻出血等。

（1）鼻黏膜：正常人鼻黏膜湿润呈粉红色，无充血、肿胀或萎缩。急性鼻炎时鼻黏膜充血肿胀，伴有鼻塞、流涕。慢性鼻炎时鼻黏膜组织肥厚。鼻黏膜萎缩、分泌物减少、鼻甲缩小、鼻腔宽大、嗅觉减退或丧失，多见于慢性萎缩性鼻炎。

（2）鼻腔分泌物：正常人鼻腔无异常分泌物，当鼻腔黏膜受刺激时可致分泌物增多。鼻、鼻窦或上呼吸道细菌性化脓性炎症时，鼻腔分泌物黏稠，发黄或发绿。

（3）鼻出血：多为单侧，见于外伤、鼻腔感染或鼻咽癌等。双侧鼻出血多由全身性疾病引起，如伤寒、流行性出血热、白血病等。若女性出现周期性鼻出血应考虑子宫内膜异位症。

4.鼻窦　鼻窦共4对，包括上颌窦、额窦、筛窦和蝶窦，蝶窦因解剖位置较深，不能在体表进行检查。鼻窦各窦口均与鼻腔相通，引流不畅时易发生感染。鼻窦检查各区有无压痛的方法见表4-5-5。

表4-5-5　鼻窦区压痛检查方法

鼻　窦	检查方法
上颌窦	双手拇指分别置于患者鼻侧颧骨下缘向后向上按压，其余4指固定在患者的两侧耳后
额窦	双手拇指分别置于患者眼眶上缘内侧，用力向后上按压，其余4指固定在患者头颅颞侧作为支点
筛窦	外伤、颈交感神经刺激、青光眼绝对期、视神经萎缩，以及阿托品、颠茄、可卡因等药物反应
大小不等	脑外伤、脑肿瘤、脑疝等颅内病变

（四）口

口的检查内容包括口唇、口腔黏膜、牙齿与牙龈、舌、咽、扁桃体和腮腺等。

1.口唇　观察口唇颜色，有无口唇干裂、疱疹、口角糜烂或口角歪斜等。正常人口唇红润光泽。常见的口唇异常如下：

（1）口唇颜色异常：口唇发绀见于心肺功能不全；口唇苍白见于贫血、休克、主动脉瓣关闭不全等；口唇呈樱桃红色见于一氧化碳中毒。

（2）口唇干裂：见于严重脱水。

（3）口唇疱疹：表现为口唇黏膜与皮肤交界处成簇的小水疱，半透明，初起有痒或刺激感，随后出现疼痛，1周左右结棕色痂，愈合后不留瘢痕，多为单纯疱疹病毒感染所致，常伴发于大叶性肺炎、流行性脑脊髓膜炎、疟疾等。

（4）口角糜烂：见于核黄素缺乏症。

（5）口唇肥厚增大：见于黏液性水肿、肢端肥大症及呆小症。

（6）口角歪斜：见于面神经麻痹或脑血管意外。

（7）唇裂：见于先天性唇裂及外伤等。

2.口腔黏膜 正常口腔黏膜光洁，呈粉红色。口腔黏膜检查应在充分的自然光线下进行，也可借助手电筒进行。检查口底黏膜和舌底部时，嘱患者舌头上翘触及硬腭。常见的口腔黏膜异常有：

（1）口腔黏膜斑片状蓝黑色色素沉着：见于肾上腺皮质功能减退（Addison病）。

（2）口腔黏膜损害：口腔黏膜出现大小不等的黏膜下出血点或瘀斑，见于各种出血性疾病或维生素C缺乏。若在相当于第二磨牙的颊黏膜处出现白色斑点，周围有红晕，称为麻疹黏膜斑（Koplik斑），为麻疹早期的体征。黏膜上有白色凝乳块状物（鹅口疮）为白假丝酵母菌（白念珠菌）感染引起，多见于长期使用广谱抗生素和抗肿瘤药物者。黏膜充血、肿胀并伴小出血点，称为黏膜疹（erathema），多为对称性，见于猩红热、风疹及某些药物中毒等。

3.牙齿 重点观察牙齿的颜色、数目，有无龋病、残根、缺齿和义齿等。若发现牙齿异常应按下列格式标明所在部位（图4-5-1）。

上

右　　8 7 6 5 4 3 2 1　　　1 2 3 4 5 6 7 8　　　左

　　　8 7 6 5 4 3 2 1　　　1 2 3 4 5 6 7 8

下

图4-5-1 牙列

1中切牙2侧切牙3尖牙第一前牙4第一前磨牙5第二前磨牙6第一磨牙7第二磨牙8第三磨牙

正常牙齿白色，排列整齐，无龋病（龋齿）、残根或缺牙。牙齿呈黄褐色称为斑釉牙，是由于长期饮用含氟量过高的水所致。中切牙切缘呈月牙形凹陷且牙齿间隙过宽，称为哈钦森（Hutchinson）牙，为先天性梅毒的重要体征。单纯牙齿间隙过宽见于肢端肥大症。

4.牙龈 正常牙龈呈粉红色，质坚韧且与牙颈部紧密贴合，压迫后无流脓及出血。评估牙龈时注意观察牙龈的形态、颜色及质地，注意有无肿胀、增生或萎缩、溢脓及出血等。牙龈肿胀见于牙龈炎，牙龈萎缩见于牙周病晚期。牙龈缘出血多见于牙结石，也可由全身疾病所致如维生素C缺乏症、血液系统疾病、肝病等。牙龈游离缘出现蓝灰色点线称为铅线，为铅中毒的特征。牙龈经挤压后有脓溢出，见于慢性牙周炎或牙龈瘘管等。

5.舌 正常人舌呈淡红色，表面湿润，覆有薄白苔，舌伸出居中，活动自如，无颤动。检查时嘱患者伸舌，舌尖翘起，并向左右侧移，以观察舌质、舌苔及舌的运动状态。局部或全身疾病均可使舌的颜色、形状、感觉或运动发生变化。舌常见的异常表现如表4-5-6。

6.咽及扁桃体 咽分为鼻咽、口咽和喉咽3个部分。进行咽及扁桃体检查时，嘱患者取坐位，头稍后仰，张口并发"啊"音，护士将压舌板放于患者舌的前2/3与后1/3交界处迅速下压，即可观察软腭、腭垂、咽腭弓、舌腭弓、扁桃体和咽后壁。检查时注意观察咽部颜色、对称性，有无充血、肿胀、分泌物及扁桃体的大小。正常人咽部无充血、无红肿及黏液分泌增多，扁桃体不大。

表4-5-6 舌的性状变化特点及临床意义

舌的变化	表现	临床意义
干燥舌	严重干燥舌者舌体缩小，有纵沟	大量吸烟、鼻部疾患、放射治疗后或阿托品作用
草莓舌	舌乳头发红、肿胀似草莓	猩红热和长期发热患者
牛肉舌	舌面绛红似牛肉状	糙皮病
裂纹舌	舌面上出现裂纹	舌面纵向裂纹见于梅毒性舌炎，横向裂纹见于Down病与核黄素缺乏
镜面舌	舌头萎缩、舌体较小，舌面光滑呈粉红色或红色	缺铁性贫血、重度营养不良及慢性萎缩性胃炎
毛舌	舌面敷有黄褐色或黑色毛	久病衰弱或长期使用广谱抗生素
地图舌	舌面出现如地图的黄色隆起，边缘不规则，数日可剥脱并恢复正常	原因不明，可能由核黄素缺乏引起

急性咽炎时，咽部黏膜充血、红肿，黏液腺分泌物增多。慢性咽炎时咽部黏膜充血，表面粗糙，并可见淋巴滤泡呈簇状增生。扁桃体炎症时腺体红肿，扁桃体窝内有黄白色分泌物或渗出物形成的苔状假膜，易剥离。咽白喉在扁桃体上形成的假膜不易剥离，强行剥离则易引起出血。

扁桃体肿大分为3度：扁桃体肿大，不超过咽腭弓者为Ⅰ度；超过咽腭弓者为Ⅱ度；达到或超过咽后壁中线者为Ⅲ度。

腮腺位于耳屏、下颌角、颧弓所构成的三角区内，正常人腮腺体薄而软，一般不能触及其轮廓。腮腺导管开口于上颌第二磨牙相对的颊黏膜上。检查时要观察导管口有无红肿及分泌物。腮腺肿大见于：急性流行性腮腺炎、急性化脓性腮腺炎、腮腺肿瘤等。

三、颈部检查

（一）颈部的外形与运动

正常人颈部直立，双侧对称，可自由伸曲、转动。男性甲状软骨较突起，女性不明显，侧转头时胸锁乳突肌突起。头稍后仰时，更易观察颈部的对称性、有无包块及瘢痕等。检查时，应注意颈部静态与动态时的改变；若头不能抬起见于重症肌无力、脊髓前角细胞炎、进行性肌萎缩。头部偏向一侧称为斜颈，见于颈肌外伤、瘢痕收缩、先天性颈肌挛缩。颈部运动受限伴疼痛，可见于软组织炎症、颈肌扭伤、颈椎结核或肿瘤等。颈强直为脑膜受刺激的体征，常见于脑膜炎、蛛网膜下隙出血等。

（二）颈部血管

1.颈静脉 评估颈静脉的充盈程度及有无颈静脉搏动。正常人去枕平卧位时颈静脉可稍见充盈，充盈水平仅限于锁骨上缘至下颌骨距离的下2/3以内；坐位或半坐位（上身与水平面呈45°）时，颈静脉不显露，也看不到颈静脉搏动。若平卧位时充盈的颈静脉超过正常水平，或半坐位时，颈静脉明显充盈称为颈静脉怒张，提示静脉压增高，见于右心衰竭、缩窄性心包炎、上腔静脉阻塞综合征，以及胸腔或腹腔压力增高时。平卧位时若看不到颈静脉充盈，提示低血容量状态。颈静脉搏动可见于三尖瓣关闭不全等。

2.颈动脉　正常人安静状态下见不到颈动脉搏动，仅在剧烈运动时才能见到。静息状态下出现明显的颈动脉搏动，多见于主动脉瓣关闭不全、高血压、甲亢及严重贫血等。由于颈动脉和颈静脉都可能发生搏动，且部位邻近，应加以区别。通常颈静脉搏动柔和，范围弥散，触诊无搏动感，而动脉搏动较强劲，呈膨胀性，搏动感明显。

（三）甲状腺

甲状腺位于甲状软骨下方和两侧，呈"H"形，由左右两侧叶和峡部组成，形态大小因人而异，表面光滑、柔软，不易触及。甲状腺检查一般按视诊、触诊和听诊的顺序进行。

1.视诊　患者取坐位，头后仰，嘱其做吞咽动作，观察甲状腺的大小和对称性。正常情况下，除女性在青春发育期甲状腺可略增大外，甲状腺外观不明显，若能看到其轮廓即可认为甲状腺肿大。

2.触诊　内容包括甲状腺的大小、硬度、对称性、表面光滑度，有无结节及震颤等。

（1）前面触诊：护士站立于患者前，一手拇指施压于一侧甲状软骨，将气管推向对侧；另一手示、中指在对侧胸锁乳突肌后缘向前推挤甲状腺侧叶，拇指在胸锁乳突肌前缘触诊，配合吞咽动作，重复检查，可触及被推挤的甲状腺。用同法检查另一侧甲状腺侧叶。最后自胸骨上切迹向上触摸甲状腺峡部。

（2）后面触诊：护士立于患者后面，一手示、中指施压于一侧甲状软骨，将气管推向对侧，另一手拇指在对侧胸锁乳突肌后缘向前推挤甲状腺，示、中指在其前缘触诊甲状腺，配合吞咽动作，重复检查。用同法检查另一侧甲状腺。最后用一手的示指自胸骨上切迹向上触摸甲状腺峡部。

3.听诊　正常甲状腺无血管杂音。甲状腺功能亢进者，可听到收缩期或连续性"嗡鸣"音。当触及肿大的甲状腺时，用钟形听诊器直接置于肿大的甲状腺上，注意有无血管杂音。

甲状腺肿大可分为三度：视诊无肿大但能触及者为Ⅰ度；视诊可见肿大又能触及，但在胸锁乳突肌以内者为Ⅱ度；超过胸锁乳突肌外缘者为Ⅲ度。甲状腺肿大常见于甲状腺功能亢进症、单纯性甲状腺肿、甲状腺癌、慢性淋巴性甲状腺炎等。

（四）气管

正常情况下，气管位于颈前正中。检查时嘱患者取坐位或仰卧位，使颈部处于自然直立状态。护士将右手示指与环指分别置于患者两侧胸锁关节上，中指置于胸骨柄上窝的气管正中，观察中指是否在示指与环指中间。也可比较气管与两侧胸锁乳突肌间的空隙大小是否一致。若两侧距离或空隙不等，则为气管移位。根据气管偏移的方向可判断病变的性质。大量胸腔积液、积气、纵隔肿瘤及单侧甲状腺肿大可将气管推向健侧；而肺不张、肺纤维化、胸膜粘连则可将气管拉向患侧。

第六节 胸部评估

胸部是指颈部以下，腹部以上的区域，主要由胸壁、胸廓、乳房、气管、支气管、肺、心脏、血管、淋巴结、血管、食管和纵隔等组成。胸部评估应在安静、温湿度适宜、光线充足的环境中进行。检查时充分暴露胸廓，根据病情或评估需要，患者可采取坐位或卧位，按照视诊、触诊、叩诊、听诊顺序进行，评估从前胸、侧胸到背部，由上至下进行评估，并注意两侧对称部位的对比。

一、胸部体表标志

胸部的体表标志包括骨骼标志、自然陷窝、线性标志和分区，用以标记正常胸廓内器官的轮廓和位置，以及异常体征的部位和范围。见表4-6-1、表4-6-2和表4-6-3。

表4-6-1 骨骼标志

标　志	评　价
胸骨	在前胸壁正中，由上而下包括胸骨柄、胸骨体和剑突
胸骨柄	位于胸骨上端略呈六角型的骨块，其上部两侧与左右锁骨的胸骨端相连，下方则与胸骨体相连接
胸骨角	又称 Louis 角，由胸骨柄与胸骨体的连接处向前突起而成。其两侧分别与第2肋软骨相连，是前胸壁数肋骨及肋间隙的主要标志。胸骨角还标志支气管分叉及主动脉弓水平，相当于第5胸椎水平
肋骨	共12对，第1～7肋骨在前胸部与各自的肋软骨相连，第8～10肋骨与3个联合在一起的肋软骨相连后，再与胸骨相连；第11～12肋骨不与胸骨相连，其前端为游离缘，为浮肋
肋间隙	两个肋骨之间的空隙，用以标记病变的水平位置。第一肋骨下面为第一肋间隙，第二肋骨下面为第二肋间隙，其余依次类推
剑突	为胸骨体下端的突出部位，呈三角形，其底部与胸骨体连接
腹上角	左右肋弓在胸骨下端会合处所形成的夹角，正常为70°～110°。瘦长体型者角度较锐，矮胖者较钝，深吸气时可稍增大
肩胛骨	肩胛冈及其肩峰端易触及。肩胛骨最下端称为肩胛下角。直立位在双臂自然下垂时，肩胛下角作为第7肋骨或第8肋骨水平的标志，或者相当于第8胸椎的水平，可作为计数后胸部肋骨的标志
脊柱棘突	作为后正中线的标志，第7颈椎棘突最为突出，其下为第1胸椎，常以此处作为计数胸椎的标志
肋脊角	以第12肋骨与脊柱构成的夹角，肾脏和输尿管上端所在的区域为其前方

表4-6-2　自然陷窝和解剖区域的位置

自然陷窝和解剖区域	位　置
腋窝	左右上肢内侧与胸壁相连的凹陷部
胸骨上窝	胸骨柄上方的凹陷部，正常气管位于其后
锁骨上窝	左右锁骨上方的凹陷处，下界为第3肋骨下缘。相当于两肺上叶肺尖的下部
肩胛上区	为左右肩胛冈以上的区域，其外上界为斜方肌的上缘
肩胛下区	为左右肩胛下角的连线与第12胸椎水平线之间的区域
肩胛间区	为左右两肩胛骨内缘之间的区域。后正中线将此区分为左、右两部

表4-6-3　线性标志的位置

线性标志	位　置
前正中线	即胸骨中线，为通过胸骨正中的垂直线
锁骨中线	通过左右锁骨的肩峰端与胸骨端两者中点的垂直线
胸骨线	沿左右胸骨边缘与前正中线平行的垂直线
胸骨旁线	通过左右胸骨线和锁骨中线中间的垂直线
腋前线	通过左右腋窝前皱襞沿前侧胸壁向下的垂直线
腋后线	通过左右腋窝后皱襞沿后侧胸壁向下的垂直线
腋中线	自左右腋窝顶端于腋前线和腋后线之间向下的垂直线
肩胛线	两左右上臂自然下垂时通过肩胛下角的垂直线
后正中线	即脊柱中线，为通过椎骨棘突或沿脊柱正中下行的垂直线

二、胸壁、胸廓与乳房评估

（一）胸壁

胸壁评估主要通过视诊和触诊。主要内容包括营养状态、皮肤、淋巴结和肌肉发育情况、胸壁静脉、皮下气肿、胸壁压痛和肋间隙。以下为重点评估内容：

1.胸壁静脉　正常胸壁无明显可见静脉，在上、下腔静脉受阻侧支循环建立时，胸壁静脉会充盈或曲张。通过检查血流方向可明确受阻血流部位，上腔静脉阻塞时，静脉血流方向自上而下；下腔静脉阻塞时，静脉血流方向则自下而上。

2.皮下气肿　胸部皮下组织有气体积存时称为皮下气肿。多由于肺脏、气管或胸膜受损后，气体由病变部位逸出，积存于皮下所致。触诊时可产生捻发感或握雪感。听诊时可听到类似捻头发的声音。

3.胸壁压痛　正常胸壁无压痛。肋间神经炎、肋软骨炎、胸壁软组织炎及肋骨骨折的患者胸壁可有局部压痛。白血病患者常有胸骨压痛和叩击痛。

4.肋间隙　正常肋间隙无凹陷，无膨隆。肋间隙凹陷提示上呼吸道阻塞时吸入气体不能顺利进入肺内。肋间隙膨隆见于胸壁肿瘤、主动脉瘤、大量胸腔积液、张力性气胸及严重慢性阻塞性肺疾病患者用力呼气时。

（二）胸廓

正常胸廓近似椭圆形，两侧大致对称。双肩基本在同一水平上。成人胸廓前后径比左右径短，两者的比例大约1:1.5，儿童和老年人胸廓前后径略小于左右径，或者几乎相等，呈圆柱形。

1.扁平胸（flat chest）　胸廓呈扁平形状，其前后径大约是左右径的一半，见于瘦长体型者，慢性消耗性疾病也可见，如肺结核病等。

2.桶状胸（barrel chest）　胸廓前后径与左右径几乎相等，甚至超过左右径，呈圆桶形状。肋骨呈水平位，肋间隙增宽且饱满，腹上角增大，见于严重肺气肿，老年人或矮胖体型者。

3.佝偻病胸（rachitic chest）　为佝偻病导致的胸廓改变，多见于儿童，其特点见表4-6-4。

表4-6-4　佝偻病的胸廓特点

胸廓改变	特 点
佝偻病串珠	胸骨两侧各肋软骨与肋骨交界处隆起形成串珠状
肋膈沟	在下胸部前面的肋骨外翻，沿膈附着部位的胸壁向内凹陷形成沟状带
漏斗胸	在胸骨剑突处明显内陷，形似漏斗状
鸡胸	胸廓的前后径略长于左右径，其上下距离较短，胸骨下端前突，胸廓前侧胸壁肋骨凹陷

4.胸廓局部隆起　见于心脏明显增大、大量心包积液、主动脉瘤及胸壁肿瘤、肋软骨炎和肋骨骨折等。

5.胸廓一侧变形　胸廓一侧平坦或下陷常见于肺不张、肺纤维化、广泛性胸膜增厚和粘连等。胸廓一侧膨隆多见于大量胸腔积液、气胸、一侧严重代偿性肺气肿。

6.脊柱畸形引起的胸廓改变　肋间隙增宽或变窄，常见于脊柱结核等。严重者因脊柱前凸、后凸或侧凸，导致胸廓两侧不对称。

（三）乳房

评估时患者充分暴露胸部，取坐位或仰卧位。先视诊再触诊。评估内容包括两侧乳房、引流乳房部位的淋巴结。正常乳房呈颗粒感和柔韧感，随着年龄和生理周期的变化而改变。青年人乳房柔软，质地均匀一致；老年人多呈纤维感和结节感。月经期乳房有紧张感，小叶充血；妊娠期乳房增大并有柔韧感；哺乳期呈结节感。

1.视诊

（1）对称性：正常女性乳房两侧基本对称，在青春期逐渐增大，呈半球形，乳头也逐渐增大呈圆柱形，大约位于双侧锁骨中线第4肋间。正常儿童及男性乳房一般不明显。一侧乳房明显缩小则多因发育不全所致，一侧乳房增大见于先天性畸形、囊肿、炎症及肿瘤等。

（2）乳房皮肤

1）发红：提示局部炎症，常伴热、肿、痛；提示癌性淋巴管炎皮肤呈深红色，不伴热痛，可予以鉴别。

2）回缩：由于外伤、炎症、恶性肿瘤使局部脂肪坏死、成纤维细胞增生，造成受累区域乳房表层和深层之间悬韧带缩短。评估时患者双手上举过头、双手互相推压掌面或双手推压两侧髋部，有利于早期发现乳房皮肤回缩。

3）水肿：常见于炎症或者乳腺癌。肿瘤浸润导致癌细胞机械性填塞皮肤淋巴管引起淋巴水肿时，因毛囊明显下陷，局部皮肤外观呈"橘皮"或"猪皮"样。

（3）乳头：评估两侧是否对称，有无回缩、分泌物等。乳头回缩自幼发生多为发育异常，近期发生可能为乳癌。乳头浆液性分泌物常见于慢性囊性乳腺炎；出现血性分泌物，最常见于导管内良性乳突状瘤或者乳癌。

2.触诊 评估者手指和手掌平置于乳房上，用指腹轻施压力，以旋转或来回滑动进行触诊。患者取仰卧位时，可垫一小枕头以抬高肩部，使乳房能较对称地位于胸壁上，以便进行详细评估。坐位时，双上肢下垂，然后高举过头或双手叉腰再进行评估。先评估健侧，再评估患侧。通常为便于评估和记录，以乳头为中心做一垂直线和水平线，将乳房分为4个象限。评估时由浅入深触诊依次按外上、外下、内下、内上4个象限顺序，最后触诊乳头。乳房触诊后还应仔细触诊乳房炎症扩展或恶性肿瘤转移的所在处，如腋窝、锁骨上窝及颈部的淋巴结。乳房触诊的内容与评价见表4-6-5。

表4-6-5 乳房触诊的内容与评价

内　容	评　价
硬度和弹性	硬度增加和弹性消失提示乳房皮下组织有炎症或新生物浸润
压痛	炎症时乳房出现局部压痛，恶性病变较少出现压痛
包块	触到包块时，应注意包块的部位、大小、外形、质地、活动度、有无压痛及其程度，边缘是否清楚，外形是否规则，与周围组织有无粘连等
局部淋巴结	乳房触诊后还应仔细触诊其是否增大，有腋窝、锁骨上窝及颈部淋巴结转移可见乳房炎症或恶性肿瘤

（四）相关护理诊断／问题

1. 低效性呼吸形态　与阻塞性肺气肿所致的通气功能障碍有关。

2. 清理呼吸道无效　与痰液黏稠不易咳出有关。

3. 气体交换受损　与肺部感染，左心衰竭导致肺淤血有关。

4. 焦虑　与乳房疾病困扰有关。

5. 自我形象紊乱　与乳房疾病或手术导致第二性征外形改变有关。

三、肺和胸膜评估

（一）视诊

正常人在静息状态下，呼吸运动稳定而有节律。呼吸运动通过膈肌和肋间肌的活动完成，胸廓随着呼吸运动的扩大和缩小带动肺脏的扩张和收缩。

1. 呼吸运动类型　正常人两种呼吸方式并存而程度不同。健康男性及儿童的呼吸以膈运动为主，胸廓下部及上腹部的动度较大，形成腹式呼吸（diaphragmatic respiratory）；女性的呼吸以肋间肌运动为主，胸廓运动较大形成胸式呼吸（thoracic respiratory）。腹膜炎、大量腹膜腔积液、肝脾极度增大、腹腔内巨大肿瘤及妊娠晚期时腹式呼吸减弱而胸式呼吸增强。肺脏和胸膜疾病，如肺炎、重症肺结核病、胸膜炎等；胸壁疾病，如肋间神经痛、骨折等均可使胸式呼吸减弱而腹式呼吸增强。

2. 呼吸困难　呼吸困难因病变部位不同可分为3种类型。

（1）吸气性呼吸困难：上呼吸道阻塞时，气流不能顺利进入肺内，当吸气时呼吸肌收缩，可导致肺内负压极高，引起胸骨上窝、锁骨上窝及肋间隙向内凹陷，称为三凹征（three depressions sign）常见于气管阻塞，如气管异物等。

（2）呼气性呼吸困难：下呼吸道阻塞时，气流呼出不畅，呼气时用力，引起肋间隙膨降，表现为吸气时间延长、呼气费力，常见于支气管哮喘、阻塞性肺气肿等。

（3）混合性呼吸困难：广泛胸部病变可使呼吸面积减少，影响换气功能，表现为呼气、吸气用力、呼吸浅快、可伴有呼吸音异常或病理性呼吸音。常见于重症肺炎、重症肺结核病、大面积肺梗死，大量胸腔积液及气胸等。

（二）触诊

1. 胸廓扩张度　胸廓扩张度（thoracic expansion）即呼吸时的胸廓动度，一般在胸廓前下部和背部呼吸运动最大的部位进行评估。

（1）评估方法：①当前胸触诊时，两手置于胸前下部对称部位，左右拇指分别沿两侧肋缘指向剑突，拇指尖在前正中线两侧对称部位。②后胸部背部触诊时，左右拇指在第10肋骨水平，对称放置于后正中线两侧。同时嘱患者做深呼吸运动，观察两拇指随胸廓扩张而分开的距离是否一致，感觉呼吸运动的范围和对称性。

（2）临床意义：①一侧胸廓扩张度降低：见于大量胸腔积液、气胸、胸膜粘连、胸膜增厚和肺不张等。②双侧胸廓扩张度降低：见于阻塞性肺气肿、双侧胸膜炎及胸膜增厚等。③双侧胸廓扩张度增强：见于呼吸运动增强如发热、代谢性酸中毒，以及大量腹膜腔积液、腹腔内巨大肿瘤、急性腹膜炎等疾病所致的胸式呼吸代偿性增强。

2.语音震颤　语音震颤（vocal fremitus）是患者发出声音时，声波沿气管、支气管及肺泡传到胸壁所引起共鸣的振动，用手掌可触到，故又称为触觉震颤（tactile fremitus）。

（1）评估方法：评估者将左右手掌的尺侧缘或掌面轻放于患者两侧胸壁的对称部位，同时告知患者用同等的强度重复发"yi"的长音，自上而下，从内到外，先前胸后背部，交叉比较语音震颤，注意两相应部位有无增强或减弱。

（2）临床意义

1）生理变化：语音震颤强弱主要反应气管、支气管是否通畅，胸壁传导是否良好。正常人语音震颤的强度受音调高低、发音强弱、胸壁厚薄以及支气管至胸壁的距离等因素的影响。正常成人男性和消瘦者较儿童、女性和肥胖者为强；前胸上部较前胸下部为强，因为前胸上部距支气管近；右胸上部较左胸上部为强，因为右侧支气管粗、短。

2）病理变化：语音震颤增强，肺实变，如大叶性肺炎实变期、大片肺梗死等；肺空洞，特别是靠近胸壁的肺内大空腔，如肺结核病和肺脓肿空洞等；压迫性肺不张。语音震颤减弱或消失：肺泡内含气量过多，如肺气肿；支气管阻塞，如阻塞性肺不张；大量胸腔积液或气胸；胸膜高度增厚粘连；胸壁皮下气肿或皮下水肿。

3.胸膜摩擦感　胸膜摩擦感（pleural friction fremitus）是指发生急性胸膜炎时，因纤维蛋白沉积于胸膜，使其表面变得粗糙，呼吸时脏胸膜与壁胸膜相互摩擦，触诊有皮革摩擦的感觉。通常于呼吸时均可触及，屏住呼吸时则消失。

（三）叩诊

1.正常叩诊音　前胸、侧胸、背部，从上而下，由外向内，两侧对比，逐个肋间进行。叩诊前胸和后背时，板指平贴肋间隙，并与肋骨平行；叩诊可与脊柱平行。

正常肺部叩诊音是清音，其音响强弱和音调高低受肺脏的含气量多少，胸壁的厚薄及邻近器官的影响。前胸上部叩诊音较下部稍浊。右肺上叶叩诊音稍浊。背部的叩诊音较前胸部稍浊。右侧腋下部因受肝脏的影响，叩诊音稍浊。左侧腋前线下方位于胃泡的存在，叩诊音呈鼓音。

2.异常叩诊音　正常肺脏的清音区范围内出现浊音、实音、过清音或鼓音时，属于异常叩诊音。异常叩诊音的类型取决于病变的性质、范围大小及部位深浅。胸部异常叩诊音及其临床意义见表4-6-6。

表4-6-6　胸部异常叩诊音及其临床意义

叩诊音	临床意义
浊音	肺脏胸膜病变或组织含气量减少，如肺炎、肺结核病、肺不张、肺肿瘤、肺梗死、肺硬化及胸膜增厚粘连等
实音	见于肺内不含气的病变，如肺实变、大量胸腔积液、肺脓肿未液化时等
过清音	见于肺泡张力减弱而含气量增多时，如慢性阻塞性肺疾病
鼓音	见于肺内有直径大于3cm，且靠近胸壁的空腔性病变，如气胸、空洞型肺结核、液化的肺脓肿和肺囊肿等
浊鼓音	见于肺不张肺炎充血期和消散期、肺水肿。在肺泡壁松弛、肺泡含气量减少时，局部叩诊可呈现一种兼有浊音和鼓音特点的混合音

3.肺界的叩诊

（1）肺上界：肺尖的宽度。评估时自斜方肌前缘中点开始叩诊，逐渐叩向外侧，当清音变为浊音时，即为肺上界的外侧终点。然后再由叩诊的起始部叩向内侧，至清音变为浊音时，即为肺上界的内侧终点。此清音带的宽度即为肺尖的宽度，正常为4～6cm。因右肺尖位置较低且右侧肩胛带的肌肉较发达，故右侧较左侧稍窄。肺上界变窄或叩浊音，常见于肺结核病所致的肺尖浸润、肺纤维化。双侧肺上界增宽并呈过清音，见于阻塞性肺气肿。

（2）肺前界：正常的肺前界相当于心脏的绝对浊音界。右肺前界相当于胸骨线的位置，左肺前界相当于胸骨旁线第4～6肋间隙的位置。

（3）肺下界：两肺下界大致相同，平静呼吸时分别位于锁骨中线，腋中线，肩胛线第6、8、10肋间隙。病理情况下，肺下界降低见于阻塞性肺气肿、腹腔内脏下垂；肺下界上升见于肺不张、胸腔积液及腹膜腔积液气腹膈上升等。

（4）肺下界移动范围：相当于呼吸时隔的移动范围。评估时先于肩胛线上叩出患者平静呼吸时的肺下界。护士的板指不动，嘱患者深吸气后屏住呼吸，此时向下叩诊，当清音变为浊音时，即为肩胛线上肺下界的最低点；当患者恢复平静呼吸后，先于肩胛线上叩出患者平静呼吸时的肺下界，再请患者深呼气后屏住呼吸，在同一线上自下而上叩出肺下界的最高点。肺下界最高点与最低点之间的距离即为肺下界的移动范围。正常肺下界移动范围为6～8cm。肺下界移动范围减小见于：肺组织弹性减低，如阻塞性肺气肿等；肺组织萎缩，如肺不张等；肺组织炎症和水肿；局部胸膜粘连，当大量胸腔积液、气胸及广泛胸膜增厚粘连时肺下界移动范围不能叩出。

（四）听诊

听诊顺序一般由肺尖开始，分别评估前胸、侧胸及后背，自上而下逐个肋间进行，并在左右对称的部位进行对比。听诊时患者取坐位或仰卧位，均匀呼吸，必要时可做深呼吸或咳嗽数声后立即听诊，以利于发现呼吸音及附加音的改变。

1.正常呼吸音

（1）气管呼吸音是指空气进出气管所发出的声音。

1）听诊部位：胸外气管。

2）听诊特点：粗糙、响亮且高调吸气与呼气几乎相等。

（2）支气管呼吸音是指吸入的空气在声门、气管或主支气管形成湍流所产生的声音，似抬舌后经口腔呼气时所发出"ha"的音响。

1）听诊部位：喉部、胸骨上窝，背部第6、7颈椎及第1、2胸椎附近。

2）听诊特点：音强而高调。吸气较呼气短，同时呼气音较吸气音强且高调。

（3）支气管肺泡呼吸音

1）听诊部位：胸骨角附近肩胛间区第3、4胸椎水平以及肺尖前后部。

2）听诊特点：兼有支气管呼吸音和肺泡呼吸音特点的混合性呼吸音。吸气音的性质与肺泡呼吸音相似，但音调较高且较响亮；其呼气音的性质与支气管呼吸音相似，但强度较弱，音调稍低。吸与呼气大致相同。

（4）肺泡呼吸音是空气在细支气管和肺泡内进出移动的结果。吸气时气流经支气管进入肺泡冲击肺泡壁使肺泡由松弛变为紧张，呼气时肺泡由紧张变为松弛，这种肺泡弹性的变化和气流的振动是肺泡呼吸音形成的主要因素。

1）听诊部位：除外支气管呼吸音及支气管肺泡呼吸音听诊区域的其余肺野。乳房下部及胸壁下部肺泡呼吸音最强，其次为腋窝下部，而肺尖及肺下缘处最弱。

2）听诊特点：似上齿咬下唇吸气时发出的"fu"音声音柔和，似吹风样。其音响强度较弱，音调较低。吸气音响较强音调较高，时间较长；呼气音响较弱，音调较低，时间较短。

4种正常呼吸音的特征见表4-6-7。

表4-6-7 4种呼吸音的特征

特 征	气管呼吸音	支气管呼吸音	支气管肺泡呼吸音	肺泡呼吸音
强 度	极响亮	响亮	中等	柔和
性 质	粗糙	管样	管样沙沙声	轻柔沙沙声
音 调	极高	高	中等	低
吸气/呼气	1：1	1：3	1：1	3：1
正常听诊区域	胸外气管	胸骨柄	主支气管	大部分肺野

2.异常呼吸音

（1）异常肺泡呼吸音

1）肺泡呼吸音增强：双侧肺泡呼吸音增强，与呼吸运动及通气功能增强，使进入肺泡的空气流量增多或进入肺内的空气流速加快有关。常见原因有：机体需氧量增加引起呼吸深长和增快，如运动、发热或代谢亢进等。缺氧兴奋呼吸中枢，导致呼吸运动增强，如贫血等。血液酸度增高，刺激呼吸中枢，使呼吸深快，如代谢性酸中毒等。一侧肺泡呼吸音增强，见于一侧胸肺病变引起患侧肺泡呼吸音减弱，而健侧可发生代偿性肺泡呼吸音增强。

2）肺泡呼吸音减弱或消失：与肺泡内的空气流量减少或进入肺内的空气流速减慢及呼吸音传导障碍有关。常见原因有：胸廓活动受限，如胸膜炎、肋骨骨折等。呼吸肌疾病，如重症肌无力和（或）膈麻痹等。支气管阻塞，如阻塞性肺气肿、支气管狭窄等。压迫性肺膨胀不全，如胸腔积液或气胸等。腹部疾病，如大量腹膜腔积液、腹部巨大肿瘤等。

3）呼气音延长：因下呼吸道部分阻塞、痉挛或狭窄如慢性支气管炎、支气管哮喘等，导致呼气的阻力增加；或由于肺组织弹性减退，使呼气的驱动力减弱，如慢性阻塞性肺气肿等，均可引起呼气音延长。

4）粗糙性呼吸音：因支气管黏膜轻度水肿或炎症浸润，造成管壁不光滑或狭窄，使气体进出不畅，而产生粗糙性呼吸音，见于支气管和肺部炎症的早期。

5）断续呼吸音：肺内局部性炎症或小支气管狭窄，使空气不能均匀地进入肺泡，使吸气音有短促的不规则间歇，又称齿轮呼吸音常见于肺结核病和肺炎等。

（2）异常支气管呼吸音：如在正常肺泡呼吸音听诊部位听到支气管呼吸音。则为异常支气管呼吸音，或称为管样呼吸音。常见于肺组织实变、肺内大空腔、压迫性肺不张。

（3）异常支气管肺泡呼吸音：为正常肺泡呼吸音听诊区域内听到的支气管肺泡呼吸音。其产生机制为肺部实变区域较小且与正常肺组织相掺杂存在；或肺实变部位较深并被正常肺组织所覆盖。常见于支气管肺炎、肺结核病、大叶性肺炎初期。

3.啰音 啰音（crackles，rales） 正常情况下并不存在，是指呼吸音以外的附加音。按音的性质不同可分为干啰音（rhonchi，dry rales）和湿啰音（moist crackles）。

（1）干啰音

1）发生机制：由于气管、支气管或细支气管狭窄或部分阻塞，空气吸入或呼出时发生湍流所产生的声音。发生机制有呼吸道炎症引起的黏膜充血水肿和分泌物增加；支气管平滑肌痉挛；管腔内肿瘤或异物阻塞；管壁外淋巴结增大或纵隔肿瘤压迫引起的管腔狭窄；根据音调的高低干啰音可分为高调干啰音和低调干啰音，其特点见表4-6-8。

2）听诊特点：一种带有乐性的呼吸附加音；音调高，持续时间较长；吸气及呼气均可顾及，但以呼气时较多而明显；强度和性质易改变；部位易变换，在瞬间内可明显增减；有时不用听诊器亦可听到；但由肿瘤、异物或淋巴结增大引起的管腔阻塞或狭窄所致的干啰音，强度、性质、部位及数量不易变。

3）临床意义：双侧肺部的干啰音，常见于支气管哮喘、慢性支气管炎和心源性哮喘等。局限性干啰音是由于局部支气管狭窄所致，常见于支气管内膜结核或肿瘤等。

表4-6-8 干啰音的分类及特点

分 类	特 点
低调干啰音	又称鼾音。音调低，音响较强，呈呻吟声或鼾音，多发生于气管或主支气管
高调干啰音	又称哨笛音、哮鸣音。音调高，用力呼气时其音质常呈上升性，多发生于较小的支气管或细支气管

（2）湿啰音

1）发生机制：由于呼吸道内有较稀薄的液体如渗出液、痰液、血液、黏液和脓液等，呼吸时气体通过液体形成水泡后随即破裂所产生的声音，亦称水泡音。小支气管壁因分泌物黏着而陷闭。当吸气时突然张开重新充气所产生的爆裂音。

按呼吸道直径大小和呼吸道内渗出物的多少，湿啰音可分为粗湿啰音、中湿啰音、细湿啰音和捻发音，其特点见表4-6-9。

表4-6-9 湿啰音的分类及特点

分 类	特 点
粗湿啰音	大水泡音，发生于气管、主支气管或空洞部位，多出现在吸气早期
中湿啰音	中水泡音，发生于中等大小的支气管，多出现在吸气的中期
细湿啰音	小水泡音，发生于小支气管，多在吸气后期出现
捻发音	一种极细而均匀一致的湿啰音，多在吸气末听到，似在耳边用手指捻搓一束头发时所发出的声音。老年人或长期卧床的患者，可在肺底听到捻发音，但在多次深呼吸或咳嗽后可消失

2）听诊特点：呼吸音以外的附加音；断续而短暂；一次常连续出现多个；于吸气时或吸气终末较为明显，有时也出现于呼气早期；部位较恒定；性质不易变；中湿啰音、细湿啰音可同时存在；咳嗽后可减轻或消失。

3）临床意义：肺部局限性湿啰音，提示局部病变，如肺炎、肺结核病或支气管扩张。两侧肺底湿啰音，多见于心力衰竭所致的肺淤血、支气管肺炎等。如两肺野满布湿啰音，多见于急性肺水肿和重支气管肺炎。

4.语音共振 语音共振（vocal resonance）的发生机制、临床意义与语音震颤基本相同。嘱患者按平时说话声音发"yi"长音喉部发音产生的振动经气管、支气管、肺泡传导至胸壁，以听诊器可听到柔和而不清楚的弱音，评估时要在胸部两侧对称部位比较其强弱和性质。

（1）语音共振增强：见于肺实变、肺空洞及胸腔积液上方压迫性肺不张的区域。

（2）语音共振减弱：见于支气管阻塞胸腔积液、胸膜增厚、胸壁水肿、肥胖及肺气肿等。

5.胸膜摩擦音　正常胸膜表面光滑胸膜腔内有微量液体，在脏胸膜与壁胸膜间起润滑作用，故呼吸时无声。

（1）发生机制：当胸膜发生炎症时，由于纤维素渗出使胸膜表面变得粗糙，脏胸膜与壁胸膜随着呼吸互相摩擦可产生摩擦音，似用一手掩耳，以另一手指在其手背上摩擦时所听到的声音。

（2）听诊特点：①呼气、吸气均可听到，一般以吸气末或呼气初较为明显。②屏气时消失。深呼吸或加压听诊器胸件时摩擦音增强。③可发生于胸膜的任何部位，但最常见于肺脏移动范围较大部位，如前下侧胸壁。

（3）临床意义：胸膜摩擦音常见于急性纤维素性胸膜炎、肺梗死、胸膜肿瘤、尿毒症等。

（五）相关护理诊断／问题

1.气体交换受损　与左心衰竭所致的肺淤血有关。

2.清理呼吸道无效　与痰液多而黏稠有关。

3.低效性呼吸形态　与阻塞性肺气肿所致的通气功能障碍有关。

四、心脏与周围血管评估

评估时，一般按视诊、触诊、叩诊和听诊的顺序进行评估。患者取仰卧位或坐位，必要时可变换体位，充分暴露胸部，室内温度适宜、安静、光线充足。

（一）视诊

评估者站于患者右侧，以便观察心前区有无隆起、心尖冲动情况及心前区有无异常搏动，视线要与患者的胸廓同高或与搏动点呈切线位置。

1.心前区凹陷和隆起

（1）心前区凹陷：心前区凹陷是指胸骨向后移位，可见于马方综合征和部分二尖瓣脱垂的患者。

（2）心前区隆起：心前区隆起见于：①心脏增大：多为儿童时期先天性心脏病造成心脏肥大所致，少数见于风湿性心脏病、心肌炎后心肌病。②心包积液：大量心包积液时可出现心前区饱满。③鸡胸：当见于佝偻病所致的胸骨前凸。

2.心尖冲动　心脏收缩时，心尖撞击心前区胸壁，使相应部位的肋间组织向外搏动，称为心尖冲动（apical impulse）。正常成人坐位时的心尖冲动一般位于左侧第5肋间锁骨中线内0.5～1.0cm处，距前正中线7.0～9.0cm，搏动范围直径为2.0～2.5cm。胸壁较厚或女性乳房悬垂时，心尖冲动不易看到，需要结合触诊共同判断。

（1）心尖冲动的位置变化：某些生理或病理因素可影响心尖冲动的位置，引起心尖冲动位置变化的生理性和病理性因素见表4-6-10、表4-6-11。

表4-6-10 引起心尖冲动位置变化的生理性因素

生理因素	心尖冲动位置变化
年龄	婴儿和儿童心脏常横位，心尖冲动可在左侧第4肋间锁骨中线偏外处
体型	超力型者心脏横位，心尖冲动向上向外移至第4肋间；无力型者向下向内移至第6肋间
体位	卧位时心尖冲动较坐位高，右侧卧位时可向右移1.0～2.5cm，左侧卧位时可向左移2.0～3.0cm
呼吸	深吸气时心尖冲动可下移至第6肋间，深呼气时则上移
妊娠	妊娠时心脏横位，心尖冲动向外上移

表4-6-11 引起心尖冲动位置变化的病理性因素

病理因素	心尖冲动位置变化
心脏疾病	左心室增大：心尖冲动向左下移位，甚至超过腋中线 右心室增大：心脏顺钟向移位，心尖冲动向左移位 全心室增大：心尖冲动向左下移位，心界向两侧扩大 先天性右位心：心尖冲动点在胸骨右侧（正常心尖冲动相对应的位置）
胸部疾病	一侧胸腔积液或气胸：心尖冲动向健侧移位 一侧肺不张或胸膜粘连：心尖冲动稍向患侧移位
腹部疾病	大量腹腔积液或腹部肿瘤可使心尖冲动上移

（2）心尖冲动的强度变化：生理性和病理性因素均可能使心尖冲动的强度发生变化。儿童、肋间隙增宽、剧烈运动、情绪激动时心尖冲动增强、搏动范围增大；体胖或肋间隙变窄时心尖冲动减弱、搏动范围减小。引起心尖冲动强度变化的病理性因素见表4-6-12。心脏收缩时，心尖向内凹陷，称为负性心尖冲动（inward impulse），见于粘连性心包炎与周围组织有广泛粘连时，又称为Broadbent征。右心室明显肥厚所致的心脏顺钟向移位，使左心室向后移位，也可出现负性心尖冲动。

表4-6-12 引起心尖冲动强度变化的病理性因素

强度	病理因素	原因
减弱	心脏疾病	急性心肌梗死、扩张型心肌病、心包积液、心室扩大等
	其他疾病	左侧胸腔大量积液、积气、肺气肿
增强	心脏疾病	左心室肥厚
	其他疾病	甲亢、发热、贫血等

3.心前区异常搏动　正常人心前区无异常搏动，心前区常见异常搏动的位置及其临床意义见表4-6-13。

表4-6-13　心前区常见异常搏动的位置及其临床表现

搏动位置	临床意义
胸骨左缘第2肋间	肺动脉高压、肺动脉扩张、正常青年人（体力活动或情绪激动时）
胸骨右缘第2肋间或胸骨上窝	升主动脉瘤、主动脉弓瘤、升主动脉及主动脉弓扩张，主动脉瓣关闭不全、贫血、甲亢
胸骨左缘第3、4肋间	消瘦、右心室持久压力负荷增加所致的右心室肥厚
剑突下	腹主动脉搏动（消瘦者）、腹主动脉瘤、心脏垂位时的右心室搏动，右心室肥厚
胸骨左缘第2肋间	肺动脉高压、肺动脉扩张、正常青年人（体力活动或情绪激动时）

（二）触诊

心脏触诊方法有：①手掌或手掌尺侧触诊法：触诊有无震颤和心包摩擦感，确定位置、判断心脏活动时期。心脏触诊的目的是进一步确定视诊的心尖冲动和心前区异常波动，以及发现心脏病特有的震颤及心包摩擦。②中指、示指并拢触诊法：用指腹确定心尖冲动的准确位置、深度和范围。

1.心尖冲动和心前区搏动　触诊能更准确地判断心尖冲动和心前区其他搏动的位置、强度和范围，尤其是确定视诊所不能发现的心尖冲动及心前区搏动。另外，触诊还有以下作用：

（1）了解心率和心律，判断抬举性心尖冲动：心尖部徐缓有力的搏动，可将手指指尖抬起且持续至第二心音开始。这种较大范围的外向运动称为抬举性心尖冲动，是左心室肥厚的指征。

（2）确定第一心音：标志着心脏收缩期的开始是心尖冲动冲击胸壁的时间，与第一心音同步，同时也可判断震颤或杂音的时期。

2.震颤　震颤（thrill）是用手触诊心前区而感觉到的一种细小振动，是器质性心血管病的特征性体征之一，与猫在安静时产生的呼吸震颤相似，故又称为猫喘。震颤是由于血液经口径较狭窄的部位或沿着异常方向流动形成涡流，造成瓣膜、血管或心腔壁的振动传至胸壁所致。触诊发现震颤后应确定其部位，时期，分析其临床意义。震颤的部位、产生时期及临床意义见表4-6-14。

表4-6-14　震颤的部位、产生时期及临床意义

部　位	时　期	临床意义
心尖部	舒张期	二尖瓣狭窄
胸骨右缘第2肋间	收缩期	主动脉瓣狭窄
胸骨左缘第2肋间	收缩期	肺动脉瓣狭窄
胸骨左缘第3、4肋间	收缩期	室间隔缺损、梗阻性肥厚型心肌病
胸骨左缘第3、4肋间	连续期	主动脉窦瘤破裂
胸骨左缘第2肋间及附近	连续期	动脉导管未闭

3.心包摩擦感 心包膜炎症，渗出的纤维蛋白使心包膜粗糙。当心脏跳动时，脏层、壁层心包发生摩擦产生的振动，经胸壁传导到体表而触到的摩擦感，称为心包摩擦感（pericardium friction rub）。心包摩擦感的主要特点：①在胸骨左缘第4肋间最清楚。②前倾坐位和呼气末更明显。③收缩期更明显。④与呼吸无关（屏住呼吸时心包摩擦感仍存在）。

（三）叩诊

心脏叩诊可以明确心界，以判断心脏的大小、形态和位置。叩诊心脏两侧被肺遮盖的区域呈浊音，其边界为相对浊音界；叩诊心脏表面无肺遮盖的区域呈实音，其边界为绝对浊音界。叩诊心界指叩诊心脏的相对浊音界，可以反映心脏的实际大小和形态。

1.叩诊方法和顺序

（1）叩诊方法：①叩诊法：采用间接叩诊法，且宜采用轻叩诊。叩诊力度要适中，用力要均匀，有时需要重复叩诊几次才能正确判断心界的位置。②体位与板指：患者取仰卧位时，左手板指与肋间平行；患者取坐位时，左手板指与肋间垂直（板指与心缘平行）。

（2）叩诊顺序：①先叩诊左心界，再叩诊右心界。②叩诊左心界时，从心尖冲动外2～3cm处开始，逐渐向内叩诊，叩诊音由清音变浊音时的部位为心界标记点，然后自下而上，叩诊至第2肋间。③叩诊右心界时，先沿右锁骨中线自上而下叩出肝上界，于其上一肋间（一般为第4肋间）由外向内叩出浊音界，逐渐向上至第2肋间，分别做标记、并测量其与前正中线的垂直距离。④用支持测量左锁骨中线至前正中线的距离。

2.心脏相对浊音界及其各部的组成 正常心脏左界自第2肋间起向外逐渐形成一个外凸弧形直至第五肋间。右界几乎与胸骨右缘一致，仅第4肋间稍超过胸骨右缘。正常成人心脏相对浊音界见表4-6-15。心脏浊音界各部的组成见表4-6-16。

表4-6-15 正常成人心脏相对浊音界·

右界（cm）	肋 间	左界（cm）
2～3	Ⅱ	2～3
2～3	Ⅲ	3.5～4.5
3～4	Ⅳ	5～6
	Ⅴ	7～9

注：左锁骨中线距前正中线的距离为8～10cm

表4-6-16 心脏浊音界各部的组成

心 界	组 成
左界	第2肋间相当于肺动脉段，第3肋间为左心耳，第4、5肋间为左心室。左心室和血管交界处向内凹陷处称为心腰
右界	第2肋间相当于升主动脉和上腔静脉，第3肋间以下为右心房
上界	第3肋骨前端下缘水平；心底部（第2肋间以上）相当于主动脉结、肺动脉段
下界	右心室、左心室、心尖部

3.心脏浊音界的变化及意义　心脏浊音界变化主要与心脏病变有关，也与心外因素有关。影响心脏浊音界变化的因素及变化特点见表4-6-17、表4-6-18。

表4-6-17　影响心脏浊音界变化的心脏因素及变化特点

心脏因素	心脏浊音界变化
左心室增大	心左界向左下扩大，心腰部呈直角，心脏浊音界呈靴形（主动脉型）。常见于主动脉瓣关闭不全、高血压性心脏病等
右心室增大	轻度增大时无变化，显著增大时相对浊音界向两侧扩大。常见于肺源性心脏病
双心室扩大	向两侧扩大，左界向左下扩大，呈普大型。常见于扩张型心肌病，重症心肌炎、全心衰竭等
左心房增大	左心房显著增大时，胸骨左缘第3肋间心界扩大，使心腰部消失；伴有肺动脉高压时，心腰部更饱满或膨出，心脏浊音界呈梨形（二尖瓣型）。常见于二尖瓣狭窄
主动脉扩张	第2肋间心浊音界增宽，常伴有收缩期搏动。常见于升主动脉瘤等
心包积液	心脏浊音界向两侧扩大，其相对浊音界与绝对浊音界几乎相同，心脏浊音界具有随体位变化的特点，坐位时呈烧瓶样，仰卧位时心底部增宽

表4-6-18　影响心脏浊音界变化的心外因素及变化特点

心外因素	心脏浊音界变化
胸壁较厚或肺气肿	心脏浊音界变小，有时叩不出
大量胸腔积液、积气	健侧心脏浊音界向外移，患侧叩不出
肺实变、肺肿瘤或纵隔淋巴结增大	如果心浊音界与病变浊音区重叠，心脏浊音界则叩不出
大量腹膜腔积液、腹腔巨大肿瘤	心脏呈横位，心界向左、向上扩大

（四）听诊

听诊是心脏评估的重要方法，其听诊内容主要包括心率、心律、心音、杂音、额外心音和心包摩擦音等。

1.心脏瓣膜听诊区及听诊顺序

（1）心脏瓣膜听诊区：心脏瓣膜开放与关闭时所产生的声音传导至体表最易听清的部位，称为心脏瓣膜听诊区。传统的心脏瓣膜听诊区为4个瓣膜5个区（表4-6-19）。

表4-6-19　心脏瓣膜听诊区及位置

听诊区	位　置
二尖瓣区 mitral valve area	心尖冲动最强点（PMI），又称心尖区（部）
肺动脉瓣区 pulmonary valve area	胸骨左缘第2肋间
主动脉瓣区 aortic valve area	胸骨右缘第2肋间

（续表）

听诊区	位　置
主动脉瓣第二听诊区 the second aortic valve area	胸骨左缘第3肋间，又称 Erb 区
三尖瓣区 tricuspid valve area	胸骨下端左缘（胸骨左缘第4、5肋间）

（2）听诊顺序：心脏瓣膜听诊顺序按逆时针方向从二尖瓣听诊区开始，因二尖瓣病变最常见，且辨别第一、第二心音最清楚，依次是肺动脉瓣听诊区、主动脉瓣听诊区、主动脉瓣第二听诊区、三尖瓣听诊区。

2.听诊方法

（1）体位：听诊心脏常用的体位有，仰卧位、左侧卧位、坐位和前倾坐位。仰卧位适合全面的心脏听诊。左侧卧位主要用于听取心尖部低调杂音、坐位和前倾坐位适合听诊主动脉瓣区高调反流性杂音。

（2）听诊器使用：①避免隔衣听诊，护士听诊器胶管不能打折。②膜形胸件适合于听取高调声音，听诊时可稍用力，使胸件紧贴胸壁皮肤。③钟形胸件适合于听取低调声音，听诊时轻轻在体表听诊。

3.听诊内容

（1）心率：是指每分钟心跳的次数。正常成人在安静情况下，心率多为60~100次/分。儿童稍快，老年人偏慢。凡成人心率大于100次/分，婴幼儿心率大于150次/分，称为心动过速（tachycardia）；心率低于60次/分称为心动过缓（bradycardia）。

（2）心律：是指心脏跳动的节律。正常成人心律规整，青年和儿童可稍有不齐，吸气时心率增快，呼气时心率减慢，这种随着呼吸而出现的心律不齐称为窦性心律不齐，一般无临床意义。常见的心律不齐有期前收缩（premature contraction）和心房颤动（atrial fibrillation），其听诊特点见表4-6-20。

表4-6-20　常见心律不齐的听诊特点

心律不齐	特　点
期前收缩	在规整的心跳基础上提前出现1次心跳，其后有1个较长的间期（代偿间期）。提前心跳的第一心音增强，第二心音减弱；而期前收缩后的第1个心跳的第一心音减弱，第二心音增强
心房颤动	心律绝对不齐，第一心音强弱不等，脉率低于心率（脉搏短绌或短绌脉）。最常见于二尖瓣狭窄、冠心病和甲亢等

（3）心音：按心音在心动周期中出现的次序，可依次被命名为第一心音（first heart sound，S1）、第二心音（second heart sound，S2）、第三心音（third heart sound，S3）和第四心音（fourth heart sound，S4）。一般情况下只能听到S1、S2，在部分青少年中可听到S3。S4一般听不到，如果听到S4，则为病理性。

心音的产生及听诊特点：正常心音的产生机制及临床意义见表4-6-21。心音听诊最基本的技能是鉴别S1与S2。据此可确定心脏的收缩期和舒张期，以便进一步确定额外心音和杂音所处的时相。正常心音的特点见表 4-6-22。

表4-6-21 正常心音的产生机制及临床意义

心 音	产生机制	临床意义
第一心音	①主要是二尖瓣、三尖瓣骤然关闭，瓣叶及其附属结构突然紧张引起的振动 ②主动脉瓣与肺动脉瓣开放、心室肌收缩、血流冲击心室壁和大血管壁等所产生的振动也参与 S1 的形成	S1 标志着心室收缩期开始
第二心音	①主要是主动脉瓣和肺动脉瓣骤然关闭引起瓣膜的振动 ②二尖瓣、三尖瓣开放，心肌的舒张和乳头肌、腱索的振动以及血流冲击大血管壁等所产生的振动也参与 S2 的形成	S2 标志着心室舒张期开始
第三心音	由于心室快速充盈期末，血液自心房急促流入心室，冲击室壁，使心室壁、腱索和乳头肌突然紧张、振动所致	
第四心音	由于心室舒张末期、收缩期前，心房收缩使房室瓣及相关结构突然紧张、振动所产生	

表4-6-22 正常心音的特点

心 音	特 点
第一心音	音调较低；音响较强；性质较钝；时间较长（持续约0.1秒）；与心尖冲动同时出现，与颈动脉搏动同步或几乎同步出现；心尖部听诊最清楚
第二心音	音调较高；音响较弱；性质较清脆；时间较短（持续约0.08秒）；在心尖冲动、颈动脉搏动之后出现；心底部听诊最清楚
第三心音	音调更低；音响更弱；性质更低钝；时间更短（持续约0.04秒）；左侧卧位、呼气末、运动后、抬高上肢时易听到；心尖部及其内上方听诊最清楚

心音变化及其临床意义具体如下：

1）心音强度变化：影响心音强度变化的主要因素有心室充盈度以及瓣膜的位置、完整性和活动性，心肌收缩力和收缩速度、胸壁厚度、胸腔与心脏的距离也可影响心音的强度。一般情况下，青少年P2＞A2，成年人P2＝A2，而老年人P2＜A2。心音强度变化的影响因素见表4-6-23。

表4-6-23 心音强度变化的影响因素

心音变化	影响因素
S1 增强	二尖瓣狭窄、P-R 间期缩短、发热、运动、三度房室传导阻滞，当心房心室同时收缩时可出现"大炮音"
S2 减弱	二尖瓣关闭不全、P-R 间期延长、心肌收缩力下降（心力衰竭、心肌梗死、心肌病）
S1 强弱不等	心房颤动、频发室性期前收缩、三度房室传导阻滞

（续表）

心音变化	影响因素
A2 增强	主动脉内压增高（原发性高血压、主动脉粥样硬化）
A2 减弱	主动脉内压减低或主动脉瓣膜疾病（主动脉瓣狭窄、主动脉瓣关闭不全）
P2 增强	肺动脉高压性疾病（二尖瓣狭窄、左向右分流的先天性心脏病）等
P2 减弱	肺动脉内压降低及其瓣膜受损（肺动脉瓣狭窄、肺动脉瓣关闭不全）
S1、S2 同时增强	运动、情绪激动、贫血、甲亢
S1、S2 同时减弱	心肌严重受损、休克、肥胖者、心包积液、右侧大量胸腔积液、肺气肿、胸壁水肿

2）心音性质变化：S1失去原有的特征，与S2相似，当心率增快时，舒张期与收缩期的时限几乎相等，心音酷似钟摆的"di-da"音，称为钟摆律。此音调常见于胎儿心音，又称为"胎心律"或胎心样心音。钟摆律是心肌严重受损的标志，常见于大面积心肌梗死、重症心肌炎。

3）心音分裂：心室收缩时二尖瓣与三尖瓣关闭不完全同步，三尖瓣晚于二尖瓣0.02~0.03秒，心室舒张时肺动脉瓣关闭则晚于主动脉瓣关闭0.03秒。但这种差别人耳不能区分，听诊时 S1、S2为单一心音。如果心音2个成分间的间隔延长，听诊时出现一个心音分裂成性质相同的2个成分的现象，称为心音分裂（splitting of heart sounds）。

生理情况下，S1分裂可见于青少年及儿童。病理情况下S1分裂多由于电活动或机械活动延迟所致的三尖瓣关闭明显迟于二尖瓣，常见于完全性右束支传导阻滞、肺动脉高压等。S2分裂较常见，其类型、特点及临床意义见表4-6-24。

表4-6-24 S2分裂类型、特点及临床意义

类　型	特　点	临床意义
生理性分裂	因胸腔负压增大，肺动脉瓣关闭明显迟于主动脉瓣，在深吸气末出现 S2 分裂	大多数正常人，尤其是青少年和儿童多见
通常分裂	深吸气时在肺动脉瓣区听到 S2 分裂，呼气时消失，最常见	完全性右束支传导阻滞、肺动脉瓣狭窄和二尖瓣狭窄
固定分裂	S2 的 2 个成分不受呼吸影响，间隔固定	房间隔缺损
反常分裂	也称逆分裂，主动脉瓣关闭迟于肺动脉瓣，吸气时分裂变窄，呼气时变宽	完全性左束支传导阻滞、主动脉瓣狭窄、3 级高血压等

（4）额外心音：在原有心音之外出现的病理性附加音，称为额外心音（extra heart sound）。额外心音多数出现在舒张期，也可出现在收缩期。

1）舒张期额外心音：奔马律，舒张期的额外心音与原有S1和S2组成的韵律，类似马奔跑时马蹄触地的声音。奔马律可分为舒张早期奔马律、舒张晚期奔马律和重叠奔马律。舒张

早期奔马律是由于舒张早期心室负荷过重，心肌张力降低，心室壁顺应性减退，当血液自心房快速注入心室时，使过度充盈的心室壁产生振动而形成的附加音，也称为室性奔马律。由于其发生机制与S3相似，也称为第三心音性奔马律，但两者应予以鉴别（表4-6-25）。

表4-6-25　舒张早期奔马律与S3鉴别

鉴别点	舒张早期奔马律	第三心音（S3）
原发病	器质性心脏病	健康人
心率	心率快，多大于 100 次 / 分	心率慢
心音间距	3 个心音的间距大致相同	S3 距 S2 较近
心音性质	3 个心音性质相近	3 个心音不同
体位影响	不受体位影响	坐位或立位消失

开瓣音，又称二尖瓣开放拍击音，其特点为：①出现在S2后0.07秒。②音调高，响亮、清脆和短促。③心尖部及其内上方听诊清楚。④呼气时增强。主要见于二尖瓣狭窄而瓣膜尚柔软有弹性时，也可作为二尖瓣分离术适应证的参考条件。

2）收缩期额外心音：收缩期额外心音有收缩早期喷射音和收缩中晚期喀喇音。前者常见于主动脉瓣狭窄和关闭不全、原发性高血压、肺动脉高压、肺动脉瓣轻中度狭窄，后者常见于二尖瓣脱垂。

3）医源性额外心音：①人工起搏音：由于置入人工心脏起搏器的电极引起。出现于S1前，呈高调、短促、略带喀喇音的性质，在心尖部和胸骨左缘第4、5肋间听诊清楚。②人工瓣膜音：由于置入的金属瓣膜在开放和关闭时撞击金属支架所致，呈高调、响亮、短促的金属音。人工二尖瓣的瓣膜音在心尖部及其内侧最清楚，人工主动脉瓣的瓣膜音在心底部或心前区均可听到。

（5）心脏杂音（cardiac murmur）：是指心音和额外心音之外，由心室壁、瓣膜或血管壁振动所致的持续时间较长的异样声音。

1）杂音产生的机制：在血流加速、血管管径异常、异常通道等情况下，使正常血液的层流状态转变为湍流或漩涡，冲击心壁、大血管壁、瓣膜、腱索等，使之振动而在相应部位产生杂音。杂音产生的机制见表4-6-26。

表4-6-26　心脏杂音产生的机制与评价

机　制	评　价
血流加速	血流速度越快，越容易产生漩涡，杂音越响。见于正常人剧烈运动后，发热、严重贫血、甲亢时可出现杂音或使原有杂音增强
通道狭窄	血流通过狭窄的部位时产生涡流而出现杂音。见于瓣膜口狭窄、大血管狭窄或由于心脏扩大或大血管扩张而出现瓣膜口相对狭窄

（续表）

机　制	评　价
瓣膜关闭不全	血液反流形成漩涡而产生杂音。见于瓣膜关闭不全或由于心脏扩大、大血管扩张而出现的瓣膜口相对关闭不全
异常血流通道	血液经过心脏内或大血管间的异常通道产生血液分流，形成漩涡而产生杂音。见于室间隔缺损、房间隔缺损和动静脉瘘等
心内漂浮物	由于乳头肌、腱索断裂，残端在心腔内漂浮、摆动，血流被干扰而产生漩涡
动脉瘤	血液自正常的动脉管腔流经扩张的动脉病变部位时产生漩涡

2）杂音听诊的要点：杂音听诊的难度较大，听诊时应注意其最响部位、出现时期、性质、强度、传导方向，以及与呼吸、体位和运动的关系。

最响部位：杂音最响部位与病变部位密切相关，在某瓣膜区闻区杂音最响，提示病变位于相应瓣膜。

出现时期：根据杂音出现的时期可分为收缩期杂音（systolic murmur，SM）、舒张期杂音（diastolic murmur，DM）、连续性杂音（continuous murmur，CM）和双期杂音（收缩期与舒张期均出现但不连续的杂音）。舒张期和连续性杂音多为器质性杂音，而收缩期杂音则可能是器质性或功能性杂音。

杂音的性质：由于振动的频率不同，杂音表现出不同的音色或音调，常用生活中的声音来描述，如吹风样、喷射样、隆隆样、叹气样、机器样及乐音样和鸟鸣样等，根据音调的高低可分为柔和的和粗糙的杂音。

杂音的强度：杂音的强度取决于瓣膜口的狭窄程度、血流速度、瓣膜口或异常通道两侧压力差、心肌收缩力等。①瓣膜口狭窄越重，杂音越响，但过度狭窄则杂音减弱。②血流速度越快，杂音越强。③狭窄的瓣膜口或异常通道两侧压力差越大，杂音越强。④心肌收缩力强则杂音强。

收缩期杂音一般按Levine 6级法进行分级，杂音级别为分子，6级为分母，如强度为2级的杂音，则记录为1/6级杂音。杂音的强度分级与评价见表4-6-27。由于舒张期杂音均为病理性，故一般不分级。

表4-6-27　心脏杂音强度分级与评价

级　别	强度	评　价
1	最轻	很弱，所占时间很短，必须在安静环境下仔细听诊才能听到
2	轻度	弱，但较易听到
3	中度	较响亮，容易听到
4	响亮	响亮
5	很响	更响亮，且向四周甚至背部传导，但听诊器离开胸壁则不能听到
6	最响	极响亮，震耳，甚至听诊器离开胸壁一定的距离也可听到

杂音强度的变化在心音图上可显示出一定的形态，经仔细听诊也能分辨。常见的杂音强度变化的特点见表4-6-28。

表 4-6-28 心脏杂音强度变化的特点

形 态	特 点	杂 音
递增型	开始较弱，逐渐增强	二尖瓣狭窄的舒张期隆隆样杂音
递减型	开始很强，逐渐减弱	主动脉瓣关闭不全的舒张期叹气样杂音
递增递减型	开始较弱，逐渐增强后又渐渐减弱（菱形杂音）	主动脉瓣狭窄的收缩期喷射性杂音
连续型	占据收缩期和舒张期的大菱形杂音，菱峰在S2处	动脉导管未闭的连线性杂音
一贯型	杂音强度基本保持一致	二尖瓣关闭不全的收缩期杂音

杂音的传导：杂音可沿血流方向传导，也可经周围组织传导。杂音越响，传导越广。一定的杂音向一定的方向传导，可以根据杂音的最响部位和传导方向来判断杂音的来源及性质。常见疾病杂音的传导方向见表 4-6-29。

表4-6-29 常见疾病杂音的传导方向

疾 病	杂音部位	传导方向
二尖瓣关闭不全	心尖部	左腋下及左肩胛下角处
二尖瓣狭窄	心尖部	局限，不传导
主动脉瓣狭窄	主动脉瓣区	颈部、胸骨上窝
主动脉瓣关闭不全	主动脉瓣第二听诊区	胸骨左缘、心尖部
肺动脉瓣狭窄	肺动脉瓣区	左上胸部及左颈部

与体位、呼吸、运动的关系：采取一些特殊体位、深吸气、深呼气和适当运动，可使杂音增强或减弱，有助于判断病变部位和性质。

3）杂音的临床意义：听诊杂音对诊断鉴别心血管疾病有重要价值，但是有杂音不一定有心脏病，有心脏病也不一定有杂音。根据产生杂音的部位，有无器质性病变可区分为器质性杂音（organic murmur）和功能性杂音（functional murmur）。器质性杂音是指杂音产生部位有器质性病变，功能性杂音则包括：①生理性杂音。②全身性疾病所致的血流动力学改变而产生的杂音。③有病理意义的心脏瓣膜相对关闭，不纯或相对狭窄引起的杂音（相对杂音）。根据杂音的临床意义，又可以分为病理性杂音和生理性杂音。生理性杂音必须符合以下条件：①只限于收缩期。②心脏无增大。③杂音柔和吹风样。④无震颤。

（6）心包摩擦音（pericardial friction sound）：与心包摩擦感的产生机制、临床意义基本相同。听诊特点：①心包摩擦音的声音粗糙，似手指擦耳郭声，近在耳边。②心包摩擦音与心脏活动一致，收缩期与舒张期均能听到，以收缩期明显。③心前区均可听到摩擦音，但常在胸骨左缘第3、4肋间心脏绝对浊音界以内最清楚，前倾坐位明显。

五、血管杂音及周围血管征

（一）血管杂音

1.静脉杂音　由于静脉压力低，不易出现涡流，一般不出现杂音。较有意义的静脉杂音为颈静脉嗡鸣声，尤其是右侧颈根部近锁骨处，可听到低调、柔和的连续性杂音，坐位及站立位明显，是因为颈静脉血流快速回流入上腔静脉所致。用手指压迫颈静脉暂时中断血流，则杂音消失，一般无意义。

2.动脉杂音　常见的周围动脉杂音有：①甲亢时，甲状腺区有时可听到吹风样收缩期杂音；②多发性大动脉炎的狭窄部位可出现收缩期杂音；③肾动脉狭窄时可在上腹部和腰背部听到收缩期杂音；④外周动静脉瘘时则在病变部位出现连续性杂音。

（二）周围血管征

周围血管征主要是由于脉压增大所致，常见于主动脉瓣关闭不全、动脉导管未闭、严重贫血和甲亢等。周围血管征除了水冲脉外，还有枪击音、杜柔（Duroziez）双重杂音和毛细血管搏动征，其特点见表4-6-30。

表4-6-30　周围血管征的特点

周围血管征	特　点
枪击音	在四肢动脉，特别是股动脉或肱动脉处，听到一种短促的如同射击时的声音
杜柔双重杂音	以听诊器膜形胸件稍加压力于股动脉或肱动脉上，可听到收缩期与舒张期吹风样杂音
毛细血管搏动征	用手指轻压患者指甲末端或用清洁的玻璃片轻压患者的口唇黏膜，使局部发白，可见到随心脏搏动而有规律的红白交替现象

六、相关护理诊断/问题

1.心输出量减少/有心输出量减少的危险，与左心衰竭、严重心律失常有关。

2.有脑组织灌注无效、胃肠道灌注无效、肾脏灌注无效的危险，与心力衰竭有关。

七、呼吸与循环系统常见疾病的主要体征

详见表4-6-31和表4-6-32。

表4-6-31 呼吸系统常见疾病的主要体征

常见疾病	视 诊	触 诊	叩 诊	听 诊
大叶性肺炎	急性病面容，口唇疱疹	患侧语音震颤增强、呼吸动度减弱	充血期：浊音实变期：浊音或实音	异常支气管呼吸音，湿啰音
气胸	患侧胸廓及肋间隙饱满	气管及心尖冲动向健侧移位，患侧呼吸动度、语音震颤减弱或消失	患侧叩诊呈鼓音，心浊音界向健侧移位	患侧呼吸音减弱或消失
支气管哮喘	端坐呼吸，呼气性呼吸困难	两侧语音震颤减弱、呼吸动度减弱	两肺叩诊过清音	两肺满布哮鸣音，两肺肺泡呼吸音减弱，呼气音延长，语音共振减弱
胸腔积液	呼吸浅快，患侧胸廓及肋间隙饱满	气管及心尖冲动向健侧移位，患侧呼吸动度、语音震颤减弱或消失	积液区叩诊呈实音，心浊音界向健侧移位	积液区肺泡呼吸音减弱或消失，积液区上方可听到支气管呼吸音

表4-6-32 循环系统常见疾病的主要体征

常见疾病	视 诊	触 诊	叩 诊	听 诊
二尖瓣狭窄	二尖瓣面容，心尖冲动向左移位	心尖部触及舒张期震颤	心浊音界向左扩大，呈梨形	心尖部第一心增强，听到局限的舒张期中晚期隆隆样杂音，开瓣音
二尖瓣关闭不全	心尖冲动增强，向左下移位	触及抬举性心尖冲动	心浊音界向左下扩大	心尖部有 3/6 级以上粗糙的吹风样全收缩期杂音，向左腋下或左肩胛下传导
主动脉瓣狭窄	心尖冲动增强，向左下移位	触及抬举性心尖冲动，胸骨右缘第 2 肋间可触及收缩期震颤	心浊音界向左下扩大	胸骨右缘第 2 肋间和胸骨左缘第 3、4 肋间听到 3/6 级以上粗糙、喷射性收缩期杂音，向颈部传导，听到收缩早期喀喇音
主动脉瓣关闭不全	心尖冲动强烈，向左下移位，颈动脉搏动明显，随心脏搏动呈点头运动	触及抬举性心尖冲动，水冲脉，毛细血管搏动征阳性	心浊音界向左下扩大，呈靴形	心尖部第一心音减弱，肺动脉瓣区第二心音减弱或消失，主动脉瓣区听到叹气样舒张期杂音，向心尖部传导，呈枪击音，杜柔双重杂音
心包积液	前倾坐位，心尖冲动明显减弱或消失，颈静脉怒张	心尖冲动减弱或消失，呈奇脉	心浊音界向两侧扩大，呈烧瓶形	听到心包摩擦音、心包叩击音
左心衰竭	气促、发绀、端坐位，急性肺水肿咳粉红色泡沫痰	交替脉	原有心脏病体征	左心室扩大，心率增快，心尖部舒张期奔马律，肺底细湿音，急性肺水肿两肺布满湿啰音
右心衰竭	颈静脉怒张，发绀，水肿	肝大、压痛，肝颈静脉反流征阳性，身体下垂部位凹陷性水肿	胸、腹水体征	右心室扩大，右心室舒张期奔马律

第七节　腹部评估

　　腹部主要由腹壁、腹腔和腹腔内器官组成，其范围是上起膈，下至骨盆，前面及侧面为腹壁，后面为脊柱及腰肌。腹腔内所含器官较多，且器官互相交错重叠，正常器官与异常肿块极易混淆，因此要仔细评估及辨认。腹部评估是身体评估的重要组成部分，其中以触诊尤为重要。为了避免触诊引起肠蠕动增加，使肠鸣音发生变化，腹部评估的顺序为视诊、听诊、叩诊和触诊，但为了统一记录格式，按照视诊、触诊、叩诊和听诊的顺序进行记录。

一、腹部的体表标志与分区

（一）体表标志

　　为了准确描述腹腔器官及病变范围，常需要借助一些体表的自然标志，其部位及意义见表4-7-1。

表4-7-1　腹部体表标志的部位及意义

标　志	部　位	意　义
肋弓下缘	第8～10肋软骨连接形成的肋弓	常用于腹部分区、肝脾测量及胆囊定位
剑突	胸骨下端的软骨	常作为肝脏测量的标志
腹上角	两侧肋弓的夹角	常用于体型判断和肝脏测量
腹中线	前正中线的延续	为腹部四区分法的垂直线
腹直肌外缘	相当于锁骨中线的延续	常为手术切口的位置和用于胆囊点的定位
脐	腹部中心，平第3～4腰椎	腹部四区分法的标志和腰椎穿刺的定位标志
髂前上棘	髂嵴前方突出点	腹部九区分法的标志和骨髓穿刺的部位
腹股沟韧带	髂前上棘与耻骨结节之间的腹股沟的深面	寻找股动脉和股静脉的标志
耻骨联合	两耻骨间的纤维软骨连接	腹部体表下界
肋脊角	第12肋骨与脊柱的夹角	为评估肾区叩击痛的位置

（二）腹部分区

　　1.四区分法　通过脐做水平线和垂直线，两条线相交后将腹部分为四区，各区所含的器官见表4-7-2。

表4-7-2 腹部四区及其所含的器官

分 区	器 官
右上腹部	肝脏、胆囊、幽门、十二指肠、小肠、胰头、右肾上腺、右肾、结肠肝曲、部分横结肠、腹主动脉、大网膜
左上腹部	肝左叶、脾脏、胃、小肠、胰体、胰尾、左肾上腺、左肾、结肠脾曲、部分横结肠、腹主动脉、大网膜
右下腹部	盲肠、阑尾、部分升结肠、小肠、右输尿管、胀大的膀胱、淋巴结、女性右侧卵巢和输卵管、增大的子宫、男性右侧精索
左下腹部	乙状结肠部分降结肠、小肠、左输尿管、胀大的膀胱、淋巴结、女性左侧卵巢和输卵管、增大的子宫、男性左侧精索

2.九区分法 两弓下缘的连线、两髂前上棘的连线与左右髂前上棘至腹中线连线中点的垂直线相交后，将腹部分为九区，各区所含的器官见表4-7-3。

表4-7-3 腹部九区及其所含的器官

分 区	器 官
右上腹部（右季肋部）	肝右叶、胆囊结肠肝曲、右肾、右肾上腺
右侧腹部（右腰部）	升结肠、空肠、右肾
右下腹部（右髂部）	盲肠、阑尾、回肠下端、淋巴结、女性右侧卵巢和输卵管、男性右侧精索
上腹部	胃、肝左叶、十二指肠、胰头、胰体、横结肠、腹主动脉、大网膜
中腹部（脐部）	十二指肠、空肠、回肠、下垂的肾或横结肠、肠系膜、淋巴结、输尿管、腹主动脉、大网膜
下腹部（耻骨上部）	回肠、乙状结肠、输尿管、胀大的膀胱、增大的子宫
左上腹部（左季肋部）	脾脏、胃、结肠脾曲、胰尾、左肾、左肾上腺
左侧腹部（左腰部）	降结肠、空肠、回肠、左肾
左下腹部（左髂部）	乙状结肠、淋巴结、女性左侧卵巢和输卵管、男性左侧精索

二、视诊

评估腹部时，触诊同时辅以视诊。要按照身体评估的原则，准确、全面地进行视诊。腹部视诊前应注意：

1.患者体位 嘱患者排空膀胱，取低枕仰卧位，两上肢自然置于身体两侧，充分暴露全腹（暴露时间不宜过长，以免受凉），其他部分应适当遮盖。

2.评估环境 环境的温度适宜，光线宜充足而柔和，从前侧方射入视野，有利于观察腹部表面的器官轮廓、肿块、肠型和蠕动波等。

3.评估方法 护士站患者右侧，按顺序自上而下地观察腹部。

4.评估内容　腹部视诊的主要内容有腹部外形、呼吸运动、腹壁皮肤、腹壁静脉、胃肠型和蠕动以及疝等。

（一）腹部外形

注意腹部外形是否对称，有无局部的膨隆或凹陷，有腹膜腔积液或腹部肿块时，还应测量腹围。健康人腹部外形可表现为腹部平坦、腹部饱满和腹部低平。

1.腹部膨隆　平卧时前壁明显高于肋缘与耻骨联合的平面，外观呈凸起状，称为腹部膨隆。

（1）全腹膨隆：全腹隆起为球形或椭圆形，肥胖者腹壁脂肪过多且增厚，使脐部明显凹陷；腹腔内病变所致全腹膨隆者，腹壁无增厚，但脐部凸出，全腹膨隆除了肥胖、足月妊娠之外，还可见于病理情况。为观察全腹膨隆的程度和变化，需要测量腹围。①嘱患者排尿后平卧，用软尺经脐绕腹一周测得的周长即为脐周腹围（简称腹围）。②测量腹部最大周长，即为最大腹围。定期测量腹围可以观察腹腔内容物如腹膜腔积液的变化。

（2）局部膨隆：腹部局部膨隆常为器官增大、肿瘤或炎性肿块、胃或肠胀气以及腹壁肿物或疝等所致。视诊时应注意观察膨隆的部位、外形、有无搏动，以及与呼吸、体位变化的关系。

2.腹部凹陷　仰卧位时前腹壁明显低于肋缘与耻骨联合的平面，称为腹部凹陷。

（1）全腹凹陷：主要见于消瘦和脱水者。严重时前腹壁凹陷几乎贴近脊柱，肋弓、髂嵴和耻骨联合显露，使腹外形如舟状，称为舟状腹（scaphoid abdomen）。常见于结核病、恶性肿瘤等慢性消耗性疾病。吸气时出现腹部凹陷见于膈麻痹和上呼吸道梗阻。

（2）局部：较少见。多由于手术后腹壁瘢痕收缩所致，患者立位或加大腹压时局部凹陷更明显。

（二）呼吸运动

腹式呼吸指健康人呼吸时腹壁上下起伏。男性及儿童以腹式呼吸为主，成年女性则以胸式呼吸为主。腹式呼吸消失常见于胃肠穿孔所致的急性腹膜炎或膈麻痹。腹式呼吸减弱常因腹膜炎症、腹膜腔积液、急性腹痛、腹腔内巨大肿物或妊娠所致。腹式呼吸增强少见，常为癔症或胸腔疾病所致。

（三）腹壁静脉

健康人腹壁皮下静脉一般不显露，较瘦或皮肤白皙者隐约可见。皮肤较薄而松弛的老年人也可见静脉显露，显露的静脉一般较直、不迂曲。另外，腹壁静脉显露也见于腹压增高，如腹膜腔液、腹腔巨大肿块和妊娠等。

门静脉高压所致的循环障碍，或上、下腔静脉回流受阻而有侧支循环形成时，腹壁静脉显而易见或迂曲变粗，称为腹壁静脉曲张。

1.静脉血流方向　健康人腹壁静脉血流方向在脐水平线以上，自下而上经胸壁静脉和腋静脉流入上腔静脉；脐水平线以下，自上而下经大隐静脉流入下腔静脉。

（1）门静脉高压：曲张的腹壁静脉常以脐为中心向四周放射，血液经济静脉流入腹壁浅静脉。

（2）上腔静脉阻塞：脐水平以上的曲张静脉的血流方向由上而下。

（3）下腔静脉阻塞：曲张的腹壁静脉大多分布在腹壁两侧，脐水平以下腹部浅静脉血流方向由下而上。

2.评估方法　护士选择一段无分支的腹壁静脉，将一只手的示指和中指并拢压在静脉上，然后示指紧压静脉往外滑动，挤出该段静脉内血液，至一定距离后，中指紧压不动，放松示指，看静脉是否充盈，如迅速充盈，则血流方向是从放松的一端流向紧压手指的一端。采用同样的方法，放松中指，即可看出血流方向。

（四）胃肠形和蠕动波

腹壁一般见不到胃肠的轮廓及蠕动波，但腹壁菲薄或松弛的老年人、经产妇或极度消瘦者可见到。胃肠道发生梗阻时，梗阻近端的胃或肠段饱满而隆起，或显示明显的轮廓，称为胃型（gastric pattern）或肠型（intestinal pattern），如伴有该部位的蠕动加强，可能见到蠕动波（peristalsis）。胃蠕动呈波浪状，自左上腹部缓慢向右下推进至右侧腹直肌旁消失，此为正蠕动波，也可以看到自右下向左上的逆蠕动波。小肠梗阻的肠型、蠕动波多在脐部，结肠梗阻时的肠型多在脐部周围，同时伴有肠鸣音增强。蠕动波消失时见于肠麻痹。

（五）腹部其他体征

1.色素和腹纹　银白色条纹是腹壁真皮裂开的标志，可见于肥胖者。下腹部或髂部的银白色条纹多为产后妊娠纹。粉红色紫纹为库欣综合征的典型征象。

2.瘢痕　腹部瘢痕多为外伤、手术或皮肤感染的遗迹。特定部位的手术瘢痕，常提示患者手术史。腹部常见手术切口瘢痕。

3.疝　腹部疝多为腹腔内容物经腹壁或骨盆壁的间隙或薄弱部分向体表突出而形成，以腹外疝多见。脐疝见于婴幼儿、经产妇或大量腹膜腔积液患者；白线疝见于先天性腹直肌两侧闭合不良者；切口疝见于手术瘢痕愈合不良；股疝多见于女性，男性腹股沟斜疝可下降至阴囊。

4.脐部　脐部凸起提示腹压增高，多见于腹腔积液或腹部巨大肿块。脐凹内的分泌物呈浆液性或脓性、有臭味、多为炎性所致；分泌物成水样、有尿味，为脐尿管未闭的征象；脐部可能为化脓性或结核性病变；脐部溃烂坚硬、固定而突出，多为肿瘤所致。

5.上腹部搏动　上腹部搏动大多由主动脉的搏动传导而来，可见于消瘦的健康人，腹主动脉瘤、肝血管瘤、三尖瓣关闭不全、二尖瓣狭窄所致的右心室增大。

三、触诊

触诊是腹部评估的主要方法，有浅部触诊法、深部触诊法和钩指触诊法。腹部触诊注意事项如下。

1.患者准备　取屈膝仰卧位，头垫低枕，两上肢自然放于躯体两侧，两髋关节及膝关节屈曲并稍分开，以使腹肌放松。嘱患者略张口做平静深长腹式呼吸。

2.护士准备　护士站在患者右侧，面对患者，其前臂与腹部表面在同一水平。触诊时手要温暖，指甲剪短，力度适中，动作轻柔。

3.触诊技巧　①自左下腹部开始逆时针方向触诊全腹，然后再触诊肝、脾及肾脏等。②先触诊健侧，再逐渐移向病变部位，并进行比较。③边触诊边观察患者的反应与表情，对精神紧张或有痛苦者给予安慰和解释。④边触诊边与患者交谈以转移其注意力，减轻腹肌紧张。

（一）腹壁紧张度

健康人的腹壁有一定的张力，但触之柔软，较易压陷，称为腹壁柔软。有些人特别是儿童因怕痒或不习惯触摸而发笑致腹肌自主性痉挛，称为肌卫增强。在适当的诱导或转移注意力后肌卫增强可消失。

1.腹壁紧张度增高　局部腹壁紧张度增高多由于器官炎症波及腹膜所致，而全腹壁紧张度增高多由弥漫性腹膜受刺激所致。全腹壁紧张度增高见于如下几种：

（1）急性弥漫性腹膜炎：由于急性胃肠穿孔或器官破裂所致，腹膜受刺激而导致腹肌痉挛，腹壁紧张度明显增高，甚至强直如木板称为板状腹（board-like rigidity）。

（2）结核性腹膜炎、癌性腹膜炎或其他慢性病变：由于病变发展缓慢，对腹膜的刺激较缓和，且有腹膜增厚和肠管、肠系膜粘连，使腹壁柔软但有抵抗力，不易压陷，称为揉面感（dough kneading sensation）或柔韧感。

（3）肠胀气、气腹或大量腹膜腔积液：腹壁紧张度增高，但无腹肌痉挛和压痛。

2.腹部紧张度减低　腹壁松软无力，失去弹性，多因腹肌张力降低或消失所致。全腹紧张度减低见于慢性消耗性疾病、大量抽取腹膜腔积液之后、经产妇、老年体弱者。腹壁紧张度消失见于脊髓损伤、重症肌无力。

（二）压痛及反跳痛

1.压痛（tenderness）　正常腹部触诊时不会引起疼痛，腹部有压痛提示腹壁、腹腔内有病变或其他疾病牵扯腹膜。腹部的压痛点及临床意义见表4-7-4。腹壁病变比较浅表时，当抓捏腹壁或患者取仰卧位抬头曲颈时可使腹肌紧张而压痛明显；如为腹腔内病变，因腹肌收缩而压痛不明显。

2.反跳痛（rebound tenderness）　当触诊患者腹部出现压痛后，护士并拢的2~3个手指压于原处稍停片刻，使压痛感觉趋于稳定，然后突然将手抬起，如此时患者感觉疼痛加重，并常伴有痛苦表情或呻吟，称为反跳痛。反跳痛是壁腹膜已受炎症累及的征象，提示局限性或弥漫性腹膜炎。腹膜炎患者常有腹肌紧张、压痛与反跳痛，称为腹膜刺激征（peritoneal irritation sign）。当炎症未累及壁腹膜时，可仅有压痛而无反跳痛。

表4-7-4　腹部的压痛点及临床意义

压痛点	部　位	临床意义
胆囊点	右锁骨中线与肋缘交界处	胆囊病变
McBurncy点	脐与右髂前上棘连线的中、外1/3交界处	阑尾病变
季肋点	第10肋前端	肾脏病变
上输尿管点	脐水平的腹直肌外缘	输尿管结石、结核或炎症
中输尿管点	髂前上棘水平的腹直肌外缘	输尿管结石、结核或炎症
肋脊点	第12肋骨与脊柱的夹角（肋脊角）的顶点	肾盂肾炎、肾结石、肾结核、肾衰竭
肋腰点	第12肋骨与腰肌外缘夹角的顶点	肾盂肾炎、肾结石、肾结核、肾衰竭

（三）肝脏

1.触诊方法　触诊肝脏可用单手触诊法、双手触诊法和钩指触诊法。

（1）患者取屈膝仰卧位，两下肢屈曲，护士站在患者右侧。

（2）嘱患者做腹式呼吸。

（3）单手触诊法：①在右锁骨中线上护士右手掌放于患者的右侧腹壁，掌指关节自然伸直同时手指并扰，使示指和中指的指端指向肋缘，也可使示指的桡侧缘对着肋缘。②自右髂前上棘水平开始向上触诊。③呼气时右手压向腹部深处，吸气时右手缓慢抬起，手指抬起的速度一定要慢于腹部收缩的速度，以迎接下移的肝缘；如此反复进行触诊，右手逐渐移向肋缘，直到触及肝缘或肋缘为止。

（4）双手触诊法：护士用左手托住患者右后腰部，相当于第11、12肋骨与其稍下方的部位，大拇指张开、置于季肋上，右手进行触诊。

（5）钩指触诊法：适用于儿童和腹壁薄软者。护士站在患者右肩旁，面向其足部、将双手置与患者右前胸下部，双手第2~5指弯成钩状。嘱患者深呼吸，护士随其深吸气而进一步屈曲指使手指更容易触及肝下缘。

（6）除了触诊右侧肋下外，还要在剑突下进行触诊，自脐平面开始逐渐向上，触诊肝脏左叶。

（7）触诊肝脏时应注意其大小、硬度、形态、压痛、边缘和表面情况等。

2.注意事项　①以示指前端桡侧指腹触诊肝脏；②右手宜置于腹直肌外缘稍外侧触诊肝脏；③配合呼吸动作，于患者吸气时护士手指的抬起速度一定要慢于腹壁抬起的速度；④对大量腹膜腔积液的患者可采用冲击触诊法；⑤从髂前上棘水平开始触诊；⑥横结肠、腹直肌腱划、右肾下极易误为肝下缘；⑦肝大者应与肝下移鉴别。肝下移是指肝下缘超出正常范围，但同时伴有肝上界的下移，而且在右锁骨中线上肝的上下径为9~11cm。肝下移常见的原因有肺气肿、右胸腔大量积液、膈下水肿和内脏下垂等。

3.触诊内容　在触及肝脏时，应详细描述其大小、质地、表面情况及边缘、压痛等（表4-7-5）。肝大的临床意义见表4-7-6，几种常见肝脏疾病的触诊特点见表4-7-7。

表4-7-5　肝脏触诊的内容

项　目	内　容
大小	肝是否增大及程度，是否是肝下移。健康人肝脏触不到，但腹壁松软的瘦长体型者可在深吸气下于肋弓下触及肝下缘，但小于1cm，剑突下也可触及，但小于3cm，腹上角较锐者，小于5cm
质地	肝脏质地可分为3种：质软，触之如口唇；质韧，触之如鼻尖；质硬，触之如前额。正常肝脏质地柔软，不同肝脏疾病的质地可有变化
表面及边缘	表面是否光滑、有无结节，边缘是否整齐及厚薄是否一致，正常肝脏表面光滑、边缘整齐、厚薄一致
压痛	正常肝脏无压痛，肝大时因包膜受到牵拉，或肝包膜因炎症反应，肝脏有压痛或触痛
搏动	正常肝脏及因炎症、肿瘤等引起的肝大不伴有搏动。当肝大压迫腹主动脉或右心室增大到向下挤压肝脏时，可出现肝脏搏动
肝区摩擦感	正常肝脏无摩擦感。肝周围炎时，肝表面和邻近的腹膜可因纤维索性渗出物而变粗糙，两者相互摩擦所产生的振动可用手感知

表4-7-6　肝大的临床意义

分　类	原　因	临床意义
感染性	病毒性	各种病毒性肝炎
	细菌性	急性和慢性胆管感染、细菌性肝脓肿、肝结核等
	寄生虫性	阿米巴肝脓肿、疟疾、黑热病、肝血吸虫病、华支睾吸虫病、肝包虫病等
非感染性	中毒性	经肝脏代谢的各种有毒物质的急性和慢性中毒
	淤血性	慢性心力衰竭、心包炎、Budd-Chiari综合征
	胆汁淤积性	肝外阻塞、肝内阻塞和肝内胆汁淤积
	代谢障碍性	脂肪肝，铜和铁代谢障碍，如肝豆状核变性和血色病
	肝硬化	肝硬化早期
	肿瘤性	原发性和继发性肝癌、肝血管病、肝腺瘤
	结缔组织病	系统性红斑狼疮（SLE）、结节性多动脉炎
	造血系统疾病	白血病、淋巴瘤、珠蛋白生成障碍性贫血

表4-7-7　几种常见肝脏疾病的触诊特点

疾病	肝大	质地	边缘	表面	压痛
急性肝炎	轻度	质稍韧	钝	光滑	有
肝淤血	中度	质韧	圆钝	光滑	有

疾病	肝 大	质 地	边 缘	表 面	压 痛
脂肪肝	轻－中度	软或韧	圆钝	光滑	无
肝硬化	早期增大，晚期缩小	稍硬	锐利	小结节	无
肝癌	进行性增大	坚硬	不整齐，厚薄不一	高低不平	有或叩击痛

（四）胆囊

正常胆囊隐存于肝脏之后，不能被触及，当胆囊增大超过肝缘及肋缘时，可在右肋缘下、腹直肌外缘触及一个梨形或卵圆形的张力较高的肿块，并随呼吸上下移动。常用的触诊方法有单手滑行触法和钩指触诊法。当胆囊增大未超过肋缘下，不能触及时，可采用Murphy征评估胆囊触痛。护士左手掌平放于患者右肋下部，以拇指指腹深压右肋下的胆囊点，嘱患者缓慢深吸气，在吸气过程中发炎的胆囊向下移时碰到用力按压的拇指，即可引起疼痛，称为胆囊触痛。如因剧烈疼痛而导致患者吸气终止，称为Murphy征阳性，提示胆囊有炎症。引起胆囊变化的原因及特点见表4-7-8。

表4-7-8 引起胆囊变化的原因及特点

原 因	特 点
急性胆囊炎	增大的胆囊呈囊性感，可有明显压痛
胆囊结石、胆囊炎	增大的胆囊呈实性感，有或无压痛
胆总管结石	胆囊常不增大，多因胆囊有慢性炎症、囊壁纤维化而皱缩，可有明显黄疸
胰头癌	由于胰头癌压迫胆总管导致胆管阻塞，黄疸进行性加重，胆囊显著增大，但无压痛（Courvoisier 征）

（五）脾脏

脾脏触诊常采用双手触诊法，也可采用钩指触诊法。触诊脾脏应观察脾脏大小、形态、质地、表面情况、压痛、切迹、摩擦感等。

1.仰卧位触诊法　用于检查增大而位置较深的脾脏。

（1）患者取仰卧位，两下肢屈曲，护士站在患者的右侧。

（2）护士左手绕过患者腹部，从后约第7～10肋处向前对肋缘加压。

（3）护士右手平放于腹部，与肋弓方向垂直，自脐平面开始，与呼吸配合，逐渐触向肋弓。

2.右侧卧位触诊法　用于检查轻度增大而仰卧位不易触到脾脏。患者取右侧卧位双下肢屈曲护士站在患者的右侧。触诊方法同前。

3.测量脾脏大小　脾大时应测量3条线以判断其大小。

脾脏明显增大时，单手触诊稍用力即可触到。正常脾脏不能触及，周围器官病变，如内脏下垂、左侧胸膜腔积液、气胸，可使脾下移。除此以外如能触及脾脏则为脾大。脾大应与腹部其他器官或肿块相鉴别，如增大的左肾、肝左叶，结肠脾曲肿块、胰尾部囊肿等。

（六）肾脏

触诊肾脏一般采用双手触诊法。当患者取卧位未触及肾脏时，可采取立位触诊。

1.患者仰卧位或立位。卧位时，嘱患者两腿屈曲并做深呼吸。

2.护士站立于患者右侧，以左手掌托住患者右腰部向上托起。右手掌平放在患者的右上部位，手指方向大致平行于右肋缘而稍横向。

3.于患者吸气时双手夹触肾脏。如触及光滑钝圆的器官，可能为肾下极。如果在双手间触及更大部分，则能感到其蚕豆状外形，且患者常有酸痛或类似恶心的不适感。

4.触诊左肾时，护士左手越过患者面托住左腰部，右手掌横置于患者的左上腹部触及左肾。

如患者腹壁较厚或触诊不协调，以致右手难以压向后腹壁时，可采用以下方法：患者吸气时，用左手向前冲击后腰部，如肾下移至两手之间时，则右手有被顶推的感觉；与此相反，也可用右手推向左手方向做冲击动作，左手也可有同样的感觉而触及肾脏。正常情况下很少能触及肾脏，有时可触及右肾下极。瘦长体型者、肾下垂、游走肾或肾脏代偿性增大时，肾脏较易触及。深吸气时能触到1/2以上的肾脏称为肾下垂，如肾下垂明显并能在腹腔各个方向移动时称为游走肾。肾脏增大见于：①肾盂积水、肾盂积脓：增大肾脏的质地柔软而富有弹性，且有波动感；②多囊肾：一侧或两侧肾脏不规则增大、有囊性感；③肾肿瘤：增大的肾脏表面不平、质地坚硬。

（七）膀胱

膀胱触诊多采用单手触诊法。正常膀胱位于盆腔内，不易被触及。当膀胱增大，超出耻骨联合边缘时才能触及。膀胱增大最常见的原因为尿道梗阻、脊髓病变所致的尿潴留。若膀胱增大为积尿所致，其形状扁圆形或圆形、囊性，较固定。按压时有尿意，排尿或导尿后缩小或消失，借此可与妊娠期子宫、卵巢囊肿及直肠肿块相鉴别。

（八）腹部肿块

腹部肿块包括增大或异位的器官、炎性肿块、囊肿、增大的淋巴结，以及良性和恶性肿瘤、胃内结石和肠内粪块等。

（九）液波震颤

当腹腔内有大量游离液体时，用手叩击腹部，可感到液波震颤（fluid thrill），或波动感（fluctuation）。液波震颤不如移动浊音灵敏，腹腔游离液体超过3 000～4 000mL以上时才能检查出液波震颤。

1.患者取仰卧位，双下肢屈曲，平静呼吸。护士站在患者右侧。

2.护士以左手掌面贴于患者一侧腹壁，右手四指并拢屈曲，用指端叩击对侧腹壁，或以指端冲击触诊，如有大量液体，则贴于腹壁的左手掌有被液体波动冲击的感觉，即波动感。

3.为防止腹壁本身的振动传至对侧，可请另一人或患者本人将手掌尺侧缘压于脐部腹中线上，可阻止腹壁振动的传导。

四、叩诊

腹部叩诊的方法有直接叩诊法和间接叩诊法，临床上多采用间接叩诊法。腹部叩诊的主要作用是叩出某些器官的大小和叩击痛、胃肠道充气情况及评估腹腔有无积气、积液和肿块等。

（一）腹部叩诊音

正常情况下，由于胃、小肠、结肠中有气体，所以腹部大部分区域叩诊为鼓音，只有肝脏、脾脏所在的部位叩诊为浊音或实音。当肝脏、脾脏等器官极度增大、腹腔内有肿瘤或大量腹膜腔积液时，腹部鼓音区缩小。当胃肠道高度胀气或胃肠道穿孔导致气腹时，则腹部鼓音区明显扩大。

（二）肝脏和胆囊

1.肝脏叩诊

（1）肝界的叩诊：肝界的叩诊方法见表4-7-9，肝脏浊音界变化的临床意义见表4-7-10。

表4-7-9　肝界的叩诊方法

肝　界	叩诊方法
肝上界	沿右锁骨中线、右腹中线和右肩胛线，由肺区向腹部叩诊。当由清音转为浊音时，即为上界（肝相对浊音界），再向下叩诊1～2肋间，则浊音变实音，则为肝绝对浊音界即肺下界
肝下界	由腹部鼓音区沿右锁骨中线或前正中线向上叩诊，由鼓音变浊音时，即为肝下界

表4-7-10　肝脏浊音界变化的临床意义

浊音界	临床意义
扩大	肝癌、肝脓肿、肝炎、肝淤血，多囊肝、膈下脓肿
缩小	急性重型肝炎、肝硬化、胃肠胀气
消失	急性胃肠穿孔、明显胃肠胀气、间位结肠，全内脏倒位
上移	右肺纤维化、右下肺不张、气腹
下移	肺气肿、右侧张力性气胸

（2）肝区叩击痛：护士左手置于右前胸下部，右手握拳叩击左手背。正常肝脏无叩击痛，肝脓肿、急性肝炎或肝癌时可有叩击痛。

2.胆囊叩诊　胆囊被肝脏遮盖，不能使用叩诊方法评估其大小，仅能评估胆囊区有无叩击痛。胆囊区叩击痛为胆囊炎的重要体征。

（三）脾脏和胃泡鼓音区

1.脾脏叩诊　脾脏叩诊宜采用轻叩法，并在左侧腋中线上叩诊。脾脏浊音界扩大见于各种原因的脾大；脾脏浊音界缩小见于左侧气胸、胃扩张和肠胀气等。

2.胃泡鼓音区叩诊　胃泡鼓音区位于左前胸下部肋缘以上，约呈半圆形为胃底穹隆含气而形成。其上界为膈、肺下缘，下界为肋弓、左界为脾脏、右界为肝左缘，正常情况下有胃泡鼓音区，其大小则受胃内含气量和周围器官病变的影响。胃泡鼓音区明显缩小或消失见于中度及重度脾大、左侧胸腔积液、心包积液、肝左叶增大。

（四）肾脏

叩诊主要用于评估骨区叩击痛。患者可以取坐位、侧卧位或俯卧位，护士左手掌平放于肾区脊肋角处，右手握拳用轻至中度的力量叩击左手背，评估有无肾区叩击痛。健康人无肾区叩击痛，当有肾炎、肾结石、肾盂肾炎及肾周围炎时，肾区可有不同程度的叩击痛。

（五）膀胱

在耻骨联合上方进行膀胱叩诊，主要用于判断膀胱膨胀的程度。由于耻骨上方有肠管，叩诊呈鼓音。当膀胱内有尿液充盈时，耻骨上方叩诊呈圆形浊音区，而妊娠时增大的子宫、子宫肌瘤、卵巢囊肿也可呈浊音。排尿或导尿后浊音区转为鼓音区，即为尿潴留所致的膀胱增大。当有腹膜腔积液时，耻骨上方也可呈浊音，但浊音区的弧形上缘凹向脐部，膀胱增大浊音区的弧形上缘凸向脐部。

（六）移动性浊音

当腹腔内有1 000mL以上的积液时，由于重力作用，仰卧位时液体多积聚在腹腔两侧，此处叩诊浊音，而腹中部由于含气的肠管在液面浮起而叩诊呈鼓音。这种随体位改变而出现浊音区变化的现象，称为移动性浊音（shifting dullness），这是发现有无腹腔积液的重要办法。

1.患者取仰卧位，双下肢屈曲，正确暴露腹部。护士站在患者右侧。

2.采用间接叩诊法进行叩诊。护士自腹中部脐平面开始向患者左侧腹部叩诊，发现浊音时，板指固定不动。

3.嘱患者右侧卧位，保持新的体位30秒后，再叩诊，如呈鼓音，表明有浊音移动。

4.患者再取仰卧位，双下肢屈曲。采用间接叩诊法自腹中部脐平面开始向患者右侧腹部叩诊，发现浊音时，板指固定不动。嘱患者左侧卧位，保持新的体位30秒后，再叩诊，以核实是否有移动性浊音。

五、听诊

腹部听诊时应全面听诊腹部各区，尤其是上腹部、脐部、右下腹部和肝区、脾区的听诊，其内容包括肠鸣音、振水音、血管杂音等。

（一）肠鸣音

肠蠕动时，由于肠管内气体和液体的移动而产生一种断断续续的咕噜音或气过水声，称为肠鸣音。右下腹部通常为肠鸣音听诊区，正常情况下肠鸣音4～5次/分，其频率和音调变异较大。异常肠鸣音的特点及临床意义见表4-7-11。

表4-7-11　异常肠鸣音的特点及临床意义

异常肠鸣音	特　点	临床意义
肠鸣音消失	持续听诊2分钟后还未听到1次肠鸣音，且刺激腹壁后仍无肠鸣音	弥漫性腹膜炎、麻痹性肠梗
肠鸣音减弱	数分钟才听到1次	老年性便秘、腹膜炎、低血钾症、胃肠动力低
肠鸣音活跃	肠鸣音每分钟达10次以上，为音调不特别高亢的一阵快速的隆隆声	急性胃肠炎、服用泻药或胃肠道大出血、早期肠梗阻
肠鸣音亢进	肠鸣音每分钟达10次以上，同时伴有响亮的高亢金属音	机械性肠梗阻

（二）振水音

当胃内有大量液体和气体时可出现振水音（succussion splash）。患者取仰卧位，护士以一耳凑近上腹部，同时以冲击触诊法振动胃部，即可听到气体、液体撞击的声音，也可将听诊器膜形胸件放于上腹部进行听诊。健康人餐后或饮用大量液体时可有振水音。若在清晨空腹或餐后6～8小时以上仍然听到振水音，则提示幽门梗阻或胃扩张。

（三）血管杂音

腹部血管杂音有动脉性和静脉性杂音，腹中部的收缩期喷射性杂音常提示腹主动脉瘤或狭窄；左右上腹部的收缩期杂音常提示肾动脉狭窄；收缩期杂音在左右下腹部提示髂动脉狭窄。左叶肝癌压迫肝动脉或腹主动脉时，也可在肿块部位听到吹风样杂音或连续性杂音。门脉高压侧支循环形成，特别是腹壁静脉曲张时，在脐部或上腹部常可听到静脉性杂音，呈连续性的嗡鸣声，无收缩期与舒张期的性质。

六、相关护理诊断 / 问题

1.营养失调：低于机体需要量　与慢性消耗性疾病、严重腹泻有关。

2.肥胖　与不良生活习惯所致的肥胖有关。

3.体液过多　与肝硬化、右心衰竭有关。

4.便秘　与排便习惯不规律、低钾血症有关。

5.腹泻　与急性胃肠炎、服用泻药、胃肠道大出血有关。

七、消化系统常见疾病的主要体征

详见表4-7-12。

表4-7-12　消化系统常见疾病的主要体征

常见疾病	主要体征
急性腹膜炎	视诊：急性危重病面容，强迫仰卧位，两下肢屈曲，呼吸浅快，呼吸运动减弱或消失，出现肠麻时全腹膨隆 触诊：腹膜刺激征 叩诊：肝浊音界缩小或消失 听诊：肠鸣音减弱或消失
幽门梗阻	视诊：上腹膨隆，上腹可见胃蠕动波 触诊：按压后蠕动波更为明显 叩诊：胃鼓音区增大 听诊：震水音（＋）
胃扩张	视诊：腹部膨隆以上腹为主，腹式呼吸减弱 触诊：轻压痛 叩诊：胃鼓音区增大 听诊：肠鸣音明显减弱或消失，震水音可在髂棘线以下
肝硬化腹水	视诊：肝病面容，巩膜、皮肤黄染、蜘蛛痣、肝掌、皮肤瘀点、瘀斑、男性乳房发育、全腹膨隆、腹壁静脉曲张、脐疝，腹式呼吸减弱 触诊：早期肝大，晚期肝小、脾大、下肢凹陷性水肿 叩诊：移动性浊音（＋），液波感（＋） 听诊：脐周或剑突下可听到血管嗡鸣音
肠梗阻	视诊：危重症面容，脱水貌，呼吸急促，全腹膨隆，机械性肠梗阻可出现肠型及蠕动波 触诊：腹壁紧张度增高伴轻压痛，有时可有反跳痛或扪到肿块，脉搏加快 叩诊：肝上界上移，一般为高度鼓音 听诊：机械性肠梗阻时肠鸣音明显亢进，呈金属音或气体水声，晚期消失

第八节　肛门、直肠和男性生殖器评估

肛门、直肠和生殖器涉及个人隐私部位，人们往往难于启齿，在健康体检中常被认为是不重要的错误认知。但在实际临床医疗中，该部位的健康评估被证实能发现早期病变，避免漏诊或延误治疗。评估者在该项检查前应想被评估者详细解释评估的目的、方法和重要性，获取信任和配合，消除他们顾虑。

一、肛门、直肠评估

（一）体位

该项评估前，评估者应根据被评估者的实际躯体情况选择合适的体位。常用的评估体位有以下5种：

1. **膝胸位** 被评估者双膝跪伏在检查床，肘关节和胸部紧贴床面，臀部抬起。此体位是肛门、直肠评估最常见体位，也是男性前列按摩的常用体位，适用于直肠、前列腺、精囊或乙状结肠镜检查。

2. **弯腰前俯位** 被评估者双腿站立分开，身体向前倾斜，双手支撑在支撑物上。此体位适用于躯体情况尚可、能站立配合者，是肛门、直肠检查最简便的体位。

3. **左侧卧位** 被评估者应位于左侧，臀部靠近检查床右侧，左腿伸直、右腿屈曲。此体位适用于肛门直肠术后、躯体情况差、年老体弱者或女性。

4. **截石位或仰卧位** 被评估者仰卧在检查床上，臀部垫高，下肢抬起并外展，充分暴露肛门。此体位适用于长期卧床或躯体情况差患者、膀胱直肠窝检查、直肠双合诊，也是直肠肛管手术的常见体位。

5. **蹲位** 被评估者取下蹲排便姿势，使直肠承受最大的压力。此体位适用于内痔和直肠脱垂、直肠息肉检查。

肛门、直肠评估因涉及暴露被评估的隐私部位，应在光线充足、一人一室的空间内进行。若被评估者为异性的情况下，甚至有必要二位评估者在场情况下进行评估。

（二）视诊

正常肛门周围皮肤颜色较深，皱褶呈放射状。当肛门暴露不畅时，评估者应用食指和中指将被评估者臀裂轻轻分开，观察肛周有无脓血、黏液、肛裂、外痔、肿块、直肠脱垂或瘘管外口等情况。

（三）触诊

直肠指诊（digital rectal examination，DRE）是肛门、直肠疾病检查方法中最简便、最有效的方法之一，是初步诊断、早期发现直肠癌最重要的方法，80%以上的直肠癌均可以在直肠指诊时触及。

操作步骤：评估者右手示指戴上涂有液状石蜡的指套，以示指纵向按压肛门口，使肛门括约肌放松，然后将示指逐渐深入肛门。触诊时应注意肛管括约肌的松紧度，肛管直肠壁及其周围有无触痛、肿块或波动感，肛管直肠有无狭窄以及狭窄程度与范围。若扪及肿块，应注意其大小、形态、硬度、活动度以及占据直肠或肛管范围，必要时可用双合诊了解肿块与盆腔内脏关系，退出后观察指套上有无脓血和黏液。男性还可用于检查前列腺与精囊，女性可检查子宫颈、子宫、输软管等。

（四）常见疾病

经肛门、直肠视诊和触诊评估可发现以下常见疾病：

1. **肛门疾病** 肛门周围皮肤有创面或瘢痕，常见于外伤或术后；有局限性红肿和牙痛，常见于肛周脓肿；有瘘管开口伴脓性分泌物流出，常见于肛门直肠瘘；肛周；有菜花样赘生物，常见于HPV感染或尖锐湿疣。

2.痔 又称痔疮，是直肠末端黏膜下和肛管皮肤下静脉丛发生扩张和屈曲所形成的柔软静脉团，包括内痔、外痔、混合痔。肛门内口（齿状线以上）紫红色包块，表面为黏膜者为内痔；肛门外口（齿状线以下）紫红色包块，表面为皮肤者为外痔；兼有两者则为混合痔。

3.直肠脱垂 是直肠壁部分或全层向下移位，分为部分脱垂和完全性脱垂。检查时被评估者需下蹲后用力屏气，使直肠脱出。若见圆形、红色、表面光滑的肿物，黏膜皱襞呈放射状，肛门括约肌收缩无力，脱出长度一般不超过3cm，则为部分脱垂；若肿物表面黏膜有"同心环"皱襞，肛门与脱出肠管之间有环状深沟，则为完全性脱垂。

4.直肠肿块或息肉 直肠指诊在肛门内口可触及硬结样内口及索样瘘管，伴有轻度压痛，可见于肛瘘；触及质地坚硬、表面凹凸不平，粘连不易推动的肿块，可考虑是直肠癌；触及柔软、光滑、可活动的肿块，可考虑直肠息肉。

二、男性生殖器评估

男性生殖系统包括内生殖器和外生殖器两个部分。内生殖器由生殖腺（睾丸）、输精管道（附睾、输精管、射精管和尿道）和附属腺（精囊腺、前列腺、尿道球腺）组成。外生殖器包括阴囊和阴茎。评估时应充分暴露下身，双下肢取外展位，先评估外生殖器，再评估内生殖器。

（一）阴茎

视诊时应注意阴茎形态有无片偏斜、屈曲或畸形，已经包皮、阴茎头和颈、尿道外口情况。初诊时应注意阴茎海绵体有无硬结、尿道口有无压痛。

1.形态 正常成年男性阴茎长度在7～10cm，阴茎过小多见于垂体或性腺功能不全，儿童阴茎过大多见于促性腺激素过早分泌和睾丸间质细胞瘤。

2.包皮 随着年龄的增长，包皮逐渐后退，包皮口逐渐扩大，直至暴露整个阴茎头。成年后，若包皮口过小，包皮完全包裹着阴茎头，称为包茎；若包皮虽后退但不能暴露整个阴茎头，称为包皮过长。包茎或包皮过长易引起龟头炎、包皮嵌顿、阴茎癌，提早早期进行包皮环切术。

3.阴茎头 阴茎头评估时应翻开包皮观察有无充血、水肿、糜烂、溃烂、肿块。若触及硬结，伴有暗红色溃烂、出血、菜花状、表面灰白色坏死组织，可考虑阴茎癌。

4.阴茎颈 阴茎颈若触及单个椭圆形硬质溃疡，成为硬下疳，常见于一期梅毒；若出现淡红色小丘疹，伴有乳突状突起，可考虑尖锐湿疣。

5.尿道外口 尿道外口狭窄或下裂常见于先天性尿道畸形或粘连；尿道外口发红、压痛、伴有脓性分泌物，可见于尿道炎或淋病。

（二）阴囊

检查时，被评估者取立位或仰卧位，两腿稍分开，充分暴露下身，观察阴囊皮肤有无颜色改变、渗出、糜烂、皮疹或水肿。触诊时，评估者将双手的拇指置于阴囊前面，其余手指放在阴囊后面，双手各查一侧阴囊，同时触诊，以便进行对比。

1.阴囊　正常阴囊皮肤为深暗色、多褶皱。若阴囊皮肤肿胀，称阴囊水肿，见于全身性水肿、炎症、过敏；阴囊触之有水囊样感，透光实验呈橙红色均质半透明状，见于阴囊鞘膜积液，而睾丸肿瘤则不透光；阴囊单侧或双侧肿大，可回纳至腹腔，见于阴囊疝。

2.睾丸　正常者两侧各一，呈椭圆形，若只有一侧或过小，见于隐睾症或睾丸发育不全；一侧睾丸肿大、质地坚硬、伴有结节，见于睾丸肿瘤；睾丸急性肿大，伴触压痛，见于睾丸破裂或睾丸炎等；提睾反射检查时，评估者用棉签由下而上地轻划被评估者大腿内侧上方的皮肤，可见同侧睾丸立即上提。在睾丸积液、精索静脉曲张、睾丸炎、副睾丸炎或睾丸肿瘤、脑部病变、脊髓病变、锥体束损害时均可出现减弱或消失。

3.附睾　位于睾丸的上端和后缘，可分为头、体、尾三部。急性附睾炎、附睾囊肿、附睾结核、附睾肿瘤等病变，可触及压痛或结节。

4.精索　位于睾丸上端与腹股沟管腹环之间的一对柔软的圆索状结构，由被膜包裹输精管、睾丸动脉，蔓状静脉丛所构成。若局部红肿、挤压痛，见于急性精索炎蠃；若呈串珠样，见于输精管结核；若呈蚯蚓状团块，站立位明显，平卧时消失，见于精索静脉曲张。

（三）前列腺

成年男性前列腺呈栗子大小、中度硬度、有弹性、能触及中间、表面光滑。检查时，被评估者取膝胸位、弯腰前俯位或截石位，评估者戴手套或指套，指端涂凡士林或液状石蜡，当指端进入距肛门门约5cm直肠前壁处即可触及前列腺。前列腺增生时，可触及前列腺肿大、中间沟消失；急性前列腺炎时，可触及前列腺肿大，伴压痛；前列腺癌时，可触及前列腺肿大、表面凹凸不平、质地坚硬。

第九节　脊柱、四肢与关节评估

一、脊柱评估

脊柱是人体的中轴骨骼，是身体的支柱，具有支持躯干、保护内脏、保护脊髓和进行运动的功能。成人脊柱由26块椎骨组成，包括7块颈椎、12块胸椎、5块腰椎、1块骶骨、1块尾骨，借韧带、关节及椎间盘连接而成。脊柱上端承托颅骨，下联髋骨，中附肋骨，并作为胸廓、腹腔和盆腔的后壁。脊柱的病变主要有形态异常、活动受限及疼痛。评估时以视诊为主，结合触诊和叩诊。

（一）弯曲度

评估脊柱弯曲度时，被评估者可取立位或坐位，双臂自然下垂，充分暴露背部。

1.生理性弯曲　正常成年人的脊柱自颈椎至骶椎有4个生理性弯曲，即向前凸的颈曲与腰曲，向后凸的胸曲与骶曲，从侧面看脊柱呈"S"形弯曲。脊柱的生理性弯曲可使脊柱产生弹性动作，以缓冲和分散在运动中对头和躯干产生的震动，具有生理性保护作用。评估时，评估者用手指沿着被评估者脊椎棘突自上而下划压皮肤，观察红色压痕是否位于后正中线（图4-9-1）。

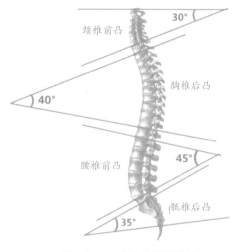

图4-9-1 脊柱生理性弯曲

2.病理性弯曲

（1）脊柱后凸：又称驼背，是由于肌肉韧带松弛、骨质软化、久站久坐所致的骨骼畸形，多发生于脊柱胸段。正常人生理性脊柱后凸小于50°，当后凸大于60°时，则考虑病理性脊柱后凸，可引起背部疼痛，甚至发生截瘫。儿童多见于佝偻病、青少年多见于胸椎结核或姿势不良、成年人多见于强直性脊柱炎、老年人多见于胸椎上部骨质退行性病变。

（2）脊柱前凸：又称脊柱前弯，多发生于脊柱腰段。常见于晚期妊娠、大量腹水、腹腔肿瘤、髋关节结核、先天性髋关节脱位等病变。

（3）脊柱侧凸：又称脊柱侧弯，正常人的脊柱从背部看应该是一条直线，躯干两侧对称。如果从正面看有双肩不等高或后面看到有后背左右不平，正位X线片显示脊柱侧弯大于10°，可诊断为脊柱侧凸。功能性脊柱侧凸，多见于儿童发育期姿势不良、椎间盘脱出、脊髓灰质炎后遗症；器质性脊柱侧凸，多见于佝偻病、慢性胸膜粘连和胸部畸形等。

（二）活动度

评估脊柱活动度时，嘱被评估者做前屈、后伸、左右侧弯及旋转运动。正常脊柱活动度以颈椎段与腰椎段的活动范围最大、胸椎段活动范围较小、骶椎几乎无活动性。脊柱颈段可前屈或后伸35°～45°、左右侧弯45°、旋转60°；脊柱腰段在臀部固定的条件下可前屈或后伸45°、左右侧弯30°、旋转45°。但受年龄、运动训练等因素影响，脊柱活动度存在个体差异。

常见脊柱活动度受限病变有如下几种：

1.软组织损伤，如肌纤维炎、韧带劳损。

2.骨质增生，如颈、腰椎的增生性关节炎。

3.骨质破坏，见于脊椎结核或肿瘤。

4.脊椎骨折或外伤，检查时应避免作脊柱运动，以免损伤脊髓。

5.椎间盘脱出，主要发生于腰段。

（三）压痛与叩击痛

1.压痛　嘱被评估者取坐位，身体稍向前倾，评估者以右手拇指自上而下逐个按压脊椎棘突及椎旁肌肉，观察有无局限性压痛及肌肉痉挛。正常情况下脊棘突及椎旁肌肉均无压痛，若某一部位有压痛，则以第7颈椎棘突为骨性标志，计数病变椎体位置。多见于脊椎结核、椎间盘突出及脊椎外伤或骨折、腰背肌劳损等。

2.叩击痛　嘱被评估者取坐位，分为直接叩击法和间接叩击法。前者是以手指或叩诊锤直接叩击各个脊椎棘突，多用于检查脊椎胸、腰段。后者又称为传导痛或冲击痛，评估者用左手掌面放在被评估者的头顶，右手半握拳以小鱼际肌部叩击左手，观察被评估者有无疼痛。正常情况下脊柱无叩击痛，叩击痛阳性多见于脊柱结核、骨折、肿瘤或椎间盘突出等。

二、四肢与关节评估

四肢与关节评估以视诊、触诊为主，辅以叩诊，主要评估其形态和功能。评估时，应充分暴露被评估部位，观察四肢的长度、形态、关节的活动度和运动情况。

（一）形态异常

1.匙状甲　又称反甲，其特点为指（趾）甲中央凹陷、边缘翘起、指甲变薄，表面有粗糙条纹，多见于缺铁性贫血、高原疾病，偶见于风湿热、甲癣等。

2.杵状指（趾）　其特点为手指或足趾末端指节增宽、增厚，指甲从根部到末端拱形隆起呈杵状膨大，与肢体末端慢性缺氧、代谢障碍及中毒性损害有关，多见于慢性肺脓肿、支气管扩张、支气管肺癌、发绀型心脏病、肝硬化、亚急性感染性心内膜炎等。

3.指关节变形　包括梭形关节和爪形手。梭形关节，其特点是近端指间关节呈梭形畸形，可伴有红、肿、疼痛及活动受限，严重者手指和腕部向尺侧偏移，且多为双侧对称性改变，多见于类风湿性关节炎。爪形手，其特点是手呈鸟爪样，大小鱼肌和骨间肌萎缩，掌指关节过伸，指间关节屈曲，多见于尺神经损伤、进行性肌萎缩、脊髓空洞症、麻风病等。

4.膝关节变形　膝关节红、肿、热、痛及活动障碍，多见于风湿性关节炎。膝关节腔积液，视诊可见膝关节肿胀，当膝关节屈曲成90°时，髌骨两侧凹陷消失，浮髌试验阳性。

浮髌试验：被评估者取平卧位，患肢伸直并放松，评估者左、右手拇指和其他手指分别固定与肿胀膝关节上、下方的两侧，然后用右手示指将髌骨连续向下方按压数次，按压时髌骨与关节面有碰触感，松手时髌骨随手浮起，即为浮髌试验阳性。

5.膝内翻、膝外翻　正常人直立、双脚并拢时，双膝和双踝可靠拢。膝内翻，又称"O"

形腿，表现为双踝并拢时，双膝分离，小腿向内偏斜。膝外翻，又称"X"形腿，表现为双膝并拢时，双踝分离，小腿向外偏斜。两者多见于佝偻病和大骨节病。

6.足内翻、足外翻　正常人当膝关节固定时，足掌可内外翻达35°。足内翻，足掌部活动受限，呈固定性内翻、内收畸形，仅外侧负重，多见于脊髓灰质炎后遗症、先天畸形。足外翻，足掌部呈固定性外翻、外展，仅内侧负重，多见于胫前肌、胫后肌麻痹。

7.肢端肥大症　是腺垂体分泌生长激素过多所致的体型和内脏器官异常肥大，并伴有相应生理功能异常的内分泌与代谢性疾病。青春期常表现为巨人症，成年人则表现为肢端肥大症，可出现颅骨增厚、头颅及面容宽大、颧骨高、下颌突出、牙齿稀疏和咬合不良、手脚粗大、驼背、皮肤粗糙、毛发增多、色素沉着、鼻唇和舌肥大、声带肥厚和音调低粗等表现。多见于垂体千叶生长激素细胞腺瘤。

8.肌肉萎缩　是指横纹肌营养障碍，肌肉纤维变细甚至消失等导致的肌肉体积缩小、肌肉松弛无力。多见于周围神经损害、脊髓灰质炎后遗症、进行性营养不良、失用性肌萎缩等。

9.下肢静脉曲张　主要是下肢钱静脉血流回流受阻所致。表现为肢大隐静脉扩张、伸长、迂曲，局部皮肤萎缩、脱屑、瘙痒、色素沉着，严重者患肢有酸胀，乏力，沉重等症状。多见于从事持重体力劳动或持久站立工作的人员、下肢深静脉血栓患者。

10.水肿　是指皮肤及皮下组织液体潴留，表现为局部性或全身性水肿、凹陷性或非凹陷性水肿、单侧性或双侧性水肿等。

（二）运动障碍

评估时，嘱被评估者做各关节的主动和被动运动，观察其活动范围（表4-9-1），有无活动受限或疼痛。运动障碍多见于中枢或周围神经损害、关节炎症、软组织损伤、肿瘤、退行性病变等。

表4-9-1　各关节正常活动范围表

部　位	活动范围
肩关节	屈曲约90°，伸约45°，内收肘部可至正中线，肩胛固定不动外展可达90°，内旋可达80°，外旋可达30°
肘关节	屈肘、屈腕时，拇指可达肩部，伸直为180°
腕关节	伸直约40°，屈曲约50°～60°，内收约30°，外展约15°
指关节	屈曲可握拳，各指关节均可伸直
髋关节	屈曲时股前部可贴近腹壁，后伸可达30°，内收约25°，外展约60°，内旋和外旋均为45°
膝关节	屈曲时小腿后可贴近股后部，伸直达180°。膝关节半屈曲位时，小腿可做小幅度旋转运动
踝关节	背屈约35°，跖屈约45°，内、外翻均可达35°

第十节　神经系统评估

神经系统评估主要包括脑神经、运动功能、感觉功能、神经反射和自主神经功能等5个部分评估。评估工具包括叩诊锤、棉签、针头、音叉、试管、手电筒、检眼镜以及嗅觉、味觉测试用具等。

一、脑神经评估

脑神经共有12对，包括嗅神经、视神经、动眼神经、滑车神经、三叉神经、外展神经、面神经、位听神经、舌咽神经、迷走神经、副神经、舌下神经。十二对脑神经口诀：一嗅二视三动眼、四滑五叉六外展、七面八听九舌咽、迷走及副舌下全。可分为感觉性（Ⅰ、Ⅱ、Ⅷ），运动性（Ⅲ、Ⅳ、Ⅵ、Ⅺ、Ⅻ）、混合性（Ⅴ、Ⅶ、Ⅸ、Ⅹ）。评估时应按顺序进行，同时注意两侧对比（图4-10-1）。

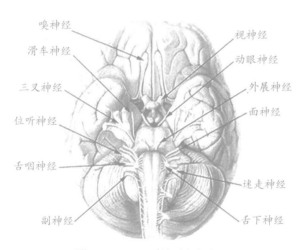

图4-10-1　12对脑神经解剖图

1.嗅神经（Ⅰ）　评估方法：让被评估者闭目并按压住一侧鼻孔，用对侧鼻孔闻有特殊气味的物品（如肥皂、咖啡、香水等），分别测试被评估者的双侧嗅觉。嗅神经障碍见于同侧嗅神经损害及各种原因引起的鼻塞，如鼻炎、鼻窦炎、鼻息肉、鼻窦肿瘤等。

2.视神经（Ⅱ）　包括视力、视野和眼底检查。

3.动眼神经（Ⅲ）、滑车神经（Ⅳ）、展神经（Ⅴ）　合称为眼球运动神经。包括眼裂、瞳孔和眼球运动检查。动眼神经麻痹：上睑下垂，眼球向内，上下活动受限，瞳孔扩大，对光和集合反射消失。滑车神经麻痹：眼球向下及外展运动减弱，眼睛向下看时出现复视。展神经麻痹：眼球不能外展，出现内斜视和复视。

4.三叉神经（Ⅵ） 其感觉纤维支配头皮前部、面部皮肤、眼、鼻、口腔内黏膜的浅感觉，运动纤维支配咀嚼肌群。感觉功能评估：用棉签轻触被评估者的前额、鼻部两侧及下颌，两侧对比，观察有无感觉减退。运动功能评估：嘱被评估者咬紧牙齿，触摸其咀嚼肌，对比两侧肌力，或托紧被评估者的下颌，嘱其张口，观察下颌有无偏斜。三叉神经损害表现为同侧面部感觉减退或消失，咀嚼肌瘫痪、萎缩，肌力下降，张口时下颌偏向患侧，或分布区域的放射性疼痛。

5.面神经（Ⅶ） 主要支配舌前2/3的味觉和面部表情肌。感觉功能评估：用棉签蘸以甜、酸、咸、苦等溶液涂于舌面不同部位以测试味觉。运动功能评估：嘱被评估者做邹额、闭眼、鼓腮、露齿或吃口哨，观察两侧是否对称。面神经损害分为周围性损害和中枢性损害。周围性损害表现为同侧额纹减少，眼裂增大，鼻唇沟变浅，不能皱额、闭眼，鼓腮时病变侧漏气，口角歪向健侧。中枢性损害时，由于上半部面部肌肉受双侧皮质运动区的支配，只出现病灶对侧下半面部异常，但皱额、闭眼不受影响。

6.位听神经（Ⅷ） 由分管听觉的耳蜗神经和分管平衡的前庭神经组成。听力测试：参见第五章。前庭功能评估：询问被评估者有无眩晕、平衡失调和眼球震颤。

7.舌咽（Ⅸ）迷走神经（Ⅹ） 舌咽神经支配舌后1/3味觉和咽部感觉，支配软腭和咽肌运动。迷走神经支配咽喉的感觉和运动。感觉功能评估：参见面神经。运动功能评估：询问被评估者有无吞咽困难、呛咳和发音嘶哑。嘱被评估张口发"啊"音，观察腭垂是否居中，软腭上抬是否对称，判断咽反射是否存在。舌咽、迷走神经损害时，患侧软腭上抬减弱或不能，腭垂向健侧偏斜，咽反射减弱或消失，伴吞咽困难、饮水呛咳、声音嘶哑。

8.副神经（Ⅺ） 支配胸锁乳突肌和斜方肌，可进行耸肩和转颈动作。一侧副神经麻痹：胸锁乳突肌及斜方肌猥琐，耸肩无力，同侧肩下垂，向对侧转头无力或不能。

9.舌下神经（Ⅻ） 分为上、下运动神经元，支配舌肌。评估时观察舌肌有无萎缩及舌肌纤维震颤，伸舌有无偏斜。一侧舌下神经上运动神经元损害表现为无舌肌萎缩或震颤，伸舌时舌尖偏向病变对侧。一侧舌下神经下运动神经元损害表现为病变侧舌肌萎缩或震颤，伸舌时舌尖偏向病变侧，双侧损害时，则不能伸舌伴语言和吞咽困难。

二、感觉功能评估

感觉是人脑对直接作用于感受器官的客观事物个别属性的反映。感觉功能包括浅感觉、深感觉和复合感觉。感觉功能评估时应避免主观因素和暗示，嘱被评估者闭眼的情况下，指出被测部位或说出自己的感觉如何。如有感觉障碍，应从感觉减退或消失去检查至正常区，然后至感觉过敏区。评估部位应充分暴露，并进行两侧对称比较。

（一）浅感觉

1.痛觉 用针尖轻刺被评估者皮肤，让其回答具体感受，注意两侧对称比较判断，有无感觉障碍及范围。此功能障碍见于脊髓丘脑侧束损害。

2.温度觉　分别用装有热水（40°～50°），冷水（5°～10°）的试管交替接触患者皮肤，让被评估者判断冷热。此功能障碍见于脊髓丘脑侧束损伤。

3.触觉　用棉签轻触被评估者皮肤，询问其感受。此功能见于脊髓后索病变。

（二）深感觉

1.运动觉　嘱被评估者闭目，评估者用手指夹住其手指或足趾，使其做被动伸屈动作，询问夹指（趾）的名称和扳动方向。此功能障碍见于脊髓后索病变。

2.位置觉　嘱被评估者闭目，将被评估者肢体置于某一位置，测试其能否回答出准确位置或用对侧肢体模仿。此功能障碍见于脊髓后索病变。

3.震动觉　将音叉震动后，置于被评估者的骨突起处的皮肤上，如内外踝、髌骨、锁骨、桡骨，询问有无震动感，评估时应上、下对比，左、右对比。此功能障碍见于颈髓后索病变。

（三）复合感觉

复合感觉又称皮质感觉，是经大脑皮质综合和分析来完成的。复合感觉障碍见于大脑皮质的损害。若皮质病变而浅感觉、深感觉正常时，则需进行复合感觉评估，一般先查患侧，后查健侧。

1.体表图形觉　嘱被评估者闭目，在其皮肤上画简单图形或写简单字，观察是否判断正确。此功能障碍见于丘脑以上病变。

2.皮肤定位觉　嘱被评估者闭目，用棉签轻触其皮肤，观察是否正确判断部位。皮肤定位觉障碍见于皮质病变。

3.两点辨别觉　将钝角分规放于被评估者皮肤，如手背、手掌、指尖、鼻尖、颈部、背部等，并施加一定压力，让其分辨两点的最小距离。此功能障碍见于额叶病变。

4.实物辨别觉　嘱被评估者闭目，将生活常用品放置于手中，让其说出物品名称。此功能障碍见于皮质病变。

三、运动功能评估

运动功能分为随意运动和不随意运动。随意运动，指有意识的执行某种动作，由椎体束管理。不随意运动，指肌肉不受意识控制的收缩而产生的无目的的异常动作，由椎体外系和小脑管理。

（一）随意运动与肌力

1.瘫痪　指肌力的减弱或消失。按轻重程度可分为完全性瘫痪和不完全性瘫痪。完全无肌力者称完全性瘫痪，肌力减弱者称不完全性瘫痪或轻瘫。根据瘫痪部位可分为：

（1）偏瘫：一侧偏瘫，并有同侧中枢性面瘫及舌瘫，多见于脑血管病变、脑肿瘤。

（2）单瘫：单一肢体瘫痪，多见于脊髓灰质炎。

（3）截瘫：双侧下肢或四肢瘫痪，因脊髓横贯性损伤所致，多见于脊髓外伤、炎症、肿瘤等。

（4）交叉性偏瘫：一侧脑神经损伤所致的同侧周围性脑神经麻痹及对侧肢体的中枢性偏瘫，多见于脑干肿瘤、炎症和脑血管病变等。

2.肌力　指肢体作随意运动时肌肉收缩的力量。评估方法：嘱被评估者做主动的肢体运动，观察其运动幅度和力量，评估者从运动的相反方向给予一定阻力，观察其抵抗阻力的力量。但需排除因疼痛、关节强直或肌张力过高所致的活动受限。

肌力分级：采用0～5级的6级分级法。

0级：完全瘫痪，肌力完全丧失。

1级：仅见肌肉轻微收缩，但无肢体运动。

2级：肢体在床面上能水平移动，但不能抬离床面。

3级：肢体能抬离床面，但不能抵抗阻力。

4级：肢体能做部分抗阻力运动，但较正常差。

5级：正常肌力，运动自如。

（二）肌张力

肌张力简单地说就是肌细胞相互牵引产生的力量，是肌肉静止松弛状态下的紧张度。评估方法：触摸肌肉的硬度或测试完全放松的肢体做被动活动时的阻力大小。

肌张力异常可分为：

1.肌张力增高　痉挛性："折刀现象"，见于椎体束损害。强直性："铅管样强直"，见于椎体外系损害。

2.肌张力降低　触诊时，肌肉软而无弹性，被动运动阻力减小或消失。见于周围神经病变、小脑疾病、低血钾等。

（三）不随意运动

不随意运动又称不自主运动，是指在意识清楚的情况下，不受意志控制的面、舌、躯干、肢体等部位的随意肌的无目的的异常运动，多见于椎体外系病变。

1.震颤　指主动肌和拮抗肌交替收缩所引起的不自主动作，可分为：

（1）静止性震颤：肢体在静止并保持肌肉松弛状态下震颤明显，运动时减轻或消失，伴肌张力增高，见于帕金森病。

（2）老年性震颤：有摇头、手抖症状，不伴肌张力增高，见于老年动脉硬化者。

（3）动作性震颤：又称意向性震颤，运动的肢体有意向性的接近目标时震颤明显，静止时症状轻微，见于小脑病变。

（4）姿势性震颤：被评估者肢体保持某种固定姿势时震颤明显，见于甲亢、肝性脑病等。

2.舞蹈样运动　由肌张力降低引起的动作增多，表现为耸肩、缩颈、伸舌等不规律动作，兴奋时加剧，入睡后消失。见于儿童脑风湿病变、遗传性舞蹈病。

3.手足抽搐 指手足肌肉痉挛，可表现为：上肢："助产士手"，腕关节和掌指关节屈曲，指间关节伸直，拇指和小指均向掌心内收；下肢：足踝部跖屈，趾关节屈曲。见于婴儿维生素D缺乏、低血钙、碱中毒、高热等。

（四）共济失调

共济失调是指肌力正常的情况下运动的协调障碍。随意运动的协调完成主要靠小脑功能，并与前庭神经、视神经、深感觉、椎体外系的功能有关。评估方法如下：

1.指鼻试验 嘱被评估者一侧上肢前臂外展伸直，用示指触碰鼻尖，先慢后快，先睁眼后闭眼，再换另一侧上肢重复同样动作，观察动作是否准确无误。

2.跟-膝-胫试验 被评估者仰卧，双下肢伸直，抬起一侧下肢，将足跟方在对侧膝部，并沿胫骨前缘向下移动，观察动作是否准确无误。

3.Romberg征 又称闭目难立征，嘱被评估者双足并拢站立，两臂平伸，然后闭目，若出现身体晃动或倾斜则为阳性，提示小脑病变。若睁眼时站稳而闭眼时站立不稳，则为感觉性共济失调。

四、神经反射评估

反射是对感觉刺激的不随意运动反应，通过神经反射弧完成。反射弧由感受器、传入神经（感觉神经）、反射中枢（脑和脊髓）、传出神经（运动神经）和效应器（肌肉、腺体等）5个部分组成，并受大脑皮质的易化和抑制性控制，使反射活动维持一定的速度、强度（幅度）和持续时间。根据正常人体反射刺激部位的深浅，分为浅反射和深反射，也称为生理反射。某些神经系统疾病所致的异常反射，称为病理反射。

（一）浅反射

浅反射是刺激皮肤或黏膜所引起的反射。其传入神经起自体表感受器，经周围神经感觉纤维传入脊髓，与前角细胞发生突触，再经周围神经的运动纤维终于肌肉。反射弧任何部位的病变均可引起浅反射减弱或消失，昏迷、麻醉、熟睡状态下一岁内婴儿也可消失。

1.角膜反射 嘱被评估者眼睛向内上方注视，用棉签毛轻触一侧角膜外缘，引起双睑同时闭合。可分为直接角膜反射和间接角膜反射，前者为刺激侧的眼睑闭合，后者为对侧的眼睑也闭合。一侧三叉神经病变时，直接反射和间接反射均消失；一侧面神经病变时，直接反射消失而间接反射存在；深昏迷患者角膜反射完全消失。

2.腹壁反射 被评估者仰卧位，双下肢稍屈曲使腹壁放松，用竹签自外向内轻划上、中、下腹壁皮肤，该处腹肌收缩。脊髓节段受损时，相应部位腹壁反射消失；锥体束损害时，同侧腹壁反射减弱或消失；急腹症、经产妇、膀胱过度充盈、肥胖或腹壁松弛者也可有腹壁反射减弱或消失。

3.提睾反射 用竹签钝头由下而上轻划股内上方皮肤，正常为同侧提睾肌收缩而致同侧睾丸上提。腰髓1～2节病变时，双侧提睾反射减弱或消失；一侧椎体束病变、老年人、腹股沟疝、阴囊水肿、睾丸炎等，可有同侧反射减弱或消失。

4.跖反射　被评估者仰卧，双下肢伸直，评估者左手托住其足部，用竹签钝头沿足底外侧缘由后向前划至小跖趾关节外再转向拇趾侧，正常为各足趾向跖面屈曲。

5.肛门反射　用大头针轻划肛门周围皮肤，正常为肛门外括约肌收缩。一侧锥体束损害或周围神经损害时，肛门反射仍存在；两侧椎体束损害或马尾神经损害时，肛门反射消失。

（二）深反射

深反射又称腱反射，是指快速牵拉肌腱、刺激骨膜时引起的不自主的肌肉收缩。评估时，用叩诊锤叩击肌腱或骨膜，力量要均匀适当，转移被评估者注意力，减少精神紧张或注意力集中于检查部位而导致反射受到抑制。

1.肱二头肌反射　被评估者前臂屈曲90°，评估者以左手拇指置于其肱二头肌肌腱上，右手持叩诊锤叩击自己的左手拇指，正常为肱二头肌收缩至屈肘。

2.肱三头肌反射　被评估者前臂半屈并旋前，评估者托住其肘部，叩击鹰嘴突上方肱三头肌肌腱，正常为前臂伸展。

3.桡骨骨膜反射　被评估者前臂置于半屈半旋前位，腕部自然下垂，评估者用左手托住其腕部，用叩诊锤叩击桡骨茎突，正常为前臂旋前，屈肘。

4.膝反射　被评估者取作为，小腿自然下垂，完全放松，或卧位时评估者用左手置于其腘窝处托起双下肢，使髋、膝关节均稍屈曲，右手持叩诊锤叩击髌骨下方的股四头肌肌腱，正常为小腿伸展。

5.踝反射　又称跟腱反射，被评估者仰卧，髋关节、膝关节均微屈曲，下肢呈外旋外展位，评估者左手轻扳其足呈背屈，右手叩诊锤叩击跟腱，正常为腓肠肌收缩，足向跖面屈曲。

6.Hoffmann征　霍夫曼征，评估者左手握持被评估者腕关节上方，右手示指和中指夹住被评估者中指，并向上方提拉使腕略背屈，再用拇指甲迅速弹刮被评估者的中指指甲，阳性为其余四指微掌屈。多见于颈髓病变。在部分正常人、脑动脉硬化、周围神经损害、神经症、神经兴奋性增高时也可出现，但多位对称性，所以一侧阳性或双侧强度不对称者有诊断意义。

（三）病理反射

病理反射是指锥体束受损后，大脑失去了对脑干和脊髓的抑制作用而出现的。1岁半以内的婴幼儿由于神经系统发育未完善，也可以出现这种反射，不属于病理性。

1.Babinski征　巴宾斯基征，用竹签由后向前划足底外侧缘，至小趾跖关节处转向拇趾侧，阳性为拇趾背伸，其余四趾扇形分开。

2.Oppenheim征　奥本汉姆征，用拇指和示指沿被评估者胫骨前缘自上而下用力滑压，阳性Babinski征。

3.Gordon征　戈登征，用手用力挤压被评估者腓肠肌，阳性Babinski征。

4.Chaddock征 查多克征，用竹签在被评估者外踝下方由后向前划至趾跖关节为止，阳性Babinski征。

5.阵挛 亦称搐搦，是急剧地用外力使骨骼肌伸展时，出现节律性的伸张反射，导致骨骼肌反复收缩。其临床意义同反射亢进。

（1）髌阵挛：被评估者仰卧位，双下肢伸直，评估者用拇指和示指握住髌骨上缘，用力向下快速推动数次后保持一定推力，阳性为股四头肌节律性收缩致髌骨节律性上下运动。

（2）踝阵挛：被评估者仰卧，踝关节、膝关节屈曲，评估者用左手托起被评估者腘窝，右手握其足底前部，快速用力将足推向背屈数次，并保持一定推力，阳性为腓肠肌和比目鱼肌节律性收缩致踝关节呈节律性的屈伸运动。

（四）脑膜刺激征

脑膜刺激征是脑膜受激惹的表现，脑膜病变导致脊髓膜受到刺激并影响到脊神经根，当牵拉刺激时引起相应肌群反射性痉挛的一种病理反射，多见于脑膜炎，蛛网膜下隙出血和颅内压增高等。脑膜刺激征主要表现为不同程度的颈强直，尤其是伸肌。

1.颈强直 被评估者仰卧，双下肢伸直，评估者左手托住其枕部，右手置于其前胸，被动屈颈测试其颈肌抵抗力，阳性为下颌不能贴近前胸且有抵抗感，或被评估者感觉颈后疼痛。

2.Kerning征 凯尔尼格征，被评估者仰卧，一腿伸直，另一腿的髋关节、膝关节均屈曲成直角，评估者左手置于膝部，右手托住其踝部以抬高小腿，阳性为小腿与大腿夹角不能达到135°，且大腿后屈肌痉挛并伴有疼痛。

3.Brudzinski征 布鲁津斯基征，被评估者仰卧，双下肢伸直，评估者左手托起其枕部，右手置于其前胸，阳性为屈颈时双下肢膝关节、髋关节呈反射性屈曲。

五、自主神经评估

自主神经，又称植物神经，是控制内脏、心血管的运动和腺体分泌及竖毛肌的活动。根据功能和药理特点分为交感神经和副交感神经两部分。交感神经由脊神经发出，主要分布于内脏、心血管和腺体。副交感神经，分为脑部和脊椎骶部，由明显的脑神经节、神经索或脑和脊髓以及它们之间的连接成分组成。

（一）一般观察

1.皮肤、黏膜 皮肤有无粗糙、变薄、增厚、脱屑、溃疡或压疮等。观察肤色、触摸温度，注意有无水肿，了解其血管功能。

2.毛发、指甲 毛发有无稀少、脱落。指甲有无条纹、枯脆、裂痕。

3.汗腺分泌 观察有无多汗、少汗或无汗。

周围神经、脊髓侧角和脊髓横贯性病变等自主神经损害时，均可产生皮肤、毛发及指甲的改变。自主神经刺激性病变时，表现为皮肤潮红、发热、潮湿、角化过度、脱屑；自主神经破坏性病变，表现为皮肤发绀、冰凉、干燥、菲薄、皮下组织轻度肿胀、指甲变脆、毛发脱落。

（二）自主神经反射评估

1.眼心反射 嘱被评估者仰卧，闭目，评估者用右手示指和中指置于患者眼球两侧，逐渐施加压力，但不可使被评估者感到疼痛，加压20~30秒后计数1分钟脉搏次数，正常每分钟脉搏可减少10~12次。减少12次/分以上提示迷走神经功能增强，减少18~24次/分提示迷走神经功能明显亢进。如压迫后脉率不减少或增加，称为倒错反应，提示交感神经功能亢进。

2.竖毛反射 将冰块放于被评估者颈后或腋窝皮肤上数秒后，引起局部竖毛肌收缩，毛囊隆起成鸡皮状。此反射障碍见于交感神经麻痹。

3.卧立位试验 先计数被评估者卧位或立位1分钟脉搏，再计数立位或卧位1分钟脉搏，若引起脉搏增加或减慢超过10~12次/分，则为交感或迷走神经兴奋性增加。

4.皮肤划纹试验 用竹签在皮肤上适当加压画一条线，数秒后出现白色划痕，继之变为稍宽红色条纹。白色划痕持续超过5分钟，则为交感神经兴奋性增高。划压后红色条纹出现早且持续时间久，有明显增宽甚至隆起，为副交感神经兴奋性增高或交感神经麻痹。

5.Horner综合征 被评估者病侧瞳孔缩小，眼裂变小，眼球凹陷，面部无汗，见于颈交感神经损害。

6.膀胱和直肠功能 排尿和排便的初级中枢均位于脊髓，并且受大脑高级中枢的控制。脊髓排尿和排便反射弧损害或反射中枢以上部位损害均会导致其功能障碍。评估者可通过评估被评估者有无排尿费力、尿频、尿急，有无尿潴留、残余尿、每次排尿量，有无大小便失禁或便秘，了解膀胱和直肠功能。膀胱功能障碍可分为：

（1）低张力性膀胱：膀胱逼尿肌张力低或无张力，尿充盈后不能引起反射性收缩而尿潴留。见于脊髓排尿反射弧损害，如圆锥、马尾和后索病变，脊髓横贯性损伤急性期（脊髓休克期）。

（2）高张力性膀胱：被评估者排尿次数多，但每次尿量少，膀胱容量减少。逼尿肌张力高，外尿道括约肌失去自主控制而导致尿失禁。见于骶髓排尿反射中枢以上损害。

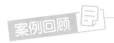

本章节教学案例中护士甲对王女士进行了系统的体格检查，经过学习，相信同学们对于体格检查能获取哪些患者的客观资料都有了清晰的答案。

对于医生来说，体格检查用于鉴别诊断，体格检查及最初对疾病的多种推测对于护理人员而言，可以根据体格检查的结果，实施有效的、连续不断的护理措施，将日常护理人性化并随着病情的变化而做出相应的变化，同时对及时准确判断病情发展、为医生提供第一手资料也有十分重要的意义。详细的病史资料可分析疾病的定位、定性以及病因的多种可能性，而通过体格检查的结果则能进行排除和确认。体格检查对人类各种疾病的防治都具有极其重要的意义。

第五章
心理评估与社会评估

上智云图
数字资源素材

章前引言

心理评估是临床心理治疗或咨询过程中最基本的实践活动，是心理状况标准化测量的最重要的途径。我们可以利用心理评估对某一心理现象进行全面、系统和深入的客观描述，也可以对紧张性生活事件、智能发展潜力、睡眠情况等进行评估。科学、合理的心理评估可帮助精神科医生、心理治疗师、心理咨询师在临床诊疗或心理咨询过程中客观判断来访者当前的心理状态，做出有针对性的心理治疗和支持。

1.理解心理评估的概念、目的和方法。

2.理解社会评估的概念、目的和方法。

3.了解心理评估的注意事项。

思政目标

注重课程内容和临床实践的紧密结合，拓展学生对于心理评估的初步认识，加强其在临床实践中识别心理和生理疾病的意识，为患者提供生理-心理-社会的新医疗服务模式。

案例导入

患者，男，46岁，已婚。半年前无明显诱因下出现头晕，四肢乏力，忧虑自己的身体状况，逐渐出现发呆，记忆力差，常卧床懒动，饮食减少，夜眠较差，对人生抱悲观态度。交谈时叙述身上的大量不适感，感觉四肢不灵活，日常生活需督促，不愿外出，怕与人交往，对自己前途感到悲观。

甲、乙两名心理治疗师分别给出了心理评估的建议：

心理治疗师甲：认为应先考虑认知功能评估。

心理治疗师乙：认为患者还是以情绪问题为主，应首先考虑给予情绪与情感评估。

思考题

上述两名心理治疗师给出心理评估的内容有所不同，你认为哪位心理治疗师的建议更准确？根据这位来访者的情况，你认为还应该完善哪些心理评估呢？

第一节 心理评估

一、概述

心理评估（psychological assessment）运用观察、会谈和心理测查等手段，对某一心理现象进行全面、系统和深入的客观描述的过程，称为心理评估。心理评估的用途很广，如可进行职业预测、智力发展潜力评估等。当心理评估技术为临床医学目的所用、作为研究或了解患者或来访者的心理状况，为临床诊断提供依据时，称之为临床心理评估。

（一）心理评估的过程

1.准备阶段　初步了解被评估者需要评估的问题，并以此确定评估工具与流程。

2.信息输入　评估者通过调查、观察、访谈和问卷，以及心理测验等方法，详细了解被评估者的当前心理问题，问题的起因与发展，以及可能的影响因素，收集相关的信息。

3.信息加工　对信息输入阶段收集到的信息进行处理、分析，并进行相应的解释。

4.信息输出　将以上各阶段工作中所收集与分析的资料进行总结、整理后，写出评估报告，做出结论，并提出解决问题的建议。在评估过程中发现新问题时，对新问题的解决办法也包括在建议之中。

（二）目的和方法

1.目的　了解个体的心理活动，尤其是疾病发展过程中的心理活动，包括自我概念、认知、情绪、情感等方面现存的或潜在的心理健康问题。

2.方法

（1）观察法：观察法是指有目的、有计划地对被评估对象的状况进行系统考察、记录，收集相关资料，并在此基础上做出评定和判断的方法。根据是否参与被观察者的活动分为自然观察法和实验观察法。其中，前者是在自然条件下观察患者表现心理现象的外部活动；后者是在特殊的实验环境下观察患者对特定刺激的反应。

（2）会谈法：会谈法是评估者与患者本人或其家属进行会晤的方法。交谈的形式有正式交谈和非正式交谈两种。前者指按照预先设定好的问题提纲进行有目的、有计划、有步骤地交谈，谈话的效率较高，但交谈内容有所限制；后者指交谈双方以自然的方式进行交谈，根据评估的目的和被评估者的实际情况灵活提问，交谈的气氛比较轻松，可以获得较为真实的资料。

（3）心理测验法：又叫测验法，心理学的研究方法之一，是通过测验（考试、测试）来测量受试者的智力水平以及个性特征差异的方法。所得到的结果比较客观、科学。

1）心理测量法：心理测量法是在标准情形下，用统一的测量手段，测试个体对测量项目所作出的反应。

2）评定量表法：评定量表法是用一套预先已标准化的测试项目（量表）来测量某种心理

品质，由测试者对受试者的项目作答情况进行观察评价。

（4）医学检测法：包括体格检查和各类实验室检查，可为心理评估提供辅助资料，以验证已获取信息的真实性和准确性。

（三）注意事项

1.重视心理评估在健康评估中的意义　心理评估必须及时、全面、准确，切勿因片面强调身体生理评估而忽略心理评估。

2.心理评估可与身体评估同时进行　在心理评估过程中，应着重于个体目前的心理状况。并且，心理评估不应与身体评估截然分开。评估者可在身体评估时，观察被评估者心理方面的语言和非语言行为，从而提高健康评估的整体效率。

3.注意主、客观资料的比较　评估者应同时收集主、客观资料并进行比较，以推论被评估者的心理功能。例如，在评估焦虑时，护士应对观察到的行为（如颤抖、快语、面色潮红等）进行综合判断，不能仅依赖于被评估者的主诉（如"我很担心""我很着急"）下结论。

4.避免评估者的态度、观念、偏见等对评估结果的影响　与身体评估相比，心理评估具有较强的主观性。并且，评估方法和技巧尚处于探索和发展的过程中，远不如身体评估技能发展成熟和易于掌握。评估者的态度、观念、偏见等均会直接影响到心理评估的结果。因此，评估时应特别注意所选评估手段的针对性和有效性，充分考虑到被评估者的个体差异，应尽量避免评估者自身的偏见。

二、自我概念评估

个体的自我概念是其心理健康的重要标志。自我概念影响人们所从事的一切事物，如选择什么样的生活方式、着装、职业，与什么类型的人交往、信仰等。自我概念紊乱会对个体维持健康的能力和患者康复的能力产生消极影响。因此，自我概念是心理评估最重要的内容之一。

（一）自我概念的定义

个体对自己身心特征、社会特征的认识与评价。自我概念可以分为个人自我概念和社会自我概念2种。个人自我概念是指个人通过自我观察来描述自己的品性或行为特征。这些特征范围可以极狭，如"我是个男孩"；也可以很广，如，"跟陌生人在一起我很害羞"。个人自我概念不仅包括生理、行为及内隐的特征，而且包括性别身份、种族身份、社会经济地位、年龄、自我连续性体验等方面的认识与评价。社会自我概念是指个人根据别人对自己的看法来描述自己的品性或行为特征。一个人可以有好几种不同的社会自我概念，以分别适用于与其交往的不同个体和团体。个人自我概念和社会自我概念可以一致也可以不一致。

（二）自我概念的分类与组成

1.自我概念的分类　自我概念的分类方法较多，目前，国内外较为认可的是Rosenberg分类法。具体分类如下。

（1）真实自我：自我概念的核心，是人们对其身体内外在特征及社会状况的真实感知与评价，包括社会自我、精神自我、外表等方面。

（2）期望自我：又称理想自我，是人们对"我希望成为一个什么样的人"的感知。既包括个体期望得到的外表和生理特征，也包括个体希望具备的个性特征、心理素质以及人际交往与社会方面的属性，是人们获取成就、追求个人目标的内在动力。期望自我含有与不实的方面的属，是个量越高，与真实自我越接近，个体的自我概念越好，否则可产生自我概念紊乱和自尊低下。

（3）表现自我：自我概念中最富于变化的部分，指个体对真实自我的展示与暴露。多数情况下，个体自我暴露的程度取决于与之交往对象的熟悉、信任程度。某种因素的驱动会使个体有意无意地掩饰真实自我。此外，表现自我还容易受"观众效应"的影响。

2.自我概念的组成　自我概念包括人的身体自我（即体像）、社会自我、精神自我和自尊。

（1）体像：是人们对自己身体外形以及身体功能的认识与评价。包括对身体外形、身体功能、性功能和健康状况的感知，是自我概念主要组成部分之一，也是自我概念中最不稳定的部分。

（2）社会自我：指个体对自己的社会人口特征（如年龄、性别、职业、政治学术团体会员资格以及社会名誉、地位）的认识与评价。是在社会实践活动中逐步建构起来的。

（3）精神自我：指个体对自己智慧、能力、性格、道德水平等的认识与判断。

（4）自尊：指人们尊重自己、维护自己的尊严和人格，不容他人任意歧视、侮辱的一种心理意识和情感体验。

（三）自我概念的形成与变化

个体并非生来就具备自我概念，而是通过与他人相互作用的"社会化产物"。美国社会心理学家菲斯汀格在"社会比较理论"中指出，个体对自己的价值判断是通过与他人的条件、能力和成就相比较而形成的。库利的"镜中我"理论则更具体地阐明了自我概念的形成特点。他认为，个体的自我概念是在与他人的交往中产生的，对自我的认识是对他人关于自己看法的反映，即"他人对我是明镜，其中反映我自身"。早在婴儿期，个体就有了对身体的感受。在这时，如果婴儿的生理需求能够被满足，体验到爱和温情，便会开始建立对自我的积极感受。随年龄增长，与周围人交往增多，个体逐渐将自己观察和感知到的自我和他人对自己的态度与反应，内化到自己的判断中，形成自我概念。

（四）自我概念的影响因素

1.早期生活经历　在早期生活经历中，如果个体得到的身心社会反馈是积极的、令人愉悦的，其建立的自我概念多半是良好的；反之，则是消极的。

2.生长发育过程中的正常生理变化　如青春期第二性征的出现、妊娠、衰老过程中皮肤弹性的丧失和脱发等，都可能会影响个体的自我概念。

3.健康状况　健康状况的改变，如疾病、手术、外伤等，也可能影响个体的自我概念。尤其是外表暂时或永久的改变，需个体自我调节和适应。

4.其他的自我概念　包括文化、环境、社会经济状况、人际关系、职业和个人角色等均可能影响个体的自我概念。

（五）自我概念紊乱的表现

自我概念紊乱常通过个体的语言和非语言行为表现出来。"我很没有用""看来我是没希望了"为常见的自我概念紊乱时的语言流露。在非语言行为方面，可表现为不愿见人、不愿照镜子、不愿与他人交往、不愿看到身体改变部位等。

（六）自我概念的评估内容与方法

运用会谈、观察、问卷等方法对身体自我、社会自我、精神自我和自尊等方面进行综合评估。

1.会谈法　会谈是获取被评估者自我概念主观资料的一种评估方法。基本形式是评估者与被评估者面对面的语言交流，身体自我、社会自我、精神自我和自尊自我均适用此法。

（1）对于身体自我与被评估者交谈

1）对你来说，身体哪一部分最重要？为什么？

2）你最喜欢自己身体的哪些部位？最不喜欢哪些部位？

3）外表方面，你希望自己什么地方有所改变？他人又希望你什么地方有所改变？

4）对健康状况和生活方式已有改变的人：这些改变对你的影响有哪些？你认为这些改变是否影响了他人对你的看法？

（2）对于社会自我与被评估者交谈

1）你从事什么职业？

2）你是政治或学术团体的成员吗？担任什么职务？

3）你的家庭情况和工作单位的情况如何？

4）你最自豪的个人成就有哪些？

（3）对于精神自我与被评估者交谈

1）你觉得自己是一个怎样的人？

2）总体来说，你对自己满意吗？

3）你如何描述自己的心理素质、性格特征和道德品质？

4）与社会上绝大多数人相比，你处理工作和日常生活问题的能力如何？

5）你对自己的个性特征、品德和社会能力满意吗？不满意是在哪些方面？

6）你的朋友、同事、领导如何评价你？

2.观察法　是对被评估者的外形、非语言行为以及与其他互动关系的观察。具体内容如下：

（1）外表：被评估者的外表是否整洁，衣着打扮是否得体，有无身体部位的异常，面部表情如何。

（2）非语言行为：是否愿意照镜子、是否愿意与他人交往、是否愿意看身体形象有改变的部位、是否愿意与别人讨论伤残或听到这方面的谈论等。

（3）语言行为：有无"看来我真没有希望了""我真没有用"等自我概念紊乱的语言行为。

3．投射法　主要用于儿童外表的评估。由于儿童不能很好地理解和回答问题，宜使用投射法反映他们对自己外表的理解与认识。该方法为让小儿画自画像并对其进行解释，从中识别小儿对其外表改变的内心体验。例如，严重脱发是化疗患儿感知到化疗后的主要外表改变。

4．量表法　从以上观察和与被评估者的交谈中，已能对被评估者的自尊水平作大致判断。对个体自尊的更深入评估可用Rosenberg自尊量表，见表5-1-1。

表5-1-1　Rosenberg 自尊量表

该量表含10个有关自尊的项目，回答方式为非常同意（非常同意）、同意（A）、不同意（D）、很不同意（SD）。凡选标有＊号的答案表示自尊低下。

总的来说，我对自己满意	非常同意	A	D	SD*
有时，我觉得自己一点都不好	非常同意	A	D	SD*
我觉得我有不少优点	非常同意	A	D	SD*
我和绝大多数人一样能干	非常同意	A	D	SD*
我觉得我没什么值得骄傲的	非常同意	A	D	SD*
有时，我真觉得自己没用	非常同意	A	D	SD*
我觉得我是个有价值的人	非常同意	A	D	SD*
我能多点自尊就好了	非常同意	A	D	SD*
无论如何我都觉得自己是个失败者	非常同意	A	D	SD*
我总以积极的态度看待自己	非常同意	A	D	SD*

在评估自我概念方面，尚有其他一些量表可供选用，如Piers-Harris儿童自我概念量表、青少年自尊量表、成年人自我概念问卷、自我描述问卷等。每个量表都有其特定的适用范围，应用时应仔细斟酌。

（七）评估自我概念的注意点

1．与被评估者建立真诚、平等、相互信赖的护患关系，并尽量鼓励其充分表述和暴露自我。

2．评估环境应安静、舒适、避开他人，因为只有感到安全，被评估者才可能无拘无束地表达与暴露自己。

3．与被评估者交谈时，应面对被评估者，认真倾听，并与其保持目光交流。态度应亲切、温和、不加评判，不可随意打断被评估者的表达。

4.被评估者真实的自我和表现的自我常有一定差距。要准确评估其自我概念，应结合主、客观资料综合考虑。

三、认知评估

（一）认知的定义

认知是指个体推测和判断客观事物的心理过程，是在对过去经验及有关线索分析的基础上，形成的对信息的理解、分类、归纳、演绎以及计算。认知包含两个层次：其一，是个体认识客观事物的心理过程，强调对新知识的接纳和吸收；其二，是个体对曾感知过的事物的再认识，是记忆过程中的一个环节。认知活动包括思维、语言和定向等。

1.思维　是人脑对客观现实的、间接的、概括的反映，是认知的高级形式。间接性和概括性是思维的主要特征。它反映的是客观事物的本质属性和规律性的联系。抽象思维、洞察力和判断力是反映思维水平的主要指标。其中，抽象思维，又称逻辑思维，是以注意、记忆、理解、概念、判断、推理的形式反映事物本质特征与内部联系的心理现象。洞察力是识别与理解客观事物真实性的能力，与自我感知的精确性有关。判断力则是指人们比较和评价客观事物及其相互关系并做出结论的能力。

2.语言　语言是人们进行思维的工具，思维的抽象与概括总是借助语言得以实现，语言是思维的物质外壳。词的意义是语言的概括，语法规则是思维逻辑的表现。思维的抽象与概括总是借助语言得以实现。所以，思维和语言不可分割，是一个密切相关的统一体，共同反映人的认知水平。没有语言就不可能有思维，而没有思维也就不需要作为承担工具和手段的语言。并且，语言是保存和传授社会历史经验的方式，是人们进行交际和交流思想的工具，利用语言互相传递信息，形成把人们联系在一起的社会联结纽带。

3.定向　是人们对现实的感觉，对过去、现在、将来的洞察以及对自我存在的意识。包括时间定向、地点定向、空间定向以及人物定向等。

（二）认知的评估

包括对个体的思维能力、语言能力以及定向力的评估。

1.思维能力评估　可通过抽象思维功能、洞察力和判断力三方面进行评估。

（1）抽象思维功能评估：抽象思维功能涉及个体的记忆、注意、概念、理解和推理能力，应逐项评估。

1）记忆：记忆是经历过的事情在人脑中的反映，从时间上可分为短时记忆和长时记忆。评估短时记忆时，可让被评估者复述一句话或一组由5～7个字母组成的字母串。长时记忆的牢固与否主要取决于记忆信息的意义重大与否。评估时可让被评估者说出其家人的名字、年龄、当天经历的事情或叙述其过往记忆深刻的事件等。

2）注意：是指心理活动对一定对象的指向和集中，分无意注意和有意注意两种，无意注意又称不随意注意，是没有预定目的，也不需作意志努力的注意。有意注意又称随意注意，是有预定目的、需作一定努力的注意，是人类特有的注意方式，受意识的调节与支配。无意注意能力可通过观察被评估者对周围环境的变化，如你正在和人交流谈话，房间的门突然被人打开，一声门响，你不由自主看了一眼。评估有意注意力的方法为指派一些任务让被评估者完成，如请被评估者叙述自己入院的就诊经过，填写入院时的相关记录，同时观察其执行任务时的专心程度。

3）概念：概念是人脑反映客观事物本质特性的思维形式，在抽象概括的基础上形成。对被评估者概念化能力的评估可在许多护理活动过程中进行，如进行多次健康教育后，请被评估者总结概括其所患疾病的特征、所需执行的自我护理的知识等，从中判断被评估者对这些知识进行概念化的能力。

4）理解力：评估理解力时，可请被评估者按指示做一些从简单到复杂的动作，如要求被评估者起立坐下，按要求完成折纸任务，折纸完成后将纸放在右腿或者左腿上，观察被评估者能否理解和执行指令。

5）推理：由已知的判断推新判断的思维过程。包括归纳推理、演绎推理两种形式。归纳推理是从特殊事例到一般原理的推理；演绎推理则恰恰相反。评估推理能力时，评估者必须根据被评估者的年龄特征提出问题。如对6～7岁的儿童可问他："小狗比小猴重，小熊比小狗重。那么谁最重？谁最轻？"如果儿童能回答："小熊最重，小猴最轻。"表明他的演绎推理能力已初步具备；如果儿童回答："小狗最重。"表明他的思维还不具备演绎推理能力。

（2）洞察力评估：可让被评估者描述所处情形，再与实际情形作比较看有无差异，如让被评估者描述其对医院或者家庭环境的描述。对更深一层洞察力的评估则可让被评估者解释格言、谚语或比喻。

（3）判断力评估：评估时，可展示实物让被评估者说出其属性，也可通过评价被评估者对将来打算的实性与可行性进行。如问被评估者"你出院后准备如何获取帮助？""出院后他人不理解你怎么办？"等。

2.语言能力　评估语言能力是人们认知水平的重要标志，对判断个体的认知水平具有很高的价值，并可作为护士选择与患者沟通方式的依据。

（1）评估方法：主要通过提问，让被检者陈述病史、重述、阅读、书写、命名等方法检测被评估者的语言表达及对文字符号的理解。

1）提问：评估者提出一些由简单到复杂，由具体到抽象的问题，观察被评估者能否理解及回答是否正确。

2）复述：评估者说一句简单词，让被评估者重复说出。

3）自发性语言：让被评估者陈述病史，观察其陈述是否流利，用字是否恰当。

4）命名：评估者取出一些常用物品，要求被评估者说出名称。

5）阅读：让被评估者：①诵读单个或数个词、短句或一段文字。②默读一段短文或一个简单的故事，然后说出其大意。评价其读音及阅读理解的程度。

6）书写：①自发性书写：要求被评估者随便写出一些简单的字、数码、自己的姓名、物品名称或短句。②默写：让被评估者写出评估者口述字句。③抄写：让被评估者抄写一段字句。

（2）语言障碍的类型及特点：经检查如发现被评估者存在语言障碍，可结合下述语言障碍特点进行分类。

1）运动性失语：由语言中枢病变所致。不能说话，或只能讲一两个简单的字，常用词障碍特点进行分类。

2）感觉性失语：不能理解他人的语言，自述流利，但内容不正常，患者也不能理解自己不当，但对他人的言语及书面文字能理解。

3）命名性失语：称呼原熟悉的人名、物品名的能力丧失，但他人告知名称时，能辨别所言，发音用词错误，严重时他人完全听不懂。

4）失写：能听懂他人语言及认识书面文字，但不能书写或写出的句子有遗漏、错误，抄对、错，能说出物品使用方法。

5）失读：丧失对文字、图画等视觉符号的认识能力，以至不识词句、图画。失读和失写能力常同时存在，所以患者不能阅读，也不能自发书写或抄写。

6）构音困难：由于发音器官病变或结构异常所致。表现为发音不清但用词正确。

3.定向力评估　定向力包括时间、地点、空间和人物定向力。评估时间定向力时，可问被评估者"现在是几点钟？今天是几号？今年是哪一年？"评估地点定向力时，可问"你现在处于在什么地方？在第几层？"评估空间定向力时，可让被评估者找到一个参照物，描述环境中某物品的位置，如"床旁桌放在床的左边还是右边？呼叫器在哪儿？"评估人物定向力时，可问"你叫什么名字？你知道我是谁吗？"定向障碍者不能将自己与时间、空间、地点联系起来。定向力障碍的先后顺序依次为时间、地点、空间和人物。

四、情绪与情感评估

（一）情绪与情感的定义

从心理学的视角来说，情绪和情感是人们对于某种事物是否符合自身需要和欲望而产生的一种心理体验。从认识论视角来讲，情绪和情感是主体对客体是否符合自己的需要所做出的对客体态度的一种特殊反映。情绪通常在有机体的天然生物需要是否获得满足的情况下产生，情感则较多地用于表达人的社会文化方面的心里体验的内容，所以它具有较大的稳定性和深刻性。情绪与情感的区别在于前者是人和动物共有，后者则只有人所独具。

（二）情绪和情感的区别与联系

情绪与情感既有联系，又有区别。情感是在情绪稳固的基础上建立发展起来的。情感是稳定的、与社会性需求满足与否相联系的人类特有的心理活动，有较强的稳定性、深刻性和持久性的心理体验。情绪是暂时性的、与生理需求满足与否有关的心理活动，具有较强的情境性、激动性和暂时性。情感通过情绪的方式表达出来，在情绪发生过程中往往含有情感的因素。

（三）情绪与情感的种类与作用

1.情绪与情感的种类

（1）基本情绪情感：它是最基本、最原始的情绪。包括满意、喜悦、快乐、紧张、焦虑、抑郁、愤怒、恐惧、悲哀、痛苦、绝望等。

（2）与接近事物有关的情绪情感：主要包括惊奇、兴趣以及轻视、厌恶。

（3）与自我评价有关的情绪情感：包括犹豫、自信和自卑。这3种情绪具有强烈的社会性。

（4）与他人有关的情感体验：分为肯定和否定2种，其中爱是肯定情感的极端，恨是否定情感的极端。

（5）正情绪情感与负情绪情感：凡能提高人的工作效能，增强人的体力和精力的积极情绪与情感都视为正情绪情感，如满意、喜悦、快乐、惊奇、兴趣、自信、友爱等。凡是抑制人的活动效能，削弱人的体力和精力的消极情绪与情感为负情绪情感，如抑郁、痛苦、悲哀、绝望、轻蔑、厌恶、自卑等。

2.情绪与情感的作用 情绪和情感作为个体对客观世界的特殊反映形式，对人的物质生活和精神活动有着重要的作用。

（1）适应作用：调节个人情绪是适应社会环境的一种重要手段。

（2）动机作用：情绪和情感是驱使个体行为的动机。

（3）组织作用：情绪和情感也是心理活动的组织者。

（四）常见情绪

虽然人类情绪纷繁复杂，但就患者而言，焦虑和抑郁是最常见也是最需要护理干预的情绪状态。

1.焦虑

（1）焦虑是人们对环境中一些即将面临危险或重要事件紧张不安的情绪状态。焦虑是很常见的情绪体验，几乎每个人都有过焦虑的体验。

（2）焦虑表现为生理和心理两方面的变化。生理方面主要有心悸、食欲下降、睡眠障碍等；心理方面则表现为注意力不集中、容易激动等。由于引起焦虑的原因和严重性不同以及个体承受能力的差异，人们可表现出不同程度的焦虑。

2.抑郁

（1）抑郁是在个体失去某种其重视或追求的东西时产生的情绪体验。处于抑郁状态者可有情感、认知、动机以及生理等多方面的改变。

（2）情感方面主要表现为情绪低落、心境悲观、自我感觉低沉、生活枯燥无味、哭泣、无助感；认知方面表现为注意力不集中、思维缓慢、不能做出决定；动机方面表现为过分依赖、生活懒散、逃避现实，其至想自杀；生理方面表现为睡眠障碍、食欲减退、内脏功能下降及自主神经功能紊乱的症状。

（五）评估方法

对情绪情感的评估可综合运用多种方法，包括会谈、观察、评定量表测试等。

1.会谈　是评估情绪、情感最常用的方法，用于收集有关情绪情感的主观资料。可向被评估者提问："您如何描述您此时和平时的情绪？""有什么事情使您感到特别高兴、忧虑或沮丧？""这样的情绪存在多久了？"并应与被评估者有重要意义的他人如父母、配偶、同事、朋友等核实。

2.观察　测量呼吸频率、心率、血压、皮肤颜色和温度、食欲及睡眠状态等可随情绪改变而变化。如紧张时皮肤苍白，焦虑和恐惧时多汗；情绪抑郁时食欲减退、睡眠障碍等。

3.量表评定法　是评估情绪情感较为客观的方法。常用的有Avillo情绪情感形容词量表，见表5-1-2。

表5-1-2　Avillo情绪情感形容词量表

形容词	1	2	3	4	5	6	7	形容词
变化的								稳定的
举棋不定的								自信的
沮丧的								高兴的
孤立的								合群的
混乱的								有条理的
漠不关心的								关切的
冷淡的								热情的
被动的								主动的
淡漠的								有兴趣的
孤僻的								友好的
不适的								舒适的
神经质的								冷静的

使用指南：该表共有12对意思相反的形容词，让被评估者从每一组形容词中选出符合其目前情绪与情感的词，并给予相应得分。总分在84分以上，提示情绪情感积极，否则，提示情绪情感消极。该表特别适合于不能用语言表达自己情绪情感或对自己的情绪情感定位不明者。

五、心理评估的护理诊断

（一）现存的护理诊断

1.焦虑（anxiety）

2.功能障碍性悲哀（dysfunctional grievings）

3.恐惧（fear）

4.绝望（despair）

5.无能为力感（powerlessness）

6.自我身体意象紊乱（disturbed body image）

7.长期自尊低下（chronic low self-esteem）

8.情景性自尊低下（situational low self-esteem）

9.自我认同紊乱（disturbed personal identity）

10.自尊紊乱（disturbed self-esteem）

（二）有危险的护理诊断

1.有情景性自尊低下的危险（risk for situational low self-esteem）

2.有孤独的危险（risk for loneliness）

（三）健康的护理诊断

1.有增强社区应对的趋势（readiness for enhanced community coping）

2.有增强家庭应对的趋势（readiness for enhanced family coping）

第二节 社会评估

一、概述

世界卫生组织（WHO）对健康的定义（1989）是：健康不仅是没有疾病，而且包括躯体健康、心理健康、社会适应良好和道德健康。因而，要衡量个体的健康水平，除评估其生理、心理功能外，社会状况的评估也是不可缺少的重要组成部分。

（一）社会评估的内容

社会评估指以社会相关机构，包括大众传播媒体为评价主体，通过一些社会公众关心的指标，对比如大学的办学水平和社会效益等内容进行的评价，常见的如大学排名，以及由传媒对各高校的客观报道或比较分析。这种评估以结果评价为主，强调社会对教育的满意度，其内容因为多为群众关心的内容：故在社会上影响力较大，容易被群众接受。

（二）社会评估的目的

社会评估对确立与个体社会因素有关的护理问题及干预措施，促进护患沟通，提高整体护理质量具有重要的意义。

1.评估个体的角色功能与角色适应情况，以便制订相应的护理措施，改善角色功能。

2.评估个体的文化背景，了解被评估者的文化特征，理解健康行为，以提供相适应的多元化护理。

3.评估个体的家庭状况及其影响健康的家庭因素，以制订有针对性的家庭计划。

4.评估个体的环境及其影响健康的危险因素，为制订环境干预措施提供依据。

（三）社会评估的方法

社会评估的方法有交谈、观察、量表评定、抽样检查等。评估时可直接询问被评估者，这是评估资料的主要来源；也可从其亲友或熟悉他的人询问有关资料，或从相关记录中的所需资料（如目前或以往的健康记录、病历等），这是次要来源。

二、角色与角色适应评估

（一）角色与角色适应评估的基础知识

1.角色的定义　角色又称身份，是个体在特定的社会关系中的身份，以及社会期待的、在相应社会关系位置上的行为规范与行为模式的总和。所谓社会角色认知是指人们活动中关于"我是谁？"以及"我应如何行动？"的认同与规约。一方面，社会角色是解释人们社会心理、社会行为和社会现象的重要理论维度；另一方面，作为自我角色认知和社会角色期待总和的社会角色又是静态的社会结构和动态的社会互动共同塑造的结果。微观层面，个体的社会角色认知决定了角色领悟、角色学习和角色实践的走向，进而直接形塑和影响个体社会功能的发挥，正所谓"政治行为永远是政治角色所表现的行为"。宏观层面，不同群体的社会角色认知内嵌并直接影响社会的总体结构，与国家与社会变迁内在关联。

2.角色的分类　以"生长发育理论"为基础，分为基本角色、一般角色、独立角色三大类。

（1）第一角色：即基本角色，决定个体的主体行为。是由年龄、性别决定的角色，如老年人、成人、儿童、男人、妇女等。

（2）第二角色：即一般角色，是个体所必须承担的、由所处的社会情形和职业所规定的角色，如父母、夫妻、儿女、医生、护士、教师、军人等。

（3）第三角色：即独立角色，是个体为完成暂时性任务而承担的角色，如观众、听众等。但有时该角色是不能自由选择的，如患者角色。

以上这些角色是相对的，可在不同情况下相互转换。例如，一个工人因患病住院，则其社会角色暂时转换为患者角色，当疾病痊愈出院后，其角色身份也随之又转换为原来的工人角色（第二角色）。

3.角色的形成　角色的形成有角色认知、角色表现两个阶段。认识是个体认识自己和他人身份、地位以及各种社会角色的区别与联系的过程。模仿是角色认知的基础，先对角色产生总体印象、然后深入角色的各个部位认识角色的权利和义务。角色表现是个体表现行为达到自己所认识的角色要求而采取行动的过程，也是角色成熟的过程。

4.角色适应不良　角色适应不良是指当个体的角色表现与角色期望不协调，或无法达到角色期望的要求时发生的身心行为反应。角色适应不良给个体带来生理、心理两方面的不良反应。生理方面可有头痛、头晕、乏力、睡眠障碍、心律心率异常、心电图异常表现，血肾上腺素、胆固醇、三酰甘油升高等；心理上可产生紧张、焦虑、抑郁、易激惹、自责，甚至绝望等不良情绪。常见的角色适应不良类型有以下几种，见表5-2-1。

表5-2-1　角色适应不良的常见类型

类　型	评　价
角色冲突	是角色期望与角色表现间差距太大，使个体难以适应面发生的心理冲突与行为矛盾
角色模糊	是个体对角色期望不明确，不知承担这个角色应如何行动而造成的不适应反应
角色匹配不当	指个体的自我概念、自我价值观或自我能力与其角色期望不匹配
角色负荷过重	指个体的角色行为在一定的时间期限内难以达到过高的角色期望，或对个体的角色期望过高
角色负荷不足	指对个体的角色期望过低而使其能力不能完全发挥

5.患者角色　个体患病后便自动地进入了患者角色，患者角色会部分或全部地替代掉过去的社会角色。患者角色的代入需要个体以患者的行为，要求约束自己。合理承担患者角色有利于恢复健康。由于患者角色适应的不可选择性，当人们从其他角色过渡到患者角色时，常常会发生角色适应不良。患者角色适应不良的常见类型见表5-2-2。

表5-2-2　患者角色适应不良的常见类型

类　型	评　价
患者角色冲突	个体在适应患者角色过程中与其常态下的其他各种角色发生心理冲突和行为矛盾
患者角色缺失	没有进入患者角色，不承认自己有病或对患者角色感到厌倦，也就是对患者角色的不接纳和否定，多见于初次生病、初次住院，以及初诊为癌症、疾病预后不良的患者
患者角色强化	当个体已恢复身体健康，需从患者角色向常态角色转变时，仍沉溺于患者角色
患者角色消退	对自我能力怀疑，对原承担的角色恐惧某种原因迫使已适应患者角色的个体迅速转入常态角色，去承担本应免除的责任与义务，使其已有的患者角色行为退化，甚至消失

6.评估方法与内容　通过询问、交谈，着重了解患者所承担的角色数量、角色感知和满意度、角色紧张等相关信息。

（1）角色数量：可询问患者所承担的角色和责任。"你的工作是什么，担任什么职务？您是几个孩子的父亲或母亲？"

（2）角色感知：可询问患者是否对所承担角色的权利与义务有足够的认知，觉得自己是否有能力承担对应角色的责任。

（二）相关护理诊断

按照Marjory Gordon的功能性健康形态（functional health patterns，FHPs）分类方法，涉及的护理诊断有：

1.焦虑　一种模糊的不适感，个人通常无法确定或找不到具体的原因。

2.恐惧　由一种被认为是明确的危险来源所引起的惧怕感。

3.角色紊乱　个人感到自己的角色扮演受到阻力。与年龄、性别、个性、文化背景、家庭背景、经济状况、环境等有关。

4.父母不称职　个体不能创造一个对子女生长发育有利的良好环境。

5.有父母不称职的危险　个体处于不能创造一个能促进子女成长、发展良好环境的危险状态。

6.父母角色冲突　面对危机时，父母所经历的角色混乱和角色冲突状态。

7.照顾者角色障碍　在承担家庭护理的角色时，个体感到困难。

8.有照顾者角色障碍的危险　在承担家庭护理的角色时，个体有感到困难的危险。

三、文化评估

（一）文化评估的基础知识

1.文化　文化是指及其成员所特有的物质财富和精神财富的总和，即特定人群为适应社会环境和物质环境而共有的行为和价值模式。文化包括知识、艺术、价值观、信念与信仰、习俗、道德、法律与行为规范范畴的复杂体系。

2.文化的要素　包括知识、艺术、价值观、信念与信仰、习俗、道德、法律与规范等，其中价值观、信念和信仰、习俗是核心要素，与个体的健康密切相关。人类学家将文化比为金字塔，其中塔顶为社会群体文化中的"习俗"，可视性强，易通过外显行为观察，最具体且易于表达；中层为"信念与信仰"；塔底为社会群体文化中的"价值观"。

3.文化休克

（1）定义：文化休克是指个体生活在陌生、不熟悉的文化环境中所产生的一种迷惑失落的经历，是因沟通障碍、日常活动改变、孤独、风俗习惯以及信仰的差异而产生的生理、心理适应不良。对第一次出国的留学生而言，文化休克产生的主要原因是国外陌生环境、与家人分离、缺乏沟通、日常生活变化等。

（2）文化休克的分期：一般分为陌生期、觉醒期、适应期。

1）陌生期：患者刚入院，对医生、护士、环境、自己将要接受的检查或治疗都很陌生，可能会一下接触很多以前生活中接触不到的医疗设备，都会使患者感到迷茫。

2）觉醒期：患者开始意识自己即将住院，心态从对病情陌生到逐渐接受，从迷茫到担忧，外加思家的焦虑，不得不改变自己的生活习惯的挫败。此期住院患者的文化休克表现最为突出，可有失眠、食欲下降、焦虑、沮丧、恐惧、绝望等反应。

3）适应期：个体适应了新的环境，逐渐完全接受了新环境中的文化模式，建立起符合新的文化环境要求的行为、习惯等。如患者住院后开始从生理、心理、精神等各方面上适应医院环境。

4.文化的评估　评估方法主要是交谈与观察。

（1）价值观的评估：价值观不能直接观察，又很难言表，评估比较困难，目前尚无现成的评估工具。因此，主要通过提问的方式，结合对个体的言行与外表的察言观色，来获取对价值观的评估资料。价值观评估的交谈内容有：

1）通常情况下，什么对您最重要？

2）您属于哪一个民族，主要的价值观是什么？

3）遇到困难时，您是如何看待的，如何应对的？

4）您的人生观如何？生活信念有哪些？

5）您参加什么组织？

6）您的健康观念是什么？患病后，您的健康观念有何改变？

7）患病对您有何影响，对您的价值观有无影响？

（2）健康信念的评估：健康信念评估方法有很多，Kleinman提出的"健康信念注解模式"是目前常用的方法。通过询问以下问题，了解个体对自身健康问题的认识和看法，包括病因、表现、病理生理、病程、治疗、预后等，以及所处文化对其健康信念的影响。以下是健康信念评估的交谈内容：

1）对您来说，健康指什么？不健康又指什么？

2）通常您在什么情况下才认为自己有病并就医？

3）您认为导致您健康问题的原因是什么？

4）您怎样、何时发现您有该健康问题的？

5）该健康问题对您的身心产生了哪些影响？

6）健康问题严重程度如何？发作时持续长还是短？

7）您倾向于何种治疗方式（列举并做说明）？

8）您希望通过治疗达到哪些效果？

9）您的病给您带来的主要生活障碍有哪些？

10）对这种疾病您最害怕什么？

（3）信仰的评估：对有宗教信仰者，可通过对个体及其亲属询问下列有关问题来评估。

1）您有宗教信仰吗？是何种类型的宗教信仰？

2）平时您参加哪些宗教活动？

3）住院对您的宗教活动有何影响？内心感受如何？有无其他人选替您完成？需要我为您

做什么？

4）您的宗教信仰对您在住院、检查、治疗、饮食等方面有何特殊限制？

（4）习俗的评估：习俗的评估主要是评估饮食习俗和语言沟通。同时，通过对患者与医护、家属、同室病友之间交流的表情、眼神、手势、坐姿等的观察，可以收集到有用信息。对于习俗的评估，重点在于了解民间疗法以及效果。交谈内容包括：

1）您平时进食哪些食物？主食有哪些？喜欢的食物有哪些？有何食物禁忌或过敏？

2）您常采用的食物烹调方式有哪些？常用的调味品是什么？

3）您每日进几餐？都在什么时间？

4）您认为哪些食物对健康有益？哪些食物对健康有害？

5）哪些情况会增进或降低您的食欲？

6）您讲何种语言？

7）您喜欢的称谓是什么？

8）语言禁忌有哪些？

（5）文化休克的评估：通过与患者交流，询问其在医院期间的感受，并结合观察，判断患者有无文化休克的表现。

（二）相关护理诊断

按照Marjory Gordon的功能性健康形态分类方法，涉及的护理诊断有：

1.语言沟通障碍　个体处于口头表达欲望降低、但能听懂别人语言的状态。

2.知识缺乏　个体缺乏特定的认知信息。

3.娱乐活动缺乏　个体处于对娱乐或闲暇活动的兴趣降低，或处于缺乏娱乐活动刺激的状态。

4.保持健康的能力改变　个体无力确定、处理和（或）寻求帮助以保持健康。

5.精神困扰　是指给个体或群体带来力量、希望和生活意义的信念信仰和价值观系统发生紊乱，或为指导和超越个人生物、心理、社会属性的原则受到了干扰。

6.有精神困扰的危险　是指给个体带来力量、希望和生活意义的信念信仰和价值观系统发生紊乱后产生的危险，或指导个体生理、心理、社会属性的原则受到干扰后产生的危险。

四、家庭评估

（一）家庭评估的基础知识

1.家庭的定义　家庭是基于婚姻、血缘或收养关系而形成的社会共同体。家庭至少应包括2个或2个以上的成员，组成家庭的成员应共同生活，有较密切的经济、情感交往。

2.家庭类型　又称家庭规模，是由家庭人口决定的。分为核心家庭、主干家庭、单亲家庭、重组家庭、无子女家庭、同居家庭、老年家庭等类型。

3.家庭结构　指家庭成员组成的类型及成员间的相互关系，主要包括家庭人口结构、权利结构、角色结构、沟通过程和家庭价值观。

（1）人口结构：即家庭类型，指家庭的人口组成。按规模和人口特征可分为以下几个类型，见表5-2-3。

（2）权利结构：指家庭中夫妻间、父母与子女在影响力、控制权和支配权方面的相互关系。关键在于谁是家庭的主要决策者。家庭权利结构的基本类型见表5-2-4。

第五章　心理评估与社会评估

表5-2-3　家庭人口结构类型

评估类型	人口特征
核心家庭	夫妻俩及其婚生或领养的子女
主干家庭	核心家庭成员加上夫妻任何一方的直系亲属如祖父母、外祖父母、叔姑姨舅等
单亲家庭	夫妻任何一方及其婚生或领养的子女
重组家庭	再婚夫妻与前夫和（或）前妻的子女，以及其婚生或领养的子女
无子女家庭	仅夫妻俩
同居家庭	无婚姻关系而长期居住在一起的夫妻及其婚生或领养的子女
老年家庭	仅老年夫妇，其婚生或领养子女离家

表5-2-4　家庭权利结构的基本类型

类　型	评　价
传统权威型	由传统习俗继承而来的权威。如母系社会，母亲被视为家庭的权威人物，丈夫、儿女从属其下
工具权威型	由养家能力、经济权利决定家庭成员的权威
分享权威型	家庭成员权利均等，以共同参与、彼此商量的方式决策，各自的能力和兴趣分享权利。又称民主型家庭
感情权威型	由感情生活中起决定作用的一方做决定

（3）角色结构：指家庭对每个占有特定位置的家庭成员所期待的行为和规定的家庭权利与义务。如父母有抚养未成年子女的义务，成年子女也有赡养父母的义务；单亲家庭的父亲要承担自身角色和母亲角色。家庭角色的分配不均会影响家庭的正常功能，也会影响家庭成员的健康。

（4）沟通过程：沟通作为信息的传递过程，其形式最能反映家庭成员间相互作用与关系，家庭内部沟通良好，也是家庭和睦与家庭功能正常发挥的保证。家庭内部沟通良好的特征为：①家庭成员对家庭沟通充满自信，能进行广泛的情感交流。②沟通过程中尊重彼此的感受和信念。③家庭成员能坦诚地讨论个人与社会问题。④不宜沟通的领域极少。

（5）价值观：指家庭成员对家庭生活的行为准则和生活目标的共同态度、基本信念。它决定着家庭成员的行为方式，并可影响家庭的权利结构、角色结构和沟通方式。

4.家庭生活周期 是指从家庭单位的产生、发展到解体的整个过程。Duvall模式将家庭生活周期分为8个阶段，见表5-2-5。每个阶段都有特定的家庭任务需要家庭成员协同完成，否则会对家庭成员的健康产生不良影响。

表5-2-5 Duvall家庭生活周期模式

周 期	定 义	主要发展任务
新婚	男女结合	沟通与彼此适应，性生活协调及计划生育
有婴幼儿	最大孩子0～30个月	适应父母角色，应对经济和照顾初生孩子的压力
有学龄前儿童	最大孩子2.5～6岁	孩子入托、上幼儿园或小学，抚养和教育孩子，促进健全人格发展
有学龄儿童	最大孩子6～13岁	孩子上学及教育问题；使孩子社会化
有青少年	最大孩子13～20岁	青少年的教育与沟通；青少年与异性交往等方面的教育
有孩子离家创业	最大孩子至最小孩子离家	适应孩子离家自立，发展夫妻共同兴趣；家庭继续给孩子提供支持
空巢期	父母独处至退休	适应仅夫妻俩的生活，重新适应及巩固婚姻关系；保持与新家庭成员如孙辈的接触
老年期	退休至死亡	正确对待和适应退休、衰老、丧偶、孤独、生病和死亡等

5.家庭功能 主要是满足家庭成员和社会的需求，维护家庭成员的安全与健康，实现社会对家庭的期望等。具体包括以下几个方面：

（1）养育功能：家庭是生育子女、繁衍后代的基本单位，通过家庭的生育功能，人类种族和社会才能延续和生存。

（2）经济功能：家庭提供物质生活资料满足家庭成员的日常生活需求，提供必要的生活环境。

（3）情感功能：营造友爱家庭氛围，每个成员都能享受家庭温暖，获得归属感和幸福感。

（4）社会化功能：培养家庭成员的社会责任感、社会交往与到的规范等，促进和完善人格发展。

（5）健康照顾功能：维护家庭成员的人身安全与健康，提供生存所需的精神和物资需求，同时为患病的个体提供照顾与支持。

6.家庭资源 是指为维持其基本生活功能、应对压力事件和危机状态所需的物质、精神与信息等方面的社会支持。家庭资源分为内部资源和外部资源。内部资源包括经济物质支持、精神心理支持等；外部资源有社会资源、文化资源、宗教资源、教育资源、环境资源、医疗资源等。

7.家庭危机 是指家庭压力超过家庭资源或家庭资源调适不佳时所导致的家庭功能失衡的状态。家庭内的压力源主要有：家庭状态的改变（如工作变动、搬家、破产等），家庭成员关系的改变与终结（如离异、分居、丧偶），家庭成员角色的改变（如初为人妇、人父、退休等），家庭成员道德颓废（如酗酒、赌博、吸毒、乱伦、嫖娼），家庭成员生病、残障、无能等。

8.家庭的评估　评估方法有交谈、观察、量表测评等。

（1）交谈：交谈的内容见表5-2-6。

表5-2-6　家庭评估的交谈内容

项　　目	询问个体评估内容
角色结构	询问家庭中各成员所承担的正式与非正式角色，注意是否有人扮演有损自身或家庭健康的角色，了解各成员的角色行为是否符合家庭的角色期待，是否存在角色适应不良
权利结构	提出意见和解决办法。询问家庭的角色过程，如家里大事小事通常由谁做主，家里有麻烦时，通常由谁解决
沟通过程	了解家庭内部沟通过程是否良好，可询问：您的家庭和睦吗？快乐吗？大家有想法或要求时是否能直截了当地提出来？听者是否认真？对于你讲述的问题，对方是否重视并提出相应的意见或建议
家庭价值观	询问家庭最主要的日常生活规律有哪些？家庭是否将成员的健康看作头等大事？是否主张预防为主、有病及时就医？家庭生活方式如何？如何看待吸烟、酗酒、吸毒等不良生活行为？是否倡导家庭成员间相互支持、关心，个人利益服从家庭整体利益等
家庭生活周期	询问结婚多长时间？有孩子吗？最大孩子多大？是否跟孩子一块住？按不同的生活周期提出相应的问题，如孩子离家外出工作能否适应？经常与孩子联系吗？孩子经常回来看看吗
家庭功能	询问家庭收入是否够用，能否满足衣、食、住、行等基本生活需求；家庭生活是否和睦、快乐；对孩子培养与成长是否满意；家庭成员间能否彼此照顾，尤其对患病的成员
家庭资源	询问家庭的经济条件，能否支付医疗费用、住院费用；家庭成员是否有时间、精力并乐意提供照顾；家庭成员的文化程度，能否提供所需的保健知识、就医信息；医院离家近否；医疗护理水平如何，能否满足你的就医需求；除了家人外还可以从哪些方面得到帮助，如朋友、邻居、同事、单位等
家庭压力	家庭生活压力是否大，家庭有无失业、搬迁、破产等状况；家庭成员有无如离婚、分居、丧偶、失业等改变；家庭成员有无生病、残障等健康问题；家庭成员有无酗酒、赌博、吸毒等不良行为；是否有家庭危机等

（2）观察：包括个体的家庭居住条件、家庭成员衣食住行及亲密程度、权威结构、沟通交流等。在与家庭接触过程中，应观察个体的家庭沟通过程，注意是谁在回答问题，谁作决定，而谁一直保持沉默以及家庭各成员的情绪。同时要注意不良家庭功能，其主要表现为：①在家庭成员交流过程中，频繁出现敌对性或伤害性语言；②家庭成员过于严肃，家庭规矩过于严格；③所有问题均是由某一家庭成员回答，而其他成员只是附和；④家庭成员间很少交流；⑤有家庭成员被忽视。

（3）量表测评：常用的有Smilkstein家庭功能量表和Procidano和Heller的家庭支持量表。

1）家庭关怀度指数测评表（Smilkstein家庭功能量表）：是检测家庭功能的问卷，反映个体对家庭功能的主观满意度。适用于青少年以上任何年龄组的评估对象。该量表主要评价家庭的适应度（adaptation，A）、合作度（partnership，P）、成熟度（growth，G）、情感度（affection，A）、亲密度（resolve，R）5个方面，因而又简称为家庭APGAR问卷。因回答的问题少，评分容易，可以粗略、快速地评价家庭功能，是一种简单、快捷且有良好的信度和效度的评估工具，因此在临床上广为应用。量表内容见表5-2-7。

表5-2-7 Smilkstein家庭功能量表

评估项目	经常 有时 很少	补充说明
当我遇到困难时，可以从家人处得到满意的帮助		
我很满意家人与我讨论各种事情以及分担问题的方式		
当我从事新的活动或希望发展时，家人能接受并给予我支持		
我很满意家人对我表达感情的方式以及对我情绪（如喜、怒、哀、乐等）的反应		
我很满意家人与我共度时光的方式		

评分方法：每个问题有3个答案，经常为2分，有时为1分，很少为0分。评分标准：总得分越高，家庭功能越健全。总分在7~10分，表示家庭功能良好；4~6分，表示家庭功能中度障碍；0~3分，表示家庭功能严重障碍

2）Procidano和Heller的家庭支持量表：包括9个测试项目（表5-2-8）。

表5-2-8 Procidano和Heller的家庭支持量表

评估项目	是 否
我的家人给予我情感支持	
我和我的家人能开诚布公地交谈	
我的家人愿意倾听我的想法	
我的家人给予我所需的精神支持	
我的家人能时时察觉到我的需求	
遇到棘手的事时，我的家人帮我出主意	
我的家人分享我的爱好与兴趣	
我的家人善于帮助我解决问题	
我与我的家人感情深厚	

评分方法：是为1分，否为0分。总得分越高，家庭支持度越高

（二）相关护理诊断

按照Marjory Gordon的功能性健康形态分类方法，涉及的护理诊断有：

1.家庭功能改变　家庭原来有效运转的正常功能处于紊乱状态。家庭的心理社会、精神及生理功能逐渐处于混乱状态，导致冲突、否认问题、拒绝改变、解决问题无效以及一系列自身存在的危机。

2.照顾者角色障碍　照顾者在承担家庭护理的角色时感到困难。

3.有照顾者角色障碍的危险　照顾者在承担家庭护理的角色时有感到困难的危险。

4.父母角色冲突　父母在对危机的反应中所经历的角色混乱和角色冲突状态。

5.父母不称职　父母不能创造一个能促进子女生长发育的良好环境。

6.家庭应对无效

（1）失去能力：重要人物（家庭成员或其他负责人员）的行为使个体的能力受到危害，以致家庭不能有效地完成适应健康挑战的基本任务。

（2）妥协性：一个通常起主要支持作用的人现在却处于提供不足的、无效的或减少支持、安慰、帮助或鼓励的状态，而患者需要这些来处理或掌握涉及挑战自己健康的适应性工作。

（3）潜能性：对涉及个人健康的适应性工作，一个家庭成员能够有效地进行处理，并表现出有促进自己和他人健康及成长的愿望和心理准备。

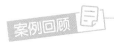

案例回顾

　　本章节教学案例中甲乙两名心理治疗师针对同一名来访者的心理问题给出不同的心理评估侧重点。经过对心理评估内容的学习，同学们对如何正确判断患者心理问题，有针对性进行合理的心理评估有了清晰的认识。

　　心理评估是心理治疗和咨询的标准化、客观依据。根据患者的心理特点，准确选择适合心理评估，可以有效地提高诊疗的效率和患者的来访体验。在当前生理-心理-社会的医学新模式背景下，注重身心同治的理念，应该贯穿整个医疗服务中，将人文关怀融入临床实践中，才能促进患者更好地康复。

第六章
实验室检查

上智云图
数字资源素材

章前引言

随着医学基础学科和边缘学科基础理论与技术的快速发展，临床检验与之相互交叉渗透日益深入，实验手段和内容不断丰富，实验室检查在临床诊治疾病中发挥越来越重要的作用，成为诊断学中不可缺少的组成部分。近年来，实验室检查的手段已从手工操作发展到快速高度自动化分析；从化学定性的实验发展到高精密度的定量实验；从单项目的分析发展到多项生物信息网的分析等。随着检验技术的飞速发展，实验室检查也将赋予新的内容。

1.识记血液、尿液、粪便、痰液等实验室检查样本的采集与处理方法。

2.理解血液一般检查、尿液检查、粪便检查、肝功能检查、肾功能检查、临床生物化学检查、临床免疫学检查的临床意义。

3.了解常用实验室检查的临床应用。

4.学会实验室检查结果的解释。

思政目标

培养良好的思考能力，能够从患者临床体征中感知患者的心情和病情，提高自身临床素质，给予患者温馨、贴心的服务，促进医患关系和谐。

案例导入

现病史：患者女性，27岁，1周前无明显诱因下出现中上腹部胀满，伴有皮肤、巩膜黄染，尿黄，食欲不振，晨起有恶心，无呕吐，无腹痛、腹泻。

既往史：10年前体检发现乙肝表面抗原（HBsAg）阳性，肝功能未见异常。

体格检查：T 36.8℃，P 84次/分，R 20次/分，BP 118/85mmHg。患者神清，呼吸平稳，皮肤巩膜轻度黄染，无皮疹、皮下出血，无肝掌，无蜘蛛痣。浅表淋巴结未触及肿大，颈软，气管居中，甲状腺无肿大。双肺呼吸音清，未及干湿啰音。心律齐，各瓣膜区未听到病理性杂音。腹部平软，无压痛、反跳痛，腹部无包块，肝脾肋下未触及，双下肢无水肿。神经系统检查未见异常。

思考题

依据患者病史考虑什么疾病？需要做哪些实验室检查？

第一节 概 述

一、实验室检查的主要内容

实验室检查（laboratory examination）是临床诊疗服务全过程中的重要一项，检查结果可以为临床医生对疾病的诊断、疗效、判定预后提供科学依据，并且帮助护士观察、判断病情变化及作出护理诊断提供客观资料。实验室检查主要有以下几方面内容。

1.临床血液学检查　对造血组织和血液的原发性血液病以及非造血组织和细胞疾病所致的血液细胞学变化的检查，包括白细胞、红细胞和血小板的数量、生成动力学、形态学和细胞化学等的检查；止血凝血功能、抗凝和纤溶功能的检查；血型鉴定和交叉配血试验等。

2.临床生物化学检查　对组成机体的生理成分、代谢功能、重要脏器的生化功能等的临床生物化学检查，包括糖、脂肪、蛋白质及其代谢产物和衍生物的检查；血液和体液中电解质和微量元素的检查；血气和酸碱平衡的检查；临床酶学检验；激素和内分泌功能的检查等。

3.临床免疫学检查　机体免疫功能检验、感染免疫检测、自身性免疫及肿瘤标志物等检测。

4.临床病原学检查　感染性疾病的常见病原体检测、医院感染的常见病原体检测、性传播疾病的病原体检测等。

5.体液与排泄物检查　对尿液、脑脊液、精液、胆汁等体液以及粪便、痰等排泄物的常规检测。

6.其他检查　包括染色体分析、基因诊断以及在患者旁边进行的即时检验（point-of-care testing，POCT）等。

二、实验室检查在健康评估中的意义

实验室检查运用物理、化学和生物学等实验手段，对人体的血液、体液、分泌物、排泄物及组织细胞等标本进行检验，不但为诊断、治疗提供依据，而且为护士提供客观资料。实验室检查与临床护理有着密切的关系，一方面，实验室检查的标本需要由护士采集；另一方面，实验室检查结果为护理评估提供了依据。所以，护士必须掌握实验室检查标本的采集方法以及了解检查结果的临床意义。

三、标本的采集与处理

（一）血液样本

血液样本类型主要分为全血、血清、末梢血等。

1. 全血样本　全血样本的采集：采用真空采血管静脉采血（2～5mL）。将血样注入含有抗凝剂的试管中，立即轻轻颠倒混匀 。

2. 血清样本　血清样本的采集：采用真空采血管静脉采血（3～5mL）。将血样注入空白或带有分离胶的试管中，室温放置30～60分钟分离血样 [相心力（RCF）：1 000～1 200×g，离心时间：5～10分钟]，最迟不超过2小时，否则影响测试结果。如血糖（GLU），由于糖酵解，血糖浓度会持续下降；血清钾（K）则随着时间的延长而增高。

3. 末梢血样本　末梢血样本的采集：用一次性采血针针刺采集。成人以左手无名指为宜，1岁以下婴幼儿通常取大拇指或足跟部两侧，采集适量的血液注入专用末梢采集管内，及时混匀，避免凝集，使血液自然流出并弃去第一滴血，不要挤压，避免混入组织液而造成样本的稀释，故针刺要顺利。

4. 注意事项

（1）采血顺序：采集多管血液样本时应注意正确的采血顺序，参照美国临床和实验室标准协会（CLSI），采用直针采血方式，推荐的采血顺序依次为：①血培养管；②凝血项目管（蓝帽）；③血沉管（黑帽）；④血清管（红帽或黄帽）；⑤肝素血浆管（绿帽、浅绿帽）；⑥EDTA管（紫帽、粉红帽、灰帽、浅灰帽）。

特殊情况采用蝶翼方式采血，且无血培养管时，顺序为：①弃置管，也可送检生化免疫项目；②凝血项目管（蓝帽）；③血沉管（黑帽）；④血清管（红帽或黄帽）；⑤肝素血浆管（绿帽、浅绿帽）；⑥EDTA管（紫帽、粉红帽、灰帽、浅灰帽）。注意采用注射器采集血培养时，厌氧瓶优先。采用蝶翼方式采集血培养时，需氧瓶优先。

（2）对于全血样本应正确使用相应的抗凝剂，且应注意血液与抗凝剂的比例（详见真空采血管上的标记）。

（3）特别注意采血不能在输液的同侧进行，更应杜绝在输液管内采血，因输液成分会影响检测结果（如输K、GLU时，可使检测结果明显升高），或血液经稀释而导致项目检测结果偏低。

（4）采集血样做血液细菌培养、染色体检查、PCR检查时，应采用无菌技术，防止污染。

（二）尿液样本

1. 尿液样本的采集　根据采集时间可分为晨尿、随机尿、餐后尿、计时尿（2小时、3小时、12小时、24小时等）、症状典型时尿等。

（1）晨尿多为住院患者留尿的方法，早晨起床后收集第一次尿，可用于尿常规检验、直立性尿蛋白检查、尿hCG检查、细胞学研究等。

（2）随机尿多为门诊就诊患者的留尿检验方法，适用于常规和急诊检查。

（3）餐后尿为收集进餐后2小时尿，主要用于了解葡萄糖代谢情况，用以筛查隐性糖尿病患者或轻症糖尿病患者。

（4）计时尿应于计时开始时排空尿液，收集一段时间内的尿液样本。多用于肾功能和有形成分排出率的评估，亦用于计算淀粉酶或肌酐的排出率。

2.尿液样本的保存　尿液易生长细菌，如不能及时送检，应置于冰箱冷藏或加入防腐剂。防腐剂应在收集第一次尿液时加入，并根据检测项目选择适当的防腐剂。

（1）甲苯：适用于尿液生化检测，如总蛋白、尿素、肌酐、钾、钠、白蛋白等，加入量为 0.5～1.0mL甲苯/100mL尿液。

（2）盐酸：适用于测定尿17-羟皮质类固醇、17-酮类固醇等试验，加入量为0.5～1.0mL盐酸/100mL尿液。

（3）麝香草酚：常用于尿液浓缩结核菌检查和尿沉渣Addis计数，0.1g麝香草酚/100mL尿液。

（4）冰醋酸：适用于测定24小时尿醛固酮，加入量0.5～1.0mL 冰醋酸/100mL尿液。

（5）甲醛：适用于尿液管型和细胞检查，加入量为400g/L甲醛0.5mL/100mL尿液。

（6）硼酸：适用于24小时尿皮质醇，加入量为10g硼酸/1 000mL尿液测定24小时尿儿茶酚胺，请在尿液收集容器中加入10g（儿量：3g）硼酸（分析纯）

3.注意事项

（1）尿液样本应避免经血、白带、精液、粪便等混入。

（2）尿胆红素和尿胆原等化学物质可因光分解或氧化而减弱，样本送检的应注意避光。

（3）24小时尿液样本，送检前记录尿液总量，混匀后取10mL送检。

（三）粪便样本

1.粪便样本的采集　粪便样本应选择其中脓血黏液等病理成分送检，若无病理成分，可多部位取材。粪便样本应不污染容器外表，一般以无渗漏容器留取5～10g（蚕豆大小）即可。

2.注意事项

（1）采样本后，应在1小时内完成检测，否则可因pH及消化酶等影响而使粪便细胞成分破坏分解。

（2）隐血试验应嘱患者于采集样本前3天起禁食动物性食物，连续检查3天。

（3）原虫阿米巴滋养体检查应立即送检，冬季需采取保温措施。

（四）脑脊液、浆膜腔积液、关节液（滑膜液）样本

临床医生负责穿刺采样，应使用无菌的试管或容器，及时送检。

1.脑脊液样本采集　分别收集于3个无菌试管中，每管1～2mL；第一管做化学或免疫学检查，第二管做病原微生物学检验；第三管做理学和显微镜检查，样本采集后应立即送检。

2.浆膜腔积液样本采集　穿刺取得的样本予EDTA抗凝处理，为防止细胞变性、出现凝块或细菌破坏自溶等，样本需及时送检；若无法及时送检，可加入10%乙醇置2～4℃保存，不宜超过2小时。

3.关节液样本采集　　应用消毒注射器收集，正常时滑膜液量甚少，病理状态时则可多达3～10mL，因检查项目不同、容器不同，故应事先准备有关容器，微生物培养应置于灭菌消毒试管，显微镜镜检应用肝素抗凝样本。

（五）痰液样本

1.痰液的收集

（1）根据痰标本采集的时间，可将标本分为3类：

1）即时痰：就诊时深呼吸后咳出的痰液。

2）晨痰：患者晨起立即用清水漱口后，咳出的第2口或第3口痰液。

3）夜间痰：送痰前一日，患者晚间咳出的痰液。

收集方法：深吸气2～3次，每次用力呼出，从肺部深处咳出痰，将打开盖的痰杯靠嘴边收集痰液，拧紧盒盖。

（2）对无法咳痰的患者：可使用高渗盐水（3%NaCl）诱导痰或收集清晨胃液标本，或使用支气管镜采集支气管灌洗液标本。

（3）可疑肺结核患者初诊患者应收集3份痰标本（当日即时痰、夜间痰和次日晨），治疗中或随访患者应按期留取2份痰标本（晨痰、夜间痰）。

2.注意事项　　如果患者刚进食，应先用清水漱口再留取标本，即时痰采集后立即送检，夜间痰和晨痰采集后常温保存不应超过12小时，对当日不能进行涂片检查的标本，须置于4℃专用冰箱保存，注意防止痰液干涸或污染。

（六）尿道分泌物、阴道分泌物、宫颈分泌物

1.样本的采集

（1）男性尿道分泌物取材：用无菌生理水洗净尿道口，利用细小棉拭子取尿道分泌物或伸入尿道2～4cm，转动数圈停留约30秒取分泌物（应略带黏膜），收集于无菌试管内送检。

（2）女性宫颈分泌物取材：采样应在非月经期进行；采样前3天内不使用阴道内药物，不冲洗阴道；24小时内不应有性行为；用棉签蘸无菌生理盐水洗去宫颈外分泌物（去除白带），再用宫颈刷插入宫颈内停5秒后旋动宫颈刷采取宫颈分泌物，收集于细胞保存管内送检。

（3）阴道分泌物取材：棉拭子取材。

2.注意事项　　由临床医师采样，及时送检；检查滴虫，冬季应注样本保温，尖锐湿疣应采集疣体和宫颈分泌物于细胞保存管内送检。

（七）其他样本（如精液、前列腺液、胃液、十二指肠引流液）

根据具体检验项目而定。临床医生在开申请单前，应同实验室相关部门沟通，了解具体要求后再采样并送检。

第二节 血液检查

一、血常规检查

血常规检查是临床常用的实验室检查项目之一，主要包括红细胞计数、血红蛋白测定、白细胞计数及其分类计数，还包括血细胞比容测定和红细胞形态检测，网织红细胞检测，血小板计数、血小板平均值测定和血小板形态检测。

（一）红细胞和血红蛋白测定

1.参考值   正常成人及新生儿红细胞和血红蛋白参考值见表6-2-1。

表6-2-1 正常成人及新生儿红细胞和血红蛋白参考值

人 群	红细胞（×10^{12}/L）	血红蛋白（g/L）
成年男性	4.0 ~ 5.5	120 ~ 160
成年女性	3.5 ~ 5.0	110 ~ 150
新生儿	6.0 ~ 7.0	170 ~ 200

2.临床意义   一般情况下，单位容积的外周血液中红细胞计数与血红蛋白量为相对的平行关系，故两者测定的意义大致相同。但在某些情况下，红细胞与血红蛋白降低的程度会不平行，如缺铁性贫血时血红蛋白降低较红细胞下降更为明显。因此，同时测定红细胞计数及血红蛋白量以做比较，对诊断更有意义。

（1）红细胞及血红蛋白增多：指单位容积血液内红细胞数及血红蛋白含量高于正常参考值上限。可分为相对性增多和绝对性增多。

1）相对性增多：由于血浆容量减少，使红细胞和血红蛋白的含量相对增加。见于严重呕吐、腹泻、大面积烧伤、大量出汗、尿崩症、甲状腺危象、糖尿病酮症酸中毒等。

2）绝对性增多：即红细胞增多症，可分为继发性和原发性，原发性也称为真性红细胞增多症。①继发性红细胞增多症：主要是血液中红细胞生成素增多所致。红细胞生成素代偿性增加，因血氧饱和度减低组织缺氧引起。生理性红细胞生成素代偿性增加常见于胎儿、新生儿或高原地区居民。病理性增加常见于发绀型先天性心脏病、阻塞性肺气肿、肺源性心脏病等严重的慢性心肺疾病及携氧能力低的异常血红蛋白病等。而红细胞生成素非代偿性增加主要与某些肿瘤或肾脏疾患等有关，如肝细胞癌、肾癌、肾胚胎瘤、肾上腺皮质腺瘤、卵巢癌、子宫肌瘤以及肾盂积水、多囊肾等。②原发性红细胞增多症：是一种原因不明的红细胞增多为主的骨髓增殖性疾病，可能与多能造血干细胞分化异常有关。其特点是红细胞持续性显著增多，可达（7~10）×10^{12}/L，血红蛋白可达180~240g/L，全身总血容量增加，白细胞和血小板也不同程度增多。

（2）红细胞及血红蛋白减少：指单位容积的外周血液中红细胞数及血红蛋白量低于参考值下限。红细胞及血红蛋白减少不论原因如何均称为贫血，血红蛋白测定是判断有无贫血及其程度的可靠指标。根据血红蛋白测定值，可将贫血分为四度见表6-2-2。

表6-2-2　贫血的分度

贫血程度	参考值
轻度贫血	血红蛋白量低于参考值下限，但＞90g/L
中度贫血	血红蛋白量60～90g/L
重度贫血	血红蛋白量＜60g/L
极重度贫血	血红蛋白量＜30/L

红细胞及血红蛋白减少可分为生理性和病理性减少两大类。

1）生理性减少：见于妊娠中后期，孕妇血浆容量增加，血液稀释；某些老年人，因骨髓造血组织逐渐减少造血功能减退、对营养的摄取吸收及利用减少等，也可致红细胞和血红蛋白减少。

2）病理性减少：见于各种贫血。①红细胞生成减少：常见造血物质缺乏，如缺铁性贫血、巨幼细胞性贫血；造血功能障碍，如再生障碍性贫血、白血病引起的贫血等。②红细胞破坏过多：可见于遗传性或获得性溶血性贫血，如遗传性球形红细胞增多症、阵发性睡眠性血红蛋白尿、免疫性溶血性贫血等。③失血：急、慢性失血均可致贫血。

3．红细胞形态　正常红细胞呈双凹圆盘状，直径为6～9μm，大小较为一致。染色后四周呈浅橘红色，中央呈淡染区，又称中央苍白区。红细胞形态、大小及染色异常均有不同的临床意义。正常红细胞见图6-2-1。

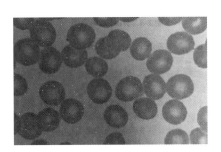

图6-2-1　正常红细胞

（1）红细胞大小及染色异常

1）小红细胞及低色素：红细胞直径小于6μm，红细胞染色过浅，中央淡染区扩大，提示血红蛋白含量减少。常见于缺铁性贫血（图6-2-2）。

2）大红细胞及高色素：红细胞直径大于10μm为大红细胞、直径大于15μm为巨红细胞。

大红细胞增多可见于溶血性贫血、急性失血性贫血；巨红细胞伴高色素最常见于巨幼细胞性贫血，见图6-2-3。

（2）红细胞形态异常：常见异常有球形红细胞，主要见于遗传性球形红细胞增多症；口形红细胞，见于遗传性口形红细胞增多症及乙醇（酒精）中毒；靶形红细胞，见于珠蛋白合成障碍性贫血及异常血红蛋白病。

（3）红细胞结构异常：常见的有嗜碱性点彩，多见于铅中毒；染色质小体，多见于溶血性贫血；卡-波环，见于严重贫血、铅中毒等；有核红细胞，见于各种溶血性贫血、白血病等。

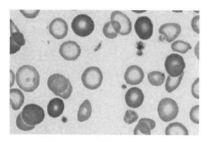 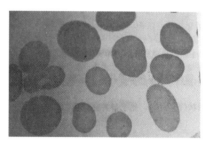

图6-2-2　低色素红细胞　　　　　　图6-2-3　大红细胞

（二）网织红细胞计数

网织红细胞是晚幼红细胞和成熟红细胞之间的过渡型红细胞，较成熟红细胞体积稍大。网织红细胞的增减，可反映骨髓造血功能的强弱（图6-2-4）。

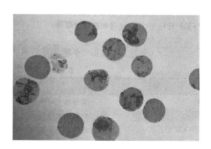

图6-2-4　网织红细胞

1.参考值　正常成人：0.005～0.015（0.5%～1.5%）；绝对值（24～84）×10^9/L。新生儿：0.02～0.06（2%～6%）。

2.临床意义

（1）网织红细胞增多

1）提示骨髓红细胞系增生旺盛：见于各种增生性贫血，如溶血性贫血、失血性贫血等。其中以溶血性贫血增多最明显，急性大出血次之。缺铁性贫血和巨幼细胞性贫血时可轻度增高。

2）提示抗贫血治疗有效：缺铁性贫血及巨幼细胞性贫血分别给予铁剂或叶酸治疗4～5天后网织红细胞开始升高，1周左右达到高峰，可作为贫血治疗疗效判断的指标。

（2）网织红细胞减少：提示骨髓造血功能低下，常见于再生障碍性贫血；急性白血病时红细胞增生受到抑制，网织红细胞也可减少。

（三）血细胞比容测定

血细胞比容是指红细胞在血液中所占容积的比值。

1.参考值　见表6-2-3。

表6-2-3　血细胞比容参考值

项　目	比值（L/L）	平均值（L/L）
新生儿	0.47 ~ 0.67	0.54
成年女性	0.37 ~ 0.48	0.40
成年男性	0.40 ~ 0.50	0.45

2.临床意义　血细胞比容测定可反映红细胞增多或减少，但也可受血浆容量改变和红细胞体积大小的影响。

（1）血细胞比容增高：见于各种原因引起的血液浓缩、红细胞增多症。

（2）血细胞比容降低：见于各种贫血。但由于贫血的类型不同，其血细胞比容减少的程度与红细胞计数不一定成平行关系。

（四）白细胞计数及白细胞分类计数

循环血液中的白细胞包括中性粒细胞、嗜酸性粒细胞、嗜碱性粒细胞、淋巴细胞和单核细胞5种。白细胞计数是测定单位容积血液中白细胞的总数；白细胞分类计数则是将血液制成涂片，经染色后分类，检测各类型白细胞的比值。各种类型白细胞的绝对值＝白细胞计数值×白细胞分类计数的百分数。正常白细胞见图6-2-5。

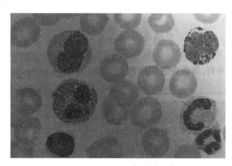

图6-2-5　正常白细胞

1.参考值

（1）白细胞计数：成人（4~10）×10^9/L；新生儿（15~20）×10^9/L；婴儿（11~12）×10^9/L。

（2）白细胞分类计数及绝对值：见表6-2-4。

表6-2-4　白细胞分类计数及绝对值参考值

项　目	比值（%）	绝对值（×10⁹/L）
中性杆状核粒细胞（Nst）	1 ~ 5	0.04 ~ 0.05
中性分叶核粒细胞（Nsg）	50 ~ 70	2 ~ 7
嗜酸性粒细胞（E）	0.5 ~ 5	0.05 ~ 0.5
嗜碱性粒细胞（B）	0 ~ 1	0 ~ 0.1
淋巴细胞（L）	20 ~ 40	0.8 ~ 4
单核细胞（M）	3 ~ 8	0.12 ~ 0.8

2.临床意义　白细胞计数高于$10×10^9$/L称白细胞增多，低于$4×10^9$/L称白细胞减少。由于外周血中白细胞的组成主要是中性粒细胞和淋巴细胞，尤其是以中性粒细胞为主，故白细胞增多或减少通常与中性粒细胞增多或减少有密切关系和相同意义。

（1）中性粒细胞异常

1）中性粒细胞增多：生理性增多见于新生儿、妊娠后期、分娩、饱食、剧烈运动、高温或寒冷等。生理性增多大多是一过性的，通常不伴有白细胞质量的变化。病理性增多常见于：①急性感染：是引起中性粒细胞增多最常见的原因，尤其是化脓性球菌如金黄色葡萄球菌、肺炎链球菌等引起的局部或全身性感染最为明显；但在某些重度感染伴免疫力极低时，白细胞总数反而会降低。②急性失血和溶血：如消化道大出血内脏破裂、严重的血管内溶血等。③急性中毒：主要见于急性化学物质或药物中毒、生物毒素中毒及代谢性中毒等。④严重的组织损伤或坏死：如大手术、创伤、大面积烧伤、严重外伤、心肌梗死等。⑤恶性肿瘤：急性和慢性粒细胞白血病、消化道恶性肿瘤等。

2）中性粒细胞减少：中性粒细胞绝对值低于$1.5×10^9$/L，称为粒细胞减少症。低于$0.5×10^9$/L，称为粒细胞缺乏症。中性粒细胞减少常见于：①部分革兰阴性杆菌感染或病毒感染：如伤寒、流感、病毒性肝炎等。②部分血液病：如再生障碍性贫血、白细胞减少症、粒细胞缺乏症等。③理化因素损伤：如放射线放射性核素、化学药物（如解热镇痛药、抗肿瘤药、抗甲状腺药、氯霉素、磺胺类、免疫抑制剂）等。④脾功能亢进。⑤其他：某些自身免疫病如系统性红斑狼疮等。

3）中性粒细胞核象变化：中性粒细胞的核象是指粒细胞的分叶状况，反映粒细胞的成熟程度。正常情况下，中性粒细胞以2~3叶核为主，不分叶或分叶过多者均较少。核象变化可反映某些疾病的病情和预后：①核左移：指外周血液中不分叶核粒细胞（包括中性杆状核粒细胞和幼稚粒细胞）增多，超过5%。核左移伴有白细胞增多常见于急性化脓菌感染、急性失血、急性中毒及急性溶血反应等；核明显左移而白细胞不增多甚或减少，则提示感染严重、造血功能低下；白血病或类白血病反应也可出现明显核左移现象。②核右移：指外周血液中中性粒细胞核分5叶或以上者增多，超过3%。核右移常伴有白细胞总数减少，为造血物质缺乏或骨髓造血功能低下所致，常见于巨幼细胞性贫血、恶性贫血、慢性感染、尿毒症及应用抗代谢药物治疗后等。中性粒细胞的核象变化见图6-2-6。

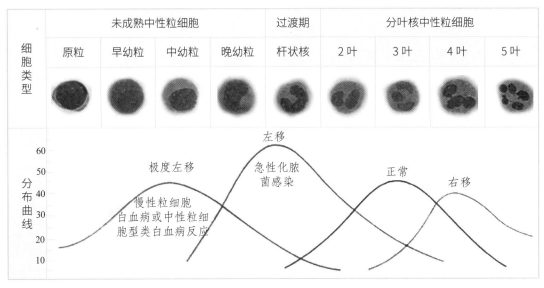

图6-2-6　中性粒细胞的核象变化

（2）嗜酸性粒细胞异常

1）嗜酸性粒细胞增多：①变态反应性疾病：如支气管哮喘、药物过敏反应等。②寄生虫病：如钩虫病、蛔虫病等。③皮肤病：如银屑病、湿疹等。④部分血液病和恶性肿瘤：如慢性粒细胞白血病、肿瘤转移或有坏死灶的恶性肿瘤。⑤传染病的恢复期和猩红热的急性期。

2）嗜酸性粒细胞减少：见于伤寒、副伤寒及长期应用糖皮质激素者。

（3）嗜碱性粒细胞异常：嗜碱性粒细胞增多见于慢性粒细胞白血病；减少无临床意义。

（4）淋巴细胞异常：①淋巴细胞增多：见于部分病毒或杆菌感染（病毒性肝炎、伤寒等）、淋巴细胞白血病、急性传染病恢复期。②淋巴细胞减少：见于长期接触放射线、长期应用糖皮质激素等。

（5）单核细胞异常：单核细胞增多见于活动性肺结核、单核细胞白血病等；减少无临床意义。

（五）血小板计数

血小板计数是单位容积外周血液中血小板的数量，目前多用自动化血细胞分析仪检测。

1.参考值　（100～300）×10^9/L。

2.临床意义

（1）血小板减少：血小板低于100×10^9/L，称为血小板减少。常见原因有以下几种。

1）血小板生成障碍：见于再生障碍性贫血、放射性损伤、急性白血病、巨幼细胞贫血、骨髓纤维化晚期等。

2）血小板破坏或消耗增多：见于特发性血小板减少性紫癜、新生儿血小板减少症、系统性红斑狼疮、弥散性血管内凝血、输血后血小板减少症等。某些细菌、病毒感染时，也可见血小板减少，如败血症、麻疹等。

3）血小板分布异常：如脾大、血液被稀释等。

（2）血小板增多：是指血小板超过 $40 \times 10^9/L$。主要见于：

1）生成增多：如慢性粒细胞白血病、真性红细胞增多症、原发性血小板增多症等骨髓增殖性疾病。

2）反应性增多：如急性感染、急性大出血、急性溶血、大手术后等应激状态。

3）其他：如脾切除术后。

二、血型鉴定及交叉配血试验

血型是人体各种血液成分的遗传多态性标记，是指存在于血液中各种成分的特异性同种抗原。血液成分包括红细胞、白细胞、血小板及某些血浆蛋白在个体之间均具有抗原成分的差异，受独立的遗传基因控制。血型检查在输血、器官移植、骨髓移植等临床实践中发挥重要作用。由相互关联的抗原抗体组成的血型体系，称为血型系统。在目前已识别的血型系统中，以红细胞ABO和Rh血型系统最为重要。

（一）血型定型

1.ABO血型系统及其亚型

（1）ABO血型系统分型：根据红细胞表面是否有A或B抗原，血清中是否存在抗A或抗B抗体，ABO血型系统可分为A、B、O、AB四型（表6-2-5）。

表6-2-5　ABO血型系统分型

血　型	红细胞表面抗原	血清中的抗体
A	A	抗B
B	B	抗A
AB	AB	无抗体A和B
O	无抗原A和B	抗A和抗B

（2）ABO血型的亚型：A、B血型均有亚型，但以A抗原亚型多见，其中主要有A_1和A_2亚型。A_1亚型的红细胞上具有A和A_1抗原，其血清中含有抗B抗体。A_2亚型的红细胞上只有A抗原，其血清中除含抗B抗体外，可有少量的抗A_1抗体。由于A_1抗原与抗A_1抗体之间呈特异性凝集反应，故A_1与A_2两亚型之间的输血也可能引起输血反应。由于A抗原中有A_1、A_2 2种主要亚型，故AB型中也有A_1B和A_2B 2种主要亚型。

（3）ABO血型鉴定：ABO血型抗体能在生理盐水介质中与相应红细胞抗原结合而发生凝集反应。进行ABO血型鉴定包括正向定型和反向定型。前者是采用标准的抗A及抗B血清以鉴定红细胞上的抗原，后者是用标准的A型及B型红细胞鉴定被检者血清中的抗体。2种实验同时进行，只有被检者红细胞上的抗原鉴定和血清中的抗体鉴定所得结果完全相符时，才能肯定其血型类别。用标准血清及标准红细胞鉴定ABO血型，结果见图6-2-7。

标准血清＋受检者红细胞			标准红细胞＋受检者血清			被鉴定者血型
抗 A （B 型血清）	抗 B （A 型血清）	抗 A＋抗 B （O 型血清）	A 型 红细胞	B 型 红细胞	O 型 红细胞	
＋	－	＋	－	＋	－	A 型
－	＋	＋	＋	－	－	B 型
－	－	－	＋	＋	－	O 型
＋	＋	＋	－	－	－	AB 型

图6-2-7　红细胞ABO血型鉴定

2.Rh血型系统　1940年，Landsteiner和Wiener用恒河猴的红细胞作为抗原免疫豚鼠或家兔，所得到的抗血清能与85%的白人红细胞发生凝集反应，因此证明了人的红细胞上有与恒河猴红细胞相同的抗原，这种抗原被命名为Rh抗原。

目前Rh抗原主要有5种，这5种抗原的抗原性强弱依次为D、E、C、c、e，其中以D抗原性最强，其临床意义更为重要。若仅用抗D抗体作Rh系统血型鉴定，则将含D抗原的红细胞称为Rh阳性，不含D抗原的称为Rh阴性。我国汉族人中Rh阴性率<1%。

Rh血型形成的天然抗体极少，主要是由于Rh血型不合输血或通过妊娠所产生的免疫性抗体。Rh血型系统抗体主要有5种，即抗D、抗E、抗C、抗c及抗e，其中抗D抗体是Rh系统中最常见的抗体。Rh抗体有完全抗体和不完全抗体2种。完全抗体一般属IgM型，在机体受抗原刺激初期出现，机体继续受抗原刺激，则出现不完全抗体，属IgG型，可以引起新生儿溶血症和溶血性输血反应。

（二）交叉配血实验

输血前必须进行交叉配血试验，以避免导致输血后严重溶血反应。交叉配血试验常采用试管法进行，其做法是受血者血清加供血者红细胞反应（主侧），供血者血清加受血者红细胞反应（次侧），两者合称为交叉配血。主侧管与次侧管均无凝集、无溶血，才可以同型输血；不论何种原因导致主侧管有凝集、溶血时，则绝对不可输用。在紧急情况下，若需采用异型输血时（指供血者O型，受血者为A型或B型），如主侧管无凝集，而次侧管凝集较弱，可以试输少量O型血液。

三、止血与凝血功能检查

正常情况下，人体的止血和凝血系统、抗凝血和纤维蛋白溶解系统相互制约，处于动态平衡状态，以维持血管内的血液不断循环流动，既不会出血不止，也不会发生广泛血栓形成或栓塞。正常止血与凝血功能，主要依赖血管壁结构的完整和功能正常、有效的血小板质量和数量、正常的血浆凝血因子活性。任何一个系统作用发生异常，都可以导致出血或者血栓形成。

（一）出血时间测定

出血时间测定将皮肤毛细血管刺破后，让血液自然流出到血液自然停止所需的时间称为出血时间。出血时间的长短主要反映血小板的数量功能以及毛细血管壁通透性、脆性的变化。某些血液因子如血管性血友病因子和纤维蛋白原等缺乏，也会导致出血时间延长。

1.参考值　出血时间测定器法测定：（6.92±2.1）分钟，超过9分钟为异常。

2.临床意义　延长常见于原发性和继发性血小板减少性紫癜、血小板无力症、血管性血友病、弥散性血管内凝血（DIC）、遗传性出血性毛细血管扩张症及应用阿司匹林、肝素等。出血时间缩短可见于严重的高凝状态或血栓形成，如DIC高凝期、心脑血管疾病等。

（二）凝血时间测定

凝血时间是将静脉血离体放入试管中，测定自采血开始至血液凝固所需的时间。反映因子Ⅶ被激活，最后形成纤维蛋白，血液发生凝固，即反映内源凝血系统的凝血过程。

1.参考值　试管法4～12分钟；硅管法15～32分钟；塑料管法10～19分钟。

2.临床意义

（1）凝血时间延长：常见于因子Ⅷ、Ⅸ、Ⅺ明显减少引起的血友病A、B和因子Ⅺ缺乏症；凝血酶原、因子Ⅴ、因子Ⅹ和纤维蛋白原等严重减少，如严重肝病、新生儿出血症、纤维蛋白减少症、DIC等；血循环抗凝物质增加，如抗因子Ⅷ、Ⅸ抗体和应用肝素、口服抗凝药类等；纤溶亢进使纤维蛋白原降解产物增加等。

（2）凝血时间缩短：常见于高凝状态，如血栓前状态、血栓性疾病和DIC高凝期。

（三）凝血酶原时间测定

凝血酶原时间是指在被检血浆中加入组织凝血活酶和钙离子后血浆凝固所需要的时间。主要用于检测外源性凝血系统有无异常。

1.参考值　手工法和血液凝固仪法：11～13秒，超过正常对照值3秒以上有诊断价值。

2.临床意义

（1）凝血酶原时间延长：主要见于先天性和获得性凝血因子缺乏。先天性凝血因子缺乏，如凝血酶原（因子Ⅱ）、因子Ⅴ、因子Ⅶ、因子Ⅹ及纤维蛋白原缺乏。获得性凝血因子缺乏见于严重肝脏疾病、维生素K缺乏、阻塞性黄疸、DIC晚期等。

（2）凝血酶原时间缩短：见于血液呈高凝状态时，如DIC早期、脑血栓形成或心肌梗死等。

四、血液流变学检测

血液流变学检查是研究人体血液流动性、变形性、聚集性和凝固性变化规律的一种血液物理特性的检查。临床血液流变学检查项目主要包括全血黏度测定、血浆黏度测定和红细胞沉降率的检测。在正常情况下，血液在外力（血压）的作用下，在血管内流动，并随着血管性状（血管壁情况和血管形状等）及血液成分（黏度）的变化而变化，维持正常的血液循环。当血液黏度变大时，血液流动性就变差，也最容易发生脑血栓性疾病。反之，黏度较小，流动性较好。

（一）全血黏度测定

1.参考值 随所用仪器不同而异。仪器常有高切值、中切值和低切值3种结果。

2.临床意义

（1）血黏度增高见于冠心病（心肌梗死）、高血压、脑血栓形成、糖尿病、高脂血症、肺源性心脏病、烧伤等。

（2）血黏度减低见于贫血、出血性疾病、肝硬化、尿毒症、急性肝炎、妇女经期及妊娠期等。

（二）血浆黏度测定

1.参考值 男性：$0.85\sim1.99$mPa·s；女性：$0.82\sim1.84$mPa·s。

2.临床意义 黏度增高见于血浆球蛋白和（或）血脂增高的疾病，如糖尿病、高脂血症、多发性骨髓瘤、纤维蛋白原增高症等。血浆黏度降低见于低蛋白血症、各种贫血、肝病等。

（三）红细胞沉降率

红细胞沉降率简称血沉，是指红细胞在一定条件下沉降的速率，正常情况下红细胞膜表面带负电荷，互相排斥维持悬浮稳定性，不易下沉。影响血沉的主要因素是血浆蛋白成分，清蛋白带负电荷有抑制红细胞凝集的作用，增多时血沉减慢；α_2球蛋白、γ球蛋白及纤维蛋白原带正电荷，增多时使红细胞表面负电荷减弱而易于凝聚，血沉增快。

1.参考值 成年男性每小时$0\sim15$mm；成年女性每小时$0\sim20$mm。

2.临床意义

（1）血沉增快：生理性增快见于月经期、妊娠期、老年人等。病理性增快常见于：

1）各种炎症：急慢性炎症均可使血沉增快，血沉增快还可反映病变的活动性，如风湿病和结核病病变活动时血沉增快，病变静止时血沉正常。

2）组织损伤及坏死：严重创伤、大手术、急性心肌梗死等血沉增快，心绞痛时血沉正常，故血沉测定结果可作为心绞痛与心肌梗死鉴别的参考依据。

3）恶性肿瘤：血沉测定结果是鉴别良恶性肿瘤的参考依据，各种恶性肿瘤血沉增快，而良性肿瘤血沉正常。

4）各种高球蛋白血症、高胆固醇血症、贫血等均可使血沉增快。

（2）血沉减慢：临床意义较小，可见于严重贫血、球形红细胞增多症和重度纤维蛋白原缺乏等。

第三节　尿液检查

尿液是机体产生的终末代谢产物，其组成和性状可反映机体的代谢状况，并受机体各系统尤其是泌尿系统功能状态的影响。因此，尿液检查对泌尿系统疾病及其他系统疾病的诊断、治疗、预后有重要意义，也可用于某些有肾损害药物的用药监测。

一、理学检查

（一）尿液标本的采集

尿液标本有首次晨尿、随机新鲜尿、定时尿及中段尿，根据检查项目选择不同的标本采集类。但注意成年女性留取尿液时，应避开月经期，防止阴道分泌物混入。收集标本的容器应清洁干燥，尿液标本最好在收集后半小时之内送检，夏天不超过1小时，冬天不超过2小时。

1.晨尿　尿液检测一般以清晨首次尿为好，因晨尿较浓缩，有形成分相对多而完整。多用于住院患者的尿液检查。

2.随机尿　用于门诊和急诊患者的检查。

3.定时尿

（1）24小时尿：用于测定某些化学物质24小时期间的排泄总量，如尿蛋白、尿糖等定量检测，并可记录24小时尿量，收集时应加入适当的防腐剂。

（2）餐后2小时尿：收集午餐后2小时尿标本，主要用于病理性糖尿等检查。

4.清洁中段尿　先清洗外阴，再对尿道口进行消毒，用无菌试管收集中段尿标本10～20mL，也可用导尿术或耻骨上膀胱穿刺来收集。主要用于细菌培养和药物敏感试验。

（二）尿液标本的保存

1.冷藏　将尿液标本置冰箱（2～8℃）保存，注意避免结冰。常用于不能及时送检的常规检查的标本。

2.化学法　根据检测项目不同加入适宜的防腐剂：

（1）甲醛：用于尿细胞和管型检测。

（2）甲苯：用于尿糖、尿蛋白检测。

（3）麝香草酚：用于尿电解质检测。

（4）盐酸：用于尿17-羟类固醇或17-根类固醇、儿茶酚胺、肾上腺素或去甲肾上腺素、丙酮等化学成分定量检测。

（5）冰乙酸：用于醛固酮和5-羟色胺的检测。

（三）尿量

1.参考值　正常成人为1 000～2 000mL/24小时。

2.临床意义

（1）多尿：24小时尿量超过2 500mL称为多尿。多尿的常见原因有：

1）水摄入过多、应用利尿剂和某些药物等引起的暂时性多尿。

2）糖尿病的尿糖增多引起的渗透性利尿。

3）下丘脑分泌的抗利尿激素不足或肾小管对抗利尿激素反应性降低引起的尿崩症。

4）慢性肾盂肾炎、急性肾衰多尿期、慢性肾衰早期等可出现多尿。

（2）少尿或无尿：尿量低于400mL/24小时或17mL/小时称为少尿；低于100mL/24小时则称为无尿。少尿或无尿的原因包括：

1）有效血容量减少，如休克、心力衰竭、脱水等，可导致肾小球滤过不足而出现肾前性少尿。

2）各种肾脏实质性病变，如急性肾炎、慢性肾炎急性发作、急性肾衰少尿期导致的肾性少尿。

3）因压迫引起尿路梗阻或排尿功能障碍，如结石、肿瘤压迫所致的肾后性少尿。

（四）颜色及透明度

1.参考值　正常新鲜尿液呈淡黄色、透明，放置后常因盐类析出而微混浊。尿液颜色易受食物、药物和尿量等影响。

2.临床意义　颜色及透明度异常的病理情况有：

（1）血尿：尿液内含有一定量的红细胞时称为血尿。每升尿液内含血量超过1mL即可呈淡红色，称为肉眼血尿。由于出血量不同，血尿可呈现淡红色、洗肉水样或凝血块等。常见于：

1）泌尿系统疾病：泌尿系统炎症、结核、结石、肿瘤、血管畸形、损伤等均可致血尿。

2）出血性疾病：如血友病特发性血小板减少性紫癜等。

3）全身性疾病：如感染性心内膜炎、系统性红斑狼疮等。

（2）脓尿和菌尿：当尿内含有大量的脓细胞、炎性渗出物或细菌时，新鲜尿液呈白色混浊或云雾状，加热或加酸均不能使混浊消失。见于尿路感染，如肾盂肾炎、膀胱炎等。

（3）血红蛋白尿：尿中出现血红蛋白时，可使尿液呈浓茶色、酱油色或红葡萄酒色，为血红蛋白尿。临床主要见于严重的血管内溶血、溶血性贫血、阵发性睡眠性血红蛋白尿等。肌红蛋白尿也可出现浓茶色或酱油色，常见于挤压综合征、缺血性心肌坏死。

（4）胆红素尿：尿内含有大量的结合胆红素，振荡后外观呈黄色，多见于胆汁淤积性黄疸、肝细胞性黄疸。

（5）乳糜尿：淋巴液逆流入尿中，外现呈乳白色称为乳糜尿，若同时混有血液称乳糜血尿。乳糜尿和乳糜血尿可见于丝虫病及肾周围淋巴循环受阻。

（五）气味

正常新鲜尿液无特殊气味，久置后因细菌污染繁殖，尿素分解，可出现氨臭味。生理情况下，进食较多葱、蒜、韭菜后，尿液可有特殊气味。新鲜尿液如出现氨味，则提示慢性膀胱炎及尿潴留；糖尿病酮症酸中毒时，尿液有烂苹果气味；有机磷农药中毒时，尿液有蒜臭味。

（六）尿比重

1. **参考值**　正常成人尿比重波动在1.015～1.025。

2. **临床意义**　尿比重与尿液所含溶质的浓度成正比，受出入液量影响较大，在排除肾外因素影响后，依据尿比重的高低可粗略判断肾小管的浓缩稀释功能。

（1）尿比重增高：高热、脱水、急性肾小球肾炎、心力衰竭、休克等，可致尿量减少、尿比重增高；糖尿病时因尿内含有大量葡萄糖，其尿量增多而比重亦增高。

（2）尿比重降低：见于尿崩症、慢性肾小球肾炎、慢性肾衰竭、急性肾衰竭多尿期等。若尿比重低而固定在1.010±0.003则称为等渗尿，提示肾浓缩功能严重障碍。

二、显微镜检查

尿液的显微镜检查内容主要包括细胞、管型和结晶体。

（一）细胞

1. **参考值**　正常尿液经过离心沉淀后可有少量上皮细胞和白细胞，无或偶见红细胞。

2. **临床意义**

（1）红细胞：正常人尿中排出红细胞较少，离心沉淀后的尿液每高倍视野中平均见到3个以上的红细胞称镜下血尿。新鲜尿液中红细胞形态对鉴别肾小球源性和非肾小球源性血尿有重要价值，因此还应注意红细胞形态，如多形性红细胞＞80%，称为肾小球源性血尿，常见于急性肾炎和慢性肾类急性发作期、狼疮性肾炎等。多形性红细胞＜50%，称为非肾小球源性血尿，常见于肾盂肾炎、肾结石、肾结核、泌尿系统肿瘤等。

（2）白细胞和脓细胞：在炎症过程中破坏或死亡的白细胞称为脓细胞。离心沉淀后的尿液每高倍视野中平均见到5个以上的白细胞或脓细胞称镜下脓尿，常见于泌尿系统感染，如肾盂肾炎、膀胱炎、尿道炎、肾结核等。

（3）上皮细胞：正常尿液中可见少量上皮细胞，主要是扁平上皮细胞和大圆上皮细胞，可由肾、尿路等处细胞脱落而混入。泌尿系统炎症可使尿中上皮细胞增多；尿中出现肾小管上皮细胞，提示肾小管病变，见于急性肾炎、肾小管坏死等。

（二）管型

1. **参考值**　正常尿液经过离心沉淀后无管型或偶见透明管型。

2. **临床意义**　管型是蛋白质、细胞及其破碎产物在肾小管或集合管内凝集而成的圆柱状物体。透明管型增多或出现其他管型提示有肾实质病变。

（1）透明管型：增多见于急性肾炎、慢性肾炎、肾动脉硬化、肾淤血等，运动、重体力劳动、发热等也可以出现透明管型一过性增多（图6-3-1）。

（2）颗粒管型：颗粒管型的出现提示肾小管内有淤滞现象，可见于肾实质性病变，如慢性肾炎、慢性肾盂肾炎或急性肾类后期等（图6-3-2）。

（3）细胞管型：①红细胞管型：表示肾内有出血，常见于急性肾炎、慢性肾炎急性发作、肾梗死等（图6-3-3）。②白细胞管型：常见于急性肾盂肾炎、间质性肾炎，也可见于急性肾炎（图6-3-4）。③上皮细胞管型：见于急性肾炎、肾病综合征等。

（4）蜡样管型：见于慢性肾炎晚期、慢性肾衰竭、肾淀粉样变性等，提示局部肾单位有长期梗阻性少尿，说明肾小管病变严重，预后较差（图6-3-5）。

（5）其他管型：脂肪管型常见于肾病综合征、中毒性肾病、慢性肾炎急性发作等；色素管型见于血红蛋白尿、肌红蛋白尿等；肾衰竭管型在急性肾衰竭多尿期可大量出现，慢性肾衰竭出现此种管型，提示预后不良。

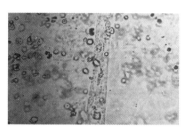

图6-3-1　透明管型

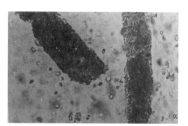

图6-3-2　颗粒管型

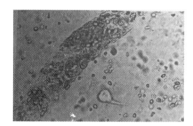

图6-3-3　红细胞管型

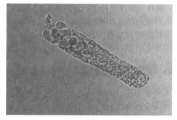

图6-3-4　白细胞管型

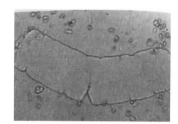

图6-3-5　蜡样管型

（三）结晶体

1.参考值　常见的有尿酸结晶、草酸钙结晶及磷酸盐结晶。

2.临床意义　尿内盐类结晶体一般无临床意义。若经常出现于新鲜尿液中并伴有较多红细胞，应怀疑有结石的可能；服用磺胺类药物后，尿中若出现大量磺胺结晶并伴有红细胞，则有肾损伤甚至尿闭的可能，应立刻停药治疗；服用退热药如阿司匹林、氨基水杨酸也可在尿中出现双折射性斜方形结晶。

三、生物化学检查

尿液的生物化学检查主要包括尿蛋白、尿糖、尿酮体、尿胆原和尿胆红素检查。

（一）尿蛋白检查

1.参考值　正常蛋白尿定性试验阴性；定量试验0～80mg/24小时尿。

2.临床意义　若尿蛋白定性试验阳性或定量试验超过150mg/24小时时，称蛋白尿。

（1）生理性蛋白尿：蛋白定性不超过（＋），定量＜0.5g/24小时尿，持续时间短，诱因解除后消失。见于剧烈运动、发热、寒冷、精神紧张等。

（2）病理性蛋白尿：因各种肾脏病及肾外疾病所致的蛋白尿，多为持续性蛋白尿。①肾小球性蛋白尿：是最常见的一种蛋白尿。多见于肾小球肾炎、肾病综合征等原发性肾小球损害性疾病；高血压、糖尿病、系统性红斑狼疮等继发性肾小球损害性疾病。②肾小管性蛋白尿：多见于肾盂肾炎、间质性肾炎、肾小管性酸中毒、重金属及药物中毒、肾移植术后排斥反应等。③混合性蛋白尿：指肾小球和肾小管同时受损所导致的蛋白尿。多见于肾小球肾炎或肾盂肾炎后期、糖尿病、系统性红斑狼疮等。④溢出性蛋白尿：因血浆中出现异常增多的低分子量蛋白质，超过肾小管重吸收能力所致的蛋白尿。如血红蛋白尿、肌红蛋白尿，常见于溶血性贫血和挤压综合征、多发性骨髓瘤等。⑤组织性蛋白尿：由于肾组织被破坏分解或肾小管分泌蛋白增多所致的蛋白尿，多为低分子量蛋白尿。见于肾脏疾病。

（二）尿糖检查

1.参考值　尿糖定性试验呈阴性反应，定量试验为0.56～5.0mmol/24小时尿。

2.临床意义　正常人尿液中含糖量甚微，通常尿糖定性试验为阴性，如尿糖定性试验阳性称为糖尿，一般指葡萄糖尿。

（1）暂时性糖尿：①饮食性糖尿：因短时间内摄糖过多而引起。因此为确诊有无糖尿，必须检查清晨空腹的尿液以排除饮食的影响。②应激性糖尿：如颅脑外伤、脑出血、急性心肌梗死等，延脑血糖中枢受到刺激，导致肾上腺素、胰高血糖素大量释放，出现暂时性血糖升高和糖尿。

（2）持续性糖尿：①血糖正常性糖尿：也称肾性糖尿，是指血糖浓度正常，由于肾小管病变导致葡萄糖的重吸收能力降低而致尿糖阳性。常见于慢性肾小球肾炎、肾病综合征、间质性肾炎和家族性糖尿病等。②血糖增高性糖尿：最常见于糖尿病，也可见于甲状腺功能亢进症、库欣病、嗜铬细胞瘤、肢端肥大症、胰腺炎、肝硬化等。

（3）假性糖尿：尿中还原性物质如维生素C、葡萄糖醛酸、尿酸等增多，或使用某些药物如异烟肼、链霉素、阿司匹林等均可出现尿糖假阳性反应。

（三）尿酮体检查

酮体是乙酰乙酸、β羟丁酸和丙酮的总称，是体内脂肪代谢的中间产物。正常人体产生的酮体很快被利用，在血中含量甚微。当糖代谢障碍、大量脂肪分解，血中酮体浓度增高可产生酮血症，继而出现酮尿。

1.参考值　定性试验呈阴性反应；定量试验为0.34～0.85mmol/24小时。

2.临床意义　尿酮体阳性见于糖尿病酮症或酮症酸中毒时；也可见于长期饥饿高热、剧烈呕吐严重腹泻、酒精性肝炎等。

（四）尿胆红素与尿胆原检查

1.参考值　正常人尿胆红素定性阴性，定量≤2mg/L；尿胆原定性为阴性或弱阳性，定量≤10mg/L。

2.临床意义　尿胆红素阳性见于胆汁淤积性黄疸或肝细胞性黄疸；尿胆原阳性见于肝细胞性黄疸或溶血性黄疸（表6-3-1）。

表6-3-1　各类型黄疸尿胆原及胆红素定性结果

黄疸类型	尿胆原定性	尿胆红素定性
溶血性黄疸	强阳性	阴性
阻塞性黄疸	阴性	强阳性
肝细胞性黄疸	阳性	阳性

第四节　粪便检查

正常粪便主要是由食物残渣消化道分泌物细菌和水分等所组成。粪便检查主要用于了解消化系统功能状况，辅助消化系统疾病的诊断。

一、理学检查

（一）标本采集

1.随时采集自然排出的新鲜粪便少许，置于清洁干燥不渗漏的器皿中及时送验。标本量视检查目的而不同，一般检查留取量较少，约指甲盖大小，如做集卵检查需标本量较大。

2.无粪便而必须检查时，可用肛诊采集，不可用灌肠后的粪便。

3.做细菌培养检查应将标本置于无菌容器内。

4.采集标本时应尽量挑选带黏液脓血等异常成分的粪便，粪便中不应混入尿液、消毒剂等，以免影响检查结果。

5.用化学方法检测隐血试验时，试验前3天内应嘱患者禁食瘦肉、动物血、动物肝脏、富含叶绿素的食物，停服铁剂和维生素C，勿咽下口咽部的血液，以免发生假阳性。

（二）排便量

排便量受饮食种类、进食量、消化器官功能状态的影响，正常成人每天排便量100～300g。进食大量粗纤维食物，胃肠、胰腺等功能紊乱或炎症时，可使排便量增多或伴有异常成分。

（三）颜色与性状

正常成人粪便为黄褐色成形软便，婴儿粪便呈黄色或金黄色，其颜色变化可受食物、药物等影响。病理情况时可见如下改变。

1.稀糊状或稀汁样便　多由肠蠕动亢进或肠黏膜分泌过多所致，见于各种原因引起的腹泻，尤其是急性肠炎。小儿肠炎时粪便呈绿色稀糊状；出血坏死性肠炎时粪便呈红豆汤样。

2.乳凝块样便　提示脂肪和蛋白质等消化不完全，常见于小儿消化不良。

3.黏液脓性或脓血便　小肠炎症时，黏液与粪便均匀混合，大肠病变时增多的黏液不与粪便混合；脓性及脓血便常见于细菌性痢疾、溃疡性结肠炎、结肠或直肠癌。

4.柏油样便　粪便呈暗褐色或黑色，质软富有光泽。见于各种原因所致的上消化道出血，如消化性溃疡、肝硬化等，因红细胞被胃液破坏后，血红蛋白的铁和肠道内的硫化物结合成硫化铁，并刺激小肠分泌过多黏液所致。服用活性炭、铋剂、铁剂及食用较多动物血、动物内脏等也可使粪便呈黑色，应注意鉴别。

5.鲜血便　见于各种原因所致的下消化道出血，如痔疮、肛裂、结肠癌等；痔疮的出血常在排便之后，其他疾病的出血血液常附着在粪便表面，肛裂出血常伴有肛门疼痛。

6.白陶土样便　粪便中粪胆素减少或缺如，使粪便失去正常的淡黄色而呈白色，见于阻塞性黄疸。

7.米泔样便　粪便呈白色淘米水样，可含有黏液片块，见于霍乱、副霍乱。

8.果酱样便　粪便呈紫红色果酱样，见于阿米巴痢疾。

9.胶冻状便　见于肠易激综合征、慢性细菌性痢疾。

10.细条状便　提示直肠狭窄，多见于直肠癌。

（四）气味

正常粪便因含吲哚和类臭素而有臭味，食肉者味重，食素者味轻。消化吸收不良、直肠癌继发感染时可有恶臭。

（五）寄生虫体

正常人类便中无寄生虫虫体。病理情况下，肉眼可见的寄生虫虫体有蛔虫、蛲虫及绦虫节片等。

二、显微镜检查

（一）细胞

1.白细胞　正常粪便无或偶见白细胞。细菌性痢疾时可见大量粒细胞，脓细胞或小吞噬细胞；过敏性肠炎、肠道寄生虫病时可见较多嗜酸性粒细胞。

2.红细胞　正常粪便无红细胞。下消化道出血、痢疾溃疡性结肠炎、结肠和直肠癌等可见红细胞。细菌性痢疾时红细胞少于白细胞；阿米巴痢疾时红细胞多于白细胞。

3.巨噬细胞　细菌性痢疾和溃疡性结肠炎可见巨噬细胞。

4.肠黏膜上皮细胞　结肠炎、假膜性肠炎等可见肠黏膜上皮细胞。

5.肿瘤细胞　乙状结肠癌、直肠癌患者可见成堆的癌细胞。

（二）食物残渣

正常粪便中的食物残渣已消化成无定形细小颗粒，仅可偶见淀粉颗粒和脂肪小滴等。淀粉颗粒增多见于腹泻、慢性胰腺炎等；脂肪小滴增多见于急、慢性胰腺炎、胰头癌、腹泻、消化不良综合征等；肠蠕动亢进，腹泻时，肌肉纤维、植物细胞及植物纤维增多。

（三）寄生虫和寄生虫卵

粪便中查到寄生虫原虫或虫卵是诊断寄生虫感染的最直接、最可靠依据（图6-4-1）。

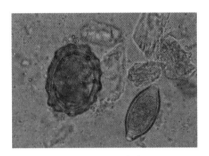

图6-4-1　蛔虫虫卵

三、生物化学检查

粪便的化学检查项目主要是隐血试验。肉眼和显微镜均不能证实的出血称为隐血。正常人类便隐血试验为阴性。阳性见于各种原因所致的上消化道出血。胃癌患者粪便隐血试验可持续阳性；消化性溃疡患者粪便隐血试验为间断阳性，活动期常呈阳性，静止期则呈阴性。

四、微生物学检查

正常粪便中可含有大量细菌，多数属肠道正常菌群无临床意义。肠道致病菌检测主要通过粪便直接涂片镜检和细菌培养，用以确诊肠道感染性疾病。

第五节　肝功能检查

一、蛋白质代谢检查

（一）血清总蛋白和清蛋白、球蛋白比值测定

肝脏合成90%以上的血清总蛋白（STP）和全部的血清蛋白（A），因此血清总蛋白和清（白）蛋白含量是反映肝脏功能的重要指标。总蛋白含量减去清蛋白含量，即为球蛋白（G）的含量。球蛋白是多种蛋白质的混合物，包括含量较多的免疫球蛋白和补体、多种糖蛋白、脂

蛋白等。根据清蛋白与球蛋白的量，可计算出清蛋白与球蛋白的比值（A／G）。

1.参考值 血清总蛋白：60～80g／L；清蛋白：40～50g／L；球蛋白：20～30g／L；白球比（A／G）：1.5：1～2.5：1。

2.临床意义

（1）血清总蛋白及清蛋白增高：主要见于血清水分减少，单位容积总蛋白浓度增加，如各种原因导致的血液浓缩（严重脱水、休克、饮水不足）和肾上腺皮质功能减退等。

（2）血清总蛋白及球蛋白增高：当血清总蛋白＞80g／L或球蛋白＞35g／L时，分别称为高蛋白血症或高球蛋白血症。

1）慢性肝脏疾病：包括自身免疫性慢性肝炎、慢性病毒性肝炎、肝硬化及慢性酒精性肝病等，球蛋白增高程度与肝脏疾病严重性相关。

2）M球蛋白血症：如多发性骨髓瘤、淋巴瘤、原发性巨球蛋白血症等。

3）自身免疫性疾病：如系统性红斑狼疮、风湿热、类风湿关节炎等。

4）慢性炎症与慢性感染：如结核病、疟疾、慢性血吸虫病等。

（3）血清总蛋白及清蛋白降低：血清总蛋白＜60g／L或清蛋白＜25g／L时称为低蛋白血症，常见原因有下列几种：

1）肝细胞受损导致合成障碍：常见肝脏疾病如亚急性重症肝炎、慢性中度以上持续性肝炎、肝硬化、肝癌等。

2）营养不良：蛋白质摄入不足或消化吸收不良等。

3）蛋白质消耗和丢失过多：如重症结核、甲状腺功能亢进、恶性肿瘤、肾病综合征、急性大失血、严重烧伤等。

4）血清水分增加：如水钠潴留、腹水、胸水等。

（4）血清球蛋白浓度降低：主要是合成减少，如免疫功能抑制、先天性γ球蛋白血症。

（5）A／G倒置：清蛋白下降和（或）球蛋白升高均可引起 A／G倒置，见于严重肝功能损伤及M球蛋白血症。

（二）血清蛋白电泳

由于血清中各种蛋白质的颗粒大小、等电点及所带的负电荷多少不同，导致它们在电场中的泳动速度不同，电泳后从阳极开始依次分离出清蛋白、α$_1$球蛋白、α$_2$球蛋白、β球蛋白、γ球蛋白5种蛋白区带。

1.参考值 醋酸纤维素膜法：清蛋白62%～71%；α$_1$球蛋白3%～4%；α$_2$球蛋白6%～10%；β球蛋白7%～11%；γ球蛋白9%～18%。

2.临床意义

（1）肝脏疾病：急性及轻症肝炎时电泳结果多无异常。慢性肝炎、肝硬化、肝细胞癌时，清蛋白降低，α$_1$、α$_2$、β球蛋白也有减少倾向，γ球蛋白增加。

（2）M蛋白血症：见于骨髓瘤、原发性巨球蛋白血症等，可见清蛋白降低，单克隆γ球蛋白明显升高。大部分患者在γ区带、β区带或γ与β区带之间可见结构均一、基底窄峰高尖的M蛋白区带。

（3）肾脏疾病：见于肾病综合征、糖尿病肾病等，由于血脂增高，可致α$_2$及β球蛋白增高，清蛋白及γ球蛋白降低。

（4）其他：结缔组织病伴有多克隆γ球蛋白增高、先天性低丙种球蛋白血症时γ球蛋白可降低；急、慢性炎症或应激反应等，可见α$_1$、α$_2$、β3种球蛋白升高。

（三）血氨测定

肝脏是唯一能解除氨毒性的器官，大部分氨在肝内通过鸟氨酸循环生成尿素，经肾脏排出体外。在肝硬化及暴发性肝衰竭等严重肝损害时，氨就不能被分解代谢，氨在中枢神经系统积聚，引起肝性脑病。用于血氨测定的标本必须在15分钟内分离出血浆，以避免细胞代谢造成血氨的假性升高。

1.参考值　谷氨酸脱氢酶法（血浆）：18～72μmol/L。

2.临床意义

（1）升高

1）生理性增高：见于高蛋白质饮食或运动后等。

2）病理性增高：见于严重肝损害（如肝癌、肝硬化、重症肝炎等）、尿毒症等。

（2）降低：低蛋白质饮食、贫血等。

二、胆红素代谢检查

胆红素是血液循环中衰老红细胞在肝、脾及骨髓的单核-吞噬细胞系统中分解和破坏的产物。血清胆红素测定主要测定血清中总胆红素（STB）、结合胆红素（CB）和非结合胆红素（UCB）的含量。

1.参考范围　成人：STB 3.4~17.1μmol/L，CB 0~6.8μmol/L，UCB 1.7~10.2μmol/L。

2.临床意义

（1）判断有无黄疸及其黄疸程度：总胆红素为17.1～34.2μmol/L时为隐性黄疸或亚临床黄疸；34.2～171μmol/L为轻度黄疸；171～342μmol/L为中度黄疸；＞342μmol/L为重度黄疸。在病程中检测可以判断疗效和指导治疗。

（2）判断黄疸性质：见表6-5-1。

表6-5-1　3种类型黄疸血清胆红素的检查结果

黄疸类型	STB	UCB	CB	CB/UCB
溶血性黄疸	＜85.5μmol/L	明显增高	轻度增高	＜0.2
肝细胞性黄疸	17.1～171μmol/L	中度增高	中度增高	0.2～0.5
阻塞性黄疸	＞342μmol/L	轻度增高	明显增高	＞0.5

三、血清胆汁酸代谢检查

胆汁主要是由胆汁酸盐、胆红素、胆固醇、卵磷脂、钾、钠、钙等组成，其中以胆汁酸盐含量最多，约75%由肝细胞生成，25%由胆管细胞生成。胆汁是一种消化液，具有乳化脂肪的作用，但不含消化酶，胆汁对脂肪的消化和吸收具有重要作用。胆汁酸（BA）在肝脏中由胆固醇合成，随胆汁分泌入肠道，经肠道细菌分解后由小肠重吸收，经门静脉入肝，被肝细胞摄取，少量进入血液循环，此即胆汁酸的肠肝循环，因此胆汁酸测定能反映肝细胞合成、摄取及分泌功能，并与胆道排泄功能有关。它对肝胆系统疾病诊断的灵敏度和特异性高于其他指标。餐后2小时胆汁酸测定比空腹胆汁酸测定更灵敏。

1.参考值 总胆汁酸（酶法）：0～10μmol／L。

2.临床意义 胆汁酸的合成、分泌、重吸收及加工转化等均与肝、胆、肠等密切相关，因此肝、胆或肠道疾病必然都影响胆汁酸代谢。

（1）血清胆汁酸测定：是一项灵敏的肝清除功能实验，尤其适用于可疑肝病但其他生化指标正常或有轻度异常的患者诊断。

（2）总胆汁酸增高：①肝细胞损害，如急性肝炎、慢性活动性肝炎、肝硬化、肝癌、酒精肝及中毒性肝病；②胆道梗阻，如肝内、肝外的胆管梗阻。

四、病毒性肝炎标志物检查

病毒性肝炎主要有五型，即甲型、乙型、丙型、丁型、戊型，分别由甲型肝炎病毒（HAV）、乙型肝炎病毒（HBV）、丙型肝炎病毒（HCV）、丁型肝炎病毒（HDV）和戊型肝炎病毒（HEV）所引起。在我国乙型肝炎病毒传播感染率高，其次是甲型肝炎病毒和丙型肝炎病毒。病毒性肝炎标志物主要有病毒的DNA或RNA、病毒的蛋白质成分（抗原）、机体针对抗原所产生的抗体。

（一）甲型肝炎病毒标志物检测

甲型肝炎病毒（HAV）属微小RNA病毒科，临床标志物有甲型肝炎病毒抗原HAVAg、甲型肝炎病毒抗体（主要为IgM、IgG）及HAV-RNA。

1.甲型肝炎病毒抗原测定

（1）参考值：阴性。

（2）临床意义：HAVAg阳性：见于70.6%～87.5%的甲肝患者，是甲型肝炎患者早期感染的诊断依据。HAVAg于发病前2周可从粪中排出，粪便中HAV或HAV抗原颗粒的检测可作为急性感染的证据。

2.甲型肝炎病毒抗体测定 机体感染HAV后，可产生IgM、IgA和IgG抗体。

（1）参考值：阴性。

（2）临床意义：抗HAV-IgM阳性：是早期诊断甲肝的特异性指标，是区别急性感染和既往感染的有力证据；抗HAV-IgG阳性：出现于恢复期且持久存在，是获得免疫力的标志，提示既往感染，可作为流行病学调查和疫苗接种的指标。

3.HAV-RNA测定

（1）参考值：阴性。

（2）临床意义：HAV-RNA阳性：对早期诊断具有特异性。

（二）乙型肝炎病毒标志物检测

乙型肝炎病毒（HBV）是一种嗜肝DNA病毒，临床的标志物有乙型肝炎病毒表面抗原（HBsAg）、乙型肝炎病毒表面抗体（抗-HBs）、乙型肝炎病毒e抗原（HBeAg）、乙型肝炎病毒e抗体（抗-HBe）、乙型肝炎核心抗原（HBcAg）、乙型肝炎病毒核心抗体（抗-HBc）和乙型肝炎病毒DNA。

1.参考值　ELISA法、化学发光法、RIA法和实时荧光定量PCR法为阴性。

2.临床意义　目前乙型肝炎病毒标志物检测常为五项联合检测，俗称"乙肝二对半检测"，乙型肝炎病毒标志物检测与分析见表6-5-2。

（1）HBsAg：阳性是乙肝感染的标志，不反应病毒有无复制、复制的程度、传染性强弱及预后。

（2）抗-HBs：保护性抗体，阳性提示机体对乙肝病毒有一定程度的免疫力。

（3）HBeAg：是HBV复制活跃的血清学标志，阳性说明乙型肝炎处于活动期，传染性强。

（4）抗-HBe：阳性说明病毒复制减少，传染性减低，但并非没有传染性。

（5）HBcAg：阳性提示病毒复制活跃，传染性强，预后较差，但血清中不易检测到，临床使用较少。

（6）抗-HBc：抗-HBc比HBsAg更敏感，可作为HBsAg阴性时的HBV感染的指标。在HBsAg携带者中多为阳性，在部分HBsAg阴性中大约有6%的阳性率。

（7）HBV-DNA阳性是诊断乙型肝炎的佐证，数值高低与病毒复制及传染性呈正相关。

表6-5-2 乙型肝炎病毒标志物检测与分析

HBsAg	抗-HBs	HBeAg	抗HBe	抗HBc	临床意义
+	−	+	−	+	俗称大三阳，急性或者慢性乙肝，传染性强
+	−	−	+	+	俗称小三阳，急性乙肝趋向恢复，慢性携带者，传染性弱
+	−	−	−	+	急性感染早期或者慢性乙肝病毒携带者，传染性弱
+	−	−	+	−	慢性乙肝病毒携带者，易转阴或者是急性感染趋向恢复
+	−	+	−	−	乙肝感染或者慢性乙肝病毒携带者，传染性强
+	−	−	−	+	急性乙肝感染阶段或者是慢性乙肝病毒携带者，传染性弱

（续表）

HBsAg	抗-HBs	HBeAg	抗HBe	抗HBc	临床意义
+	+	+	−	+	不同亚型HBV再感染
−	+	−	+	+	急性乙肝恢复期，以前感染过乙肝
−	−	−	+	+	既往有乙肝感染，急性感染恢复期，但有少数人仍有传染性
−	−	−	+	+	过去有乙肝感染或现在正处于急性感染
−	+	−	−	+	既往感染过乙肝，现在仍有免疫力，属于不典型恢复期
−	+	−	−	−	既往接种过乙肝疫苗或感染过乙肝

（三）乙型肝炎病毒 YMDD 变异测定

酪氨酸-蛋氨酸-天冬氨酸-天冬氨酸（YMDD）位点是HBV反转录酶的活性部分，序列高度保守。在HBV的反转录过程中，YMDD位点中的酪氨酸-蛋氨酸能与模板核苷末端的糖基相作用，影响寡核苷酸与模板链的结合。目前临床上广泛使用的胞苷类似物拉米夫定（lamivudine）等抗HBV药物，作用靶位主要是HBV反转录酶，通过与底物dNTP竞争结合以抑制HBV的反转录和复制。当病毒YMDD中M突变为异亮氨酸（I）或缬氨酸（V），就可引起HBV该类药物的药效丧失，从而产生耐药性。

1.参考值　实时荧光定量PCR法、基因芯片分析、焦磷酸测序法和基因克隆与测序方法：该位点序列为酪氨酸-蛋氨酸-天冬氨酸-天冬氨酸。

2.临床意义　YMDD测定结果为临床抗HBV治疗用药提供实验室诊断依据。

（四）丙型肝炎病毒标志物检测

丙型肝炎病毒（HCV）为黄病毒属、单链正肽RNA病毒，临床上诊断HCV感染的主要标志物为抗-HCV抗体、HCV-RNA测定。

1.参考值　抗体、RNA检测阴性。

2.临床意义　阳性提示HCV复制活跃，强传染性。

（五）丁型肝炎病毒标志物检测

丁型肝炎病毒（HDV）是目前已知的动物病毒中唯一具有负单链共价闭环RNA基因组病毒缺陷病毒，需有HBV或其他嗜肝病毒的辅助才能复制和传播。其外壳为表面抗原，内部含HDVAg和HDV基因组。临床上诊断丁型肝炎病毒感染的主要标志物为抗HDV-IgG、抗HDV-IgM抗体检测和HDV-RNA检测。

1.参考值　阴性。

2.临床意义　抗HDV-IgG阳性，只能在表面抗原阳性的血清中测得，是诊断丁型肝炎的可靠指标。抗HDV-IgM出现较早，一般持续2～20周，可用于丁型肝炎早期诊断。HCV-RNA阳性可明确诊断丁型肝炎。

（六）戊型肝炎病毒标志物检测

戊型肝炎病毒（hepatitis E virus，HEV）为单股正链RNA病毒，球形无包膜，临床上诊断戊型肝炎病毒感染的主要标志物为抗HEV-IgG、抗HEV-IgM抗体检测和HEV-RNA检测。

1.参考值　阴性。

2.临床意义

（1）戊肝感染急性期患者抗-HEV IgM抗体阳性，抗体的持续时间较短，可作为急性感染的诊断指标；凡戊型肝炎恢复期抗-HEV IgG抗体效价超过或等于急性期4倍者，提示HEV新近感染。

（2）HEV RNA：血清、胆汁和粪便中检测呈阳性均可诊断为急性戊型肝炎。

第六节　肾脏功能检查

一、肾小球功能检查

（一）血清肌酐测定

血液中的肌酐（Cr）由肾小球滤过经尿排出，在外源性肌酐摄入量稳定的情况下，血液中的肌酐浓度取决于肾小球滤过能力，当肾实质损害，肾小球滤过率（GFR）降低到临界点后（GFR下降至正常人的1／3时），血液中肌酐滤过受阻，浓度急剧上升，故测定血中肌酐浓度可作为GFR受损的指标。

1.参考值　全血Cr：88.4～176.8μmol／L。血清或血浆Cr：男性53～106μmol／L，女性44～97μmol／L。

2.临床意义

（1）血肌酐增高：见于各种原因引起的肾小球滤过功能减退。

1）急性肾衰竭：血肌酐明显地呈进行性升高是肾功能器质性损害的指标。

2）慢性肾衰竭：血肌酐升高程度与病变严重性一致，肾衰竭代偿期时，Cr＜178μmol／L；肾衰竭失代偿期时，Cr＞178μmol／L；肾衰竭期时，Cr＞445μmol／L。

（2）鉴别肾前性和肾实质性少尿：

1）肾前性少尿：如心力衰竭、脱水、肝肾综合征等所致的有效血容量下降，使肾血流量减少，此时Cr多不超过200μmol／L。

2）肾实质性少尿：Cr＞200μmol／L。

3）BUN／Cr（mg/dl）比值：①器质性肾衰竭：BUN与Cr同时增高，此时BUN／Cr≤10：1；②肾前性少尿，肾外因素所致的氮质血症，BUN可较快上升，但血Cr不相应上升，此时BUN／Cr＞10：1。

3.生理变化　老年人、肌肉消瘦者Cr可偏低。

（二）内生肌酐清除率

肌酐是肌酸的代谢产物，血液中肌酐的生成有外源性和内源性两种途径，外源性肌酐主要来自于肉类食物的摄入，内源性肌酐主要来自于肌肉收缩时能量释放的分解。在控制饮食并保持肌肉活动相对稳定的情况下，血肌酐的生成量和尿的排出量较恒定，其含量变化主要受内源性肌酐的影响，肌酐大部分经肾小球滤过，不被肾小管重吸收且排泌量也较少，故肾脏在单位时间内将若干毫升血液中的内生肌酐全部清除出去，称为内生肌酐清除率（Ccr）。

1.标本采集方法

（1）抽血检测前3天连续低蛋白质饮食（<40g/天），禁食肉类食物，避免剧烈运动。

（2）第4天早晨8时排尽尿液，收集此后24小时尿液（次日早晨8时尿必须留下），容器内添加防腐剂甲苯3～5mL，必要时可改良为收集4小时尿液。

（3）检验日抽取静脉血2～3mL，注入抗凝管中，与24小时尿液标本同时送检，测定血和尿中肌酐浓度。

（4）同时测身高、体重。

（5）应用下列公式计算内生肌酐清除率：

Ccr（mL/分）＝尿肌酐浓度（μmol/L）×每分钟尿量（mL/min）/血浆肌酐浓度（μmol/L）

血肌酐计算法：

Ccr（mL/分）＝尿肌酐浓度（140－年龄）×体重（kg）/72×血浆肌酐浓度（mg/dL）（男性）

Ccr（mL/分）＝尿肌酐浓度（140－年龄）×体重（kg）/85×血浆肌酐浓度（mg/dL）（女性）

2.参考值　成人Ccr为80～120mL／min，老年人随年龄增长结果有下降趋势。

3.临床意义

（1）较早反映肾小球损害的敏感指标：当GFR降低到正常值的50%，Ccr测定值可低至50mL／min，但血肌酐、尿素氮仍可在正常范围，成人Ccr<80mL／min，提示肾小球滤过功能已经有损害。

（2）评估肾小球功能损害程度

1）轻度损害：Ccr为70～51mL／min。

2）中度损害：Ccr为50～30mL／min。

3）重度损害（肾衰竭）：Ccr<30mL／min。

（3）指导临床治疗：Ccr为30～40mL／min时，应开始限制蛋白质摄入；Ccr<30mL／min时，噻嗪类利尿剂常无效；Ccr<10mL／min时，应结合临床进行血液透析治疗。

（4）评估肾移植是否成功的指标：肾移植成功，Ccr应逐渐回升或达到参考范围，否则提示移植失败。若回升后又下降，则提示可能发生排异反应。

（三）血清尿素氮测定

血尿素氮（BUN）是蛋白质代谢的终末产物，主要经肾小球滤过随尿排出，肾小管也有少量分泌。当肾实质受损时，肾小球滤过率降低，致使BUN增加，因此目前临床上多测定BUN，用于粗略观察肾小球的滤过功能。

1.参考值　成人3.2～7.1mmol／L；婴儿、儿童1.8～6.5mmol／L。

2.临床意义

（1）肾性增高

1）见于各种原发性肾小球肾炎、肾盂肾炎、间质性肾炎等所致的慢性肾衰竭。

2）急性肾衰竭：肾功能轻度受损时，BUN可正常，但肾小球滤过率（GFR）下降至50%以下时，BUN才升高。因此血BUN测定不能作为早期肾功能损害的指标。但对慢性肾衰竭，尤其是尿毒症时，其增高的程度一般与病情严重性一致：肾衰竭代偿期GFR下降至50mL／min时，BUN<9mmol／L；肾衰竭失代偿期时，BUN>9mmol／L；肾衰竭期时，BUN>20mmol／L。

（2）肾前性增高：见于严重脱水、大量腹水、心力衰竭、肝肾综合征等所致的血容量不足、肾血流量减少，此时BUN升高，但Cr升高不明显。

（3）蛋白质分解或摄入过多：如高蛋白质饮食、急性传染病、高热、上消化道大出血、大面积烧伤、严重创伤、大手术后可使BUN增高，但Cr一般不升高。

（四）血清胱抑素C测定

胱抑素C（cys C）是半胱氨酸蛋白酶抑制蛋白C的简称，广泛存在于各种组织的有核细胞和体液中，是一种低分子量、碱性非糖化蛋白质，能自由透过肾小球滤膜。原尿中的cys C在近曲小管几乎全部被代谢分解，尿中仅微量排出，因此，血清cys C是反映肾小球滤过功能灵敏且特异的指标。

1.参考值　0.6～2.5mg/L。

2.临床意义　与血肌酐、尿素氮相比，在判断肾功能早期损伤方面，血清cys C水平更为灵敏。

（1）Cys C可作为糖尿病肾病肾脏滤过功能早期损伤的评价。

（2）Cys C与肾移植：胱抑素C不仅能够快速反映肾脏受损的情况，而且还可以及时反映肾功能的恢复情况，特别是移植肾功能延迟的患者。

（3）Cys C在化疗中的应用：由于化疗药物对肾小管有一定的损伤，当肾功能受到损害时，化疗药物更容易积蓄并引起多方面的毒副作用，检测Cys C可指导调整药物剂量。

二、肾小管功能检查

（一）尿 β_2- 微球蛋白测定

β_2-MG是体内除成熟红细胞和胎盘滋养层细胞外的所有细胞膜上组织相容性抗原

（HLA）的轻链蛋白组分，分子量仅11 800，电泳时出现于β_2区带而得名。随HLA的更新代谢降解释放入体液，正常人β_2-MG生成量较恒定，150～200mg／d。由于分子量小并且不和血浆蛋白结合，可自由经肾小球滤入原尿，但原尿中99.9%的β_2-MG在近端肾小管被重吸收，仅微量自尿中排出。因β_2-MG在酸性尿中极易分解破坏，故尿收集后应及时测定。若需贮存批量检测，应将酸性尿调至pH为7左右冷冻保存。

1.参考值　成人尿<0.3mg/L。

2.临床意义

（1）尿β_2-MG增多可灵敏地反映近端肾小管重吸收功能受损，如肾小管-间质性疾病、药物或毒物所致早期肾小管损伤，以及肾移植后急性排斥反应早期。

（2）由于肾小管重吸收β_2-MG的阈值为5mg/L，血液中β_2-MG浓度超过阈值时，出现非重吸收功能受损的大量尿β_2-MG排泄。因此应同时检测血β_2-MG，只有血β_2-MG<5mg/L时，尿β_2-MG升高才反映肾小管损伤。

（二）尿比重试验

肾脏的浓缩和稀释功能主要在远端肾小管和集合管中进行，并受神经体液因素调节。生理情况下，白天尿量比夜间多，白天尿液比重相对比夜间高，两者总是保持在一定的平衡状态，这有赖于肾脏的浓缩和稀释功能。因此在正常或特定的饮食条件下，观察患者的尿量和尿相对比重的变化，可以判断肾脏的浓缩和稀释功能。

1.标本采集方法

（1）3小时尿比重试验：试验日患者正常饮食和活动，早晨8时排尿弃去，此后每3小时排尿1次至次晨8时，将尿液置于8个容器中，分别测定尿量和比重。

（2）昼夜尿比重试验：试验日患者三餐正常进食，但每餐含水量不宜超过500～600mL，此外不再进餐及饮水。早晨8时排尿弃去，上午10时、12时，下午2时、4时、6时、8时及次日早晨8时各留尿1次，分别测定尿量和比重。

2.参考值

（1）3小时尿比重试验：成人24小时尿量1 000～2 000mL，昼尿量（晨8时至晚8时4次尿量和）多于夜尿量，3：1～4：1。至少1次尿比重>1.020（多为夜尿），1次低于1.003。

（2）昼夜尿比重试验：24小时尿总量为1 000～2 000mL，夜尿<750mL，昼夜尿总量与夜尿量之比一般为3：1～4：1，昼尿或夜尿中至少1次比密大于1.018，昼尿中最高与最低尿比重差值大于0.009。

3.临床意义　用于诊断各种疾病对远端肾小管稀释-浓缩功能的影响。

（1）浓缩功能早期受损：夜尿大于750mL或昼夜尿量比值降低，而尿比重值及变化率仍正常，为浓缩功能受损的早期改变，可见于间质性肾炎、慢性肾小球肾炎、高血压肾病和痛风性肾病早期主要损害肾小管时。

（2）浓缩-稀释功能严重受损：若夜尿增多及尿比重无1次大于1.018或昼尿比重差值小

于0.009，提示稀释-浓缩功能严重受损。

（3）浓缩-稀释功能丧失：若每次尿比重均固定在1.010～1.012的低值，称为等渗尿（与血浆比），表明肾只有滤过功能，而稀释-浓缩功能完全丧失。

（4）肾小球病变：多见于急性肾小球肾炎及其他降低肾小球滤过率的情况，因此时原尿生成减少而稀释-浓缩功能相对正常所致。

（5）尿崩症：尿量明显增多（超出4L／24小时）而尿比重均低于1.006为尿崩症的典型表现。

（三）尿渗量（尿渗透压）测定

尿渗量（osmolality，Osm）指尿液中所有具有渗透活性溶质微粒总量，与颗粒大小及所带电荷均无关，反映溶质和水的相对排出速度，蛋白质等大分子物质对其影响较小，是评价肾脏浓缩功能较好的指标。

1.参考值　禁饮后尿渗量为600～1 000mOsm／（kg·H_2O），平均800mOsm／（kg·H_2O）；血浆275～305mOsm／（kg·H_2O），平均300mOsm／（kg·H_2O），尿／血浆渗量比值为3∶1～4.5∶1。

2.临床意义

（1）判断肾浓缩功能：禁饮尿渗量在300mOsm／（kg·H_2O）左右时，即与正常血浆渗量相等，称为等渗尿；若＜300mOsm／（kg·H_2O），称低渗尿；正常人禁饮8小时后尿渗量小于600mOsm／（kg·H_2O），且尿／血浆渗量比值≤1，表明肾浓缩功能障碍。见于慢性肾盂肾炎、多囊肾、尿酸性肾病等慢性间质性病变，也可见于慢性肾炎后期，以及急、慢性肾衰竭累及肾小管和间质等疾病。

（2）鉴别肾前性、肾性少尿：肾前性少尿时，肾小管浓缩功能完好，故尿渗量较高，常大于450mOsm／（kg·H_2O）；肾小管坏死致肾性少尿时，尿渗量降低，常小于350mOsm／（kg·H_2O）。

第七节　临床常用的生物化学检验

一、血清脂质和脂蛋白检测

（一）血清脂质检测

血清脂质包括三酰甘油、胆固醇、磷脂和游离脂肪酸。

1.总胆固醇测定　胆固醇（CHO）是脂质的组成成分之一。其中70%为胆固醇脂，30%为游离胆固醇（FC），总称总胆固醇（TC）。

（1）参考值：<5.2mmol/L。

（2）临床意义：TC受年龄、家族、性别、饮食等影响，作为诊断指标既不特异也不灵敏，常作为动脉粥样硬化的预防、发病预测、疗效观察的参考指标。

2.三酰甘油测定　三酰甘油（TG）是甘油和3个脂肪酸形成的脂，主要存在于β脂蛋白和乳糜微粒中，是动脉粥样硬化的危险因素之一。

（1）参考值：0.56～1.70mmol/L。

（2）临床意义

1）TG增高：见于冠心病、原发性高脂血症、动脉粥样硬化、肥胖症等。

2）TG减低：见于低β脂蛋白血症、严重的肝脏疾病、甲状腺功能亢进症等。

（二）血清脂蛋白检测

脂蛋白是血脂在血液中存在、转运和代谢的形式。根据密度的不同可分为乳糜微粒（CM）、极低密度脂蛋白（VLDL）、低密度脂蛋白（LDL）、高密度脂蛋白（HDL）和中间密度脂蛋白（IDL）。

1.乳糜微粒测定　乳糜微粒（CM）是最大的脂蛋白，其脂质含量高达98%，蛋白质含量少于2%，主要功能是运输外源性TG。

（1）参考值：阴性。

（2）临床意义：CM极易受饮食中TG的影响，容易出现乳糜样血液。若脂蛋白酯酶缺乏或活性减低，CM则不能及时被清除，使血清浑浊。

2.高密度脂蛋白测定　高密度脂蛋白（HDL）是血清中颗粒密度最大的一组脂蛋白，蛋白质和脂质各占50%。HDL有利于清除血清中的胆固醇从而防止动脉粥样硬化的发生，因此被称为"好"胆固醇，是抗动脉粥样硬化因子。

（1）参考值：1.03～2.07mmol/L。

（2）临床意义

1）HDL增高：HDL与TG呈负相关，与冠心病的发病也呈负相关，可用于评价冠心病的危险性。还见于慢性肝炎、原发性胆汁性胆管炎等。

2）HDL减低：见于动脉粥样硬化、急性感染、糖尿病等。

3.低密度脂蛋白测定　低密度脂蛋白测定（LDL）是富含CHO的脂蛋白，是动脉粥样硬化的危险因素之一。

（1）参考值：≤3.4mmol/L。

（2）临床意义

1）LDL增高：与冠心病呈正相关，可用于判断发生冠心病的危险性。

2）LDL减低：常见于无β脂蛋白血症、甲状腺功能亢进症、吸收不良、肝硬化等。

4.脂蛋白（a）测定　脂蛋白（a）的结构和LDL相似，可以携带大量的CHO，有促进动脉粥样硬化的作用。同时脂蛋白（a）又可以与纤溶酶原竞争结合纤维蛋白位点从而抑制纤维蛋白降解，促进血栓形成。因此，脂蛋白（a）是动脉粥样硬化和血栓形成的重要独立危险因子。

（1）参考值：0～300mg/L。

（2）临床意义：血清脂蛋白（a）水平个体差异大，主要由遗传因素决定，基本不受性别、饮食和环境的影响。脂蛋白（a）增高与动脉粥样硬化、冠心病、心肌梗死冠状动脉搭桥术后再狭窄或脑卒中的发生有密切关系，还可见于1型糖尿病、肾脏疾病及血液透析后等。

（三）血清载脂蛋白测定

脂蛋白中的蛋白部分成为载脂蛋白（apolipoprotein，apo）。一般分为apoA、apoB、apoC、apoE和apo（a）。

1.载脂蛋白AⅠ测定　载脂蛋白A（apoA）是HDL的主要结构蛋白，有apoAⅠ、apoAⅡ和apoAⅢ，apoAⅠ和apoAⅡ约占蛋白质的90%，apoAⅠ与apoAⅡ之比约为3：1。其中apoAⅠ的意义最明确，可催化磷脂酰胆碱-胆固醇酰基转移酶将组织内多余的CE转运至肝脏处理，且在组织中的浓度最高，因此apoAⅠ为临床常用的检测指标。

（1）参考值：男性1.42±0.17g/L；女性1.45±0.14g/L。

（2）临床意义

1）apoAⅠ增高：apoAⅠ可直接反映HDL的水平，但较HDL更精确，更能反映脂蛋白状态，是诊断冠心病的一个较灵敏的指标。

2）apoAⅠ减低：常见于家族性apoAⅠ缺乏症、家族性低HDL症、急性心肌梗死、慢性肝病等。

2.载脂蛋白B测定　载脂蛋白B（apoB）是LDL中含量最多的脂蛋白，90%以上的apoB存在于LDL中。apoB具有调节肝脏内外细胞表面LDL受体与血浆LDL之间平衡的作用，对肝脏合成VLDL有调节作用。

（1）参考值：男性1.01±0.21g/L；女性1.07±0.23g/L。

（2）临床意义

1）apoB增高：apoB可直接反映LDL水平，其增高与动脉粥样硬化、冠心病的发生率呈正相关，可用于评价冠心病的危险性和降脂治疗效果等，且在预测冠心病的危险性方面优于LDL和CEO。apoB增高还见于高β载脂蛋白血症、糖尿病、甲状腺功能减退症等。

2）apoB减低：常见于低β载脂蛋白血症、无β载脂蛋白血症、apoB缺乏症、恶性肿瘤等。

二、血清电解质检查

电解质是指体液中的无机物与部分以电解质形式存在的有机物的统称，如钾、钠、氯、磷、碳酸氢盐等。它们在维持体液渗透压、酸碱平衡及神经肌肉正常兴奋性方面起着重要的作用。

（一）血清钾的测定

98%的钾离子分布于细胞内液，是细胞内的主要阳离子，少量存在于细胞外液，细胞内液和细胞外液之间钾离子相互交换以保存动态平衡，故血清钾可直接反映细胞外液钾离子的浓度变化，也可以间接反映细胞内液钾的变化。

1.参考范围　3.5～5.5mmol／L。

2.临床意义

（1）血清钾增高：血清钾＞5.5mmol／L称为高钾血症，若＞7.5mmol／L时可引起心律失常甚至心博骤停。常见于：①摄入过多：见于高钾饮食、补钾过多过快、输入大量库存血、过度使用含钾的药物等；②排泄障碍：见于急性肾衰竭少尿期、长期使用保钾的利尿剂、肾上腺皮质功能减退、长期低钠饮食等；③细胞内钾外移增多：如严重溶血、大面积烧伤、缺氧和酸中毒、运动过度以及呼吸障碍所致的缺氧、酸中毒等。

（2）血清钾减低：血清钾＜3.5mmol／L称为低钾血症，若＜3.0mmol／L时可出现心搏骤停。

1）摄取不足：见于长期低钾饮食、胃肠功能紊乱、吸收障碍、营养不良等患者。

2）丢失过多：如严重呕吐腹泻、肾小管功能障碍、肾上腺皮质功能亢进、强利尿剂。

3）分布异常：细胞外钾向细胞内转移，如碱中毒、大量应用胰岛素等，细胞外液稀释，如心功能不全、肾性水肿等。

（二）血清钠的测定

钠是细胞外液的主要阳离子，44%存在于细胞外液，血清钠多以氯化钠的形式存在，主要功能为保持细胞外液容量、维持渗透压及酸碱平衡，并有维持肌肉、神经正常兴奋性的作用。

1.参考范围　135～145mmol／L。

2.临床意义

（1）血清钠增高：血清钠＞145mmol／L称为高钠血症，临床上较为少见。见于：①摄入过多，如输入过多的钠盐或注射高渗盐水，同时伴有肾功能障碍；②水分摄入过少或丢失过多，如进食困难、大量出汗、长期腹泻、呕吐、糖尿病性多尿等；③内分泌病变，如原发性或继发性醛固酮增多症、肾上腺皮质功能亢进、脑血管病或脑外伤等。

（2）血清钠减低：血清钠＜135mmol／L称为低钠血症。见于：①摄取不足，如长期低盐饮食、饥饿、营养不良等；②某些消耗性疾病，如肿瘤、肺结核、肝硬化等；③肠道丢失过多，如严重呕吐腹泻、幽门梗阻等；④肾性失钠，如反复使用利尿剂、肾上腺皮质功能减退、糖尿病酮症酸中毒等；⑤皮肤黏膜性失钠，如大面积烧伤、大量出汗后只补充水分未及时补充钠等。

（三）血清钙的测定

钙是人体含量最多的金属元素，人体内99%以上的钙均以磷酸钙或碳酸钙的形式存在于骨骼中，血液中钙含量仅占人体钙含量的1%。血清中的钙以蛋白结合钙、复合钙和游离钙的形式存在。

1.参考范围　血清总钙：2.25～2.58mmol／L；血清离子钙：1.10～1.34mmol／L（约占总钙的50%）。

2.临床意义

（1）血钙增高：血清总钙＞2.58mmol／L称为高钙血症。见于：①溶骨作用增强，如原发性甲状旁腺功能亢进、甲状腺功能亢进、骨肉瘤等；②摄入过多，如静脉用钙量过大、饮用大量牛奶等；③肾功能损害，如急性肾衰竭；④钙吸收作用增强，摄入过多的维生素D。

（2）血钙减低：血清总钙＜2.25mmol／L称为低钙血症。见于：①成骨作用增强，如甲状旁腺功能减退、甲状腺功能亢进患者术后、恶性肿瘤骨转移等；②摄入不足或吸收不良，如长期低钙饮食、长期腹泻及小肠吸收不良综合征、妊娠后期及哺乳期需要钙量增加而补充不足等；③吸收减少，如维生素D缺乏、软骨病等；④肾脏疾病，如急性或慢性肾衰竭、肾病综合征等。

（四）血清氯的测定

氯是细胞外液的主要阴离子，在细胞内外均有分布。

1.参考范围　95～105mmol／L。

2.临床意义

（1）血氯增高：血清氯＞105mmol／L称为高氯血症。见于：①摄入过多，静脉补充过量的氯化钠溶液；②排出减少，如急、慢性肾功能不全少尿期，急性肾小球肾炎无尿期等；③血液浓缩，如反复腹泻、频繁呕吐、大量出汗等；④低蛋白血症；⑤肾上腺皮质功能亢进，以致肾小管对氯化钠的重吸收增加；⑥代偿性增高，如呼吸性碱中毒。

（2）血氯减低：血清氯＜95mmol／L称为低氯血症。见于：①摄入不足，如饥饿、营养不良、低盐治疗后等；②丢失过多，严重呕吐、腹泻、胃肠道引流、糖尿病、慢性肾功能不全、反复应用利尿剂等；③呼吸性酸中毒。

（五）血清磷的测定

人体中70%～80%的磷以磷酸钙的形式沉积于骨骼中，只有少部分存在与体液中。血磷与血钙有一定的浓度关系，即正常人的钙、磷浓度（mg/dL）乘积为36～40。

1.参考范围　0.97～1.61mmol／L。

2.临床意义

（1）血磷增高：①内分泌疾病，如原发性或继发性甲状旁腺功能减低症；②吸收增加，如维生素D过量促进血钙、血磷增高；③排泄障碍，如肾衰竭；④其他，如肢端肥大症、骨折愈合期、多发性骨髓瘤等。

（2）磷减低：①摄入不足或吸收障碍，如恶质病、甲状旁腺功能亢进、活性维生素D缺乏等；②丢失过多，血液透析、长期腹泻、肾小管性酸中毒等；③其他，如糖尿病酮症酸中毒、乙醇中毒、维生素D抵抗性佝偻病等。

三、血糖及其代谢物检查

（一）空腹血糖检测

空腹血糖（FBG）是诊断糖代谢紊乱最常用和最重要指标。血糖测量值受多种因素影响，不同的检测方法结果也不尽相同。目前临床上通常采用手指末梢血和血清检测较多。

1.参考范围　3.9～6.1mmol／L。

2.临床意义　血糖检测是目前诊断糖尿病的主要依据，也是糖尿病病情和控制程度判断的重要依据。

（1）FBG增高：FBG超过7.0mmol／L，称为高糖血症。FBG超过9mmol／L（肾糖阈）时尿糖即可呈阳性。

1）生理性增高：餐后1～2小时、高糖饮食、剧烈运动、情绪激动、胃倾倒综合征等。

2）病理性增高：①各型糖尿病；②内分泌疾病：如甲状腺功能亢进症、肢端肥大症、皮质醇增多症、嗜铬细胞瘤和胰高血糖素瘤等；③药物影响：如噻嗪类利尿剂、口服避孕药、泼尼松等；④肝脏和胰腺疾病：如严重的肝病、坏死性胰腺炎、胰腺癌等；⑤其他：如高热、呕吐、腹泻、脱水、麻醉和缺氧等。

（2）FBG减低：FBG≤3.9mmol／L为血糖降低，≤2.8mmol／L为低血糖症。

1）生理性减低：饥饿、妊娠期或者长期剧烈运动等。

2）病理性减低：①过量使用胰岛素、口服降糖药、胰岛β细胞增生、肿瘤等；②对抗胰岛素的激素分泌不足：如肾上腺皮质激素、生长激素缺乏；③肝脏疾病：如急性重型肝炎、急性肝炎、肝癌、肝淤血等；④先天性糖原代谢酶缺乏：如Ⅰ、Ⅱ型糖原贮积症等；⑤消耗性疾病：如严重营养不良、恶病质等；⑥非降糖药物影响：如磺胺药、水杨酸、吲哚美辛等。

（二）口服葡萄糖糖耐量试验

葡萄糖耐量试验（GTT）是检测葡萄糖代谢功能的试验，WHO推荐的75g葡萄糖标准的口服葡萄糖耐量试验（OGTT），分别检测空腹血糖和口服葡萄糖后0.5小时、1小时、2小时、3小时的血糖和尿糖。正常人在服用一定量的葡萄糖后，血糖浓度会暂时增高，刺激胰岛β细胞分泌胰岛素，血葡萄糖被合成肝糖原贮存，使血糖于短时间内恢复至空腹水平，此为耐糖现象。当糖代谢紊乱时，口服一定量的葡萄糖后，血糖急剧增高或升高不明显，但短时间内不能恢复至空腹水平或原来水平，此为糖耐量异常或糖耐量降低。OGTT是一种葡萄糖负荷试验，主要用于诊断症状不明显或血糖升高不明显的可疑糖尿病。OGTT的适应证包括：①无糖尿病症状，随机血糖或FBG异常，以及有一过性或持续性糖尿者；②无糖尿病症状，但有明显的糖尿病家族史；③有糖尿病症状，但FBG未达到诊断标准者；④妊娠期、甲状腺功能亢进症、肝脏疾病时出现糖尿者；⑤分娩巨大胎儿或有巨大胎儿史的妇女；⑥原因不明的肾脏疾病或视网膜病变。

1.参考范围　①FPG3.9～6.1mmol／L；②口服葡萄糖后0.5～1小时，血糖达高峰（一般为7.8～9.0mmol／L），峰值＜11.1mmol／L；③2小时血糖＜7.8mmol／L；④3小时血糖恢复至空腹水平；⑤各检测时间点的尿糖均为阴性。

2.临床意义　OGTT临床上主要用于诊断糖尿病、判断糖耐量异常（IGT）、鉴别尿糖和低糖血症，OGTT还可用于胰岛素和C肽释放试验。

（1）用于糖尿病的诊断：临床上有以下条件者，即可诊断糖尿病：①具有糖尿病症状，FPG≥7.0mmol／L；②OGTT　2小时PG≥11.1mmol／L；③具有临床症状，随机血糖≥11.1mmol／L且伴有尿糖阳性。

（2）糖耐量异常（IGT）：FPG＜7.0mmol／L，2小时PG为7.8～11.1mmol／L，且血糖到达高峰的时间延长至1小时后，血糖恢复至正常的时间延长到2～3小时后，同时伴有尿糖阳性称IGT。约1/3 IGT最终转为糖尿病，IGT常见于2型糖尿病、肥胖症及皮质醇增多症等。

（3）鉴别低血糖：①功能性低血糖：FPG正常，服糖后的高峰时间及峰值均正常，但2～3小时后出现低血糖，见于特发性低血糖；②肝源性低血糖：FPG低于正常，服糖后的高峰时间提前并高于正常，但2小时PG仍处于高水平，且尿糖阳性，常见于广泛性肝损伤、病毒性肝炎等。

（三）糖化血红蛋白检测

糖化血红蛋白（GHb）是在红细胞生存期间，血红蛋白A（HbA）与葡萄糖缓慢、连续的非酶促反应的产物。根据与HbA结合的成分不同，可分为HbA_1a、HbA_1b、HbA_1c，其中HbA_1c含量最高（占60%～80%），是目前临床最常检测的部分。由于糖化过程非常缓慢，一旦生成则不再解离，且不受血糖短时性的影响，糖化血红蛋白水平反映近2～3个月的平均血糖水平，对高血糖，特别是血糖波动较大时有特殊诊断价值。

1.参考值　HbA_1c　4%～6%。

2.临床意义　HbA_1c水平取决于血糖水平和高血糖持续时间。因为HbA_1c的代谢周期与红细胞的寿命基本一致，故HbA_1c水平反映了近2～3个月的平均血糖水平。

（1）评价糖尿病控制程度：HbA_1c＜7%说明近期糖尿病控制良好，HbA_1c增高提示近2～3个月的糖尿病控制不良。检测频次建议糖尿病控制良好者，每年检测2次，控制欠佳者每3个月检测1次，以便调整用药剂量。

（2）预测血管并发症：由于HbA_1c与氧的亲和力强，可导致组织缺氧，故长期HbA_1c增高，可引起组织缺氧而发生血管并发症。HbA_1c＞10%，提示并发症严重，预后较差。

（3）鉴别高血糖：糖尿病高血糖的HbA_1c水平增高，而应激性高血糖的HbA_1c则正常。

四、血液气体分析和酸碱度测定

血气（BG）分析是指对血液中的氧和二氧化碳进行分析，以测定动脉血氧分压（PaO_2）和二氧化碳分压（$PaCO_2$）的值，它是判断患者通气、氧化及酸碱平衡状态的必要指标，对危重症患者的监护和抢救尤为重要。临床上采用血气分析仪测出pH、动脉血氧分压和动脉血二氧化碳分压等指标。

（一）血液酸碱度

血液酸碱度（pH），表示血中氢离子的浓度，必须维持在一定范围内，才能维持细胞的正常代谢，它是判断酸碱平衡调节中机体代偿程度最重要的指标。

1.参考范围　成人：动脉血pH 7.35～7.45，平均7.40；静脉血pH 7.31～7.41。新生儿：pH 7.32～7.49。危急值：pH<7.2或>7.6。

2.临床意义　pH<7.35为失代偿性酸中毒（酸血症），pH>7.45为失代偿性碱中毒（碱血症）。但pH的测定只能确定是否有酸中毒或者碱中毒，而且pH正常也不能完全排除有无酸碱失衡，也无法区别是代谢性还是呼吸性酸碱失衡，因此临床上常结合其他检测指标，进行综合判断。

（二）动脉血氧分压

动脉血氧分压（PaO_2）是指血液中物理性溶解氧分子所产生的压力，是确定动脉血氧饱和度的重要因素，是判断机体是否缺氧及缺氧程度的指标。

1.参考范围　成人：动脉血75～100mmHg；静脉血40～50mmHg。新生儿：60～70mmHg。危急值：<40mmHg。

2.临床意义　PaO_2<60mmHg是诊断呼吸衰竭的标准，PaO_2<40mmHg提示有重度缺氧，若PaO_2<20mmHg生命将难以维持。PaO_2是缺氧的敏感指标。

（三）动脉血氧饱和度

动脉血氧饱和度（SaO_2）是指实际与血红蛋白结合的氧含量与血红蛋白完全氧合的氧容量之比，即SaO_2＝血氧含量／血氧结合量×100%。

1.参考范围　成人：95%～100%；新生儿：40%～90%。

2.临床意义　SaO_2与PaO_2均是反映机体是否缺氧的指标，但是SaO_2的高低取决于血红蛋白的质与量，如贫血、红细胞增多等，而PaO_2不受影响。

（四）动脉血二氧化碳分压

动脉血二氧化碳分压（$PaCO_2$）是指血液中物理性溶解二氧化碳分子所产生的压力，它是反映肺泡通气量的较可靠的指标，也是判断酸碱平衡的一个重要指标。

1.参考范围　成人：动脉血35～45mmHg；静脉血40～50mmHg。儿童（<2岁）：26～41mmHg。危急值：<19mmHg或>67mmHg。

2.临床意义

（1）结合PaO_2来判断呼吸衰竭的类型和程度：PaO_2<60mmHg，$PaCO_2$<35mmHg为I型呼吸衰竭；PaO_2<60mmHg，$PaCO_2$>50mmHg为Ⅱ型呼吸衰竭。

（2）判断有无呼吸性酸碱平衡失调：$PaCO_2$>50mmHg为呼吸性酸中毒；$PaCO_2$>35mmHg为呼吸性碱中毒。

（3）判断有无代谢性酸碱平衡失调：当出现代谢性酸中毒时$PaCO_2$可降至10mmHg；当出现代谢性碱中毒时$PaCO_2$可升至55mmHg。

（4）判断肺泡通气状态：当二氧化碳产生量（VCO_2）不变，$PaCO_2$升高提示肺泡通气不足，$PaCO_2$降低提示肺泡通气过度。当$PaCO_2>50$mmHg有抑制呼吸中枢的危险。

（五）实际碳酸氢和标准碳酸氢

实际碳酸氢（AB）是指隔绝空气的血标本，在实际条件下测得的HCO_3含量，它的值受代谢因素的影响，也受呼吸因素的影响。标准碳酸氢（SB）是指隔绝空气的血标本，在体温37℃、$PaCO_2$为5.32kPa、SaO_2为100%的标准条件下所测得的HCO_3值，在这样一个标准条件下，此值不受呼吸因素和代谢因素的影响，是反映代谢性酸碱平衡的指标。

1.参考范围　AB：22～27mmol／L；SB：21～25mmol／L。

2.临床意义　AB和SB2个指标应同时检测，单独一个指标不能全面反映出酸碱是否失衡，因此临床上常将AB和SB两个指标结合起来分析：若AB＞SB，提示二氧化碳潴留，为呼吸性酸中毒；若AB＜SB，提示二氧化碳呼出过多，为呼吸性碱中毒；若AB与SB值均低，提示代谢性酸中毒；若AB与SD值均高，提示有代谢性碱中毒。

（六）缓冲碱

缓冲碱（BB）指1L全血或1L血浆中所具有一切缓冲作用的碱（负离子）的总和，即在生理pH情况下，能与H^+结合的碱的总量，包括红细胞内和血浆内的缓冲物质，其主要组成为HCO_3、血红蛋白、蛋白质及磷酸等，是反映代谢性因素的指标。

1.参考范围　全血：46～52mmol／L；血浆：40～44mmol／L。

2.临床意义　缓冲碱增高，提示有代谢性碱中毒；缓冲碱降低，提示机体出现了代谢性酸中毒。

（七）剩余碱

剩余碱（BE）是指在机体在37℃、$PaCO_2$为40mmHg、SaO_2为100%的标准条件下，血浆或全血的pH滴定至pH7.40时所消耗的酸或碱的量。剩余碱用来表示血浆或全血中的碱储备增加或减少的情况，它排除了呼吸因素，是代谢性酸碱失衡的重要指标。

1.参考范围　－3～＋3mmol／L，平均值为0。

2.临床意义　当剩余碱为正值增加时，表示缓冲碱增加，一般提示代谢性碱中毒；当剩余碱为负值增加时，表示为缓冲碱减少，一般提示代谢性酸中毒。

（八）血浆二氧化碳结合力

二氧化碳结合力（CO_2CP）是指HCO_3和H_2CO_3所含二氧化碳的总量，二氧化碳结合力可以了解人体酸碱平衡的情况。由于它受代谢性和呼吸性两方面的影响，现已用血浆二氧化碳总量测定替代。

1.参考范围　22～31mmol／L。

2.临床意义　二氧化碳结合力增加提示有代谢性碱中毒或代偿后的呼吸性酸中毒，常见于幽门梗阻、剧烈呕吐等胃酸损失过多以及呼吸道阻塞、肺气肿等；减少则是由代谢性酸中毒或呼吸性碱中毒出现，如重度脱水、感染性休克以及呼吸中枢兴奋等。

（九）血浆二氧化碳总量

血浆二氧化碳总量（TCO_2）是指血浆中各种形式存在的二氧化碳的总量，其中95%是[HCO_3]结合形式，另有5%是物理溶解形式，还有少量是以碳酸、蛋白质氨基甲酸酯化合物及CO_3^-等形式存在，它是判断代谢性酸、碱中毒的指标之一。

1.参考范围　成人：$23\sim29mmol/L$；老年人：$23\sim31mmol/L$；新生儿：$20\sim28mmol/L$（取毛细血管血）。

2.临床意义　血浆二氧化碳总量增高常见于呼吸性酸中毒、代谢性碱中毒，若有代谢性碱中毒合并呼吸性酸中毒时，血浆二氧化碳总量可有显著增高；减低常提示有呼吸性碱中毒、代谢性酸中，若有代谢性酸中毒合并呼吸性碱中毒时，血浆二氧化碳总量显著减低。

（十）阴离子间隙

阴离子间隙（AG）是指血浆中未测定的阴离子（UA）与未测定的阳离子（UC）之间的差值，即：AG＝UA－UC。它可以根据血浆中阳离子（Na^+）与阴离子（Cl^-）和（HCO_3）的差算出，计算公式为AG（$mmol/L$）＝Na^+-（Cl^-+HCO_3），它是近年来评价体液酸碱状态的重要指标，可鉴别不同类型的代谢性酸中毒。

1.参考范围　$8\sim12mmol/L$。

2.临床意义　阴离子间隙增高常见于代谢性酸中毒、糖尿病酮症酸中毒、肾衰竭等；当患者出现高氯性代谢性酸中毒，如腹泻、肾小管酸中毒等，阴离子间隙可表现为正常。

第八节　临床酶学检查

肝脏是人体含酶最丰富的器官，酶蛋白含量约占肝总蛋白含量的2/3。测定血清中某些酶的活性或含量可用于诊断肝胆疾病。有些酶存在于肝细胞内，当肝细胞损伤时细胞质内的酶释放入血液，使血清中的这些酶活性升高，如丙氨酸氨基转移酶（ALT）、天冬氨酸氨基转移酶（AST）、乳酸脱氢酶（LDH）；有些酶是由肝细胞合成，当患肝病时，这些酶活性降低，如凝血酶。一些凝血因子Ⅱ、Ⅵ、Ⅸ、Ⅹ合成需维生素K参与，而维生素K在肠道的吸收依赖于胆汁中的胆汁酸盐，故当胆汁淤积时这些凝血因子合成不足。胆道阻塞时，胆小管膜上的某些酶在胆盐作用下从膜上解离下来并反流入血，致使血清中这些酶的活性升高，如碱性磷酸酶（ALP）、γ谷氨酰转肽酶（GGT）。有些酶活性与肝纤维组织增生有关，当肝脏纤维化时，血清中这些酶活性增高，如单胺氧化酶（MAO），Ⅲ型前胶原肽（PⅢP）、透明质酸（HA）、脯氨酰羟化酶（PH）等。因此，血清中的这些酶活性变化能反映肝脏的病理状态，是肝脏病实验室检查中重要部分。

（一）血清氨基转移酶测定

血清氨基转移酶简称转氨酶，用于肝功能检查的转氨酶主要是丙氨酸氨基转移酶和天冬氨酸氨基转移酶。ALT主要分布在肝脏，其次是骨骼肌、肾脏、心肌等组织中；AST主要分布在心肌，其次是肝脏、骨骼肌和肾脏等组织中。在肝细胞中，ALT主要存在于非线粒体中，而大约80%的AST存在于线粒体内，当肝细胞受损时，肝细胞膜通透性增加，胞质内的ALT与AST释放入血浆，致使血清ALT与AST的酶活性升高，在中等程度肝细胞损伤时，ALT漏出率远大于AST。此外，ALT与AST的血浆半衰期分别为47小时和17小时，因此ALT测定反应肝细胞损伤的灵敏度较AST为高。但在严重肝细胞损伤时，线粒体膜亦损伤，可导致线粒体内AST的释放，血清中AST／ALT比值升高。

1.参考值　速率法：ALT：10～40U／L；AST：10～40U／L。

2.临床意义

（1）急性病毒性肝炎：ALT与AST均显著升高，ALT、AST可达正常上限的20～50倍，甚至高达100倍，但ALT增高更明显，AST／ALT<1。在肝炎病毒感染后1～2周，氨基转移酶达高峰，在第3周到第5周逐渐下降，ALT／AST比值逐渐恢复正常；急性重症肝炎时，病程初期既表现出AST和ALT同时升高，AST升高比ALT升高更明显，说明肝细胞损伤严重（有线粒体损伤）；急性重症肝炎病情恶化时，可出现黄疸进行性加深，胆红素明显升高，但转氨酶却降低，即出现"胆酶分离"现象，提示肝细胞严重坏死，预后不佳。

（2）慢性病毒性肝炎：转氨酶轻度上升（100～200U）或正常，AST／ALT<1，若AST升高较ALT显著，即 AST／ALT>1，提示慢性肝炎进入活动期可能。

（3）酒精性肝病、药物性肝炎、脂肪肝、肝癌等非病毒性肝病：转氨酶轻度升高或正常。

（4）肝硬化：氨基转移酶活性取决于肝细胞进行性坏死程度，AST／ALT≥2，终末期肝硬化转氨酶活性正常或降低。

（5）肝内、外胆汁淤积：氨基转移酶活性通常正常或轻度上升。

（6）急性心肌梗死后6～8小时，AST增高，18～24小时达高峰，其值可达参考值上限的4～10倍，与心肌坏死范围和程度有关，4天后恢复，若再次增高提示梗死范围扩大或新的梗死发生。

（7）其他疾病：如骨骼肌疾病（皮肌炎、进行性肌萎缩）、肺梗死、肾梗死、胰梗死、休克及传染性单核细胞增多症，氨基转移酶轻度升高（50～200U）。

（二）血清碱性磷酸酶测定

碱性磷酸酶（alkaline phosphatase，ALP）主要分布在肝脏、骨骼、肾、小肠及胎盘。由于血清中大部分ALP来源于肝脏与骨骼，胆道疾病时由于ALP产生过多而排泄减少，引起血清中ALP升高。血清ALP检测常用于肝胆疾病和骨骼疾病的临床诊断和鉴别诊断，尤其是黄疸的鉴别诊断。

1.参考值 磷酸对硝基苯酚速率法（37℃）：男性：45～125U/L；女性：20～49岁，30～100U/L，50～79岁，50～135U/L。

2.临床意义

（1）肝胆系统疾病：各种肝内、外胆管梗阻性疾病，如胰头癌、胆道结石引起的胆管阻塞、原发性胆汁性胆管炎、肝内胆汁淤积等，ALP明显升高；累及肝实质细胞的肝胆疾病（如肝炎、肝硬化），ALP轻度升高，ALT、AST显著升高。

（2）黄疸的鉴别诊断：ALP和血清胆红素、转氨酶同时测定有助于黄疸鉴别诊断。①梗阻性黄疸，ALP和血清胆红素明显升高，氨基转移酶仅轻度增高；②肝细胞性黄疸，血清胆红素中等程度增加，氨基转移酶活性很高，ALP正常或稍高；③肝内局限性胆道阻塞（如原发性肝癌、转移性肝癌、肝脓肿等），ALP明显增高，ALT无明显增高，血清胆红素大多正常。

（3）骨骼疾病：如纤维性骨炎、佝偻病、骨软化症、成骨细胞瘤及骨折愈合期，血清ALP升高。

（4）其他：营养不良、严重贫血、重金属中毒、胃、十二指肠损伤，结肠溃疡等时，ALP也有不同程度的升高。

（三）酸性磷酸酶测定

酸性磷酸酶（ACP）广泛存在于人体不同组织，如前列腺、肾脏、肝脏、脾脏、胃、红细胞、血小板、肌肉及骨髓等，主要存在于细胞的溶酶体中，以前列腺含量最多。正常男性血清中ACP有1/3～1/2来自前列腺。

1.参考值 <7U/L。

2.临床意义

（1）ACP测定主要用于诊断前列腺癌。前列腺癌时血清ACP活性显著升高，转移性癌患者可达40～50U/L。但目前正被其他标记物如前列腺特异抗原（PSA）所取代。

（2）急性尿潴留、变形性骨炎、癌肿骨转移及甲亢时ACP可轻度升高。

（四）肌酸激酶测定

肌酸激酶（CK）主要存在于胞质和线粒体中，在骨骼肌含量最高，其次是心肌和脑，肝脏、胰腺和红细胞中的CK含量极少。CK水平受性别、年龄、种族、生理状态的影响。男性肌肉容量大，CK活性高于女性，运动后可导致CK明显增高，且运动越剧烈、时间越长，CK升高越明显。

1.参考值 男性50～310U/L，女性40～200U/L。

2.临床意义

（1）CK增高

1）急性心肌梗死（AMI）：在AMI发病2～8小时期间CK水平即明显增高，其峰值在10～36小时，72小时渐恢复正常。如果在AMI病程中CK再次升高，提示再次发生心肌梗死。因此，CK为早期诊断AMI的灵敏指标之一。发病8小时内CK不增高，不可轻易排除AMI，应继续动态观察；发病24小时的CK检测价值最大，此时的CK应达峰值，如果CK低于参考值的上限，可排除AMI。

2）心肌炎和肌肉疾病：心肌炎时CK明显升高。各种肌肉疾病，如多发性肌炎、横纹肌溶解症、进行性肌营养不良等CK明显增高。

3）溶栓治疗：AMI溶栓治疗后出现再灌注可导致CK活性增高。如果溶栓后4小时内CK即达峰值，提示冠状动脉的再通能力达40%～60%。

4）手术：心脏手术或非心脏手术均可导致CK增高，其增高的程度与肌肉损伤的程度、手术范围、手术时间有密切关系。

（2）CK减低：长期卧床、甲状腺功能亢进症、激素治疗等CK均减低。

（五）乳酸脱氢酶测定

乳酸脱氢酶（LD）是一种糖酵解酶，广泛存在于机体的各种组织中，其中以心肌、骨骼肌含量最丰富，其次为肾脏、肝脏、脾脏和胰腺，红细胞中LD含量也极为丰富。由于LD在于人体各组织中广泛存在，所以LD对诊断具有较高的灵敏度，但特异性较差。

1.参考值　120～250U/L。

2.临床意义　临床上测定LD及其同工酶常用于诊断和鉴别诊断心、肝和骨骼肌的疾病。

（1）心脏疾病：AMI时LD活性较CK增高晚（8～18小时开始增高），24～72小时达到峰值，持续6～10天。病程中LD持续增高或再次增高，提示梗死面积扩大或再次出现梗死。

（2）肝脏疾病：急性病毒性肝炎、肝硬化、胆汁淤积性黄疸，肝淤血、慢性活动性肝炎等显著增高。

（3）恶性肿瘤：恶性淋巴瘤、肺癌、结肠癌、乳腺癌、胃癌、宫颈癌等LD均明显增高。

（4）其他：血清及胸腹水中LD含量常用来鉴别为漏出液抑或渗出液，若胸水LD/血清LD＞0.6、腹水LD/血清LD＞0.4为渗出液，反之为漏出液。

（六）γ谷氨酰转移酶测定

γ谷氨酰转移酶测定（GGT）是催化谷胱甘肽上γ谷氨酰转移酶测定的酶。在肝脏、胰腺和肾脏中含量丰富，血清中GGT主要来自肝胆系统，于肝细胞的毛细胆管一侧和整个胆管系统分布广泛，当肝内合成亢进或胆汁排出受阻时，血清中GGT测定增高。

1.参考值　男性：11～50U/L；女性：7～32U/L。

2.临床意义

（1）胆道梗阻性疾病：原发性胆汁性肝硬化、硬化性胆管炎等所致的慢性胆汁淤积，肝癌时由于肝内阻塞，诱使肝细胞产生多量GGT，同时癌细胞也合成GGT，均可使GGT明显升高，可达参考值上限的10倍以上。

（2）急、慢性病毒性肝炎、肝硬化：急性肝炎时，GGT呈中等度升高；若GGT持续升高，提示病变活动或病情恶化。

（3）急、慢性酒精性肝炎，药物性肝炎：GGT可升高，ALT和AST仅轻度增高，甚至正常；显著性升高是酒精性肝病的重要特征，酗酒者当其戒酒后GGT可随之下降。

（4）其他：脂肪肝、胰腺炎、胰腺肿瘤、前列腺肿瘤等GGT亦可轻度增高。

（七）胆碱酯酶检测

胆碱酯酶（ChE）分为乙酰胆碱酯酶（AChE）和假性胆碱脂酸（PChE）。AChE主要存在于红细胞、肺脏、脑组织、交感神经节中，其主要作用是水解乙酰胆碱；PChE是一种糖蛋白，由肝脏粗面内质网合成，主要存在于血清或血浆中。检测血清ChE主要用于诊断肝脏疾病和有机磷中毒等。

1.参考值　PChE：30 000～80 000U/L。AChE：80 000～120 000U/L。

2.临床意义

（1）ChE增高：主要见于肾脏疾病、肥胖、脂肪肝、甲状腺功能亢进症等，也可见于精神分裂症、溶血性贫血、巨幼细胞贫血等。

（2）ChE减低：见于有机磷中毒，含有机磷的杀虫剂能抑制ChE活性，使之减低，临床以PChE活性作为有机磷中毒的诊断和监测指标。

（八）单胺氧化酶测定

单胺氧化酶（MAO）主要分布在肝、肾、胰、心脏等器官，肝中MAO来源于线粒体。血清MAO活性与体内结缔组织增生呈正相关，因此临床上常测定MAO活性来观察肝脏纤维化程度。

1.参考值　0～3U/L。

2.临床意义

（1）肝脏病变：重症肝硬化及晚期患者MAO活性增高，对早期肝硬化灵敏性不高。MAO增高时，表明有肝细胞坏死和纤维化形成。

（2）肝外疾病：慢性充血性心力衰竭、糖尿病、甲状腺功能亢进症、硬皮病等，此时MAO也可升高。

第九节　临床免疫学检查

一、免疫球蛋白检测

免疫球蛋白因功能和理化性质不同分为IgG、IgA、IgM、IgD和IgE五大类。

（一）免疫球蛋白G

免疫球蛋白G（IgG）为人体含量最多也是最主要的免疫球蛋白，占总免疫球蛋白的70%～80%，属再次免疫应答抗体。它对细菌、病毒和寄生虫等都有抗体活性，也是唯一能够通过胎盘的免疫球蛋白。

1.参考值　IgG：7.0～16.6g/L。

2.临床意义

（1）IgG增高：见于各种慢性感染、慢性肝病、淋巴瘤以及自身免疫性疾病如系统性红斑狼疮、类风湿关节炎等；单纯性IgG增高主要见于免疫增殖性疾病，如IgG型分泌型多发性骨髓瘤等。

（2）IgG降低：见于各种先天性和获得性体液免疫缺陷病、联合免疫缺陷病、重链病、轻链病、肾病综合征、病毒感染及服用免疫抑制剂的患者。

（二）免疫球蛋白A

免疫球蛋白A（IgA）分为血清型IgA与分泌型IgA（SIgA）2种，血清型IgA占血清总免疫球蛋白的10%～15%，SIgA主要存在于分泌液中。SIgA浓度变化与呼吸道、消化道、泌尿生殖道这些部位的局部感染、炎症或肿瘤等病变密切相关。

1.参考值　成人血清IgA为0.7～3.5g/L；SIgA唾液平均为0.3g/L，泪液为30～80g/L，初乳平均为5.06g/L，粪便平均为1.3g/L。

2.临床意义

（1）IgA增高：见于IgA型多发性骨髓瘤、系统性红斑狼疮、类风湿关节炎、肝硬化和肾脏疾病等；在中毒性肝损伤时，IgA浓度与炎症程度相关。

（2）IgA降低：见于反复呼吸道感染、非IgA型多发性骨髓瘤、重链病、轻链病、自身免疫性疾病和代谢性疾病（如甲状腺功能亢进、肌营养不良）、原发性和继发性免疫缺陷病等。

（三）免疫球蛋白M

免疫球蛋白M（IgM）是初次免疫应答反应中的免疫球蛋白，是分子质量最大的免疫球蛋白，也是最早出现的抗体，约占血清总免疫球蛋白的5%～10%。

1.参考值　IgM：0.5～2.6g/L。

2.临床意义

（1）IgM增高：由于IgM是初次免疫应答中的免疫球蛋白，因此单纯IgM增加通常提示为病原体引起的原发性感染，可见于初期病毒性肝炎、肝硬化、类风湿关节炎、SLE等。宫内感染可能引起IgM浓度急剧升高，若脐血中IgM＞0.2g/L时，提示有宫内感染。

（2）IgM降低：见于IgG型重链病、IgA型MM、先天性免疫缺陷症、免疫抑制疗法后、淋巴系统肿瘤、肾病综合征及代谢性疾病等。

（四）免疫球蛋白E

免疫球蛋白E（IgE）为血清中最少的一种免疫球蛋白，约占血清总免疫球蛋白的0.002%；婴儿脐血IgE水平很低，出生后随年龄增长而逐渐升高，12岁时达到成人水平。IgE是介导Ⅰ型变态反应的抗体，与变态反应、寄生虫感染及皮肤过敏等有关，因此检测血清总IgE和特异性IgE对Ⅰ型变态反应的诊断和过敏源的确定有重要价值。

1.参考值　IgE：0.1~0.9mg/L。

2.临床意义

（1）IgE增高：见于IgE型多发性骨髓瘤、肝脏疾病、类风湿关节炎、特异性皮炎、过敏性哮喘、过敏性鼻炎、荨麻疹、寄生虫感染、疱疹样皮炎等疾病。

（2）IgE降低：见于恶性肿瘤、长期使用免疫抑制剂、丙种球蛋白缺乏症等疾病。

（五）M蛋白

M蛋白或称单克隆免疫球蛋白，是一种单克隆B细胞增殖产生的具有相同结构和电泳迁移率的免疫球蛋白分子及其分子片段。

1.参考值　阴性（蛋白电泳法、免疫比浊法或免疫电泳法）。

2.临床意义　检测到M蛋白，提示单克隆免疫球蛋白增殖病。见于多发性骨髓瘤、巨球蛋白血症、重链病、轻链病、半分子病、恶性淋巴瘤、良性M蛋白血症等疾病。

二、细胞免疫检测

人体的淋巴细胞分为T细胞、B细胞和NK细胞等细胞群，它们又分别有若干亚群，各有其特异的表面标志和判断细胞免疫功能。临床上的免疫疾病会出现不同淋巴细胞数量和功能的改变，所以检测这些淋巴细胞可以反映细胞免疫功能。

（一）T细胞亚群的检测

T细胞是由一群功能不同的异质性淋巴细胞组成的，由于它在胸腺内分化成熟故称为T细胞。T细胞发育的不同阶段以及成熟T细胞在静止期和活动期，其细胞膜表面分子表达的种类和数量均不相同。这些分子在T细胞表面相当稳定，可视为T细胞的表面标志，可以用以分离、鉴定不同功能的T细胞。这些分子的单克隆抗体对临床相关疾病的诊断和治疗也具有重要应用价值。

1.T细胞花结形成试验　T细胞表面有特异性绵羊红细胞（E）受体和T细胞抗原识别受体（TCR），其中E受体曾广泛被用作鉴定和计数T细胞的标志。T细胞表面的E受体，可与绵羊红细胞结合形成花结样细胞，称为红细胞玫瑰花结形成试验或E玫瑰花结形成试验（ERFT）。每个淋巴细胞黏附3个或3个以上绵羊红细胞者为花结形成细胞，显微镜下计数花结形成细胞占淋巴细胞的比例。

（1）参考值：ERFT：64.4%±6.7%。

（2）临床意义

1）降低：见于免疫缺陷性疾病，如恶性肿瘤、免疫性疾病、某些病毒感染、大面积烧伤、多发性神经炎、淋巴增殖性疾病。

2）升高：见于甲状腺功能亢进症、甲状腺炎、重症肌无力、慢性活动性肝炎、SLE活动期及器官移植排斥反应等。

2.T细胞转化试验　体外培养时，T细胞被植物血凝素（PHA）或刀豆蛋白A（ConA）刺激，增加蛋白质、RNA和DNA的合成，从而转化为母细胞，部分细胞发生有丝分裂。用显微镜计数淋巴细胞及转化的母细胞数，求出转化的百分率；也可以用于^{3}H–TdR掺入法及液体闪烁仪测定淋巴细胞的脉冲数／分（cpm）值，从而反映T细胞的免疫功能。

（1）参考值

1）形态学法：转化率为60.1%±7.6%。

2）^{3}H–TdR掺入法：刺激指数（SI）＜2。

（2）临床意义：同T细胞花结形成试验。本实验主要用于体外检测T细胞的生物学活性，反映机体的细胞免疫水平，也可以评估疾病的疗效和预后。

3.T细胞分化抗原测定　T细胞膜表面有多种特异性抗原，统称为白细胞分化抗原（CD）。在荧光显微镜下或流式细胞仪中计数CD阳性细胞的百分率。

（1）参考值

1）免疫荧光法（IFA）：CD3$^+$：63.1%±10.8%；CD3$^+$CD4$^+$（Th）：42.8%±9.5%；CD3$^+$CD8$^+$（Ts）：19.6%±5.9%；CD4$^+$/CD8$^+$（Th/Ts）：2.2±0.7。

2）流式细胞术：CD3$^+$：61%～85%；CD3$^+$CD4$^+$（Th）：28%～58%；CD3$^+$CD8$^+$（Ts）：19%～48%；CD4$^+$/CD8$^+$（Th/Ts）：0.9～2.0。

（2）临床意义

1）CD3$^+$降低：见于自身免疫病，如系统性红斑狼疮、类风湿关节炎等。

2）CD3$^+$／CD4$^+$降低：见于恶性肿瘤、遗传性免疫缺陷症、艾滋病、应用免疫抑制剂者。

3）CD3$^+$／CD8$^+$减低：见于自身免疫病或变态反应性疾病。

4）CD4$^+$／CD8$^+$增高：自身免疫病、病毒性感染、变态反应等。监测器官移植排斥反应时CD4$^+$／CD8$^+$增高预示可能发生排斥反应。

5）CD4$^+$／CD8$^+$减低：见于艾滋病（常＜0.5），恶性肿瘤进行期和复发时。

6）CD3$^+$、CD4$^+$、CD8$^+$较高且有CD1$^+$、CD2$^+$、CD5$^+$、CD7$^+$增高，则可能为T细胞型急性淋巴细胞白血病。

（二）B细胞分化抗原检测

应用CD19、CD20和CD22等单克隆抗体，分别与B细胞表面抗原结合，求出CD19、CD20、CD22等细胞阳性百分率和B细胞数。

1.参考值　CD19：11.74%±3.37%（流式细胞术）。

2.临床意义

（1）升高：见于急性淋巴细胞白血病B细胞型、慢性淋巴细胞白血病和Burkitt淋巴瘤等。

（2）降低：见于无丙种球蛋白血症、化疗或免疫抑制剂治疗后。

（三）自然杀伤细胞免疫检测

1.自然杀伤细胞活性测定　　采用检测NK细胞活性来研究不同疾病状态下NK细胞的杀伤功能。

（1）参考值：13.8%±5.9%（流式细胞术）。

（2）临床意义：NK细胞活性可作为判断机体抗肿瘤和抗病毒感染的指标之一。在血液系统肿瘤、免疫缺陷病、艾滋病和某些病毒感染患者，NK细胞活性减低；宿主抗移植物反应者，NK细胞活性升高。

2.抗体依赖性细胞介导的细胞毒测定　　抗体依赖性细胞介导的细胞毒（ADCC）特异性由抗体决定。这类细胞表面有抗体Fc受体，当与相应的抗体结合后，抗体被激活，ADCC细胞与抗体的Fc受体结合，引起靶细胞的杀伤与破坏。

（1）参考值：^{51}Cr释放法：^{51}Cr释放率<10%为阴性，10%～20%为可疑阳性，≥20%为阳性；溶血空斑法<5.6%为阴性。

（2）临床意义

1）增高：见于自身免疫病，如自身免疫性溶血性贫血、自身免疫性血小板减少症、免疫性粒细胞缺乏症、甲状腺功能亢进、移植排斥反应等。

2）降低：见于恶性肿瘤、免疫缺陷病、慢性肝炎、肾功能衰竭等。

（四）细胞因子检测

细胞因子（CK）是一类由免疫细胞和相关细胞（成纤维细胞、内皮细胞等）产生的调节细胞功能的高活性、多功能、低分子蛋白质。常见的细胞因子有白细胞介素（IL-2、IL-4、IL-6、IL-8）、肿瘤坏死因子、干扰素、集落刺激因子、红细胞生成素等，细胞因子检测是判断机体免疫功能的一个重要指标，但是由于细胞因子在体内的含量甚微，给细胞因子的检测带来困难。

1.IL-2活性及其受体测定　　白介素-2（IL-2）是白细胞介素中的一种。主要由活化T细胞产生，是具有多向性作用的细胞因子。它对机体的免疫应答和抗病毒感染等有重要作用。

（1）参考值：IL-2：^{3}HTdR掺入法为5～15kU/L。

（2）临床意义

1）IL-2：随年龄的增长，有降低趋势。①增高：见于自身免疫病、多发性骨髓瘤、再生障碍性贫血、排斥反应等。②降低：见于艾滋病、联合免疫缺陷病、恶性肿瘤、1型糖尿病，某些病毒感染等。

2）IL-2R：对急性排斥反应和免疫性疾病有诊断意义，可用作病情观察和药效监测。

2.肿瘤坏死因子测定　　肿瘤坏死因子（TNF）分为TNFα和TNFβ2型。两型的结构不同，但生物活性相似，都有引起肿瘤组织出血、坏死和杀伤作用，都可引起抗感染的炎症反应效应，以及对免疫细胞的调节、诱生作用。

（1）参考值：（4.3±2.8）μg/L（ELISA法）。

（2）临床意义：TNF有抗肿瘤作用，杀伤和破坏肿瘤细胞；有抗感染效应，抑制病毒复制和杀伤病毒感染细胞；有炎症介质作用，能阻止内毒素休克、DIC的发生；对某些感染性疾病（如脑膜炎球菌感染）的病情有监测价值。

3.干扰素测定　干扰素（IFN）是宿主细胞受病毒感染后产生的一种非特异性防御因子，具有抗病毒、抗肿瘤、免疫调节、控制细胞增殖的作用。

（1）参考值：1~4kU/L（ELISA法）。

（2）临床意义

1）增高：见于系统性红斑狼疮、恶性肿瘤早期、非活动性类风湿关节炎、急性病毒感染、再生障碍性贫血等。

2）减低：见于活动性类风湿关节炎、哮喘、乙型病毒性肝炎携带者及患者等。

（五）血清补体检测

补体（C）是存在于人和脊椎动物血清及组织液中的一组具有酶样活性、不耐热的糖蛋白，是抗体发挥溶细胞作用的必要补充条件。补体系统由补体及其调节因子和相关膜蛋白、补体受体组成。补体系统广泛参与机体的抗感染及免疫调节，是体内重要的免疫效应系统和放大系统。补体的激活主要有经典途径和旁路途径。

1.总补体溶血活性检测　总补体溶血活性（CH50）试验测定补体经典途径总补体溶血活性。补体最主要的活性是溶细胞作用，溶血程度与补体量呈正相关，一般以50%溶血作为检测终点（CH50）。

（1）参考值：试管法：50~100kU/L。

（2）临床意义：主要反映补体经典途径（C1~C9）的综合水平。

1）CH50增高：见于急性炎症、组织损伤和某些恶性肿瘤。

2）CH50减低：见于各种免疫复合物性疾病（如肾小球肾炎）、自身免疫病活动期（如系统性红斑狼疮、类风湿关节炎、强直性脊柱炎）、感染性心内膜炎、病毒性肝炎、慢性肝病、肝硬化和遗传性补体成分缺乏症等。

2.补体C1q　补体C1q（C1q）是构成补体C1的重要组分。目前C1q为常规检测项目。

（1）参考值：0.18~0.19g/L（ELISA法）；0.025~0.05g/L（免疫比浊法）。

（2）临床意义

1）C1q增高：见于骨髓炎、类风湿关节炎、痛风、过敏性紫癜等。

2）C1q降低：见于系统性红斑狼疮、混合型结缔组织病、肾病综合征、肾小球肾炎、重症联合免疫缺陷等。

3.补体C3　补体C3（C3）是一种由肝脏合成的β_2球蛋白，由α和β两条多肽链组成。C3在补体系统中含量最多，是经典途径和旁路途径的关键物质。它也是一种急性时相反应蛋白。

（1）参考值：成人C3：0.8~1.5g/L。

（2）临床意义

1）生理性变化：胎儿出生后随着年龄的增长，其血清C3水平逐渐增加，到12岁左右达成人水平。

2）病理性变化：①增高：常见于一些急性时相反应，如急性炎症、肿瘤、传染病早期、急性组织损伤、排异反应。②减低：见于系统性红斑狼疮和类风湿性关节炎活动期、肾小球肾炎、慢性活动性肝炎、慢性肝病、肝硬化、先天性补体缺乏等。

4.补体C4　补体C4是一种多功能β_1球蛋白。在补体经典途径活化中，C4被C1s水解为C4a、C4b，它们在补体活化、防止免疫复合沉着、促进吞噬和中和病毒等方面发挥作用。

（1）参考值：成人C4：0.20～0.60g/L。

（2）临床意义

1）生理性变化：胎儿出生后随着年龄的增长，其血清C4水平逐渐增加，到12岁左右达成人水平。

2）病理性变化：①增高：见于各种传染病、急性炎症（如急性风湿热、结节性动脉周围炎、皮肌炎、关节炎）和组织损伤等。②降低：见于自身免疫性肝炎、狼疮性肾炎、系统性红斑狼疮、多发性硬化症、类风湿关节炎、1型糖尿病、IgA性肾病、胰腺癌、遗传性IgA缺乏症。

5.补体旁路B因子　补体旁路B因子（BF）是一种不耐热的β球蛋白，50℃、30分钟即可失活。B因子是补体旁路活化途径中的一个重要成分，又称C3激活剂前体。

（1）参考值：0.10～0.40g/L（单向免疫扩散法）。

（2）临床意义

1）增高：见于某些自身免疫病、肾病综合征、慢性肾炎、恶性肿瘤。

2）减低：见于肝病、急性肾小球肾炎、自身免疫性溶血性贫血。

三、自身抗体检测

机体的免疫系统在自身免疫耐受时对自身组织或成分产生的免疫应答称为自身免疫反应。由于自身免疫反应而产生的疾病称为自身免疫病。自身抗体的检测是诊断自身免疫病的重要依据。

（一）类风湿因子检测

类风湿因子（RF）是变性IgG刺激机体产生的一种自身抗体，主要存在于类风湿关节炎患者的血清和关节液内。主要为IgM型，也有IgG、IgA、IgD和IgE型。

1.参考值　<20U／mL（乳胶凝集法、浊度分析法）。

2.临床意义　类风湿性疾病时，RF的阳性率可高达70%～90%，类风湿关节炎的阳性率为60%～70%。本试验的特异性不高，其他自身免疫病，如多发性肌炎、硬皮病、干燥综合征、系统性红斑狼疮、自身免疫性溶血、慢性活动性肝炎等也可见RF阳性。

（二）抗核抗体检测

1.抗核抗体测定　抗核抗体（ANA）是指针对真核细胞核成分的自身抗体的总称。ANA的类型主要是IgG，也有IgM和IgA。

检测方法为间接免疫荧光法（IIF）。以Hep-2细胞和鼠肝作抗原，固定于载玻片上，与受检者血清反应。血清中抗体与抗原结合，再加入FITC标记的抗人免疫球蛋白，在荧光显微镜下可观察到ANA的荧光强度和荧光核型。临床意义如下。

（1）均质型：与抗dsDNA、抗组蛋白和抗不溶性DNP有关。高滴度均质型主要见于SLE患者，低滴度均质型可见于类风湿关节炎、慢性肝脏疾病等。

（2）核膜型：主要有抗核孔复合物和抗dsDNA两种抗体。高滴度核膜型几乎仅见于系统性红斑狼疮（SLE）。

（3）斑点型：与抗U1RNP、抗Sm、抗SSA、抗SSB等抗体有关。高滴度斑点型常见于混合型结缔组织病（MTCD），同时也见于系统性红斑狼疮、硬皮病等自身免疫病。

（4）核仁型：与针对核糖体、U3RNP、RNA聚合酶的抗体、抗Scl-70抗体、PM-Scl抗体、抗原纤维蛋白抗体有关。高滴度核仁型常见于硬皮病。

2.可提取性核抗原抗体谱测定　可提取的核抗原（ENA）由多种相对分子质量不同的多肽构成，主要包括Sm、核糖体、Scl-70、Jo-1、SSB、SSA和RNP等。

利用免疫印迹试验可以对这些抗原的自身（抗ENA）抗体进行检测，用来反映某些自身免疫病的状况。临床意义如下。

（1）抗Sm抗体：抗Sm抗体仅发现于SLE患者中，是SLE的血清标志抗体，已列入SLE的诊断标准。

（2）抗核RNP抗体：抗核　RNP（nRNP）抗体是诊断MCTD的重要血清学依据，列入MCTD的诊断标准。

（3）抗SSA抗体和抗SSB抗体：抗SSA抗体和抗SSB抗体是干燥综合征（SS）患者最常见的自身抗体。其阳性检出率分别是70%～80%和40%，这2个抗体的同时检测可提高对SS的诊断率。

（4）抗Jo-1抗体：该抗体最常见于多发性肌炎（PM），故又称为PM-1抗体。

（5）抗Scl-70抗体：抗Scl-70抗体几乎仅在进行性系统性硬皮病（PSS）患者中检出，故该抗体是PSS的特征抗体。在其他自身免疫病患者中极少有阳性检出，正常人均为阴性。

3.抗DNA抗体测定　抗DNA抗体分为抗双链DNA（dsDNA）抗体、抗单链DNA（ssDNA）抗体和抗ZDNA抗体。抗dsDNA抗体的靶抗原是细胞核中DNA的双螺旋结构，它的检测有重要的临床价值。检测抗dsDNA抗体最特异和最敏感的方法是用马疫锥虫或绿蝇短膜虫作为抗原基质进行间接免疫荧光测定。

（1）结果判定：短膜虫动基体均质性着色，核质呈弱均质性着色为阳性。

（2）临床意义

1）抗dsDNA抗体阳性：见于活动期SLE，阳性率70%～90%。本试验特异性较高，但敏感性较低。

2）抗ssDNA抗体阳性：见于SLE（阳性率70%～95%），尤其是合并有狼疮性肾炎。

4.抗胞质抗体测定　抗线粒体抗体（AMA）是一种针对细胞质中线粒体内膜和外膜蛋白质成分的自身抗体，无器官和种属特异性，该抗体主要是IgG。常用大白鼠胃或肾髓质和Hep-2细胞作抗原基质进行免疫荧光法测定。AMA已发现9种亚型（M1～M9）。

（1）结果判定：Hep-2细胞胞质内泥沙样颗粒型着染。肾近曲、远曲小管细胞的特点是颗粒聚集成团。M3、M6在近曲小管荧光强。肝细胞胞质内均匀着染，胃壁细胞质着染。

（2）临床意义：许多肝脏疾病时可检出AMA。其阳性率在原发性胆汁性肝硬化（PBC）无症状者为90.5%，有症状患者为92.5%；慢性活动性肝炎可高达90%以上。但是，胆总管阻塞和肝外胆管阻塞为阴性。AMA可作为原发性胆汁性肝硬化和肝外胆道阻塞性肝硬化症的鉴别诊断。

5.抗肌动蛋白抗体检测　该抗体有几种不同的抗原包括肌动蛋白、非肌球蛋白的重链、原肌球蛋白。当肌动蛋白抗体单独存在时，有时可在胞质中观察到大量束状纤维结构，有时延伸到细胞核。

（1）结果判定：Hep-2细胞胞质内有密集纤维状着染，但不形成网状。胃、平滑肌高度着染。肾小球基质细胞着染，肾小管上皮细胞基底部及肾小管的刷状缘着染。肝多角型着染，抗原肌球蛋白或抗α肌动蛋白抗体，肝细胞胞质内的纤维成片状着染。

（2）临床意义：抗肌动蛋白抗体见于各种慢性肝脏疾病、肝硬化、原发性胆汁性肝硬化、I型自身免疫性肝炎，也见于重症肌无力、克罗恩病、长期血液透析。I型自身免疫性肝炎60%～90%有IgG型抗肌动球蛋白抗体，且效价高。

（三）抗组织细胞抗体检测

1.抗肾小球基底膜抗体测定　肾小球基底膜有内、外透明层及中间致密层构成的网状结构，它是由Ⅴ型胶原、层粘连蛋白、蛋白多糖组成。肺泡基底膜与肾小球基底膜化学成分相似，且两者具有交叉抗原性。

（1）结果判定：抗肾小球基底膜抗体阳性时，有3种变光图形：在所有背小球基底膜处显示非常尖锐、线状或花瓣状着染；颗粒状着染；斑点状着染。

（2）临床意义：基底膜抗体是抗基底膜抗体型肾小球肾炎特异性抗体。

2.抗甲状腺抗体测定　甲状腺功能亢进、慢性甲状腺炎、甲状腺功能低下具有自身免疫病的特征，常可测出甲状腺抗体。抗甲状腺球蛋白抗体和抗甲状腺微粒体抗体在临床实验中应用最广，诊断价值也较大。

（1）抗甲状腺球蛋白抗体：甲状腺球蛋白（TG）是由甲状腺滤泡细胞合成的一种糖蛋白，抗甲状腺球蛋白主要是IgG。

1）结果判定：人或灵长类动物的甲状腺冷冻切片甲状腺腺泡内呈细小波浪状着染。

2）临床意义：90%～95%桥本甲状腺炎、52%～58%甲状腺功能亢进和35%甲状腺癌的患者可出现抗TG阳性。重症肌无力、肝脏病、风湿性血管病、糖尿病也可出现阳性。

（2）抗甲状腺微粒体抗体：抗甲状腺微粒体抗体（抗TM）是针对甲状腺微粒体的一种抗体。

1）结果判定：人或灵长类动物的甲状腺冷冻切片甲状腺腺泡上皮细胞胞质斑点状着染，核阴性。

2）临床意义：抗TM阳性检出率：桥本甲状腺炎为50%～100%；甲状腺功能减低症为88.9%。抗TG与抗TM同时检测，可以提高检出的阳性率。

（四）其他抗体检测

1.抗中性粒细胞胞质抗体测定　抗中性粒细胞胞质抗体（ANCA）是血管炎患者的自身抗体，是诊断血管炎的一种特异性指标。采用间接免疫荧光法检测，ANCA主要有2型：胞质型（cANCA）和核周型（pANCA）。

（1）结果判定

1）cANCA：中性粒细胞胞质内有荧光颗粒，细胞核阴性。

2）pANCA：中性粒细胞核周出现荧光着染，细胞核阴性。

（2）临床意义：cANCA主要见于韦格纳肉芽肿（WG）。其他cANCA阳性的疾病还有坏死性血管炎、微小多动脉炎、结节性多发性动脉炎等。

pANCA主要与多发性微动脉炎相关，快速进行性血管炎性肾炎、多动脉炎、自身免疫性肝炎中pANCA的阳性率达70%～80%。

2.抗心磷脂抗体测定　抗心磷脂抗体（ACA）是一组针对各种带负电荷磷脂的自身抗体。抗磷脂抗体与内皮细胞或血小板膜上的磷脂结合，破坏细胞的功能，造成血液的高凝状态；与红细胞结合，在补体的参与下，造成溶血性贫血。ACA是抗磷脂抗体中的一种，特异性较强，能干扰磷脂依赖的凝血过程，与各种疾病关系的研究较多。与自身免疫病和抗磷脂综合征（APS）的关系较为密切。

（1）参考值：阴性（ELISA），P／N≥2.1为阳性。

（2）临床意义：ACA在SLE患者中阳性检出率高，达70%～80%，SLE患者中枢神经系统血栓形成与阳性ACA显著相关。约70%未经治疗的ACA阳性患者可发生自发性流产和宫内死胎，尤其是IgM型ACA可作为自发性流产的前瞻性指标。

3.抗乙酰胆碱受体抗体测定　抗乙酰胆碱受体抗体（AchRA）测定是针对运动肌细胞上乙酰胆碱受体的一种自身抗体。它可结合到运动肌细胞的乙酰胆碱受体上，破坏运动板，使神经-肌肉间的信号传递发生障碍，致运动无力。临床意义如下。

（1）AchRA对诊断重症肌无力有意义，敏感性和特异性高，大约90%的患者阳性，其他眼肌障碍患者全部阴性。

（2）可作为重症肌无力疗效观察的指标。

4.抗CCP抗体测定　抗环瓜氨酸肽抗体（anti-CCP）针对的主要的抗原表位是丝集蛋白中瓜氨酸。采用合成的环瓜氨酸肽作为抗原基质进行检测，因此称其为抗环瓜氨酸肽抗体。

（1）参考值：阴性。

（2）临床意义：抗CCP抗体对RA诊断敏感性为50%～78%，特异性为96%，RA患者发病前10年即可检测出抗CCP抗体，该抗体有助于RA的早期诊断。临床通常将抗CCP抗体和RF联合检测来诊断RA，但抗CCP抗体可独立于RF出现。有研究显示20%～57%RF阴性的RA患者存在抗CCP抗体。

四、肿瘤标志物检测

肿瘤标志物是肿瘤细胞在癌变过程中由于癌基因的表达而生成的抗原和其他生物活性物质。可在肿瘤患者的血液或者体液中检出，根据其浓度可对肿瘤的存在、发病过程和预后做出诊断。

临床常用的肿瘤标志物有甲胎蛋白、癌胚抗原、前列腺特异性抗原、癌抗原19-9、癌抗原15-3、癌抗原125等。

（一）甲胎蛋白

甲胎蛋白（AFP）是胎儿早期由肝脏和卵黄囊合成的一种血清糖蛋白，出生后不久即转为阴性或含量极微。当肝细胞或生殖腺胚胎组织发生恶变时，有关基因重新被激活致使原已丧失合成甲胎蛋白能力的细胞又重新开始合成，因此，检测血清AFP浓度对原发性肝癌、滋养细胞恶性肿瘤有重要的临床诊断价值。

1.参考范围　定性：阴性；定量：<25μg/L。

2.临床意义　AFP升高主要见于以下几种情况。

（1）原发性肝细胞癌：AFP明显增高，阳性率达67.8%～74.4%，当AFP定性阳性或AFP>500μg/L，并持续1个月时原发性肝细胞癌的可能性最大，但也有约10%的原发性肝细胞癌患者AFP不升高。

（2）病毒性肝炎、肝硬化：AFP可不同程度升高，通常<300μg/L，若持续升高则警惕有癌变的可能。

（3）生殖腺胚胎瘤，如睾丸癌、卵巢癌、畸胎瘤等，胃癌或胰腺癌等，AFP浓度也可升高。

（4）妇女妊娠3～4个月后，AFP开始上升，7～8个月达高峰，但不超过400μg/L，分娩后3周左右开始下降，恢复正常。胎儿神经管畸形、双胎、先兆流产等也会导致孕妇血液和羊水中AFP升高。

（二）癌胚抗原

癌胚抗原（CEA）主要存在于胎儿的胃肠管、胰腺和肝脏内，含量很低，在恶性肿瘤的患者血清中CEA含量可增高。它是一种广谱肿瘤标志物，可在多种肿瘤中表达，特异性低，临床上主要用于辅助恶性肿瘤的诊断、病情监测、判断预后等。

1.参考范围　＜5μg/L。

2.临床意义

（1）CEA增高常见于消化道肿瘤，如结肠癌、直肠癌、胃癌、胰腺癌等，也可作为肺癌、乳腺癌的辅助诊断指标。当恶性肿瘤病情恶化时CEA也可增高。

（2）结肠炎、胰腺炎、肺气肿、支气管哮喘及肝脏疾病等也可见CEA增高。

（3）可用于恶性肿瘤的动态观察，一般病情好转时CEA下降，反之则升高。

（三）血清癌抗原 153

血清癌抗原153（CA153）对乳腺癌的诊断和术后监测有一定的价值。

1.参考范围　＜25 000U/L。

2.临床意义

（1）CA153增高常见于乳腺癌，30%～50%的乳腺癌患者可见CA153增高，但在乳腺癌早期阳性率只有20%～30%，故不能用于早期诊断和筛查，主要用于治疗检测和预后判断。

（2）CA153增高还见于子宫肿瘤、转移性卵巢癌、肺癌、结肠癌、胰腺癌、原发性肝癌等。

（四）血清癌抗原 125

血清癌抗原125（CA125）存在于上皮性卵巢癌组织及患者血清，是卵巢癌的相关抗原，用于辅助诊断恶性浆液性卵巢癌、上皮性卵巢癌。

1.参考范围　＜35 000U/L。

2.临床意义

（1）CA125增高见于卵巢癌，早期诊断和复发诊断的敏感性可达50%～90%，因此CA125对卵巢癌的诊断有较大的临床价值，也是疗效观察和判断复发的较灵敏的指标。

（2）CA125可用于盆腔肿瘤的鉴别，特别适用于绝经后妇女。

（3）CA125增高还见于其他恶性肿瘤如乳腺癌、胰腺癌、胃癌、肺癌、结肠癌、直肠癌等。此外，子宫内膜异位症、盆腔炎、胰腺炎、肝硬化等也可使CA125增高。

（五）血清癌抗原 19-9

癌抗原19-9（CA19-9）是与胰腺癌、胆囊癌、结肠癌和胃癌相关的肿瘤标志物，检测血清CA19-9可作为胰腺癌和消化道癌的辅助诊断，特别目前CA19-9是胰腺癌的首选肿瘤标志物。

1.参考范围　＜37 000U/L。

2.临床意义　CA19-9增高常见于消化道恶性肿瘤，如胰腺癌、胆囊癌、胃癌、结肠癌、肝癌等，也可见于急性胰腺炎、肝硬化、肝炎、胆囊炎等疾病。

（六）癌抗原 724 测定

癌抗原724（CA724）是一种肿瘤相关糖蛋白，是胃肠道和卵巢肿瘤的标志物。

1.参考值　＜6.7μg/L（CLIA、RIA、ELISA）。

2.临床意义

（1）增高：主要见于卵巢癌、大肠癌、胃癌、乳腺癌、胰腺癌等。

（2）CA724与CA125联合检测，可提高卵巢癌的检出率。

（3）CA724与CEA联合检测，可以提高胃癌诊断的敏感性和特异性。

（七）血清前列腺特异抗原测定

前列腺特异性抗原（PSA）是由前列腺上皮细胞分泌的蛋白酶，正常人血清中含量极少。前列腺癌时PSA水平明显增高，临床上常用于前列腺癌的辅助诊断。血清总PSA（t-PSA）中有80%以结合形式存在，20%以游离形式存在，称游离PSA（f-PSA）。t-PSA及f-PSA升高，而f-PSA／t-PSA比值降低，提示前列腺癌。

1.参考范围　＜4.0μg/L。

2.临床意义　血清PSA增高见于前列腺癌，手术后PSA浓度可降至正常，若术后PSA浓度不降或降低后再次增高，提示肿瘤转移或复发。也可见于其他疾病，如前列腺肥大、前列腺炎等。

（八）细胞角蛋白19片段

细胞角蛋白19片段（CYFRA 21-1）是角蛋白CK19的可溶性片段，因细胞角蛋白19的可溶性片段能与两株单克隆抗体KS19.1和BM19.21特异性结合，故称为CYFRA21-1。CYFRA 21-1不是器官特异性的蛋白质，其主要分布于富含上皮细胞的组织或器官，如肺、乳腺、膀胱、肠道、子宫等，当这些组织发生恶变时，血液中的CYFRA21-1水平可见升高。目前CYFRA 21-1主要用于非小细胞肺癌的鉴别诊断和预后评估。

1.参考值　＜2.0μg/L（CLIA、ELISA）。

2.临床意义

（1）CYFRA 21-1是非小细胞肺癌的首选肿瘤标志物，可鉴别诊断非小细胞肺癌与小细胞肺癌，非小细胞肺癌中的阳性率为40%～64%，在肺鳞状细胞癌中阳性率最高。

（2）CYFRA 21-1常与NSE，SCC，CEA联合检测用于辅助肺癌的分型及鉴别诊断。当CYFRA 21-1水平超过30μg/L时，患原发性支气管肺癌的可能性非常大。CYFRA 21-1的水平与肿瘤的体积及分期有关，可用于肺癌疗效的监测。

（3）CYFRA 21-1水平升高也可见于其他实体肿瘤，如乳腺癌、膀胱癌、大肠癌、前列腺癌等。

（4）CYFRA 21-1升高还见于某些良性疾病，如肺炎、结核病、慢性支气管炎等，但一般都是轻度升高，多＜10μg/L。

（九）鳞状上皮细胞癌抗原测定

鳞状上皮癌细胞抗原（SCC）是肿瘤相关抗原TA-4的亚型，是一种糖蛋白。

1.参考值　＜1.5μg/L。

2.临床意义　血清中SCC水平升高，可见于肺鳞状细胞癌、食管癌和宫颈癌。血清SCC浓度与宫颈鳞癌分期、肿瘤体积、肿瘤复发和病情进展、肿瘤患者生存率有关，临床上也常用于监测肺鳞状细胞癌、食管癌等的治疗效果、复发、转移及预后判断。部分良性疾病如银屑病、天疱疮、特应性皮炎等皮肤疾病、乳腺良性疾病等也可引起SCC浓度升高。

（十）神经元特异性烯醇化酶测定

神经元特异性烯醇化酶（NSE）是在糖酵解途径中催化甘油分解的酶，存在于神经元和神经内分泌组织，在与神经内分泌组织起源有关的肿瘤中，特别是小细胞肺癌（SCLC）中有过量的NSE表达。

1.参考值　<15μg/L。

2.临床意义

（1）用于对小细胞肺癌诊断和鉴别诊断，并可用于监测放疗、化疗的效果。

（2）NSE是神经母细胞瘤的标志物，其灵敏度可达90%以上。

（十一）降钙素测定

降钙素（CT）是甲状腺滤泡细胞C细胞合成和分泌的一种单链多肽激素，它的生理作用主要是抑制破骨细胞的生成，促进骨盐沉积，增加尿磷，降低血钙和血磷。

1.参考值　<100ng/L。

2.临床意义

（1）甲状腺髓样癌：CT是用于诊断和监测甲状腺髓样癌的特异而敏感的肿瘤标志物。

（2）其他疾病：部分肺癌、胃肠道癌、乳腺癌及嗜铬细胞癌患者血清降钙素增加。

五、感染免疫检测

感染性疾病是由微生物（细菌、病毒、真菌等）和寄生虫感染人体后，机体组织细胞受到不同程度的损害并出现一系列的临床症状和体征，这类疾病称为感染性疾病。机体对入侵病原体的特异性免疫应答分为体液免疫和细胞免疫。体液免疫主要由抗体介导，一部分抗体可以保护机体免受感染，另一部分抗体保护作用不强，不能抵抗病原体的感染，但可长期在体内存在作为感染的标志物。细胞免疫则主要由T细胞介导。临床上常通过检测抗原、抗体等特异标志物来辅助诊断感染性疾病及判断疗效。这里主要介绍常见病原体的血清学免疫检测在临床诊断中的应用。

（一）细菌感染免疫检测

1.血清抗链球菌溶血素"O"试验　溶血素"O"是A群溶血性链球菌产生的具有溶血活性的代谢产物，相应抗体称抗链球菌溶血素"O"（抗O或ASO）。

（1）参考值：阴性（LAT）。

（2）临床意义：阳性表示患者近期内有A群溶血性链球菌感染，常见于活动性风湿热、风湿性关节炎、风湿性心肌炎、急性肾小球肾炎、急性上呼吸道感染、皮肤和软组织的感染等。

2.肥达反应　肥达反应（WR）是利用伤寒和副伤寒沙门菌菌液为抗原，检测患者血清中有无相应抗体的一种凝集试验。

（1）参考值：直接凝集法：伤寒H<1∶160；O<1∶80；副伤寒甲、乙和丙<1∶80。

（2）临床意义：单份血清抗体效价O>1∶80及H>1∶160者有诊断意义；若动态观察，持续超过参考值或较原效价升高4倍以上更有价值。

1）O、H均升高：提示伤寒可能性大，多数患者在病程第2周出现阳性。

2）O不高、H升高，可能是预防接种或是非特异性回忆反应。

3）O升高、H不高，则可能是感染早期或与伤寒沙门菌O抗原有交叉反应的其他沙门菌感染。

3.结核分枝杆菌抗体和DNA测定

（1）参考值：胶体金或ELISA法检测抗体阴性；PCR法检测DNA阴性。

（2）临床意义：抗体阳性表示有结核分枝杆菌感染；DNA检测特异性更强，灵敏度更高。

4.结核感染T细胞检测　结核感染T细胞检测，简称T-SPOT.TB，是采用酶联免疫斑点技术来检测结核特异抗原刺激活化的效应T细胞。

（1）参考值：阴性。

（2）临床意义：阳性结果表示体内存在结核杆菌特异的效应T细胞，高度提示患者存在结核感染，需进一步结合临床资料综合判断是否为活动性结核。

5.幽门螺杆菌抗体测定

（1）参考值：阴性。

（2）临床意义：阳性见于胃、十二指肠幽门螺杆菌感染。

（二）病毒感染免疫检测

1.TORCH试验　为妇产科产前的常规检查项目。TORCH包括：弓形虫、风疹病毒、巨细胞病毒、单纯疱疹病毒Ⅰ型和Ⅱ型的病原抗体检测。

（1）风疹病毒检测：风疹病毒检测主要查抗体，一般感染后首先出现IgM抗体，持续1～3个月，2周后可出现IgG型抗体。IgM抗体出现应做妇产科咨询后决定是否治疗性流产或继续妊娠。仅有IgG抗体应注意观察其滴度变化，如果滴度低且无变化为既往感染，若测定患者急性期和恢复期双份血清，抗体滴度明显升高4倍或以上，则具有诊断近期风疹感染的意义。

（2）单纯疱疹病毒（Ⅰ型和Ⅱ型）检测：先天感染后影响新生儿神经系统发育，孕早期感染影响胎儿发育。抗体检测可分别进行Ⅰ型和Ⅱ型的IgM和IgG抗体检测，IgM型为近期感染，IgG型多为既往感染。

（3）巨细胞病毒（CMV）检测：巨细胞病毒属疱疹类病毒，其先天感染的致畸性仅次于风疹病毒，主要也是造成神经系统及智力的障碍。可用EIA法测抗CMV-IgM以了解近期感染，抗CMV-IgG可以用做流行病学调查。通过检测血浆中的CMV-DNA的拷贝数有助于判断病毒在体内的活跃程度，动态监测CMV-DNA的水平更具有指导意义。

（4）弓形虫检测：弓形虫属原虫，因其有致畸性，故往往与以上病毒联合检测。抗体则可测特异性IgM及IgG型抗体。IgM型抗体提示现症感染，IgG型一般提示既往感染。

2.汉坦病毒抗体IgM测定

（1）参考值：阴性。

（2）临床意义：肾综合征出血热（HFRS）的病原体是汉坦病毒（HTV）。感染HTV 2～4天后即可在血清中检出IgM，7～10天达高峰。

3.EB病毒抗体和DNA测定　人感染EB病毒（EBV）后主要引起传染性单核细胞增多症，此外，还与鼻咽癌有关。EB病毒主要经上呼吸道传播，约90%以上的成人感染过EBV，并在体内长期存在。临床上可检测血液中针对早期抗原（EA）、衣壳抗原（VCA）、核抗原（EBNA）的抗体来辅助诊断疾病，此外，采用PCR检测患者血液中EB病毒的DNA具有更高的诊断价值。

（1）参考值：阴性。

（2）临床意义：主要用于传染性单核细胞增多症的辅助诊断，IgA类抗体主要出现于鼻咽癌患者，若PCR检测EB病毒DNA结果呈阳性，可作为EB病毒感染的依据。

（三）寄生虫感染免疫检测

疟原虫抗体和抗原的测定如下。

（1）参考值：阴性。

（2）临床意义：抗体阳性提示近期有疟原虫感染。但是疟原虫抗体检测阴性不足以排除疟疾，应做抗原检测或涂片法找疟原虫。

（四）性传播疾病免疫检测

1.衣原体抗体测定　衣原体包括沙眼衣原体、鹦鹉热衣原体和肺炎衣原体3种，其中沙眼衣原体（CT）是引起性传播疾病常见的病原体之一。

（1）参考值：IgM效价≤1：32，IgG效价≤1：512（IFA）。

（2）临床意义：IgM阳性提示近期有CT感染。IgG在发病后6～8周出现，持续时间较长，提示曾有过CT感染。

2.支原体的血清学测定　对人致病的主要有肺炎支原体、解脲支原体、人型支原体和生殖道支原体。

（1）参考值

1）补体结合试验：效价＜1：64。

2）间接血凝试验：阴性。

（2）临床意义：血清效价＞（1：64）～（1：128）者或双份血清有4倍以上增长者，有诊断意义。

3.梅毒螺旋体抗体测定　梅毒螺旋体侵入人体后，在血清中除可出现特异性抗体外，还可出现非特异性抗体。

（1）参考值

1）非特异性抗体的定性试验：①快速血浆反应素试验（rapid plasma regain test，RPR）阴性。②不加热血清反应素试验（unheated serum regain test，USR）阴性。

2）梅毒螺旋体的特异性抗体的确诊试验：梅毒螺旋体血凝试验（treponema pallidum hemagglutination assay，TPHA）阴性。

（2）临床意义：梅毒螺旋体反应素试验敏感性高；定性试验阳性的情况下，必须进行确诊试验，若阳性可确诊梅毒。

4.人类免疫缺陷病毒抗体测定　人类免疫缺陷病毒（HIV）是艾滋病（AIDS）的病原体。

（1）参考值

1）筛选试验：ELISA法和快速胶体金法均为阴性。

2）确诊试验：蛋白印迹试验。

（2）临床意义：筛选试验灵敏度高，但特异性不高，故有假阳性；所以筛选试验阳性时应用确诊试验证实。

第十节　内分泌功能检查

一、肾素－血管紧张素－醛固酮系统检测

（一）血浆肾素检测

肾素为肾小球旁细胞合成分泌的一种蛋白水解酶，可催化血管紧张素原水解生成血管紧张素Ⅰ，后者再经血管紧张素Ⅰ转化酶催化水解生成血管紧张素Ⅱ。血管紧张素Ⅱ除直接产生多种效应外，还可促进肾上腺皮质释放醛固酮，此即肾素-血管紧张素-醛固酮系统。

1.参考值　普通饮食：成人立位0.30～1.90ng／（mL·h），卧位0.05～0.79ng／（mL·h）；低钠饮食：卧位1.14～6.13ng／（mL·h）。

2.临床意义

（1）诊断原发性醛固酮增多症：血浆肾素降低而醛固酮升高是诊断原发性醛固酮增多症极有价值的指标。

（2）指导高血压治疗：对高肾素性高血压，选用转化酶抑制剂拮抗血浆肾素功能，或减少肾素分泌的β受体阻断剂，可有较好的降压效果；而单用可升高血浆肾素水平的血管扩张剂、钙通道阻滞剂等降压药，则减弱降压效果。

（二）血浆和尿液醛固酮测定

醛固酮（ALD）作用于肾脏远曲小管，具有保钠排钾、调节水和电解质平衡的作用，

ALD浓度有昼夜变化规律，并受体位、饮食及肾素水平的影响。

1.参考值

（1）血浆

1）普通饮食：卧位（238.6±104.0）pmol／L，立位（418.9±245.0）pmol／L。

2）低钠饮食：卧位（646.6±333.4）pmol／L，立位（945.6±491.0）pmol／L。

（2）尿液：普通饮食：9.4～35.2nmol／24小时。

2.临床意义

（1）增高

1）原发性醛固酮增多症：肾上腺皮质肿瘤或增生所致。

2）继发性醛固酮增多症：有效血容量减低、肾血流量减少所致，如心力衰竭、肾病综合征、肝硬化腹腔积液、高血压及长期低钠饮食。

3）药物影响：长期服用避孕药等。

（2）减低

1）疾病：肾上腺皮质功能减退症、垂体功能减退、高钠饮食、妊娠高血压综合征、原发性单一性醛固酮减少症。

2）药物影响：应用普萘洛尔、利舍平、甲基多巴和甘草等。

二、甲状腺激素、甲状旁腺素检测定

（一）甲状腺素和游离甲状腺素测定

甲状腺素是含有四碘的甲状腺原氨酸，即T4。T4以与蛋白质结合的结合型甲状腺素和游离的游离型甲状腺素（FT4）的形式存在，结合型T4与FT4。之和为总T4（TT4）。

1.参考值　TT4：65～155nmol/L；FT4：10.3～25.7pmol/L。

2.临床意义

（1）TT4：是判断甲状腺功能状态最基本的体外筛检指标。

1）TT4增高：TT4常受血清甲状腺素结合球蛋白（thyroxine-binding globulin，TBG）含量的影响，高水平的TBG可使TT4增高。TT4增高主要见于甲亢、先天性甲状腺素结合球蛋白增多症、甲状腺激素不敏感综合征、原发性胆汁性胆管炎、妊娠以及口服避孕药或雌激素等。另外，TT4增高也可见于严重感染、心功能不全、肝脏疾病、肾脏疾病等。

2）TT4减低：常见于甲减、缺碘性甲状腺肿、慢性淋巴细胞性甲状腺炎、低甲状腺素结合球蛋白血症等。另外，TT4减低也可见于甲亢的治疗过程中、糖尿病酮症酸中毒、恶性肿瘤、心力衰竭等。

（2）FT4：FT4不受TBG的影响，直接测定FT4对了解甲状腺功能状态较TT4更有意义。

1）FT4增高：对诊断甲亢的灵敏度明显优于TT4。另外，FT4增高还可见于甲亢危象、甲状腺激素不敏感综合征、多结节性甲状腺肿等。

2）FT4减低：主要见于甲减，应用抗甲状腺药物、糖皮质激素、苯妥英钠、多巴胺等，也可见于肾病综合征等。

（二）三碘甲状腺原氨酸和游离三碘甲状腺原氨酸测定

T4在肝脏和肾脏中经过脱碘后转变为T3，T3的含量是T4的1／10，但其生理活性为T4的3～4倍。与TBG结合的结合型T3和游离型T3（FT3）之和为总T3（TT3）。

1.参考值　TT3：1.6-3.0nmol/L；FT3：6.0-11.4pmol/L。

2.临床意义

（1）TT3

1）TT3增高：TT3是诊断甲亢最灵敏的指标，同时也能判断甲亢有无复发。T3增高而T4不增高是T3型甲亢的特点，故TT3是诊断T3型甲亢的特异性指标。

2）TT3减低：TT3不是诊断甲减灵敏的指标，可见于肾病综合征和使用雌激素等。

（2）FT3

1）FT3增高：FT3对诊断甲亢非常灵敏，FT3增高还可见于甲亢危象、甲状腺激素不敏感综合征等。

2）FT3减低：见于低T3综合征、慢性淋巴细胞性甲状腺炎晚期、应用糖皮质激素等。

（三）甲状旁腺素测定

甲状旁腺素（PTH）是甲状旁腺主细胞分泌的一种含有84个氨基酸的直链肽类激素，其主要生理作用是拮抗降钙素、动员骨钙释放、加快磷酸盐的排泄和维生素D的活化等。

1.参考值　免疫化学发光法：1～10pmol／L。

2.临床意义

（1）PTH增高：是诊断甲状旁腺功能亢进症的主要依据。多见于原发性甲状旁腺功能亢进症、维生素D缺乏、肾衰竭、吸收不良综合征等。PTH增高也可见于肺癌、肾癌所致的异源性甲状旁腺功能亢进等。

（2）PTH减低：主要见于甲状腺或甲状旁腺手术后、特发性甲状旁腺功能减退症等。

三、胰岛素、C肽测定

（一）胰岛素检测和胰岛素释放试验

由于胰岛β细胞功能障碍和胰岛素生物学效应不足（胰岛素抵抗），而出现血糖增高和胰岛素降低的分离现象。在进行OGTT的同时，分别于空腹和口服葡萄糖后0.5小时、1小时、2小时、3小时检测血清胰岛素浓度，称为胰岛素释放试验（insulin releasing test）。血清胰岛素水平和胰岛素释放试验主要用于糖尿病的分型诊断及低血糖的诊断与鉴别诊断。

1.参考值

（1）空腹胰岛素：10～20mU/L。

（2）释放试验：口服葡萄糖后胰岛素高峰在0.5～1小时，峰值为空腹胰岛素的5～10倍。2小时胰岛素＜30mU/L，3小时后达到空腹水平。

2.临床意义

（1）糖尿病分型

1）1型糖尿病空腹胰岛素明显降低，口服葡萄糖后释放曲线低平。

2）2型糖尿病空腹胰岛素可正常、稍高，口服葡萄糖后胰岛素呈延迟释放反应。

（2）胰岛β细胞瘤：常出现高胰岛素血症，胰岛素增高，但血糖降低。

（3）其他：肥胖、肝功能损伤、肾衰竭、肢端肥大症、巨人症等血清胰岛素水平增高；腺垂体功能低下、肾上腺皮质功能不全或饥饿时，血清胰岛素水平减低。

（二）血清 C 肽检测

C肽是胰岛素原（proinsulin）在蛋白水解酶的作用下分裂而成的与胰岛素等分子的肽类物。空腹C肽水平变化、C肽释放试验可用于评价胰岛β细胞分泌功能和储备功能。

1.参考值

（1）空腹C肽：0.3～1.3nmol/L。

（2）释放试验：口服葡萄糖后0.5～1小时出现高峰，其峰值为空腹C肽的5～6倍。

2.临床意义　C肽水平变化其意义与血清胰岛素一样，常用于糖尿病的分型诊断，且可以真实反映实际胰岛素水平，故可以指导临床治疗中胰岛素用量的调整。

（1）C肽水平增高：胰岛β细胞瘤，肝硬化。

（2）C肽水平减低：见于糖尿病。

（3）C肽释放试验：口服葡萄糖后1小时血清C肽水平降低，提示胰岛β细胞储备功能不足。释放曲线低平提示1型糖尿病；释放延迟或呈低水平见于2型糖尿病。

3.C肽水平不升高，而胰岛素增高，提示为外源性高胰岛素血症，如胰岛素用量过大等。

四、尿液 17- 羟、尿液 17- 酮测定

（一）尿液 17- 羟皮质类固醇测定

尿液17-羟皮质类固醇（17-OHCS）是肾上腺糖皮质激素和盐皮质激素的代谢产物，因盐皮质激素分泌量很少，尿液中的浓度很低，故尿液17-OHCS浓度反映了糖皮质激素的分泌功能。由于糖皮质激素的分泌有昼夜节律性变化，因而用测定24小时尿中17-OHCS水平以显示肾上腺糖皮质激素的变化。

1.参考值　男性：13.8～41.4μmol/24h；女性：11.0～27.6μmol/24h。

2.临床意义

（1）17-OHCS增高：常见于肾上腺皮质功能亢进症，如库欣综合征、异源性ACTH综合征、原发性色素性结节性肾上腺病以及原发性肾上腺皮质肿瘤等。另外，尿液17-OHCS增高也可见于甲亢、肥胖症、女性男性化、腺垂体功能亢进等。

（2）17-OHCS减低：常见于原发性肾上腺皮质功能减退症，如Addison病、腺垂体功能减退症等，也可见于甲状腺功能减退症、肝硬化等。

（二）尿液17-酮皮质类固醇测定

17-酮皮质类固醇（17-KS）是雄激素代谢产物的总称。女性、儿童尿液17-KS主要来自肾上腺皮质，而男性17-KS约2/3来自肾上腺皮质，1/3来自睾丸。因此，女性、儿童尿液17-KS含量反映了肾上腺皮质的内分泌功能，而男性尿液17-KS含量则反映了肾上腺和睾丸的功能状态。

1.参考值　男性：34.7～69.4μmol/24h；女性：17.5～52.5μmol/24h。

2.临床意义　17-KS在反映肾上腺皮质功能方面不如17-OHCS，但11β-羟化酶、3β-羟化酶缺乏时，17-OHCS多正常，而17-KS增高；当肾上腺腺癌伴有库欣综合征时，17-KS较17-OHCS增高更明显。

（1）17-KS增高：多见于肾上腺皮质功能亢进症、睾丸癌、腺垂体功能亢进、女性多毛症等。若17-KS明显增高，多提示肾上腺皮质肿瘤及异源性ACTH综合征等。

（2）17-KS减低：多见于肾上腺皮质功能减退症、腺垂体功能减退、睾丸功能低下等，也可见于肝硬化、糖尿病等慢性消耗性疾病等。

第十一节　浆膜腔积液检查

人体浆膜腔包括胸腔、腹腔和心包腔。正常情况下，浆膜腔可有少量液体起润滑作用，减少脏器间的摩擦。当浆膜腔发生炎症、恶性肿瘤浸润，或发生低蛋白血症、循环障碍等病时，浆膜腔内液体生成增多并积聚而形成浆膜腔积液。根据产生的病因和性质不同，浆膜腔积液可分为漏出液和渗出液。漏出液多为非炎性积液，常为双侧性；渗出液多为炎性积液，常为单侧性。漏出液与渗出液发生机制和常见原因见表6-11-1。

表6-11-1　漏出液与渗出液发生机制和常见原因

积　液	发生机制	常见原因
漏出液	毛细血管流体静压增高	静脉回流受阻、充血性心力衰竭和晚期肝硬化
	血浆胶体渗透压降低	血浆清蛋白浓度明显降低的各种疾病

积　液	发生机制	常见原因
漏出液	淋巴回流受阻	丝虫病、肿瘤压迫等所致的淋巴回流障碍
	钠水潴留	充血性心力衰竭、肝硬化和肾病综合征
渗出液	微生物的毒素、缺氧以及炎性介质刺激	结核性与其他细菌性感染
	血管活性物质增高、癌细胞浸润	转移性肺癌、乳腺癌、淋巴瘤、卵巢癌等
	外伤、化学物质刺激等	血液、胆汁、胰液和胃液等刺激，外伤

一、浆膜腔积液标本采集

由医生进行浆膜腔穿刺术采集，穿刺成功后采集中段液于无菌容器内送检。一般性状检查、细胞学检查和化学检查各采集2mL，厌氧菌培养采集1mL，结核分枝杆菌检查采集10mL。一般性状检查和细胞学检查应使用EDTA抗凝管，另应采集1份不加抗凝剂的标本，用于观察积液的凝固性。

（一）浆膜腔积液的理学检查

1.参考值　正常胸腔、腹腔和心包腔内均有少量的液体，量少，一般胸膜液＜30mL；腹膜液＜100mL；心包腔内正常浆膜腔液为清亮、淡黄色的清晰透明液体。

2.临床意义

（1）量：病理情况下，浆膜腔液体增多，其增多的程度与病变部位和病情严重程度有关。

（2）颜色：病理情况下可出现不同的颜色变化。一般渗出液颜色深，漏出液颜色浅。

1）红色：可由穿刺损伤、结核、肿瘤、内脏损伤、出血性疾病等所致。

2）白色或乳白色：呈脓性，可由化脓性感染时大量白细胞和细菌、胸导管阻塞或破裂时的真性乳糜积液、积液含有大量脂肪变性细胞时的假性乳糜积液所致。有恶臭气味的脓性积液多为厌氧菌引起的感染所致。

3）绿色：由铜绿假单胞菌感染所致。

4）棕色：多由阿米巴脓肿破溃进入胸腔或腹腔所致。

5）黄色或淡黄色：见于各种原因的黄疸。

6）黑色：由曲霉菌感染引起。

3.透明度　积液的透明度常与其所含的细胞、细菌、蛋白质等程度有关。渗出液因含有大量细菌、细胞而呈不同程度的混浊，而漏出液因其所含细胞、蛋白质少且无细菌而清晰透明。

4.凝块　正常浆膜腔液放置后不会出现凝块，漏出液一般不易凝固或出现凝块。渗出液出于含有较多的纤维蛋白原和细菌、细胞破坏后释放的凝血活酶，可有凝块形成。但如果渗出液中含有纤溶酶时，可分解纤维蛋白，而不出现凝固。

5.比重　比重高低与浆膜腔积液所含溶质有关。渗出液含细胞、蛋白质少而比重低，漏出液因含细胞、蛋白质多而比重高。

6.pH　降低见于感染性浆膜炎及风湿性疾病等继发性浆膜炎。

（二）浆膜腔积液显微镜检查

浆膜腔积液细胞计数和分类是鉴别积液性质的筛查指标，脱落细胞学检查对于诊断积液性质及肿瘤来源具有重要价值，阳性符合率较高。

1.红细胞　红细胞计数对鉴别漏出液与渗出液的意义不大，大量红细胞提示血性渗出液，常见于恶性肿瘤、结核、肺栓塞等患者，但应特别注意区分穿刺损伤导致的红细胞增多。

2.白细胞　白细胞数量的变化对诊断积液的性质有一定的帮助，淋巴细胞$>200\times10^6$/L见于结核性、恶性浆膜腔积液，中性粒细胞$>1\,000\times10^6$/L见于化脓性浆膜腔积液。

3.脱落细胞　恶性肿瘤细胞是诊断原发性或继发性肿瘤的重要依据。

（三）浆膜腔积液的化学检查

1.蛋白定性试验　主要用于鉴别漏出液与渗出液，漏出液的蛋白很少，试验多为阴性；而渗出液中含有大量蛋白，试验多呈阳性。

2.葡萄糖定量　漏出液的葡萄糖浓度近似于血糖；渗出液中因含有大量白细胞和细菌，分解利用葡萄糖，导致其葡萄糖浓度降低，甚至无糖。

3.酶活性检查

（1）淀粉酶：腹腔积液中淀粉酶活性明显增高见于急性胰腺炎、胰腺癌患者等；胸腔积液中淀粉酶活性明显增高见于食管穿孔、肺癌、胰腺外伤合并胸腔积液患者等。

（2）乳酸脱氢酶（LDH）：漏出液LDH活性与正常血清相似；渗出液LDH活性常明显增高，其增高程度依次为化脓性感染积液、癌性积液、结核性积液，化脓性胸膜炎患者LDH活性可达正常血清的30倍。

（3）腺苷脱氨酶（ADA）：①用于结核性积液与其他积液的鉴别诊断。结核性浆膜腔积液ADA明显增高，化脓性、风湿性浆膜腔积液ADA也可增高，肿瘤及其他原因的积液ADA多不增高。②观察结核的治疗效果：抗结核治疗有效时，ADA活性降低。

（4）淀粉酶（AMY）：AMY检测主要用于判断胰源性腹腔积液和食管穿孔所致的胸腔积液，以协助诊断胰源性疾病和食管穿孔等。

二、渗出液与漏出液的鉴别诊断

根据浆膜腔液的理学检查、显微镜检查、生化检查等可以对渗出液和漏出液进行鉴别诊断（表6-11-2）。

表6-11-2 渗出液与漏出液的鉴别诊断

项 目	漏出液	渗出液
病因	非炎症性	炎症性或肿瘤、化学及物理性刺激
颜色	淡黄色	黄色、红色、乳白色
透明度	清晰透明	浑浊
比重	< 1.015	> 1.018
pH	> 7.4	< 7.4
凝固性	不凝固	易凝固
细胞总数	$< 100 \times 10^6 / L$	$> 500 \times 10^6 / L$
有核细胞	以淋巴细胞和间皮细胞为主	急性炎症以中性粒细胞为主，慢性炎症或恶性积液以淋巴细胞为主
肿瘤细胞	无	可有
细菌	无	可有
蛋白定性试验	阴性	阳性
蛋白质浓度	< 25g/L	> 30g/L
积液 / 血清蛋白比	< 0.5	> 0.5
葡萄糖	接近血糖水平	< 3.33mmol / L
LDH	< 200U/L	> 200U/L
积液 / 血清 LDH 比	< 0.6	> 0.6

第十二节 脑脊液检查

脑脊液（CSF）是充满脑室、蛛网膜下隙和脊髓中央管内的无色透明液体，约70%来自脑室脉络丛，30%由室管膜上和蛛网膜下隙产生，对中枢神经系统起缓冲、保护、运输代谢产物和调节颅内压等作用。生理状态下血液和脑脊液之间有血-脑脊液屏障，对血浆中各种物质的通透性具有一定的选择性。当神经系统发生病变时，血-脑脊液屏障的通透性也增加，可导致脑脊液成分的改变。因此，脑脊液检查对神经系统感染、脑出血、蛛网膜下隙出血及颅内占位性病变的诊断及预后具有一定的诊断意义。

一、标本的采集

常用腰椎穿刺采集，必要时可行小脑延髓池穿刺或侧脑室穿刺。穿刺成功后先测定脑脊液压力，然后将采集的脑脊液分别放置于三根无菌试管内，每管1～2mL，第一管做细菌学检查，第二管做化学和免疫学检查，第三管做一般性状和显微镜检查。若怀疑恶性肿瘤，需多采集一管用作脱落细胞检查。标本采集后立即送检，放置时间不超过1小时，以免放置时间过久引起细胞变性、破坏和葡萄糖分解、形成凝块，导致细胞数降低、分类不准确等。术后患者去枕取俯卧或仰卧位4~6小时，以防止颅内压降低而引起头痛。

二、理学检查

1.参考值　正常情况下，脑脊液呈无色水样，清晰透明，静置24小时后不凝固。成年人脑脊液卧位压力为80~180mmH$_2$O（0.78~1.76kPa）；儿童为40~100mmH$_2$O（0.39~0.98kPa）；新生儿为10~14mmH$_2$O（0.098~0.14kPa）。

2.临床意义

（1）颜色：①红色：常见于穿刺损伤、蛛网膜下隙或脑室出血；②黄色：常见于陈旧性蛛网膜下隙出血、脑出血以及各种原因引起的黄疸；③乳白色：常见于化脓性脑膜炎；④绿色：见于绿脓假单胞菌性脑膜炎、急性肺炎球菌性脑膜炎；⑤褐色或黑色：见于脑膜黑素瘤、黑素肉瘤等。

（2）透明度检查：①微混：常见于乙型脑炎、脊髓灰质炎、脑脓肿（未破裂者）；②混浊：常见于化脓性脑膜炎、结核性脑膜炎等；③毛玻璃状：常见于结核性脑膜炎、病毒性脑膜炎等。

（3）凝固性：脑脊液在静置1~2小时后，发生混浊呈脓样，并出现凝块，多见于化脓性脑膜炎；静置12~24小时后出现表面有膜物或纤维凝块，常见于结核性脑膜炎。

三、生物化学检查

（一）蛋白质

1.参考值

（1）定性：阴性或弱阳性。

（2）定量：成人腰池0.2~0.4g/L；脑池0.1~0.25g/L；脑室0.050~0.15g/L。

2.临床意义　脑脊液蛋白质含量增高提示血-脑脊液屏障受到破坏，常见于中枢神经系统感染性疾病，如化脓性脑膜炎、结核性脑膜炎、病毒性脑膜炎；脑出血、蛛网膜下隙出血、颅内占位性病变等均可使蛋白质含量明显增高。

（二）葡萄糖

1.参考值　成人腰池2.5~4.4mmol／L。

2.临床意义

（1）降低：当中枢神经系统受细菌或真菌感染时，脑脊液中葡萄糖降低，如化脓性脑膜炎、结核性脑膜炎、真菌性脑膜炎等；颅内肿瘤也可使脑脊液葡萄糖含量降低；病毒性脑膜及其他中枢神经系统疾病时脑脊液中葡萄糖含量多为正常。

（2）增高：影响到脑干的急性外伤或中毒、脑出血、糖尿病等。

（三）氯化物

1. 参考值　成人腰池120～130mmol／L。

2. 临床意义

（1）氯化物增高：①细菌或真菌感染：如化脓性、结核性和隐球菌脑膜炎；②大量呕吐、腹泻、肾上腺皮质功能减退症等。

（2）氯化物增高：多见于尿毒症、肾炎、病毒性脑膜炎等。

（四）酶学检查

1. 参考值　天冬氨酸氨基转移酶：5～20U／L；乳酸脱氢酶：3～40U／L；肌酸激酶：0.94±0.26U／L；腺苷脱氨酶：0～8U／L。

2. 临床意义

（1）乳酸脱氢酶（LDH）：细菌性脑膜炎脑脊液中LDH明显增高，可作为判断化脓性脑膜炎疗效和预后的指标。此外，脑血管病、脑瘤及脱髓鞘病等有脑组织坏死时，LDH活性也会增高。病毒性脑膜炎以LDH1、LDH2、LDH3增高为主，细菌性脑膜炎以LDH4、LDH3增高为主。

（2）天冬氨酸氨基转移酶（AST）：AST活性增高见于脑梗死、脑萎缩、急性颅脑损伤、中毒性脑病及中枢神经系统转移癌等。

（3）肌酸激酶（CK）：化脓性脑膜炎增高最明显，结核性脑膜炎次之，病毒性脑膜炎轻度增高。

（4）腺苷脱氨酶（ADA）：结核性脑膜炎脑脊液中ADA的增高比其他性质的脑膜炎ADA增高程度大，这可作为该病与其他化脓性脑膜炎的鉴别指标之一。

（五）乳酸

1. 参考值　1.0～2.9mmol/L。

2. 临床意义　乳酸含量的增高常见于脑组织缺血、缺氧、蛛网膜下隙出血、化脓性脑炎等。

四、显微镜检查

（一）细胞计数和细胞分类

1. 参考值

（1）细胞计数：无或少量红细胞。白细胞：成人（0～8）×10^6／L。

（2）细胞分类：以淋巴细胞为主。成人：淋巴细胞62%±34%；单核细胞36%±20%；中性粒细胞2%±5%；其他细胞罕见。

2. 临床意义　白细胞增多是中枢神经系统感染的重要指标。化脓性脑膜炎时明显增高，以中性粒细胞为主；结核性脑膜炎时中性粒细胞、淋巴细胞及浆细胞同时存在，此为结核性脑膜炎的特征，早期以中性粒细胞增高为主，后期为淋巴细胞为主；病毒性脑膜炎细胞数轻度增高，以淋巴细胞增高为主；新型隐球菌性脑膜炎细胞数为中度增高，同样以淋巴细胞增高为主。

脑脊液中见大量红细胞提示蛛网膜下隙出血或脑室出血，如出血时间超过2～3天，可见含铁血黄素细胞。

脑脊液中如找到白血病细胞提示有白血病脑膜转移，一旦确诊需做脑脊液细胞学检查，以找到肿瘤细胞。

脑寄生虫病患者，脑脊液中细胞数可增高，嗜酸性粒细胞及浆细胞均增高，此时镜检可发现阿米巴原虫等寄生虫。

（二）细胞学检查

1.参考值　无肿瘤细胞。

2.临床意义　细胞学检查主要用来检测有无肿瘤细胞。若在脑脊液中发现肿瘤细胞对于确诊中枢神经系统肿瘤具有很大的意义，阳性率可达15%～40%，转移性肿瘤的阳性率远远高于原发性肿瘤。

（三）微生物学检查

1.参考值　阴性。

2.临床意义　常用方法有直接涂片法和培养法。

墨汁染色发现新型隐球菌可诊断为新型隐球菌性脑膜炎；涂片或培养找到细菌，结合临床症状可诊断为细菌性脑膜炎；如发现寄生虫或虫卵则可以诊断为脑寄生虫病。

案例回顾

本章节教学案例中患者为青年女性，10年前有乙型肝炎病毒感染病史，因"中上腹部胀满伴尿黄"入院，体格检查发现皮肤、巩膜黄染，腹部无压痛、反跳痛，我们首先想到的是乙型肝炎。为了佐证我们的诊断，经过学习得知，需要做的实验室检查有：血常规、尿常规、乙肝病毒标志物、生化常规的肝功能检查。为了更多的掌握病情发展程度，还可以检查肿瘤标志物中的甲胎蛋白（AFP）、乙肝病毒核酸（HBV-DNA），鉴别诊断可以检查其他肝炎标志物以及抗肝抗原抗体谱。

实验室检查对来自患者的各类临床样本进行检测与分析，为临床诊断、疗效观察以及病程监测提供可靠的依据和支持。护理人员全程参与患者的诊疗活动，可以促进实验室检查与临床的沟通，改善检查质量，为架起实验室检查与临床的桥梁发挥重要作用。

第七章
心电图检查

上 智 云 图
数字资源素材

章前引言

　　临床诊断主要取决于患者的病史，并在一定程度上依赖体格检查。心电图检查已成为临床中常见的检查项目。心电图能尽早发现患者的病情变化，为诊断提供证据，对于部分病例的诊治，心电图可能会起到决定性的作用。本章节的内容包括心电图学的基本知识介绍，正常心电图的波形，异常心电图的波形特点，心电图描记、分析和临床应用，临床常用心电监护仪的使用及注意事项。通过本章节的学习，可帮助护士读懂心电图，学会心电图机及心电监护仪的操作，提高临床判断能力。

学习目标 ✎

1.理解心电图产生的原理。

2.识记心电图导联体系及各导联的连接方法。

3.识记正常心电图各波段的命名、波形特点及正常值。

4.识记临床常见异常心电图的图形特征。

5.理解心肌梗死的心电图图形演变特征与分期。

6.理解房性、交界性和室性期前收缩心电图的异同。

7.理解心房颤动与心房扑动心电图的异同。

8.理解心室颤动与心室扑动心电图的异同。

9.理解电解质紊乱、药物影响的心电图特征。

10.掌握常规心电图描记、常用心电监护仪的使用方法。

11.掌握心电图各波段的测量方法及心电图的阅读和分析方法。

12.掌握对临床常见的异常心电图进行分析,作出相应的诊断。

思政目标 📝

以新时代中国特色社会主义思想为指导,培养良好的职业素养,根据护士岗位执业标准的要求,将心电图的基本知识与思政元素融入教学,注重培养学生的科学精神、辩证思维、人生态度和人文素养。

案例导入 📝

王小姐,女,24岁,大学毕业,8月需要进行入职前体检,到医院做心电图检查。因天气炎热,大汗淋漓,未在候诊椅上休息,直接进入心电图检查室行心电图检查,心电图显示:"窦性心动过速,窦性心律不齐",心率112次/分,心电图检查不通过。王小姐看到心电图不正常,一下子哭了。此时心电图室另一位老师过来安慰王小姐,安排她休息15分钟后,再次行心电图检查。15分钟后王小姐再次行心电图检查,心电图示:"窦性心律",心率78次/分,王小姐拿着报告回家了。

思考题

心电图是怎么形成的?上述案例中王小姐的心电图结果出现不同的最可能原因是什么?

第一节 心电图学的基本知识

一、心电图产生原理

（一）心电产生的细胞种类

心脏主要由可以产生电活动的收缩细胞及纤维结缔组织等支持细胞组成。收缩细胞也可以称为动力细胞，也就是心肌细胞，可进一步分为心房、心室肌细胞，以及传导组织是特殊分化的心肌细胞。心脏传导组织包括窦房结、房室结、浦肯野纤维等，它们都有产生电活动的能力。心电图产生的参与细胞主要就是心肌细胞及传导组织（图7-1-1）。

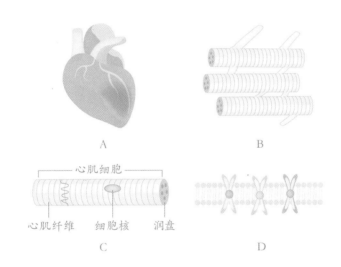

图7-1-1　A.为整个心脏心肌细胞；B、C.为心肌细胞束，进一步细分为产生电活动大基本单位、单个心肌细胞；D.心肌细胞上的离子通道及跨膜离子活动是心电产生的根源

每个心肌细胞就是一个"小型发电厂"，所有的"小电厂"产生的电力综合起来就是心电，心电图是整个心脏细胞电活动的综合结果。这种微弱的电压变化，通过人体体表的金属导联线接入心电图机内，经过电学放大器5 000倍左右的放大，再按照时间顺序及电压变化记录下来就形成了心电图。

（二）心肌细胞动作电位

心脏泵功能通过心肌电活动、能量代谢、机械收缩和瓣膜活动共同联系配合得以实现。心肌电活动是触发心肌机械收缩的始动因素。心肌细胞的生理特性包括兴奋性、传导性、自律性和收缩性，都是以心肌细胞膜的生物电活动为基础的。不同类型的心肌细胞膜内外存在不同的电-化学梯度和心肌细胞膜通透性变化的规律，由此形成的跨膜离子流动，产生了心肌细胞电活动，即兴奋的发生和传导（图7-1-2）。

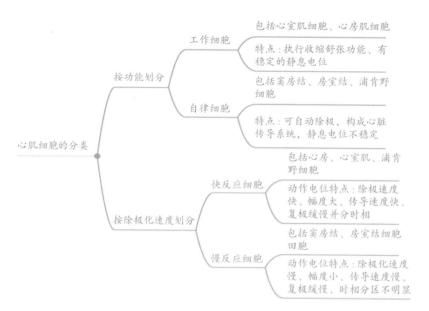

图7-1-2 心肌细胞的分类

心肌电活动主要表现为细胞膜内外的电位变化，称为跨膜电位，包括处于静息状态时的静息电位和兴奋时的动作电位。跨膜电位产生的基础时细胞膜内外离子流的变化。不同类型心肌细胞的跨膜电位也不尽相同（图7-1-3）。

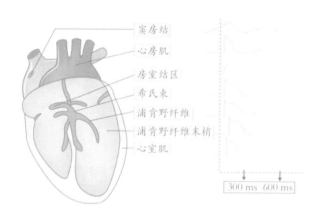

图7-1-3 心脏传导系统不同组织细胞动作电位的形态

（三）心电图产生原理

心脏在每一次机械收缩前，均会产生电激动。心脏电激动产生的微小电流可以经过人体组织传导至体表。ECG是利用心电图机自体表记录的心脏每一次心动周期所产生的电活动变化的曲线图形。

1.心肌细胞的除极与复极　心电图反映了整个心脏电激动的综合过程，其基础是单个心肌细胞的电激动。单个心肌细胞的电活动过程可分为极化、除极和复极3个阶段（图7-1-4）。

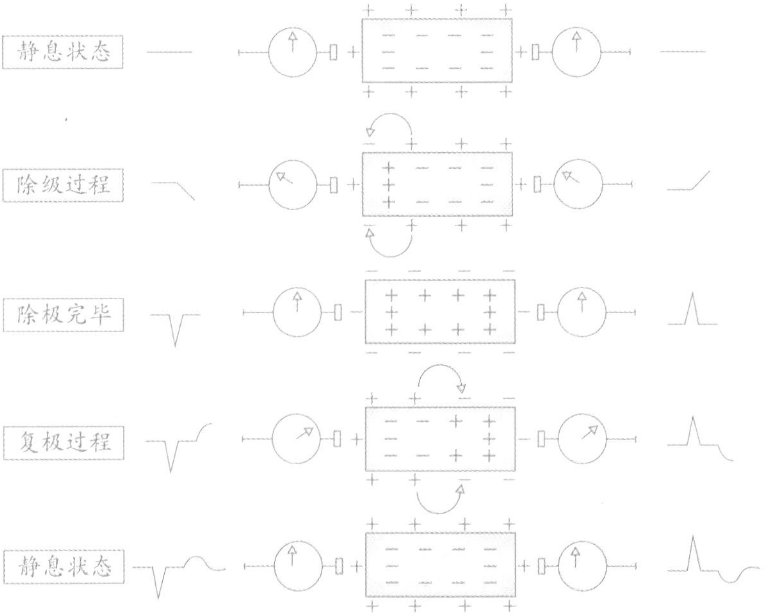

图7-1-4 心肌细胞除极与复极及细胞膜内外电位变化

（1）极化阶段：心肌细胞在静息状态时，细胞膜外排列的阳离子带正电荷，细胞膜内排列同等数量的阴离子带负电荷。因此，膜外的电位高于膜内的电位，形成静息电位。细胞膜外各点之间无电位差，膜内外维持动态平衡不产生电流，称为极化状态（polarization）。此时，若在心肌细胞的两端连接导线至电流计，可描记出一条水平的等电位线。静息电位的形成是由于细胞内外离子分布不同，以及细胞膜对各种离子通透性不同所致。

（2）除极阶段：当心肌细胞受到一定强度的刺激（阈刺激）时，受刺激处的细胞膜对离子的通透性发生改变，Na^+的通透性突然升高（快Na^+通道开放），K^+通透性降低（K^+通道关闭），细胞膜外大量Na^+迅速流入细胞内。这种离子的跨膜流动导致细胞膜内外的正、负离子分布发生逆转，由极化阶段内负外正的状态转为内正外负的状态，此即心肌细胞的除极（depolarization）过程，此时心肌细胞膜内带正电荷，膜外带负电荷，称为除极状态。已除极部位的细胞膜外带负电荷，而邻近未除极部位细胞膜外仍带正电荷，从而形成了一对电偶（dipole）。电偶的电源（正电荷）在前，电穴（负电荷）在后，电流自电源流向电穴，并沿一定方向迅速扩展，除极的方向就是电荷移动的方向。此时，若将探查电极面对除极方向（即面对电源），可以描记出一个向上的波形；将探查电极背对除极方向（即面对电穴），可描记出一个向下的波形；将探查电极置于细胞的中部，则可描记出一个先正后负的双向波形。由于除极过程快，所形成的除极波呈高、窄、尖形。整个细胞除极完毕后，细胞膜外均带负电荷，无电位差，电流曲线回至等电位线。

（3）复极阶段：心肌细胞除极之后，由于细胞的新陈代谢，使细胞膜依靠K^+-Na^+泵的作用，重新调整了对Na^+、K^+的通透性，于是细胞膜内外的正、负离子分布逐渐恢复到极化状态，即由外负内正的状态转变为外正内负的状态，这一过程称为复极（repolarization）。复极的过程与除极相同，即先开始除极的部分先开始复极。在复极过程中，已复极部分的细胞膜外重新带有正电荷，未复极的部分仍为负电荷，膜外形成电位差，产生电流，电流的方向是从已复极的部位流向未复极的部位，即电穴（负电荷）在前，电源（正电荷）在后，其方向正好与除极过程相反，所以描记的复极波方向与除极波相反。因为复极的过程比除极慢2～7倍，所以复极波起伏迟缓，波形宽，振幅较低。复极完毕后，细胞膜外均带正电荷，电位差消失，电流曲线回至等电位线（图7-1-5）。

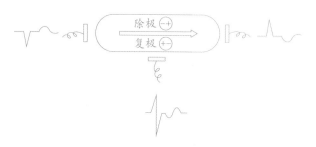

图7-1-5　单个心肌细胞探测电极方位与除极、复极波形方向的关系

2.心脏的除极与复极　正常人心室除极时，从心内膜向心外膜推进，即正电荷由心内膜向心外膜移动，因此面对心外膜的电极描记出一个向上的波形，而心室的复极是从心外膜向心内膜进行的，其确切机制尚未完全清楚，可能是由于心外膜下的心肌温度较心内膜下的心肌高，心室收缩时，心外膜承受的压力又比心内膜小，所以心外膜的心肌复极过程发生较早。此时，面对心外膜的电极亦可描记出一个向上的波形。因此，在正常人的心电图中，记录到的复极波方向常与除极波的主波方向一致，这与单个心肌细胞不同。

二、心电图导联体系

（一）心电图机的原理

心电图机把心脏除极产生的微弱综合电信号，通过称为导联的金属电线，输入到放大电路中，进行数千倍的放大，再输出到记录器上，按照一定的速度（通常是25mm/s），将电位的正负变化记录下来，就是心电图（图7-1-6）。

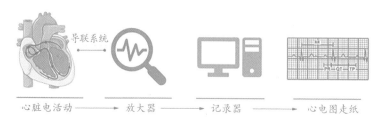

图7-1-6　心电图记录原理示意图

随着时代的发展，记录器可以是心电图纸张，也可以是电子显示屏幕。但记录的原则不会变化，如图7-1-7所示，在记录心电图的时候，面向探测电极阳极的电流产生向上的波形；反之，背离探测电极阳极的电流产生向下的波形。

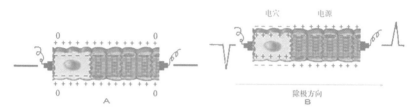

图7-1-7　心电图记录的原则

面向探测电极阳极的电流产生向上的波形，背离探测电极阳极的电流产生向下的波形。A. 静息状态心肌细胞，无电位变化，不产生任何心电图波形；B. 除极时发生细胞膜电位变化，右侧阳性探测电极产生正向心电图波形，左侧产生向下的波形

（二）心电图的导联系统

在人体上放置电极并与心电图机连接的导电线路，称为心电图导联。常规心电图共有10个电极，一次可以记录到标准12个导联。依据导电线与人体的连接关系，常用的心电图导联分为肢体导联及胸导联两大类。肢体导联的电极连接在四肢上，胸导联则连接在胸前、心脏前部。

1.标准肢体导联　又称为双极肢体导联，反映两个肢体之间的电位差（图7-1-8）。

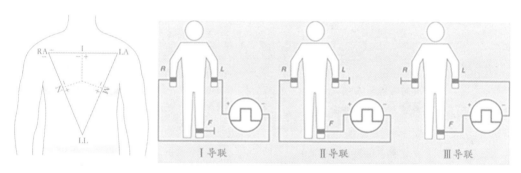

图7-1-8　标准导联心电图的连接方法及电极在人体四肢的位置

LA. 左上肢；RA. 右上肢；LL. 左下肢；RL. 右下肢

Ⅰ导联：将左上肢电极与心电图机的正极端相连，右上肢电极与负极端相连，反映左上肢（L）与右上肢（R）之间的电位差。

Ⅱ导联：将左下肢电极与心电图机的正极端相连，右上肢电极与负极端相连，反映左下肢（F）与右上肢（R）之间的电位差。

Ⅲ导联：将左下肢与心电图机的正极端相连，左上肢电极与负极端相联，反映左下肢（F）与左上肢（L）之间的电位差。

2.加压单极肢体导联　标准导联只是反映体表某两点之间的电位差，而不能探测某一点的电位变化，如果把心电图机的负极接在零电位点上[无关电极；Wilson提出把左上肢、右上肢和左下肢的3个电位各通过5 000Ω高电阻，用导线连接在一点，称为中心电端（T）]，把探查电极接在人体任一点上，就可以测得该点的电位变化，这种导联方式称为单极导联（图7-1-9）。常规心电图中，由于单极肢体导联（VL、VR、VF）的心电图形振幅较小，因此 Goldberger提出在上述导联的基础上加以修改，将该肢体与中心电端相连接的高电阻断开，这样就可使心电图波形的振幅增加50%，这种导联方式称为加压单极肢体导联，分别以aVR、aVL和aVF表示。

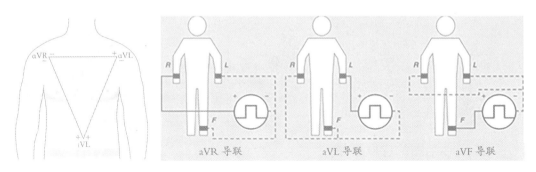

图7-1-9 加压肢体导联心电图的连接方法及导联电极在四肢的位置

3.胸导联　胸导联通常通过一负压吸引球与电极相连，把探查电极吸附在胸前的特定部位，即单极胸导联。胸导联的具体部位如表（表7-1-1）所示，常用的几个胸导联的体表位置如图7-1-10所示。V1、V2 导联面对右室壁，V5、V6导联面对左室壁，V3、V4介于两者之间。

表7-1-1　胸导联的电极具体放置部位及作用

导联符合	正极位置	负极位置	主要作用
V1	胸骨右缘第 4 肋间		反映右心室壁改变
V2	胸骨左缘第 4 肋间		反映右心室壁改变
V3	V2 与 V4 连接线的中点		反映左、右心室移行变化
V4	左锁骨中线与第 5 肋间相交处	无关电极	反映左、右心室移行变化
V5	左腋前线 V4 水平处		反映左心室壁改变
V6	左腋中线 V4 水平处		反映左心室壁改变

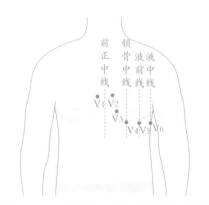

图7-1-10　常用胸导联的胸壁位置示意图

在常规心电图检查时，通常应用以上导联即可满足临床需要，但在个别情况下，例如疑有右心室肥大，右位心或特殊部位的心肌梗死等情况，还可以添加若干导联，例如右胸导联V3R～V5R，相当于V3～V5相对应的部位；V7导联在左腋后线与V4水平线相交处；V8在左肩胛中线与V4水平线相交处；V9在脊柱中线与V4水平线相交处，V7、V8、V9导联反映心脏正后壁的定位变化，V3R～V5R则反映右心室前侧壁的定位改变。

三、心电轴、心电向量和心电图的关系

（一）心电轴及其平面显示系统

心电向量是描述立体三维空间中心心脏电活动的瞬间及连续变化，因此，一定需要引入空间三维平面系统。其中最重要的是额面六轴系统及水平横断面系统（图7-1-11），前者用于描述肢体导联所描记的心电变化在额面的位置变化，后者用于描述胸导联所记录的心电改变在横断面的空间位置变化。

心电轴是指平均QRS电轴，它是心室除极过程中全部瞬间向量的综合，指一个心动周期中QRS波的综合向量在平面中主要指向哪个方向。

心电轴的测量方法有多种，最简单的方法是目测法：观察Ⅰ导联及Ⅲ导联QRS波的主波方向，如果同时向上，则心电轴正常；如果Ⅰ导联向下，Ⅲ导联向上，则心电轴右偏；如果Ⅰ导联向上，Ⅲ导联向下，则心电轴左偏。另外一种常用的方法是：计算Ⅰ导联及Ⅲ导联QRS波群的代数和，通过表格查询到具体偏移程度。这些方法在临床工作中价值有限，此处不详细介绍。正常心电轴的方向在右下象限、0°～90°，如图7-1-12所示。通常情况下，如果出现束支传导阻滞、心肌肥厚等病理情况，心电轴就会偏离正常位置，出现在左偏部位。如果有右心室肥厚等情况，心电轴就会右偏。

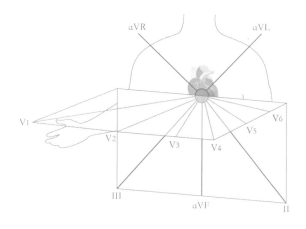

图7-1-11　额面肢体导联六轴系统及水平面（横断面）胸导联系统的立体关系

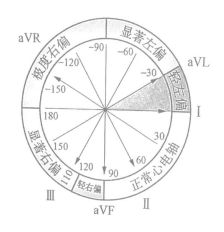

图7-1-12　额面六轴系统中心电轴的正常位置及心电轴左偏、心电轴右偏的象限

（二）心电向量及心电向量环的组成

1.概述　心电向量图也称心向量图，是除心电图之外描记心脏电活动的另一种方式。两者同样反映心肌的电活动，心电图主要反映心脏电活动的时间及电压变化曲线，心电向量图是以环状图形表达在水平面、额面、矢状面3个平面上一个周期内的心脏电机械活动的方向和幅度变化（图7-1-13），能够较真实地反映立体心脏动作电位（图7-1-14）。

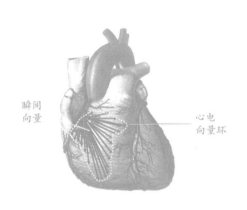

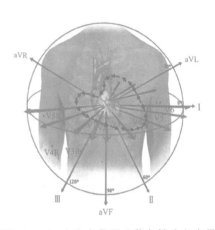

图7-1-13　心脏及心电向量环在三维空间中的位置及形成
瞬间向量（蓝色箭头矢量）与心电向量环（白色虚线）的关系，整个心动周期中多个瞬间向量尖端的运动轨迹组成白色的心电向量环

图7-1-14　心电向量环（蓝色箭头）在导联系统的立体位置
应该立体理解心电向量环的空间运行轨迹及其在不同导联轴上的投影

心脏电活动是一个既有大小又有方向的量，可用物理学名词"向量"来表达。在心脏的一个心动周期中，每个心肌细胞都可以产生电位差，依照除极时间的顺序、每个时间点上都有一群心肌细胞产生电活动，这些细胞电位综合在一起就会形成一个瞬间的电流方向，这个瞬间综合电流可以用空间矢量来表述，它既有传导方向，也有电流大小。按力学原则，把几个同时存在的瞬间向量叠加起来，所得的向量称综合向量。心脏是一个立体器官，在激动过程的每一瞬间所产生的心电向量都占有一定的空间位置，即有上下、左右、前后的立体关系。这种反映立体的向量，称为空间心电向量。

在电脉冲从窦房结向每个心肌细胞的传导过程中，依照除极时间的不同，按照时间先后顺序，把每个瞬间综合向量集合起来，就会形成一个心动周期中的总心电向量，通常把心房肌向量称为P波向量，左右心室肌的综合向量定义为QRS波向量，同样，它们都有电流大小及方向。

在一个心动周期中，按照时间顺序的不同，这些瞬间综合向量的方向及电流大小都在不停地变化，把每个矢量的箭头方向的运动轨迹以曲线的形式记录下来就成为"心电向量环"。

2.心电向量环　如上所述，将心动周期中各个瞬间综合空间向量的运行轨迹连接起来，就构成一个完整空间心电向量环（图7-1-13、图7-1-14）。

（三）心电向量图和心电图的异同

心电向量图和心电图同为记录心脏动作电流在身体各表面的电位差，但它们有以下不同之处。

1.心电向量图能较明确地观察到立体心脏的除极和复极的电活动过程，能明确地反映心脏的生理电活动和病理状态的电活动；而心电图只能记录心脏动作电流在体表电位差，需根据心电图图形间接推断心脏的生理电活动和病理状态。故心电图对观察心脏电活动过程不如心电向量图直接而明确。

2.心电向量图对心房、心室激动的顺序和瞬间向量的改变以及空间部位比心电图明确，尤其对房室肥大、心肌梗死、室内传导阻滞、预激综合征、T向量的改变等为心电图所不及。

早在1961年，Heckert等分析了心脏病患者100例，其中26例心电向量图检查与临床和（或）尸检资料相符，而心电图仅31例相符。Wolff等以167例尸检与心电图和心电向量图对照，结论也是心电向量图诊断的准确性大于心电图。对大面积心肌梗死诊断的准确率大于90%以上，小面积为35%，对同时存在的左心室肥大不掩盖心肌梗死的表现，对左心室肥大的诊断准确率也在90%以上。

3.心电向量图只能记录一个心动周期，故对房室关系、PR间期、ST段改变以及心律失常的诊断等如不用时间心电向量图则不如心电图明确，尤其操作以及图形分析麻烦。

（四）心电向量与心电图的关系

按照心电图记录的原则，面向正极的电流产生向上的波，反之形成向下的负向波。每个心动周期中的P-QRS-T心电向量环在肢体导联或者胸导联上就会形成不同长短的空间投影变化，描记在心电图记录纸张上就是心电图。以QRS向量环为例，如图7-1-15、图7-1-16所示，该例患者的QRS心电轴偏向左侧壁，在水平面系统中，主要投影在V4、V5、V6导联的正侧，产生向上的大R波；在额面系统中QRS心电向量环投影在Ⅰ、Ⅱ、aVF等导联轴正侧，产生向上的波群；投影在aVR导联轴负侧，产生向下的QRS波。

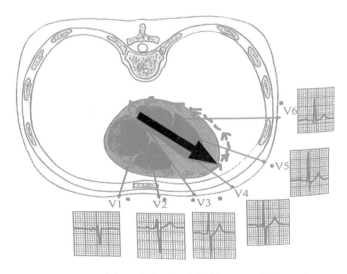

图7-1-15 QRS向量环在水平面（横断面）系统中的分布及投影

黑色箭头表示最大综合向量方向；蓝色箭头表示心电向量环；由于向量环位置的不同，在 V1~V6 导联中投影产生的 R 波大小不同。

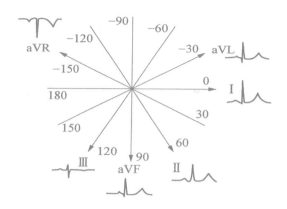

图7-1-16　颌面六轴导联系统中QRS心电向量环与心电图波形的关系

QRS 心电向量环投影在Ⅰ、Ⅱ、aVF 等导联轴正侧，产生向上的波群；投影在 aVR 导联轴负侧，产生向下的 QRS 波

　　正确理解心电向量、向量环与心电图导联的关系，有助于在日常工作中利用心电图形态变化，推断心律失常的起源部位，分析心律失常的发生机制。

四、心电图各波段的组成与命名

（一）心脏的传导系统

　　由窦房结、结间束（分前、中、后结间束）、房间束、房室结、房室束或希氏束、左右束支及浦肯野（Purkinje）纤维网组成。正常心电活动按以上先后有序的电兴奋的传播，而引起一系列的电位改变，而形成的心电图上的相应的波段，在心电图上可呈现一系列波形，称为P、QRS、T以及U波（图7-1-17）。

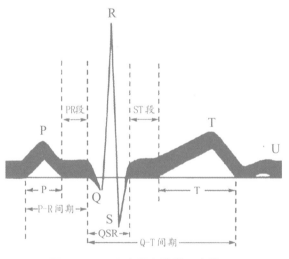

图7-1-17　心电图各波段示意图

（二）正常心电图各波段及生理意义

1.P波（P wave）　心电图上出现的第一个波形称为P波，振幅最小，反映左右心房除极过程的电位变化。起始部代表右房除极，中间部代表右、左房除极，终末部代表左房除极（图7-1-18）。

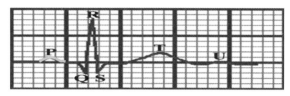

图7-1-18　Ⅱ导联心电图的窦性P波（蓝色图示）

2.PR段（PR segment）　PR段是从P波终点至QRS波起点之间的线段。反映心房复极过程及房室结、希氏束、左右束支的电活动（图7-1-19）。

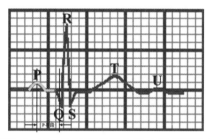

图7-1-19　Ⅱ导联PR段位置（蓝色图示）

3.PR间期（PR interval）　PR间期包括P波和PR段。反映心房的复极到心室除极开始的时间，是冲动传出窦房结，经过房间束、房室结、希氏束和束支传导到心肌细胞的时限，P波与PR段合计为PR间期。

4.QRS波群（QRS wave）　QRS波群反映左右心室除极过程的电位变化。QRS波群可因探测电极位置不同有多种形态。

QRS波群可因检测电极的位置不同而呈多种形态，已统一命名如下：首先出现的位于参考水平线以上的正向波称为R波；R波之前的负向波称为Q波；S波是R波之后第一个负向波；R'波是继S波之后的正向波；R'波后再出现负向波称为S'波；如果QRS波只有负向波，则称为QS波。至于采用Q或q、R或r、S或s表示，应根据其幅度大小而定（图7-1-20）。

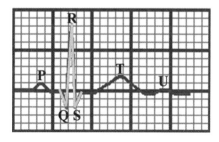

图7-1-20　QRS波群命名示意图

正常心室除极始于室间隔中部，自左向右方向除极；随后左右心室游离壁从心内膜朝心外膜方向除极；左室基底部与右室肺动脉圆锥部是心室最后除极部位。心室肌这种规律的除极顺序，对于理解不同电极部位QRS波形态的形成颇为重要。

5.ST段（ST segment）　ST段是指从QRS波群终点至T波起点间的线段，反映心室早期缓慢复极过程的电位变化。ST段与QRS波的交界点称为J（即QRS终点）点。从J点开始至T波结束，代表心室复极时间（图7-1-21）。

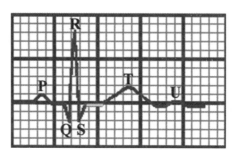

图7-1-21　标准心电图导联ST段的位置（蓝色图示）

6.T波（T wave）　T波反映心室晚期快速复极过程的电位变化。T波正常形态是从基线开始缓慢上升，然后较快下降，形成前支较长，后支较短的波形，见图7-1-17。T波的方向通常与同导联QRS波方向一致，例如Ⅱ导联向上，aVR导联向下；振幅不应该低于同导联QRS主波的1/10，如果T波低平或者倒置，则提示心肌缺血（图7-1-22）。

7.U波（U wave）　U波不一定能在每个导联上见到，通常在胸导联V3、V4，以及心动过缓时看到。U波与T波同向，在T波0.02～0.04秒后出现，振幅很小。形成的机制不清，可能与浦肯野纤维复极有关（图7-1-22）。

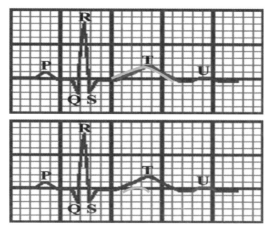

图7-1-22　上图示心电图T波，下图示U波（蓝色图示）

8.QT间期（QT interval）　QT间期是指QRS波群起点至T波终点的水平距离。反映心室除极与复极过程的全过程，其长短受心率快慢的影响，心率快QT间期变短，心率慢则QT间期延长，以心率60～100次/分计算，正常人的QT间期为0.32～0.4秒。为了减少心率的影响，临床上常常计算校正QT间期（QTc）来反映实际水平，计算方法为QTc=QT间期/RR间期的开方。

QT间期是重要的心电图指标，当QT间期延长或者缩短时均可发生心律失常，是长QT间期综合征、短QT间期综合征诊断的指标，对心律失常的诊断及治疗有重要意义（图7-1-23）。

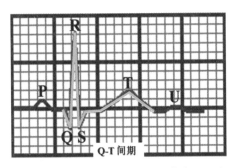

图7-1-23 心电图的QT间期（蓝色图示）

P-QRS-T波群与心脏传导系统的对应关系：如图7-1-24所示，把心电图P-QRS-T波群与心脏传导系统对应起来，可见电脉冲从心房激动传导至心室肌的时间主要表现在PR段上，其中包括心房内传导、房室结、希氏束、束支传导至左右心室的时间；心室内的除极时间表现在QRS波群的时限，心室复极时间则表现在ST段及T波上，QT间期是心室除极到复极时间的总和。

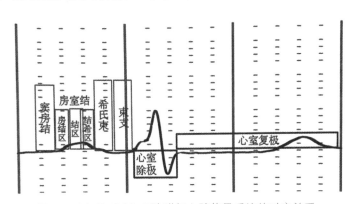

图7-1-24 P-QRS-T波群与心脏传导系统的对应关系

第二节　正常心电图

一、心电图测量

（一）心电图各波段的测量

心电图多直接描记在布满纵横细线的心电图记录纸上，纵横细线相交形成的小方格边长均为1mm。横向距离代表时间，纵向距离代表电压。国内一般采用25mm/s的走纸速度描记心电图，则每小格（1mm）相当于0.04秒。可根据需要加快纸速，如成倍加快至50mm/s

或100mm/s，每小格就分别相当于0.02秒或0.01秒。一般将心电图机上的增益调整到输入1.0mV的定标电压，心电描记笔正好上下移动10mm，则每小格相当于0.1mV电压。可根据受检者电压的大小调整定标电压，波幅过小者可加倍输入，波幅过大者可减半输入。

1.各波段时间的测量　测量各波的时间应从波形起点的内缘测至波形终点的内缘。正向波的时间从基线下缘测量，负向波的时间应从基线上缘测量。测量时应选择波幅最大、波形清晰的导联。室壁激动时间是从QRS波群起点到R波峰垂直线之间的水平距离。

2.各波段振幅的测量　测量P波振幅，以P波起始前的水平线为参考水平；测量QRS波群、J点、ST段、T波和U波振幅，统一采用QRS起始部水平线为参考水平，如果QRS波群起始部受心房复极波等影响，而为一斜段，则以QRS波群起始点为测量参考点。正向波形的电压，测量参考水平线的上缘至波顶端的垂直距离；负向波形的电压，测量参考水平线的下缘至波形底端的垂直距离。测量ST段移位时，应选择J点后0.06秒或0.08秒处为测量点。ST段抬高时，测量该点ST上缘至对照基线上缘的垂直距离；ST段下移时，测量该点ST段下缘至对照基线下缘的垂直距离（图7-2-1）。

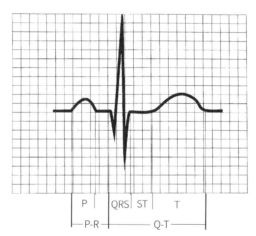

图7-2-1　心电图各波段振幅的测量方法示意图

（二）心率的计算

1.心律规则　测量1个P-P或R-R间距（s），60秒除以P-P或R-R间距（s），即为每分钟心率。或者根据P-P或R-R间距（s）查表，找出相应心率（图7-2-2）。

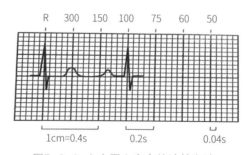

图7-2-2　心电图心室率的计算方法

RR间期为0.6秒，心室率＝60÷0.6＝100次/分

2.心律不规则　①测量5个P-P或R-R间距，取其平均值代入上述公式或查表，即可得每分钟心率，适用于窦性心律不齐等；②数出6秒内的P波或R波数，乘以10便得出每分钟心率，适用于心房颤动（此时数f波和R波数）等心律失常。

3.估算心率　根据R-R或P-P间距的大格数（每格0.2秒）可大约估算心率值，心率=300/大格数。

（三）平均心电轴

1.目测法　用Ⅰ导联和Ⅲ导联QRS波群的主波方向来初步判定心电轴有无偏移。Ⅰ、Ⅲ导联QRS波群主波均向上，表示心电轴不偏移；Ⅰ导联主波向上，Ⅲ导联主波向下，表示心电轴左偏；Ⅰ导联主波向下，Ⅲ导联主波向上，表示心电轴右偏（表7-2-1）。

表7-2-1　目测法判断心电轴的方法

心电图形	电轴	不偏	右偏	左偏
QRS 主波方向	Ⅰ	⋀	⋁	⋀
	Ⅲ	⋀	⋀	⋁

2.振幅法　把Ⅰ导联QRS波群的代数和（R波为正，Q、S波为负）标在Ⅰ导联轴上。把Ⅲ导联QRS波群的代数和标在Ⅲ导联轴上。经上述两点分别画出Ⅰ、Ⅲ导联轴的垂线，两垂线交点与中心0点的连线即为所求的心电轴。该轴与Ⅰ导联轴正侧端的夹角就是心电轴的角度（图7-2-3）。

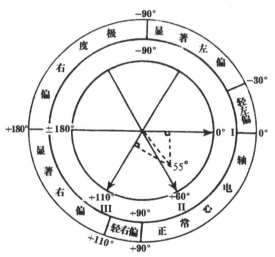

图 7-2-3　心电轴的偏移

二、正常心电图的波形特点与正常值

临床上常规的标准12导联心电图由6个肢体导联（Ⅰ、Ⅱ、Ⅲ、aVR、aVL、aVF）及6个导联（V1、V2、V3、V4、V5、V6）组成，其记录图形如（图7-2-4）所示。

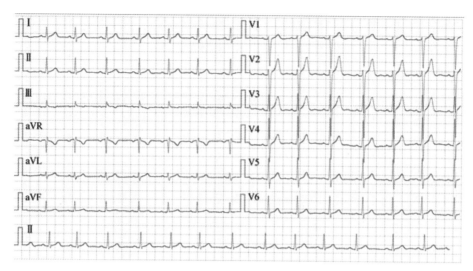

图7-2-4 正常标准12导联心电图的图形

（一）P 波

1.形态　P波的形态在大部分导联上一般呈钝圆形，有时可能有轻度切迹。心脏激动起源于窦房结，因此心房除极的综合向量是指向左、前、下的，所以P波方向在Ⅰ、Ⅱ、aVF、V4～V6导联上，aVR导联向下，其余导联呈双向、倒置或低平均可。

2.时间　正常人P波时间一般小于0.12秒。

3.振幅　P波振幅在肢体导联一般小于0.25mV，胸导联一般小于0.20mV。P波的宽度（时间）<0.11秒，儿童<0.09秒。P波在avR导联倒置，在Ⅱ、aVF、Ⅰ、V4～V6直立，这是窦性P波的标志，Ⅱ、aVL导联P波方向不定，V1导联的P波可呈双向。

（二）P-R 间期

成人P-R间期的正常范围为0.12～0.20秒，儿童小于0.19秒。它与年龄及心率快慢有关，健康人心率在50～60次/分时，P-R间期>0.20秒表示有房室传导障碍。

（三）QRS 波群

1.时间　正常人为0.06～0.10秒，儿童0.04～0.08秒。

2.波形和振幅

（1）胸前导联：正常人V1、V2导联可呈qR、qRs、Rs或R型，R波多为1.2～1.8mV，最高不超过2.5mV。在V3、V4导联，R波和S波的振幅大体相等。V1至V6，R波逐渐增高，S波逐渐减小，R/S的比值逐渐增大：V1小于1，V5大于1，V3近于1。

（2）肢体导联：QRS波群的形态与振幅取决于额面QRS环最大向量投影的角度，若最大向量接近90°并作顺钟向运行时，aVF，Ⅲ导联呈qR型，而aVL、Ⅰ导联呈rS或RS型，此时RaVF不应超过2.0mV。当额面QRS环最大向量接近0°并作逆钟向运时，aVL、Ⅰ导联呈qR型，而aVF、Ⅲ导联呈rS或RS型，此时RaVL不应超过1.2mV。

3.室壁激动时间（VAT） 是心室激动波从心室肌的内膜面到达外膜面的时间。正常人V1导联VAT<0.03秒，V5导联VAT<0.05秒。

4.Q波 Q波振幅不超过同导联R波的1/4，时间不超过0.04秒，而且无切迹。V1、V2导联不应有q波，但可以呈QS型，V5、V6导联经常可见到正常范围的q波。avR导联可呈QS或Qr型。

（四）S-T 段

正常人S-T段压低在R波为主的导联上不应超过0.5mm（即0.5mV）；而S-T段抬高除V1~V2导联可抬高3mm（0.3mV）外，其余导联不应超过1mm（0.1mV）。

（五）T 波

1.形态 直立T波低圆而宽大，其近肢的坡度较远肢为小，使波形不对称。正常情况下，T波方向和QRS波群的主波方向一致。在Ⅰ、Ⅱ、V4~V6导联直立，aVR导联倒置。其他导联可以直立，双向或倒置。

2.振幅 胸前导联中，T波较高，V2~V4导联可高达1.5mV，但不应超过1.5mV，V1的T波不超过0.4mV，一般不超过0.6mV。在R波为主的导联上，T波不应低于R波的1/10；TV5>TV1。

（六）Q-T 间期

Q-T间期的长短与心率的快慢有密切关系，心率越快，Q-T间期越短，反之则越长。正常为0.32~0.44秒。

（七）U 波

方向一般与T波一致，振幅很小，一般在胸导联（尤其在V3）较清楚，可达0.2~0.3mV。

三、心电图各波段测量的临床意义

临床上通过标准12导联心电图的波形测量以为诊断心血管疾病提供丰富的信息。通过P波形态及振幅的测量，可以反映左右心房的电活动异常，诊断心房病变；同样通过QRS-T波群的测量，也可以为心肌肥厚、心肌缺血、心肌梗死等提供诊断依据。

1.P波 为心房的除极波形，反映左右两心房的电激动过程，病理情况下可以诊断心房肥大（图7-2-5）。正常时，P波通常在Ⅱ、aVF，V3~V6导联直立，其中以Ⅱ导联振幅最高，aVR导联倒置，V1~V2可呈双向、倒置或低平。时间一般不超过0.11秒，肢体导联电压≤0.25mV，胸导联≤0.2mV。

异常情况下右心房肥大可表现为：P波高耸，Ⅱ、Ⅲ、aVF≥0.25mV；肺型P波：V1上P波直立时，振幅≥0.15mV。左心房肥大：Ⅰ、Ⅱ、aVR、aVL上P波增宽≥0.04秒，双峰、二尖瓣型P波；V1上P波终末电势力（Ptf）≤-0.04毫秒。

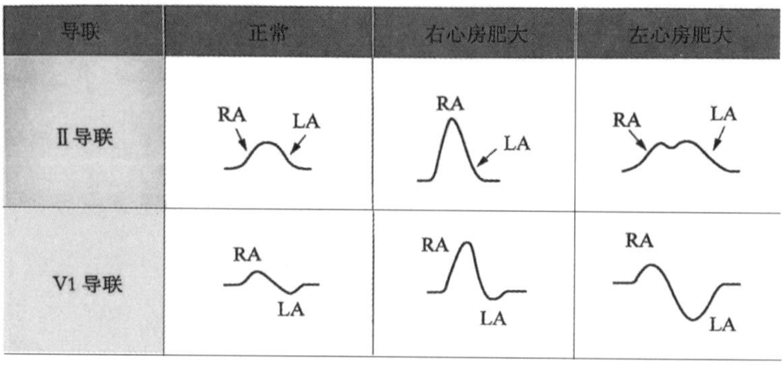

图7-2-5 通过P波形态改变诊断心房肥大

2.PR间期　　PR间期由P波起点到QRS波起点相隔的时间，为心房开始除极至心室开始除极的一段时间。成人心率在正常范围时，PR间期为0.12～0.2秒。PR间期随心率和年龄而异，老年人的心率缓慢，PR间期可能长达0.21～0.2秒。PR间期延长见于房室传导阻滞，缩短见于预激综合征。

3.QRS波群　　QRS波群为心室肌除极的波形。激动在心室内传导，由室间隔开始，然后心尖部、心室外壁，最后达心底部。最先除极的是室间隔左侧，继而自左向右传导向室间隔的右侧。按照探查电极对着正电位描出向上波，对着负电位描出向下波的原则，在右侧胸前导联（V1）引起一个小的向上波（V波），在左侧胸导联（V5、V6）引起一个小的向下波（Q波）；接着室间隔、左右心室及心尖部开始除极，由于右室间隔较左室间隔薄，当右心室壁除极将结束，左室壁尚在继续除极，此时在V1、V2导联。则形成较深的向下波（S波），而在V5、V6导联则出现高大的向上波（R波），最后左心室后基底部除极时，描记到一个小的向下波（S波）。

如前所述，正常人的胸导联自V1～V6，R波逐渐增高，S波逐渐减小。

QRS时限：成人为0.08～0.1秒，儿童为0.04～0.08秒。QRS波群或室壁激动时间（VAT）延长提示心室肥大或心室内传导阻滞。

QRS振幅：在加压单极肢体导联，aVL导联R波不超过1.2mV，aVF导联R波≤2.0mV，振幅增加可能为左心室肥大（图7-2-6）。aVR导联的R波正常时≤0.5mV，超过此值，可能为右心室肥大（图7-2-7）。心电图左、右心室肥厚的诊断标准见表7-2-2。

表7-2-2　左、右心室肥厚的心电图诊断标准

左心室肥厚	右心室肥厚
肢导 RI ＞ 1.5mV	RV1 ＞ 1.0mV R/S V1 ＞ 1
RI+SIII ＞ 2.5mV	RV1+SV5 ＞ 1.2mV
RaVL ＞ 0.7 RaVF ＞ 2.0mV	RaVR ＞ 0.5mV
RV5+SV1 ＞ 3.5mV（女）	心电轴右偏 +110°
RV5+SV1 ＞ 4.0mV（男）	V1 VAT ＞ 0.03 秒
心电轴左偏	ST-T 波改变
QRS ＞ 0.09 秒	

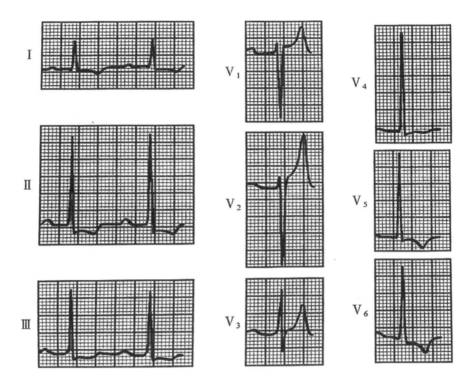

图7-2-6 左心室肥厚的心电图表现

男性，71岁，高血压、心肌肥厚患者心电图。心电图表现为 II 导联、V5 导联 R 波明显增高，>2.5mV，SV1+RV5> 4.0mV

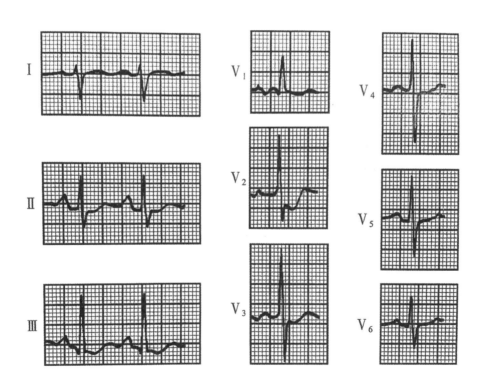

图7-2-7 右心室肥厚的心电图表现

男性，5岁，肺心病患者心电图。心电图表现为电轴右偏，V1 导联 R 波增高，>0.5mV，RV1+SV5> 1.2mV

4.Q波　除Ⅲ、aVR、aVL导联外，其他导联Q波的振幅不得超过同导联R波的1/4，时间≤0.04秒。正常人V1、V2导联不应有Q波，但可以呈QS型，V3导联极少有Q波，V5、V6导联常可见正常范围的Q波。Q波的病例意义在于提示面对探测电极区域的心肌无电活动，最常见的原因是心肌梗死、瘢痕形成。

5.J点　QRS波群的终末部分与ST段起始的交接点，正常在等电位线上，也可稍抬高。J点升高与许多心肌离子通道疾病相关，如Brugada综合征，早期复极综合征等。

6.ST段　代表心室除极结束至复极开始，正常ST段为一等电位线，可以轻微向上或向下偏移，但在任一导联ST段向下偏移，不应超过0.05mV。ST段向上偏移，在肢体导联与胸导联V4～V6均不应超过0.1mV，V1～V3导联不应超过0.3mV。

7.T波　为心室的复极波形。在正常情况下，T波的方向与QRS波群主波的方向相一致。在Ⅰ、Ⅱ、V4～V6导联直立，aVR导联倒置，Ⅲ、aVL、aVF、V1～V3等导联可以直立、双向或倒置。若V1导联直立，V3导联就不应倒置。在R波为主的导联中，T波不应低于同导联R波的1/10。胸导联的T波有时可高达1.2～1.5mV，但V1导联的T波一般不超过0.4mV。正常人可以出现T波增高，但T波增高也见于心梗早期与高血钾等，要注意结合临床进行诊断。

8.QT间期　从QRS波群开始至T波终末，代表心室除极与复极所需的时间。QT间期的长短与心率的快慢有密切关系，心率快，QT间期越短；反之，则越长。心率60～10次/分，QT间期的正常范围应0.32～0.44秒。QT间期延长见于心肌损害、心肌缺血、低血钾、低血钙等情况。QT间期缩短可见于高血钙、洋地黄效应等。

9.U波　U波升高可见于低钾血症或药物影响，如果U波明显多为低血钾状态，也可能是长QT间期综合征的表现，容易出现室性心律失常。U波倒置可见于高血压病，瓣膜病致左心室肥大。

四、小儿心电图的特点

由于解剖及生理上的特点，小儿的心电图与成人心电图有所不同，随年龄增长而有所变化，年龄越小，差异越大。表现为心率、各间期、各导联的波形、振幅及时间不同，总体趋势可概括为自起初的右心室占优势型转变为左心室占优势型的过程，在分析心电图时应特别注意。现概括如下：

1.心率较快　新生儿：120～140次/分；1～5岁：90～120次/分；6～9岁：80～100次/分；10岁以后可维持为成人的心率水平，即60～100次/分。因心率快，小儿的PR间期较成人为短，7岁以后趋于恒定（0.10～0.17秒），小儿的QTc间期较成人略长。

2.P波时间稍短而电压较高　小儿P波时间较成人稍短（儿童<0.09秒），新生儿P波电压较高，以后则较成人为低。

3.心前区导联电压振幅较高　小儿因胸壁薄且导电好，其心前区导联电压较高。诊断心室肥厚的电压标准明显高于成人，如3～14岁小儿Rv5达3.5mV、Rv5＋Sv1达5.0mV可能仍为正常。

4.婴幼儿常呈右心室占优势的QRS图形特征　Ⅰ导联有深S波；V1（V3R）导联多呈高R波而V5、V6。导联常出现深S波；Rv1电压随年龄增长逐渐减低，Rv5逐渐增高，Q波较成人深（常见于Ⅰ、Ⅱ、aVF导联）等。

5.T波变异性较大　新生儿的肢体导联及右心前区导联常出现T波低平、倒置。

五、老年人心电图的特点

在老年人中，心电图出现异常的概率明显增加，为青年人的3倍以上。老年人心电图有以下特征：

1.P波振幅减低　主要与心房内传导阻滞有关。

2.PR间期轻度延长　与房室传导延缓有关。

3.QRS波群时限延长　与心脏和胸壁距离、胸壁的厚度、肺气肿、脊柱后凸引起的心脏位置改变等有关。

4.QT间期延长　QT间期常随年龄增大而延长，但不超过正常上限值。

5.T波振幅减低。

第三节　异常心电图

一、心房肥大

心房肥大的心电图特征主要表现为P波的形态、时间及振幅的改变。心房肥大多表现为心房扩大而较少为心房肥厚。心房扩大越明显，P波改变也越明显。

（一）右心房肥大

右心房位于心脏的右前上方，正常情况下右心房除极早于左心房，当右心房肥大（right atrial enlargement）时，心房除极向量向右前下方明显增大，额面P向量在70°～90°之间，P环较正常更垂直向下，几乎平行于aVF导联轴，与Ⅱ、Ⅲ导联轴之间的角度也很小。右心房肥大时其除极时间并不延长，故P波时间正常，主要表现为振幅增高。

1.心电图表现　①P波形态高尖，电压增高，肢体导联≥0.25mV，Ⅱ、Ⅲ、aVF导联最为突出，常称为"肺型P波"。②V1导联P波直立时，电压≥0.15mV，双向时，电压的算术和≥0.2mV。③P波时间正常（图7-3-1）。

2.病因　右房肥大常见于肺心病、肺动脉高压、肺动脉瓣狭窄、三尖瓣病变等疾病，由右心房压力或容量负荷过重引起。

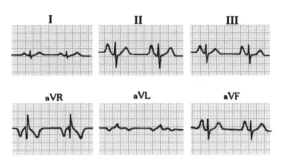

图 7-3-1　右心房肥大的心电图

（二）左心房肥大

窦房结位于上腔静脉与右心房交界处，其发出的激动最先引起右心房除极，产生P波的前半部分，随后沿房间束传导至左心房，产生P波的后半部分，P波中部则是左右心房共同除极产生的电位变化。当左心房肥大时，牵拉左心房内的传导束，使其传导速度变慢，造成左心房的除极时间延长，导致P波时间增宽，呈双峰型，第一峰代表右心房除极波，第二峰代表左心房除极波。因为左心房位于心脏的左后方，左心房肥大除了使P向量环环体增大外，还使其方向偏向左方及后方，所以心电图以偏左侧的导联上P波改变较为明显。因此，当左房肥大时，心电图主要表现为P波时间延长。

1.心电图表现　①P波增宽，时间≥0.12秒，Ⅰ、Ⅱ、aVL明显。②P波常呈双峰型，峰距≥0.04秒，称为"二尖瓣型P波"（图7-3-2）。

2.病因　左心房肥大多见于风湿性心脏病二尖瓣狭窄，高血压、慢性左心衰竭等情况。由于左心房压力或容积负荷过重，造成左心房增厚、扩张及左心房内激动传导障碍，使除极过程延长。

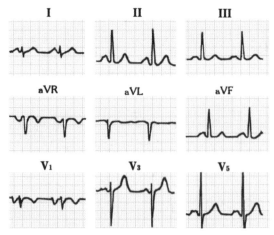

图7-3-2　左心房肥大的心电图

（三）双心房肥大

由于右、左心房激动并非完全同时而是有先后，故两侧心房肥大时，各自增大的除极向量均可以显示出来，而不会相互抵消，心电图上同时具备有双心房肥大（biatrial enlargement）

的特征。心电图表现为P波时间与电压均超过正常范围（图7-3-3）。

1.心电图特征　心电图特征包括：①P波高大、增宽，呈双峰型，肢体导联振幅≥0.25mV，心前区导联振幅≥0.20mV，时间≥0.12秒，峰间距离≥0.04秒；②V1导联P波高大双向，上下振幅均超过正常范围。

2.病因　常见于较严重先天性心脏病。

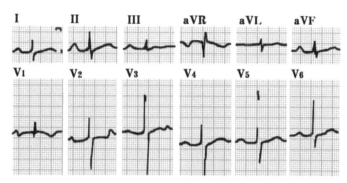

图 7-3-3　双心房肥大的心电图

二、心室肥大

心室肥大（ventricular hypertrophy）是心室肥厚与心室扩大的统称，为器质性心脏病的常见后果。心室肥厚通常因心脏收缩期压力负荷过重致，而心室扩大多因舒张期容量负荷过重所致。无论心室肥厚还是心室扩大，都会影响心室肌的除极与复极过程，主要表现为心室除极面积增大，室内激动传导时间延长以及继发性心室复极异常。

（一）左心室肥大（left ventricular hypertrophy，LVH）

正常左心室位于心脏的左后方，其室壁明显厚于右心室，所以正常时心脏综合向量表现为左心室占优势的特征。左心室肥大时，可使左心室优势的情况更为突出，心电图图形改变常与下列因素有关：①心肌纤维增粗，左心室除极面积增大，左室除极产生的电压增高，投影在左室面导联上，R波振幅异常增大；在横面上最大QRS向量指向左方或左后方，所以在V1、V2导联上出现增高的R波，V1、V2导联上出现加深的S波。②左心室壁肥厚使自左室内膜到外膜的除极时间长；左室扩大后牵拉左束支传导系统，使左束支及其分支传导延缓。③左心室肥厚使除极时间延长，心室除极尚未结束，较早除极部位的心肌已经开始复极，导致ST-T向量的方向与最大QRS波群方向相反；心肌劳损、相对性供血不足也导致了心肌复极的异常。

1.心电图表现

（1）QRS波群电压增高：包括：①肢体导联R1>1.5mV，RaVL>1.2mV，RaVF>2.0mV或R1+SⅢ>2.5mV；②心前区导联RV5或RV6>2.5mV，或RV5+SV1>4.0mV（男）或3.5mV（女）。

（2）心电轴左偏。

（3）QRS波群时间延长至0.10~0.11秒，但一般＜0.12秒。V5、V6的室壁激动时间＞0.05秒。

（4）ST-T改变：在R波为主的导联（如V5、V6导联），ST段可呈下斜型压低达0.05mV以上，同时伴有T波低平、双向或倒置（图7-3-4）。在以S波为主的导联（如V1，导联），则反而可见直立的T波。当QRS波群电压增高伴有ST-T改变者，称为左心室肥大伴劳损。此类ST-T变化多为继发性改变，也可能同时伴有心肌缺血。

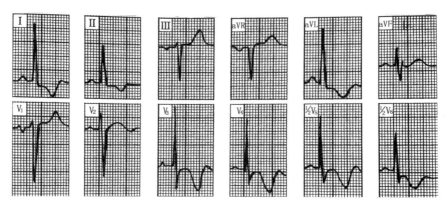

图7-3-4　左心室肥大伴劳损心电图

QRS波群电压增高是左心室肥大的一个重要特征，其中以心前区导联的改变更有意义。对于判断左心室肥大，电压增高是诊断的必备条件，在此基础上，结合一项其他阳性指标，即可诊断。符合条件越多及超过正常范围越大者，诊断的可靠性越大。如仅有QRS电压增高而无其他任何阳性指标者，心电图应诊断为左心室高电压。

2.病因　多见于高血压性心脏病、冠状动脉粥样硬化性心脏病、肥厚型心肌病、二尖瓣关闭不全、主动脉瓣狭窄或关闭不全、动脉导管未闭等。

（二）右心室肥大（right ventricular hypertrophy，RVH）

由于右心室厚度仅为左心室壁的1/3，只有当右心室肥厚达到一定程度，改变了正常以左心室占优势的心室除极特征，转为右心室占优势，即使心室除极的QRS向量环转向右前下或右后上，相继引起复极改变时，心电图上才可表现出特异的QRS波群及ST-T的变化。

1.心电图特征

（1）QRS波群形态与振幅改变：V1导联呈R型或Rs型，即R／S≥1；V5、V6导联S波较正常加深，即R/S≤1；RV1＞1.0mV或RV1＋SV5＞1.05mV（重症＞1.2mV）；aVR导联以R波为主，R/q或R/S≥1，RaVR＞0.5mV。

（2）心电轴右偏≥＋90°（重症＞＋110°）。

（3）QRS波群时限多正常，VATv1＞0.03秒。

（4）ST-T改变：右心前区导联（V1、V2）ST段压低，伴T波倒置（图7-3-5），为继发性ST-T改变。当以上心电图改变同时伴有ST-T改变者，称为右心室肥厚伴劳损。

2.病因　多见于慢性肺源性心脏病、二尖瓣狭窄、法洛四联症、原发性肺动脉高压、房间隔缺损、室间隔缺损、肺动脉瓣狭窄或关闭不全等。

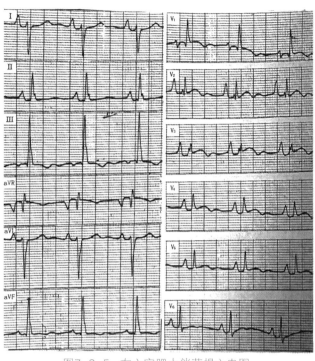

图7-3-5　右心室肥大伴劳损心电图

（三）双侧心室肥大（biventricular hypertrophy）

双侧心室肥大多见于各种心脏病晚期。由于左右心室除极向量增大，时间延长，其QRS向量环的方向和大小的改变取决于左或右室肥厚的程度，并不是简单地将左、右心室的异常表现相加，而在心电图上表现各自相应或抵消的心电图特征。心电图可有以下几种表现。

1."正常"心电图　由于双侧心室肥厚程度较轻，不能在心电图上表现出来，或双侧心室电压同时增高，增大的向量互相抵消所致。

2.单侧心室肥大心电图　只反映一侧心室肥大，而另一侧心室肥大的图形被掩盖。一般以仅显示左心室肥大多见。

3.双侧心室肥大心电图　既表现右室肥大的心电图特征如V1导联R波为主，电轴右偏等，又存在左室肥大的某些征象如V5导联R/S＞1，R波振幅增高等（图7-3-6）。

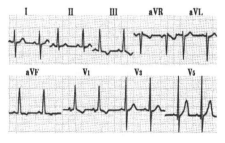

图7-3-6　双侧心室肥大心电图

三、心肌缺血

在心肌细胞除极和复极的耗能过程中，物质基础是正常的冠状动脉供血、完整的心脏传导系统及健康的心肌细胞，充足的冠状动脉血流为正常的心肌组织血流灌注提供了保障，供应代谢所需要的氧气、葡萄糖等营养物质，同时带走二氧化碳、酸性代谢产物等代谢废物，维持心肌细胞正常的生存及工作环境。心肌缺血（myocardial ischemia）是指冠状动脉的供血不能满足心肌代谢需要。如果发生心肌组织的供血异常，血流减少不能满足心肌细胞代谢的需要，或者血管闭塞导致血流阻断，心肌细胞就会发生缺血，将影响心室复极的正常进行，并可使缺血区相关导联发生ST-T异常改变。心肌缺血的心电图改变类型取决于缺血的严重程度、持续时间和缺血发生部位。

（一）心肌缺血的心电图类型

1.缺血型心电图改变　正常情况下，心室肌复极过程是从心外膜开始向心内膜方向推进。心肌缺血时，复极过程发生改变，心电图上出现T波振幅与方向的改变。

（1）心内膜下心肌缺血：若心内膜下心肌缺血，这部分心肌复极时间较正常时更加延迟，使原来存在的与心外膜复极向量相抗衡的心内膜复极向量减小或消失，T波向量增加。由于心室壁复极顺序没有改变而复极向量增大，致使面向缺血区的导联出现直立高大的T波（图7-3-7a），如下壁心内膜下缺血时，下壁导联Ⅱ、Ⅲ、aVF可出现直立高大的T波。

（2）心外膜下心肌缺血：若心外膜下心肌缺血（包括透壁性心肌缺血），心室壁复极顺序发生逆转，即心内膜开始先复极，膜外电位为正，而缺血的心外膜心肌尚未复极，膜外电位仍呈相对的负性，于是出现与正常方向相反的下波向量，使面向缺血区的导联记录出倒置的T波（图7-3-7b），如下壁心外膜下缺血时，下壁导联Ⅱ、Ⅲ、aVF可出现倒置的T波。

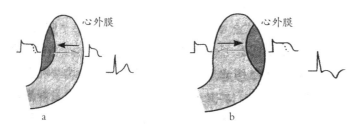

图7-3-7　心肌缺血与T波变化的关系

a.心内膜下缺血；b.心外膜下缺血
（黑色箭头表示复极方向，蓝色箭头表示T波向量方向）

2.损伤型心电图改变　心肌缺血除可以出现T波改变外，还可以出现损伤型ST段改变。心肌损伤（myocardial injury）时，ST段向量从正常心肌指向损伤心肌。损伤型ST段偏移可表现为ST段压低及ST段抬高两种类型。

（1）心内膜下心肌损伤时，ST向量背离心外膜面指向心内膜，使位于心外膜面的导联出现ST段压低（图7-3-8a）。

（2）心外膜下心肌损伤时（包括透壁性心肌缺血），ST向量指向心外膜面导联，引起ST段抬高（图7-3-8b）。发生损伤型ST段改变时，对侧部位的导联常可记录到相反的ST段改变。

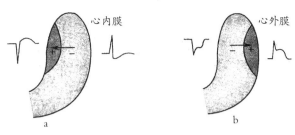

图7-3-8 心肌损伤与ST段偏移的关系

a. 心内膜下损伤；b. 心外膜下损伤（箭头表示ST向量方向）

当发生透壁性心肌缺血时，心电图常表现为心外膜下缺血（T波深倒置）或心外膜下损伤（ST段抬高）类型。有学者把引起这种现象的原因归为：①透壁性心肌缺血时，心外膜缺血范围常大于心内膜；②因检测电极靠近心外膜缺血区，所以透壁性心肌缺血在心电图上主要表现为心外膜缺血的改变。

（二）心肌缺血心电图图形的临床意义

心肌缺血的心电图可以仅表现为ST段改变或者T波改变，也可同时出现ST-T改变。临床上可发现约一半的冠心病患者未发作心绞痛时心电图可以正常，而仅于心绞痛发作时记录到ST-T动态改变。约10%的冠心病患者在心肌缺血发作时心电图可以正常或仅有轻度ST-T变化。

典型的心肌缺血发作时，面向缺血部位的导联常显示缺血型ST段压低（水平型或下斜型下移≥0.1mV）和（或）T波倒置（图7-3-9）。有些冠心病患者心电图可呈持续性ST段改变（水平型或下斜型下移≥0.05mV）和（或）T波低平、负正双向和倒置，而于心绞痛发作时出现ST-T改变加重或伪性改善。冠心病患者心电图上出现倒置深尖、双肢对称的T波，称为冠状T波，反映心外膜下心肌缺血或有透壁性心肌缺血，这种T波改变亦可见于心肌梗死患者。变异型心绞痛（冠状动脉痉挛为主要因素）多引起暂时性ST段抬高并常伴有高耸T波和对应导联的ST段下移，这是急性严重心肌缺血的表现，如ST段持续抬高，提示可能发生心肌梗死。

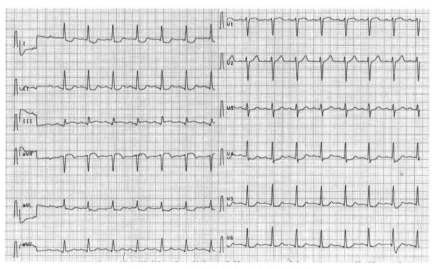

图7-3-9 心肌缺血患者心绞痛发作

II、III、aVF 导联及 V4-V6 导联 ST 段水平或下斜型压低≥0.1mV

（三）心电图 ST-T 改变的鉴别诊断

心电图上ST-T改变只是非特异性心肌复极异常的共同表现，除冠心病外，其他疾病如心肌病、心肌炎、瓣膜病、心包炎、脑血管意外（尤其颅内出血）等均可出现此类ST-T改变。低钾、高钾等电解质紊乱，药物（洋地黄、奎尼丁等）影响以及自主神经调节障碍也可引起非特异性ST-T改变。心室肥大、束支传导阻滞、预激综合征等也可引起继发性ST-T改变。因此，作出心肌缺血或"冠状动脉供血不足"的心电图诊断之前，必须紧密结合临床资料及动态观察心电图改变。

四、心肌梗死

心肌梗死（myocardial infarction，MI）绝大多数是在冠状动脉粥样硬化基础上发生完全性或不完全性闭塞所致，属于冠心病的严重类型。除了出现临床表现及心肌坏死标志物升高外，心电图的特征性改变及其演变规律对确定心肌梗死的诊断、治疗以及判断病情和预后起着重要的作用。

（一）心肌梗死的基本图形

冠状动脉发生闭塞后，随时间推移在心电图上可先后出现缺血、损伤和坏死3种类型的图形。各部分心肌接受不同冠状动脉分支的血液供应，因此图形改变常具有明显的区域特点。心电图显示的电位变化是梗死后心肌多种心电变化综合的结果。

1."缺血型"改变　冠状动脉急性闭塞后，最早出现的变化是缺血性T波改变。通常缺血最早出现在心内膜下肌层，使面向缺血区的导联出现高而直立的T波。若缺血发生在心外膜下肌层，则面向缺血区的导联出现T波对称性倒置，呈"冠状T波"。

2."损伤型"改变　随着缺血时间延长，缺血程度进一步加重，就会出现"损伤型"图形，主要表现为面向损伤心肌的导联出现ST段抬高。关于急性心肌缺血和心肌梗死引起ST段抬高的机制至今仍不清楚，通常认为与损伤电流有关。ST段明显抬高可形成单向曲线（monophasiccurve）。一般地说损伤不会持久，要么恢复，要么进一步发心肌坏死。常见的"损伤型"ST段抬高的形态变化见图7-3-10。

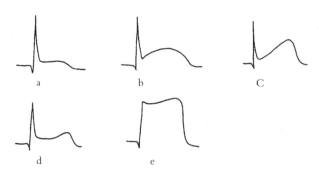

图7-3-10　常见的"损伤型"ST段抬高的形态

a. 平抬型；b. 弓背型；c. 上斜型；d. 凹面向上型；e. 单向曲线型

ST段抬高的机制："损伤电流学说"。当心肌发生严重损害时，引起该处细胞膜的极化不足，使细胞膜外正电荷分布较少而呈相对负电位，而正常心肌由于充分极化使细胞膜外正电荷分布较多而呈相对正电位，两者之间因有电位差而产生"损伤电流"。如将电极置于损伤区，即可描记出低电位的基线。当全部心肌除极完毕时，此区完全处于负电位而不产生电位差，于是等电位的ST段就高于除极前低电位的基线，形成ST段"相对"抬高。

3."坏死型"改变 长时间严重缺血可导致心肌细胞变性、坏死。坏死的心肌细胞丧失电活动，不再产生心电向量，而正常心肌仍照常除极，致使产生一个与梗死部位相反的综合向量（图7-3-11）。心电图主要表现为面向坏死区的导联出现异常Q波，时间≥0.04秒，振幅≥1/4R，或者呈QS波。一般认为，梗死的心肌直径＞20～30mm或厚度＞5mm才可产生病理性Q波。

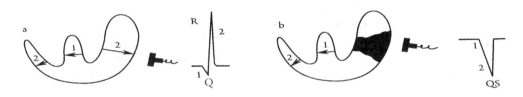

图7-3-11 坏死型Q波或QS波产生机制

a. 正常心加除极顺序：室间隔向量1产生Q波，左右心室综合除极向量2产生R波
b. 心肌坏死后，电极透过坏死"窗口"只能记录相反的除极向量，产生QS波

临床上，当冠状动脉某一分支发生闭塞，则受损伤部位的心肌发生坏死，直接置于坏死区的电极记录到异常Q波或QS波；靠近坏死区周围受损心肌呈损伤型改变，记录到ST段抬高；而外边受损较轻的心肌呈缺血型改变，记录到T波倒置。体表心电图导联可同时记录到心肌缺血、损伤和坏死的图形改变（图7-3-12）。其中，缺血型T波改变对诊断心肌梗死的特异性较差；ST段弓背向上抬高、异常Q波是急性心肌梗死的特征性表现，尤其是ST段弓背向上抬高是急性心肌梗死最具诊断价值的心电图改变。若上述3种改变同时存在，则急性心肌梗死的诊断基本确立。

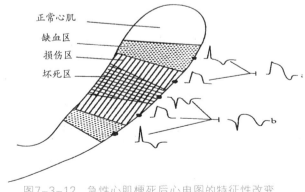

图7-3-12 急性心肌梗死后心电图的特征性改变

● 点表示直接置于心外膜的电极可分别记录到缺血、损伤、坏死型图形
a. 位于坏死区周围的体表电极记录到缺血和损伤型的图形
b. 位于坏死区中心的体表电极同时记录到缺血、损伤、坏死型的图形

（二）心肌梗死的图形演变及分期

急性心肌梗死发生后，心电图的变化随着心肌缺血、损伤、坏死的发展和恢复呈现一定的演变规律。临床根据疾病时间和心电图特征将心肌梗死分为超急性期、急性期、近期（亚急性期）和陈旧期（愈合期）（图7-3-13）。

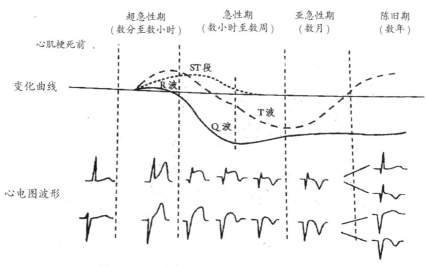

图7-3-13　急性心肌梗死图形演变与分期

1.超急性期　也称超急性损伤期，急性心肌梗死发生数分钟后。首先出现短暂的心内膜下心肌缺血，心电图最主要的改变是T波直立高耸，之后迅速出现ST段上斜型或弓背向上型抬高，无异常Q波出现。由于急性损伤性阻滞，可见QRS振幅增高并轻度增宽。上述改变一般仅持续数小时，此期心肌仍处于可逆性损伤阶段，若治疗及时而有效，可避免发展为心肌梗死或使已发生梗死的范围趋于缩小。

2.急性期　开始于梗死后数小时或数日，可持续到数周。心电图呈现一个动态演变过程：ST段呈弓背向上抬高，抬高显著者可形成单向曲线，此改变是梗死早期心电图最突出的表现，继而逐渐下降；心肌坏死导致面向坏死区导联的R波振幅降低或消失，出现异常Q波或QS波；由直立开始倒置，并逐渐加深（图7-3-14）。坏死型Q波、损伤型ST段抬高和缺血型T波倒置可在此期同时并存。

3.亚急性期（近期）　出现于梗死后数周至数月。此期以坏死及缺血图形为主要特征。抬高的ST段恢复至基线，缺血型T波由倒置较深逐渐变浅，坏死型Q波持续存在。

4.陈旧期（愈合期）　常出现在急性心肌梗死数月之后，ST段和T波恢复正常或T波持续倒置、低平，趋于恒定不变，残留下坏死型Q波。理论上异常Q波将持续存在终生，但随着瘢痕组织的缩小和周围心肌的代偿性肥大，其范围在数年后有可能明显缩小。小范围梗死的图形改变有可能变得很不典型，异常Q波甚至消失。

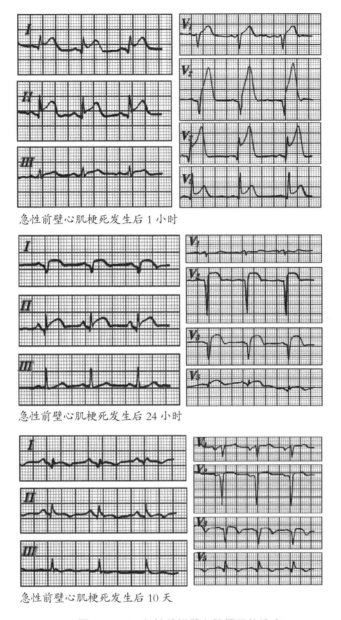

急性前壁心肌梗死发生后 1 小时

急性前壁心肌梗死发生后 24 小时

急性前壁心肌梗死发生后 10 天

图7-3-14 急性前间壁心肌梗死的演变

近年来，急性心肌梗死的检测水平、诊断手段及治疗技术已取得突破性进展。通过对急性心肌梗死患者早期实施有效治疗（溶栓、抗栓或介入性治疗等），已显著缩短整个病程，并可以改变急性心肌梗死的心电图表现，不再呈现上述典型的演变过程。

（三）心肌梗死的定位诊断及梗死相关血管的判断

判断心肌梗死部位的主要依据是心电图坏死型图形（异常Q波或QS波）出现的导联，发生心肌梗死的部位则多与冠状动脉分支的供血区域相关（表7-3-1），如前间壁梗死时，V1～V3导联出现异常Q波或QS波，常为左前降支发生闭塞；下壁心肌梗死时，Ⅱ、Ⅲ、aVF导联出现异常Q波或QS波，多为右冠状动脉闭塞，少数为左回旋支闭塞；下壁心肌梗死合并右室梗死时，多为右冠状动脉近段发生闭塞；如大部分心前区导联（V1～V3）出现异常Q波或QS波，则称为广泛前壁心肌梗死，多为左前降支闭塞。

表7-3-1　心电图导联与心室部位及冠状动脉供血区域的关系

导　联	心室部位	供血的冠状动脉
Ⅱ、Ⅲ、aVF	下壁	右冠状动脉或左回旋支
Ⅰ、aVL、V5、V6	侧壁	左前降支的对角支或左回旋支
V1～V3	前间壁	左前降支
V3～V5	前壁	左前降支
V1～V5	广泛前壁	左前降支
V7～V9	正后壁	左回旋支或右冠动脉
V3R～V4R	右心室	右冠状动脉

为提高心电图诊断急性心肌梗死的能力，提高其敏感性和特异性，应注意：①心电图的心前区导联电极应定位，发病后应反复多次进行描记，并仔细对比前后心电图的动态变化；②对可疑诊断者，应描记18导联心电图，即加做V7～V9、V3R-V5R导联；③除关注QRS波群和ST段动态变化外，PR段抬高或明显下移及P波改变常提示心房梗死。

（四）心肌梗死的分类

1.ST段抬高型和非ST段抬高型心肌梗死　近年提出把急性心肌梗死分为ST段抬高型和非ST段抬高型两种类型，并且与不稳定心绞痛一起统称为急性冠脉综合征。ST段抬高型心肌梗死是指2个或2个以上相邻导联出现ST段抬高（ST段抬高标准：V2～V3导联男性J点抬高≥0.2mV，女性抬高≥0.15mV，其他导联男、女性J点抬高≥0.1mV）；非ST段抬高型心肌梗死是指ST段压低和（或）T波倒置或无ST-T异常。以ST段改变对急性心肌梗死进行分类不仅突出了早期干预的重要性，还因两者的干预对策不同，可以根据ST段是否抬高选择正确和合理的治疗方案，进而最大限度地改善心肌梗死患者的预后。

2.Q波型和非Q波型心肌梗死　将急性心肌梗死分为Q波型和非Q波型梗死是一种回顾性的诊断分类。近年研究发现，非Q波型梗死既可是非透壁性，也可是透壁性。与典型的Q波型心肌梗死比较，此种不典型的心肌梗死较多见于多支冠状动脉病变者。

五、心律失常

（一）概述

正常的心脏节律，由正常起搏点，即窦房结自律细胞（起搏细胞）首先产生动作电位，通过移行细胞传导给心房工作肌细胞，产生心房的机械收缩活动，同时通过心房肌传导到房室结，再通过希氏束左右束支浦肯野系统传导到心室工作肌细胞，产生心室的机械收缩活动。显然，从解剖的角度心脏电活动可以分为4个解剖层次：窦房结、心房内、房室交界区以及左、右心室内发生。不同于正常心脏节律的兴奋和传导，我们称之为心律失常（cardiacarrhythmia），其定义为：心脏冲动的频率、节律、起源部位、传导速度或激动顺序的任何异常。

（二）窦性心律及窦性心律失常

心脏的正常起搏点为窦房结，凡起源于窦房结的心律，称为窦性心律（sinusrhythm）。一般心电图机描记不出窦房结激动电位，都是依据P波特点来推测激动是否来源于窦房结。

1.窦性心律的心电图特征 P波规律出现，且P波形态表明激动来自窦房结（即P波在Ⅰ、Ⅱ、aVF、V4～V6导联直立，aVR导联倒置）。正常成人窦性心律的频率呈生理性波动，传统上静息心率的正常范围一般为60～100次/分（图7-3-15）。近年，国内大样本健康人群的调查发现：男性静息心率的正常范围为50～95次/分，女性为55～95次/分。

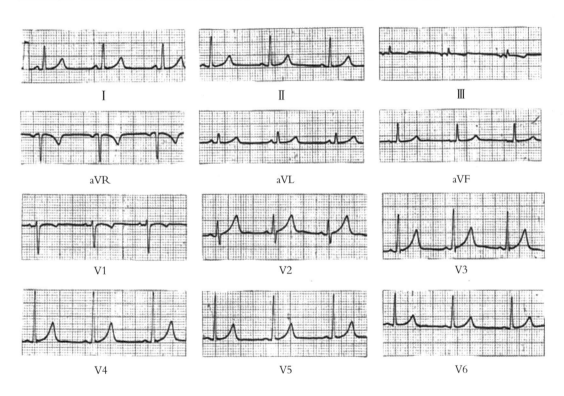

图7-3-15 正常窦性心律心电图

2.窦性心动过速（sinus tachycardia）

（1）心电图特征：成人窦性心律的频率超过100次/分。频率多在100～150次/分，偶有高达200次/分者（图7-3-16）。

（2）临床意义：常见于运动、精神紧张、发热、甲状腺功能亢进、贫血、失血、心肌炎和拟肾上腺素类药物作用等。

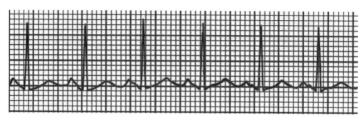

图7-3-16 窦性心动过速

3.窦性心动过缓（sinus bradycardia）

（1）心电图特征：成人窦性心律的频率低于60次/分。

（2）临床意义：近年大样本健康人群调查发现：约15%正常人静息心率可＜60次/分，尤其是男性。另外，老年人及运动员心率可以相对较缓。窦房结功能障碍、颅内压增高、甲状腺功能低下、服用某些药物（例如β受体阻断药）等也可引起窦性心动过缓。

4.窦性心律不齐（sinus arrhythmia）

（1）心电图特征：窦性心律的节律不整，在同一导联上PP间期的差异＞0.12秒（图7-3-17），窦性心律不齐常与窦性心动过缓同时存在。

（2）临床意义：较常见的一类窦性心律不齐与呼吸周期有关，称呼吸性窦性心律不齐，表现为吸气时心率较快。呼气时变慢，呈周期性变化，屏气时消失，多见于青少年，一般无临床意义。另一些比较少见的窦性心律不齐与呼吸无关，如与心室收缩排血有关的窦性心律不齐以及窦房结内游走性心律不齐等，多见于老年人、有心脏疾患及脑血管病患者，偶可见于正常人。

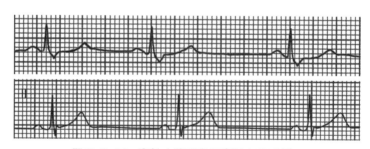

图 7-3-17 窦性心律不齐及窦性心动过缓

5.窦性停搏或窦性静止（sinus pause or sinus arrest） 窦性停搏或窦性静止是指窦房结不能产生冲动。

（1）心电图特征：在规律的窦性心律中，规则的P—P间距中突然出现P波脱落，长的P—P间距与基本窦性P—P间距无倍数关系。窦性停搏后常出现逸搏或逸搏心律（图7-3-18）。

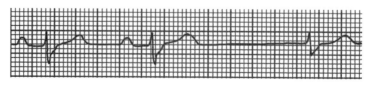

图7-3-18 窦性停搏

（2）临床意义：多见于窦房结变性与纤维化，急性下壁心肌梗死、脑血管意外等病变，也见于迷走神经张力增高或预动脉窦过敏。此外，高钾血症及应用药物（洋地黄、乙酰胆碱）也可引起窦性停搏。

6.病态窦房结综合征（sick sinus syndrome，SSS） 由各种病因累及窦房结及其周围组织而产生的一系列缓慢性心律失常，并引起头昏、黑矇、晕厥等临床表现。

（1）心电图特征：包括：①持续而显著的窦性心动过缓（50次/分以下），非药物引起，且不易用阿托品等药物纠正；②窦性停搏或窦房阻滞；③显著窦性心动过缓与房性快速心律失常（房性心动过速、心房扑动、心房颤动）交替发作，又称为慢-快综合征；④若病变同时累及房室交界区，可出现房室传导障碍，或发生窦性停搏时长时间不出现交界性逸搏，称为双结病变。

（2）临床意义：多见于起搏传导系统退行性病变以及冠心病、心肌炎（尤其是病毒性心肌炎）、心肌病等。

（三）异位心律

异位心律包括主动性异位心律和被动性异位心律。主动性异位心律包括期前收缩、心动过速、扑动与颤动。被动性异位心律包括逸搏和逸搏心律。

1.期前收缩 期前收缩是指起源于窦房结以外的异位起搏点提前发出的激动引起的心脏搏动，又称为过早搏动，简称早搏，是临床上最常见的心律失常。期前收缩的产生机制包括折返激动、触发活动及异位起搏点兴奋性增高。根据异位搏动发生的部位，可分为房性、交界性和室性期前收缩，其中以室性期前收缩最为常见，房性次之，交界性比较少见。

依据期前收缩出现的频度可人为地将其分为偶发（≤5个/分）和频发性（>5个/分）期前收缩。常见的二联律（byominy）与三联律（ugsmny）就是一种有规律的收缩，前者指期前收缩与窦性心搏交替出现；后者指每2个窦性心搏后出现1个期前收缩或1个窦性心搏之后出现2个期前收缩。连续2个期前收缩，称为成对的期前收缩；连续3个以上期前收缩，形成心动过速。间位性期前收缩：又称插入性期前收缩，指夹在2个相邻正常窦性搏动之间的期前收缩，其后无代偿间歇。

（1）室性期前收缩（premature ventricular contraction）

1）心电图特征：①期前出现的QRS波前无P波或相关的P波；②期前收缩的QRS形态宽大畸形，时限通常>0.12秒，T波方向多与QRS的主波方向相反；③多为完全性代偿间歇，若为插入性期前收缩，则其后无代偿间歇。可出现室性期前收缩二联律（图7-3-19）、三联律（图7-3-20）、多形性室性期前收缩或多源性室性期前收缩等。如室性期前收缩发生较早，QRS波群落在前一个窦性心搏的T波上，称室性期前收缩RonT现象。

2）临床意义：正常人及各种心脏病患者均可发生室性期前收缩。正常成人24小时动态心电图检测，约有50%的人可发生室性期前收缩，并随年龄增长而增加。常在精神不安、情绪激动、运动、过量烟、酒、咖啡时易于出现。但若出现在器质性心脏病，如冠心病、急性心肌梗

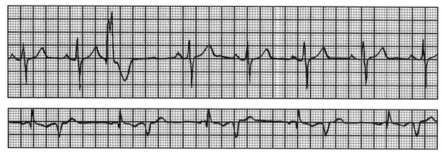

图7-3-19　室性期前收缩、室性期前收缩二联律

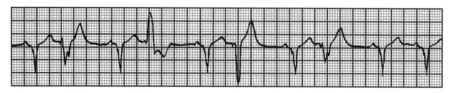

多源性室性前收缩

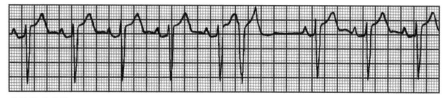

室性期前收缩 RonT

图7-3-20　室性期前收缩三联律、多源性室性期前收缩、室性期前收缩RonT

死、高血压、心肌炎、心肌病、风湿性心脏病及二尖瓣脱垂等，多属于病理性室性期前收缩。此外，麻醉、手术、电解质紊乱（低钾、低镁等）和药物中毒（洋地黄、奎尼丁等）也能诱发室性期前收缩。

　　临床上具有潜在危险的室性期前收缩：频发（＞5次／分）、成联律、成对室性期前收缩、多源（形）性室性期前收缩、RonT性室性期前收缩出现在器质性心脏病中多为病理性，且多为引发更严重心律失常的先兆。

　　（2）房性期前收缩（premature atrial contraction）

　　1）心电图特征：①期前出现的异位P'波，其形态与窦性P波不同；②PR间期＞0.12秒；③大多为不完全性代偿间歇（图7-3-21）。

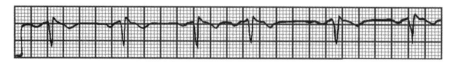

图7-3-21　房性期前收缩

　　2）临床意义：多为功能性，正常成人24小时动态心电图检测，约有60%的人可发生房性期前收缩。疲劳、焦虑、吸烟、饮酒、咖啡均可诱发房性期前收缩。在各种器质性心脏病如冠

心病、肺心病、心肌病等患者中，房性期前收缩的发生率明显增加，并常可引发其他快速性房性心律失常。

（3）交界性期前收缩（premature junctional contraction）

1）心电图特征：①期前出现的QRS-T波，形态与窦性下传者基本相同，其前无窦性P波；②出现逆行P波（P波在Ⅱ、Ⅲ、aVF导联倒置，aVR导联直立），可发生于QRS波群之前性代偿间歇（图7-3-22，PR间期＜0.12秒）、QRS波群之后（RP'间期＜0.20秒），或者与QRS波群相重叠；③大多为完全性代偿间歇。

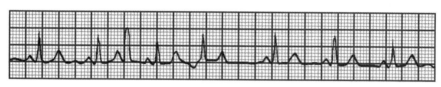

图7-3-22　交界性期前收缩

2）临床意义：偶发的交界性期前收缩多见于健康人，频发、连发的交界性期前收缩多发生于器质性心脏病患者，如冠心病、心肌炎、心肌病、风湿性心脏病等。

2.异位性心动过速　异位性心动过速是指异位节律点兴奋性增高或折返激动引起的快速异位心律（期前收缩连续出现3次或3次以上）。根据异位节律点发生的部位，可分为房性、交界性及室性心动过速。

（1）阵发性室上性心动过速（paroxysmal supraventricular tachycardia，PSVT）：包括房性与交界性心动过速，常因心率过快，P'波不易辨别，所以统称为室上性心动过速（室上速），可突发、突止。

1）心电图特征：①频率一般在160～250次/分，节律绝对规则；②QRS波群形态一般正常，伴有束支阻滞或室内差异性传导时，QRS波群可增宽；③P'波不易辨别；④可出现继发性ST-T改变（图7-3-23）。

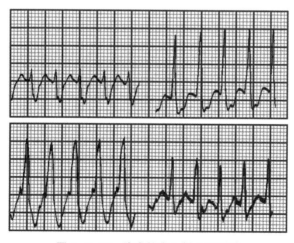

图7-3-23　阵发性室上性心动过速

2）临床意义：多无器质性心脏病，不同年龄与性别均可发生。也可见于风湿性心脏病、慢性肺源性心脏病、高血压性心脏病、冠心病、甲亢性心脏病等患者。此外，也可见于急性感染、缺氧、低钾血症、药物中毒（洋地黄、奎尼丁等）。

（2）室性心动过速（ventricular tachycardia, PVT）：简称室速，是起源于希氏束分支以下的特殊传导系统或心室肌的连续3个或3个以上的异位心搏。属于宽QRS波心动过速类型。

1）心电图特征：①频率多在140～200次/分，节律可稍不齐；②QRS波群形态宽大畸形，时限通常>0.12秒；③多无P波，如能发现P波，则P波频率慢于QRS波频率，PR无固定关系（房室分离）；④偶有心室夺获与室性融合波。室速发作时少数室上性冲动可下传心室，产生心室夺获，表现为P波之后，提前发生一次正常的QRS波。室性融合波的QRS波群形态介于窦性与异位心室搏动之间，其意义为部分夺获心室。心室夺获与室性融合波的存在可为确立室性心动过速的诊断提供重要依据（图7-3-24）。

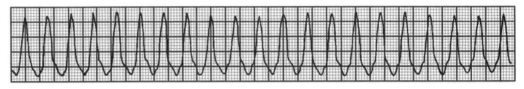

图7-3-24　阵发性室性心动过速

2）临床意义：常发生于各种器质性心脏病患者，最常见为冠心病，尤其是曾患过心肌梗死者，其次是心肌病、心力衰竭、二尖瓣脱垂、心瓣膜病等。此外，也可见于代谢障碍、电解质紊乱、长QT综合征等。室速偶可发生于无器质性心脏病者。

（3）扭转型室性心动过速（torsade depointes, TDP）：是多形性室速的一个特殊类型，为严重的室性心律失常。每次发作持续数秒到数十秒而自行终止，但极易复发或转为心室颤动。临床上表现为反复发作心源性晕厥或称为阿-斯综合征（图7-3-25）。

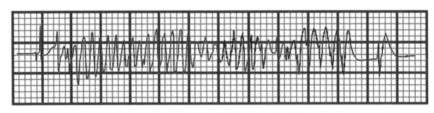

图7-3-25　扭转型室性心动过速

1）心电图特征：①频率200～250次/分；②发作时增宽变形的QRS波群以每3～10个心搏围绕基线不断扭转其主波的正负方向，呈周期性改变。

2）临床意义：临床上常见于先天性长QT间期综合征、严重的房室传导阻滞、电解质紊乱（如低钾血症、低镁血症等）、药物毒性反应（如胺碘酮、奎尼丁等）。

3.扑动与颤动 扑动与颤动可出现于心房或心室。主要的电生理基础为心肌的兴奋性增高，不应期缩短，同时伴有一定的传导障碍，形成环形激动及多发微折返。

（1）心房扑动（atrial flutter，AFL）：简称房扑，是介于房性心动过速与心房颤动之间的快速性心律失常。心房扑动大多为短阵发性，少数可呈持续性。心房扑动不如心房颤动稳定，常可转为心房颤动或窦性心律。

1）心电图特征：①正常P波消失，代之连续的大锯齿状扑动波（F波），多数在Ⅱ、Ⅲ、aVF导联中清晰可见；F波间无等电位线，波幅大小一致，间隔规则，频率为250~350次／分。②房室以固定比例（2∶1或4∶1）或不固定比例下传，所以心室律可规则也可不规则。③QRS波形态正常，伴室内差异传导时QRS波增宽（图7-3-26）。

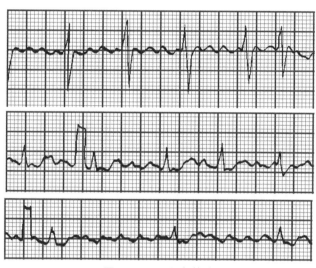

图7-3-26 心房扑动

2）临床意义：健康者很少见，患者多伴有器质性心脏病，如风湿性心脏病、冠心病、高血压性心脏病、心肌病等。此外，肺栓塞，慢性充血性心力衰竭，二尖瓣、三尖瓣狭窄与反流导致的心房扩大，也可出现房扑。房扑还见于甲状腺功能亢进、酒精中毒、心包炎等。

（2）心房颤动（atrial fibrillation，AF）：简称房颤，是临床上很常见的心律失常。发生心房颤动的机制比较复杂，至今仍未完全清楚，多数可能系多个小折返激动所致。近年研究发现：一部分房颤可能是局灶触发机制（起源于肺静脉）。

1）心电图特征：①正常P波消失，代以大小不等、形状各异的颤动波（f波），通常以V1导联最明显；f波可较粗大，亦可较细小，频率为350~600次／分；②心室律绝对不齐；③QRS波形态多正常，伴室内差异传导时QRS波增宽（图7-3-27）。

2）临床意义：心房颤动可以是阵发性或持续性，房颤时整个心房失去协调一致的收缩，心排血量降低，易形成附壁血栓。房颤大多发生在器质性心脏病基础上，常见于风湿性心脏病、冠心病、高血压性心脏病、甲状腺功能亢进、心肌病、慢性肺源性心脏病。房颤也可见于正常人，多在情绪激动、手术后、运动及大量饮酒时发生。房颤发生于无心脏病的中青年，称为孤立性房颤。

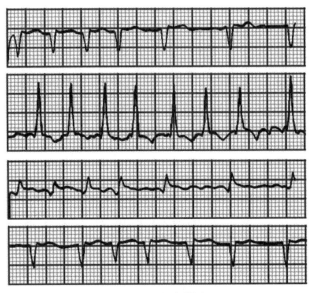

图7-3-27 心房颤动

（3）心室扑动与心室颤动：多数人认为心室扑动（ventricular flutter）是心室肌产生环形激动的结果。出现心室扑动一般具有2个条件：①心肌明显受损、缺氧或代谢失常；②异位激动落在易颤期。心室扑动常不能持久，不是很快恢复，便会转为心室颤动而导致死亡。心室颤动（ventricular fibrillation）往往是心脏停搏前的短暂征象，也可以因急性心肌缺血或心电紊乱而发生。由于心脏出现多灶性局部兴奋，以致完全失去排血功能。

1）心室扑动心电图特征：①无正常QRS-T波，代之以连续快速而相对规则的大振幅波动；②频率达200～250次/分（图7-3-28a）。

2）心室颤动心电图特征：①QRS-T波完全消失，出现大小不等、极不匀齐的低小波；②频率为200～500次/分（图7-3-28b）。

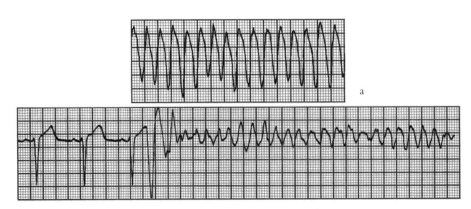

图7-3-28 心室扑动（a）和心室颤动（b）

3）临床意义：心室扑动和心室颤动均是极严重的致死性心律失常。常见于缺血性心脏病。此外，严重缺氧、缺血、预激综合征合并房颤、电击伤以及引起QT间期延长的抗心律失常药物亦可引起。

4．逸搏与逸搏心律　当心脏高位节律点发生病变或受到抑制而出现停搏或节律明显减慢时（如病态窦房结综合征），或者因传导障碍而不能下传时（如窦房或房室传导阻滞），或其他原因造成长的间歇时（如期前收缩后的代偿间歇等），作为一种保护性措施，心脏低位起搏点就会发出冲动，激动心房或心室。仅发生1～2个称为逸搏，连续3个以上称为逸搏心律（escapethythm）。逸搏与期前收缩的差别在于期前收缩属提前发生，为主动节律，而逸搏则于长间歇后出现，属被动节律。按发生的部位分为房性、房室交界性和室性逸搏。

（1）心电图特征

1）房性逸搏与逸搏心律：长间歇后出现P'-QRS-T波群，符合房性期前收缩的特点（图7-3-29）。心房逸搏心律频率多为50～60次/分。

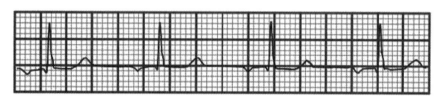

图7-3-29　房性逸搏

2）交界性逸搏与逸搏心律：长间歇后出现P'-QRS-T波群，符合交界性期前收缩的特点。交界性逸搏心律频率一般为40～60次/分，慢而规则（图7-3-30）。

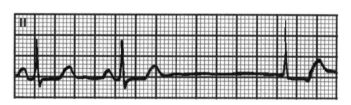

图7-3-30　交界性逸搏心律

3）室性逸搏与逸搏心律：长间歇后出现QRS-T波群，符合室性期前收缩的特点。室性逸搏心律频率一般为20～40次/分，慢而规则，也可以不规则（图7-3-31）。

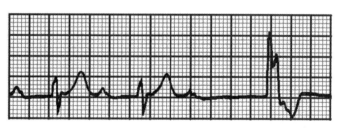

图7-3-31　室性逸搏心律

（2）临床意义：临床上以交界性逸搏最为多见，室性逸搏次之，房性逸搏较少见。交界性逸搏见于窦性停搏以及三度房室传导阻滞等。室性逸搏多见于双结病变或发生于束支水平的三度房室传导阻滞。

（四）传导阻滞

冲动在心脏传导系统的任何部位的传导均可发生减慢或阻滞。心脏传导阻滞（heart block）按发生的部位分为窦房阻滞（sinoatrial block）、房内阻滞（intra-atrial block）、房室传导阻滞（atrioventricularblock，AVB）和室内阻滞（intraventricular block），其中以房室传导阻滞最常见，其次为室内阻滞。按阻滞程度可分为一度（传导延缓）、二度（部分激动传导发生中断）和三度（传导完全中断）。

1.房室传导阻滞 又称房室阻滞，是指房室交界区脱离了生理不应期后，心房冲动传导延迟或不能传导至心室，是临床上常见的一种心脏传导阻滞。房室阻滞可以发生在房室结、希氏束以及束支等不同部位。

（1）心电图特征

1）一度房室传导阻滞：表现为PR间期延长，无QRS波群脱落。由于PR间期可随年龄、心率而变化，所以诊断标准需与之相适应，即：①成人PR间期＞0.20秒（老年人PR间期＞0.22秒）（图7-3-32）；②或对比2次检测结果，心率没有明显改变而PR间期延长超过0.04秒。

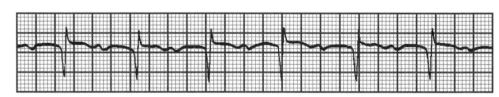

图7-3-32 一度房室传导阻滞

2）二度房室传导阻滞：表现为部分P波后QRS波脱漏，分为两种类型：①二度I型房室传导阻滞（称为Morbiz I型）：表现为P波规律出现，PR间期逐渐延长，直到1个P波后脱漏1个QRS波群，漏搏后房室传导阻滞得到一定改善，PR间期又趋缩短，之后又复逐渐延长，如此周而复始出现，称为文氏现象（Wenckebach phenomenon）。通常以P波数与P波下传数的比例来表示房室阻滞的程度，例如4：3传导表示4个P波中有3个P波下传心室，只有1个P波不能下传。②二度Ⅱ型房室传导阻滞（称为Morbiz Ⅱ型）：表现为PR间期恒定（正常或延长），部分P波后无QRS波群（图7-3-33）。一般认为，绝对不应期延长为二度Ⅱ型房室传导阻滞的主要电生理改变，且发生阻滞部位偏低。凡连续出现2次或2次以上的QRS波群脱漏者，称高度房室传导阻滞，如呈3：1、4：1传导的房室传导阻滞等，易发展为完全性房室传导阻滞。

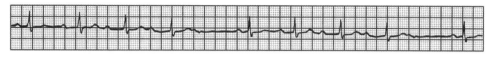

二度Ⅰ型房室传导阻滞

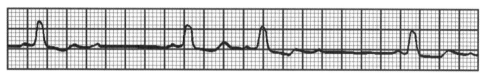

二度Ⅱ型房室传导阻滞

图7-3-33 二度Ⅰ型房室传导阻滞、二度Ⅱ型房室传导阻滞

3）三度房室传导阻滞：又称为完全性房室传导阻滞。由于心房与心室分别由2个不同的起搏点激动，各保持自身的节律，表现为P波与QRS波毫无关系（PR间期不固定），心房率快于心室率。由于来自房室交界区以上的激动完全不能通过阻滞部位，在阻滞部位以下的潜在起搏点就会发放激动，出现交界性逸搏心律（QRS形态正常，频率一般为40～60次/分）（图7-3-34a）或室性逸搏心律（QRS形态宽大畸形，频率一般为20～40次/分）（图7-3-34b），以交界性逸搏心律为多见。如出现室性逸搏心律，往往提示发生阻滞的部位较低。

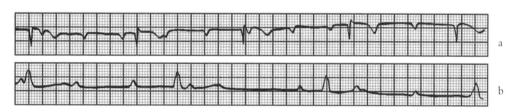

a

b

图7-3-34 三度房室传导阻滞

（2）临床意义：房室阻滞多数是由器质性心脏病（如冠心病、急性心肌梗死、心肌炎、心肌病、高血压、钙化性主动脉瓣狭窄、先天性心脏病等）所致。此外，心脏手术、电解质紊乱、药物中毒（如洋地黄、奎尼丁等）及传导系统退行性变亦可发生。少数可见于迷走神经张力增高的正常人或运动员。二度Ⅰ型房室传导阻滞较Ⅱ型常见，前者多为功能性或病变位于房室结或希氏束的近端，预后较好；后者多属器质性损害，病变大多位于希氏束远端或束支部位，易发展为完全性房室传导阻滞，预后较差。

2.室内阻滞 是指室上性的激动在心室（希氏束分叉以下）传导过程中发生异常，从而导致QRS波群时限延长及形态发生改变。室内传导系统由右束支、左束支（左前分支和左后分支）组成，病变可波及单支、双支或3支。

（1）右束支阻滞（right bundle branch block，RBBB）：右束支细长，由单侧冠状动脉分支供血，其不应期比左束支长，所以传导阻滞比较多见。右束支阻滞时，心室除极仍始于室间隔中部，自左向右方向除极，接着通过浦肯野纤维正常快速激动左心室，最后通过缓慢的心室肌传导激动右心室。因此，QRS波群前半部接近正常，主要表现在后半部QRS时间延迟、形态发生改变。

1）心电图特征：①QRS波群时间延长：成人QRS时限≥0.12秒。②QRS波群形态改变：V1或V2导联QRS呈rSR'型或M形，此为最具特征性的改变；I、V5、V6导联S波增宽而有切迹，其时限≥0.04秒；aVR导联呈QR型，其R波宽而有切迹。③V1导联室壁激动时间＞0.05秒。④继发性ST-T改变：V1、V2导联ST段压低，T波倒置（图7-3-35）。不完全性右束支阻滞图形与上述相似，但QRS时限＜0.12秒。

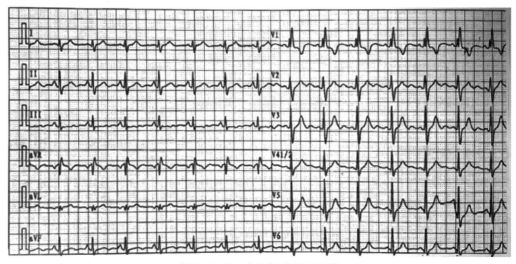

图7-3-35 完全性右束支阻滞

2）临床意义：右束支阻滞可以发生在各种器质性心脏病如风湿性心脏病、高血压性心脏病、冠心病、先天性心脏病及心肌病等，也可见于正常人。

（2）左束支阻滞（left bundle branch block，LBBB）：左束支粗而短，由双侧冠状动脉分支供血，不易发生传导阻滞。左束支阻滞时，激动沿右束支下传至右室前乳头肌根部才开始向不同方面扩布，引起心室除极顺序从开始就发生一系列改变。由于初始室间隔除极变为右向左方向，导致V1、V5、V6导联正常室间隔除极波（Q波）消失；左室除极不是通过浦肯野纤维激动，而是通过心室肌缓慢传导激动，所以心室除极时间明显延长；心室除极向量主要向左后，QRS向量中部及终末部除极过程缓慢，使QRS主波（R或S波）增宽、粗钝或有切迹。

1）心电图特征：①QRS波群时间延长：成人QRS波群时间≥0.12秒。②QRS波群形态改变：V5、V6导联R波增宽、顶峰粗钝或有切迹，其前方无Q波；V1、V2导联呈rS波（其r波极小，S波明显加深增宽）或呈宽而深的QS波。③V3、V6导联室壁激动时间＞0.06秒。④V5、V6导联T波与QRS主波方向相反（图7-3-36）。不完全性左束支阻滞图形与上述相似，但QRS时限＜0.12秒。

2）临床意义：大多为器质性心脏病所致，最常见于冠心病、急性心肌梗死、充血性心力衰竭、高血压性心脏病、风湿性心脏病及梅毒性心脏病。此外，也可见于急性感染、药物中毒（奎尼丁、普鲁卡因胺）等。单纯性完全性左束支阻滞多与传导系统原发性退行性病变有关。30岁以下正常人发生完全性左束支阻滞非常少见。

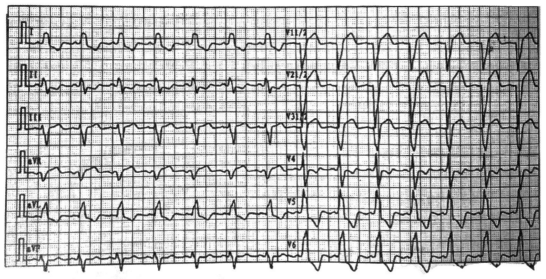

图7-3-36 完全性左束支阻滞

（3）左前分支阻滞（1eft anterior fascicular block，LAFB）：左前分支细长，支配左室左前上方，主要由左前降支供血，易发生传导障碍。左前分支阻滞时，主要变化在前额面，其初始向量朝向右下方，在0.03秒之内经左下转向左上，使此后的主向量位于左上方。

1）心电图特征：①QRS波群心电轴左偏在-45°～-90°；②Ⅱ、Ⅲ、aVF导联QRS波呈rS型；Ⅰ、aVL导联呈qR型；③QRS时间轻度延长，但<0.12秒（图7-3-37）。

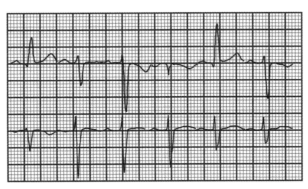

图7-3-37 左前分支阻滞

2）临床意义：左前分支阻滞较为常见，最常见于冠心病，其他可见于心肌病、心肌炎、先天性心脏病、传导系统退行性变、高钾血症等。少数为无心血管疾病的单纯性左前分支阻滞，预后良好。

（4）左后分支阻滞（left posterior fascicular block，LPFB）：左后分支粗，向下向后散开分布于左室的隔面，具有双重血液供应，所以左后分支阻滞比较少见。

1）心电图特征：①心电轴右偏在＋90°～＋180°；②Ⅰ、aVL导联QRS波群呈rS型，Ⅱ、aVF导联呈qR型；③QRS时间轻度延长，但<0.12秒（图7-3-38）。

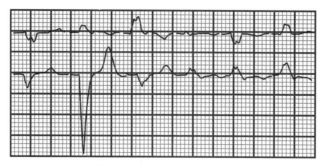

图7-3-38 左后分支阻滞

确立诊断前应首先排除常见的引起电轴右偏的病变，如右心室肥大、肺气肿、侧壁心肌梗死与正常变异等。

2）临床意义：单纯左后分支阻滞发生率很低，一旦出现，常提示弥漫性心肌损伤，病变严重。左后分支阻滞最常见于冠心病，其他可见于高血压性心脏病、心肌病等。急性心肌梗死时出现左后分支阻滞，预后较差。

（五）预激综合征

预激综合征（pre-excitation syndrome）属传导途径异常，是指在正常的房室结传导途径之外，沿房室环周围还存在附加的房室传导束（旁路）。

1.预激综合征的类型及其心电图特征

（1）WPW综合征（Wolff-Parkinson-While syndrome）：又称经典型预激综合征，其解剖学基础为房室环存在直接连接心房与心室的一束纤维（Kent束）。窦房结激动或心房激动可经传导很快的旁路纤维下传预先激动部分心室肌，同时经正常房室结途径下传激动其他部分心室肌。心电图特征为：①PR间期缩短<0.12秒；②QRS波群增宽≥0.12秒；③QRS波群起始部有预激波（delta波）；④P-J间期正常；⑤出现继发性ST-T改变（图7-3-39）。

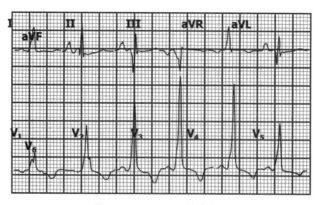

图7-3-39 WPW综合征

根据V1导联delta波极性及QRS主波方向可对旁路进行初步定位，如V1导联delta波正向且以R波为主，则一般为左侧旁路；如V1导联delta波负向或QRS主波以负向波为主，则多为右侧旁路。

（2）LGL综合征（Lown-Ganong-Levine syndrome）：又称短PR综合征。目前对其发生的解剖学基础存在2种观点：①存在绕过房室结传导的旁路纤维James束；②房室结较小发育不全，或房室结内存在一条传导异常快的通道引起房室结加速传导。心电图特征为：PR间期<0.12秒，但QRS起始部无预激波。

（3）Mahaim型预激综合征：Mahaim纤维具有类房室结样特征，传导缓慢，呈递减性传导，是一种特殊的房室旁路。此类旁路只有前传功能，没有逆传功能。心电图特征为：PR间期正常或长于正常值，QRS波起始部可见预激波。

2.临床意义　预激综合征多见于健康人，其主要危害是常可引发房室折返性心动过速。WPW综合征如合并心房颤动，还可引起快速的心室率，甚至发生室颤，属于严重心律失常类型。

六、电解质紊乱与药物影响

（一）电解质紊乱

电解质紊乱（electrolytes disturbance）可影响心肌除极、复极及激动的传导，并可在心电图上反映出来。由于心电图亦受其他因素的影响，其改变与血清中电解质水平并不完全一致，所以应密切结合病史和临床表现进行判断。

1.高钾血症（hyperkalemia）　临床上血钾对心脏的影响最明显。

当血清钾浓度>5.5mmol/L，QT间期缩短和T波高尖，基底部变窄；血清钾浓度>6.5mmol/L时，QRS波群增宽，PR及QT间期延长，ST段压低。血清钾浓度>7.0mmol/L，QRS波群进一步增宽，PR及QT间期进一步延长；P波增宽，振幅低，甚至消失；血清钾浓度>8.5mmol/L，因心房肌受抑制而无P波，称之为"窦室传导"（图7-3-40）。高钾血症的最后阶段，宽大的QRS波甚至与T波融合呈正弦波。高钾血症引起的心电图变化见（图7-3-41）。高钾血症可引起室性心动过速、心室扑动或颤动，甚至心脏停搏。

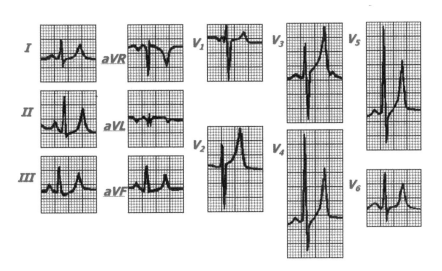

图7-3-40　高血钾心电图（血钾8.5mmol/L）

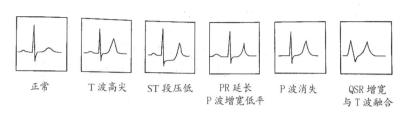

| 正常 | T波高尖 | ST段压低 | PR延长
P波增宽低平 | P波消失 | QSR增宽
与T波融合 |

图7-3-41 不同水平高血钾引起心电图改变

2.低钾血症（hypokalemia） 典型改变为T波低平或倒置以及u波增高（u波＞0.1mV或u/T＞1或T-u融合、双峰），ST段压低，QT间期一般正常或轻度延长，表现为QT-u间期延长。明显的低血钾可使QRS波群时间延长，P波振幅增高。低钾血症引起的心电图变化见图7-3-42。低钾血症可引起室性期前收缩和室性心动过速、房性心动过速、室内传导阻滞、房室传导阻滞等各种心律失常。

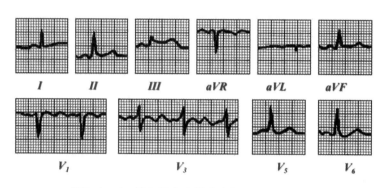

图7-3-42 低血钾心电图（血钾2.5mmol/L）

3.高钙血症（hypercalcemia）和低钙血症（hypocalcemia） 血清钙的改变主要影响心肌细胞的复极过程。高血钙的主要改变为ST段缩短或消失，QT间期缩短（图7-3-43）。严重高血钙（例如快速静注钙剂时），可发生窦性静止、窦房阻滞、室性期前收缩、阵发性室性心动过速等。

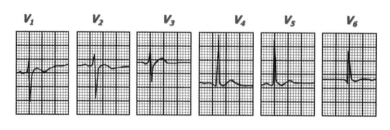

图7-3-43 高钙血症心电图（血钙3.8mmol/L）

4.低血钙的主要改变 为ST段明显延长、QT间期延长（图7-3-44）、直立T波变窄、低平或倒置，一般很少发生心律失常。

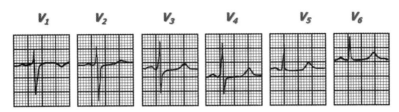

图7-3-44 低钙血症心电图（血钙1.4mmol/L）

（二）药物影响

1.洋地黄对心电图的影响　洋地黄类药物的安全范围窄，治疗剂量与中毒剂量十分接近，且个体差异大，药后容易出现中毒反应。洋地黄类药物的治疗剂量和中毒剂量所引起的心电图变化有所不同，前者称为洋地黄效应或洋地黄作用心电图，后者则称为洋地黄中毒或洋地黄过量心电图。

（1）洋地黄效应（digitalis effect）：心电图特征包括：①ST段下垂型压低；②T波低平、双向或倒置，双向T波往往是初始部分倒置，终末部分直立变窄，ST-T呈"鱼钩型"；③QT间期缩短（图7-3-45）。

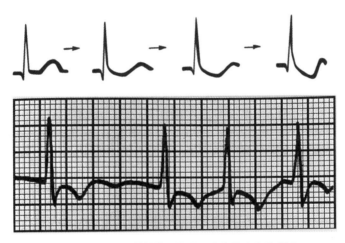

图7-3-45 洋地黄引起ST-T变化（鱼钩型）

（2）洋地黄中毒（digitalis toxicity）：出现各种心律失常是洋地黄中毒的主要表现。常见的心律失常有：频发性（二联律或三联律）及多源性室性期前收缩、室性心动过速、心室颤动、交界性心动过速、房性心动过速、房室传导阻滞、窦性静止或窦房阻滞、心房扑动、心房颤动等。

2.奎尼丁对心电图的影响　奎尼丁属Ⅰ类抗心律失常药物，并且对心电图有较明显作用。

（1）奎尼丁治疗剂量的心电图特征：①QT间期延长；②T波低平或倒置；③u波增高；④P波稍宽可有切迹，PR间期稍延长。

（2）奎尼丁中毒的心电图特征：①QT间期明显延长；②QRS时间明显延长（QRS时间超过原来的25%，如达到50%应立即停药）；③各种程度的房室传导阻滞，以及窦性心动过缓、窦性静止或窦房阻滞；④各种室性心律失常，严重时发生扭转型室性心动过速，甚至心室颤动。

3.其他药物　如胺碘酮及索他等洛尔也可使心电图QT间期延长。

第四节　心电图描记、分析与临床应用

一、心电图的分析方法与步骤

1.检查心电图描记的质量　确认定准电压和走纸速度，检查各导联是否均已正确描记并准确标记，判断有无伪差。

2.确定主导心律　寻找并分析P波的形态与出现的规律，确定主导心律是否为窦性。若不是窦性，应进一步分析是何种异位心律替代了窦性心律。

3.计算心率　确定心律是否规则，然后测量PP间期和（或）RR间期并按公式计算心房率和（或）心室率。

4.判断心电轴和有无钟向转位　通过目测法判断心电轴的偏移情况；分析过渡波形在心前区导联出现的位置，判断有无钟向转位及其类型。

5.测量间期与时间　测量PR间期、QRS波群时间和QT间期。

6.分析P波、QRS波群、ST段、T波和u波　①P波的形态、方向、振幅和时间有无异常；②各导联QRS波群形态、时间、振幅，有无异常Q波及其出现的导联；③ST段有无移位，移位的程度、形态及出现导联；④T波形态、方向、振幅及其与QRS的关系；⑤u波的方向与振幅。

7.结论　在得出结论时，至少从心律、传导、房室肥大和心肌4个方面考虑心电图有无异常，然后结合临床资料，做出具体而明确的心电图诊断。

二、心电图的临床应用

临床心电图的主要用于：①分析与鉴别各种心律失常；②判断有无急性心肌缺血和心肌梗死，明确心肌梗死的性质、部位和分期；③了解有无心房、心室肥大；④客观评价某些药物对心肌的影响程度及心律失常的治疗效果，为临床用药的决策提供依据；⑤为其他疾病（如心包炎等）和电解质紊乱（如血钾和血钙的过低或过高等）的诊断提供依据；⑥心电图和心电监护还广泛用于手术麻醉及各种危重患者的病情监测。

值得注意的是，心电图的某些改变并无特异性，同样的心电图改变可见于多种心脏疾病；某些较轻的心脏病或疾病早期，心电图并无异常。因此，心电图在应用中必须结合临床资料方可做出正确的判断。

三、常规心电图描记

（一）常规心电图描记的操作步骤

1.描记前准备

（1）环境准备：①保持室内温暖，以免寒冷刺激引起肌电干扰；②检查床不宜过窄，以保证躺卧舒适，以免肢体紧张产生肌电干扰；③检查床旁不要摆放其他电器用具；④心电图机的电源线应尽可能远离检查床和导联电线。

（2）用物准备：准备心电图机、电源线、导联线、盐水棉球或导电胶、污物盘、大毛巾、心电图纸，检查心电图机功能是否完好。

（3）患者准备：按申请单核对患者的床号、住院号和姓名，嘱患者休息片刻，仰卧于床，平静呼吸、四肢平放、肌肉放松，记录过程中不可移动四肢及躯体。除急症外一般应避免于饱餐或吸烟后检查。

（4）护士准备：洗手。

2.描记心电图

（1）设定心电图机：连接心电图机电源线，打开电源并选择交流电源，设定走纸速度25mm/s、定标电压10mm/mV，按下抗交流电干扰键（HUM）或去肌颤滤波键（EMG）（图7-4-1）。

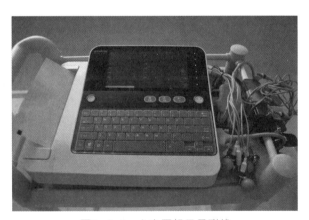

图7-4-1 心电图机及导联线

（2）安置电极：在电极安置部位涂抹导电胶或生理盐水，以消除皮肤阻力，减少伪差。若放置电极部位的皮肤污垢或毛发过多，必须预先清洁皮肤或剃毛，否则皮肤接触阻抗较大，易引起基线漂浮或其他伪差。具体电极安置方法为：①肢体导联：肢体导联线较长，末端接电极板处分别有红、黄、绿、黑标志。在患者两手腕曲侧腕关节上方约3cm处及两内踝上方约7cm处涂抹导电胶，将红色电极接右上肢，黄色电极接左上肢，绿色电极接左下肢，黑色电极接右下肢。②心前区导联：心前区导联线较短，末端接电极处也有颜色标志，红、黄、绿、褐、黑、紫分别代表V1~V6导联。在心前区导联电极放置部位涂抹导电胶后依次放置V1、

V2、V3、V4、V5和V6导联。应注意，任一心前区导联电极均可记录任意一个心前区导联的心电图，关键取决于该电极放置的部位。导联放置完毕后为患者盖上大毛巾。

（3）描记各导联心电图：按导联切换键首先选择Ⅰ导联，按下检查键，将热笔调节至记录纸中间的位置，然后按开始键描记图形，Ⅰ导联描记结束时，按定标电压键以在记录纸上标记定标电压，供心电图分析时计算各波段振幅时参考，之后迅速按下停止键。然后依次记录Ⅱ、Ⅲ、aVR、aVL、aVF及V1～V6导联心电图。一般各导联记录3～5个心室波即可。

描记过程中疑有心律失常者，可适当延长Ⅰ导联或V1导联的描记时间；疑为后壁心肌梗死者，应加做V7～V9导联；右位心或右心心肌梗死者，应加做V3R～V5R导联；QRS波群振幅过高或过低者，可选择定准电压2键或2键，即1mv＝5mm或20mm保证描记质量，切记做好定标电压的标记，以免分析图形时发生错误。操作过程中注意观察患者的反应。描记结束时，记录时间。

（4）用物处理：关闭心电图机，拔下电源，移去大毛巾，去除、整理并归置电极板与导联线。

3.标记心电图记录纸　在心电图记录纸前部注明患者住院号或门诊号、姓名、年龄、记录时间（年、月、日、小时、分），病区及床号等，同时标记各导联。描记过程中电压减半或增倍者必须在相应导联处注明。

（二）心电图描记质量控制

高质量的心电图要求基线稳定、波形清晰、无伪差。

1.伪差　伪差是指除心脏电激动因素外引起的心图改变，主要包括基线不稳、交流电扰和肌电干扰。识别、减少和消除伪差的方法如下：

（1）基线不稳：表现为心电图基线呈波浪状上下起伏或突然升降（图7-4-2），其发生主要与患者肢体移动及呼吸影响有关。嘱患者描记过程中不移动肢体，保持平静呼吸，必要时屏气后描记即可消除。

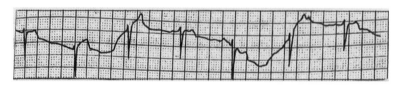

图7-4-2　呼吸对心电图基线的影响

（2）交流电干扰：为产生伪差最常见的原因。表现为心电图基线上出现规则而密集的小波，频率为50Hz，幅度有大有小，使基线变粗，可出现在局部或全部导联上（图7-4-3）。其发生主要与电极板和皮肤接触不良、地线接触不良、环境中有交流电影响等因素有关。检查并去除上述因素，必要时按下抗交流电干扰键可使其消失。

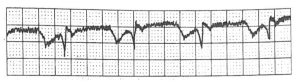

图7-4-3 交流电干扰

（3）肌电干扰：表现为一个或数个导联的心电图基线上出现不规则的密集微小波，频率10～100Hz（图7-4-4）。其发生与患者紧张、因寒冷肌颤有关，又称为肌颤波。嘱患者放松肢体，调整室内温度，必要时按下去肌颤滤波键可消除。

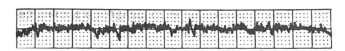

图7-4-4 肌肉震颤对心电图基线的影响

2.导联线连接错误 以左、右手导联接错最常见，结果可致I导联图形呈倒影，P波和T波倒置，QRS波群可呈Qr或rS型，Ⅱ导联与Ⅲ导联、aVR导联与aVL导联图形互换，类似右位心图形，但心前区导联图形正常（图7-4-5）。操作时认真仔细并熟知各导联安置的正确部位是避免导联线接错的最好解决方法。

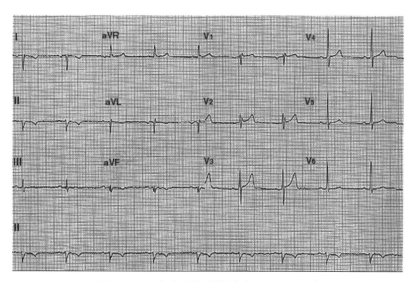

图7-4-5 左右手导联接错对心电图的影响

3.其他 还有一些心电图描记过程中需要注意的问题，如心电图机走纸速度不均可致PR间期、QRS时间、RR间距不等，P波和T波畸形，易误诊为期前收缩，描记过程中要注意这同能应度不均；心电图机阻抗过度或不足，也可致心电图QRS波群电压降低或增大，这种情况通过定标电压的形态可以识别。

第五节　其他常用心电图检查

一、动态心电图

动态心电图（ambulatory electrocardiography，AECG）是指连续记录24小时或更长时间的心电图。该项检查技术首先由美国学者Norman·J．Holter于20世纪60年代初期应用于临床，故又称之为Holter监测。动态心电图检查能够提供患者在昼夜不同状态下连续的心电活动信息，已成为临床上广泛使用的无创性心血管病诊断手段之一。

（一）检查方法

1.导联系统选择　　目前多采用双极导联，电极一般均固定在胸部。导联的选择应根据不同的检测目的而定，常用导联及电极放置部位如下。

（1）CM1导联：正极置于胸骨右缘第4肋间（即V1位置）或胸骨上，负极置于左锁骨下窝中1/3处。该导联可清楚地显示P波，分析心律失常时常用此导联。

（2）CM2或CM3导联：正极置于V2或V3的位置，负极置于右锁骨下窝中1/3处。怀疑患者有变异性心绞痛（冠状动脉痉挛）时，宜联合选用CM3和MaVF导联。

（3）CM5导联：正极置于左腋前线、平第5肋间处，负极置于右锁骨下窝中1/3处。该导联对检出缺血性ST段下移最为敏感。

（4）MaVF导联：正极置于左腋前线肋缘，负极置于左锁骨下窝内1/3处。该导联主要用于检查左室下壁的心肌缺血改变。

无关电极可放置胸部的任何部位，一般置于右胸第5肋间腋前线或胸骨下段中部。12导联动态心电图系统电极放置部位与运动负荷试验的电极放置部位相同。

2.仪器的安置与记录　　患者取坐位或平卧位，解开上衣，暴露胸部，确定导联电极安置部位。胸毛多者应剃除局部的胸毛。用75%乙醇棉球涂擦局部皮肤表面，并以小砂片轻磨皮面，以清洁皮肤，降低皮肤电阻。选用专用电极牢固粘贴在选定导联位置上，最好粘贴在所选部位胸骨或肋骨表面皮肤上，以减少呼吸对心电描记的影响及肌电干扰。将记录器与电极连接。

一般需要连续记录24小时，患者日常活动及睡眠不受限制。向患者介绍如何正确使用记录器与保护导联线及其使用注意事项，指导其填写生活日记，记录日常活动、症状以及用药情况与时间。

3.分析　　报告分析的主要内容有：

（1）24小时基本节律、心搏总数、平均心率、最高和最低心率及发生时间。

（2）心律失常类型，快速型和（或）缓慢型心律失常，异常心搏总数、发生频度、持续时间、形态特征及心律失常与症状、日常活动及昼夜的关系。

（3）监测ST段改变的形态、程度、持续时间和频度，ST段异常改变与心率变化及症状的关系。

（4）选择和打印有代表性的正常和异常（心律失常、ST-T改变、QT间期异常等）实时心电图片段，作为动态心电图诊断报告的依据。

（5）对于起搏器患者，报告还包括起搏器功能的分析和评价。

动态心电图常受监测过程中患者体位、活动、情绪、睡眠等因素的影响，有时在生理与病理之间难以划出明确的分界线。因此，对动态心电图检测到的某些结果，尤其是ST-T改变，还应结合病史、症状及其他临床资料综合分析以作出正确的诊断。

4.注意事项　要求患者在佩戴记录器检测过程中做好日志，按时间记录活动状态和有关症状。不能填写者，应由医务人员代写。不论有无症状都应认真填写记录。一份完整的生活日志对于正确分析动态心电图资料具有重要的参考价值。

（二）临床应用范围

1.心悸、气促、头昏、晕厥、胸痛等症状性质的判断。

2.心律失常的定性和定量诊断。

3.心肌缺血的诊断和评价，尤其是发现无症状心肌缺血的重要手段。

4.心肌缺血及心律失常药物疗效的评价。

5.心脏病患者预后的评价，通过观察复杂心律失常等指标，判断心肌梗死后患者及其他心脏病患者的预后。

6.选择安装起搏器的适应证，评定起搏器的功能，检测与起搏器有关的心律失常。

7.医学科学研究和流行病学调查，如正常人心率的生理变动范围，宇航员、潜水员、驾驶员心脏功能的研究等。

动态心电图常可检测到常规心电图检查不易发现的一过性异常心电图改变，还可以结合患者的生活日志，了解分析其症状、活动状态及服用药物等与心电图变化之间的关系。

需要指出的是，动态心电图属回顾性分析，并不能了解患者即刻的心电变化。由于导联的限制，尚不能反映某些异常心电改变的全貌。对于心肌梗死的诊断和定位、心律失常的定位、束支传导阻滞、预激综合征的识别以及心脏房室大小的判断等，仍需要依靠常规12导联心电图检查。12导联动态心电图系统的应用可以部分弥补这方面的不足。

二、心电图运动负荷试验

心电图运动负荷试验（ECG exercise test）是指通过运动增加心脏的负荷，使心肌耗氧量增加，当负荷达到一定量时，冠状动脉狭窄患者的心肌供血却不能相应增加，从而诱发静息状态下未表现出来的心血管系统的异常，并通过心电图检查结果显示出来，由此判断是否存在心肌缺血及发现早期冠心病的一种检测方法。与冠状动脉造影结果相比，虽然ECG有一定比例的假阳性与假阴性，但因其简便实用、无创伤的相对安全，被公认为是一项重要的临床心血管疾病检查手段。

（一）运动试验的适应证与禁忌证

1.适应证 ①对不典型胸痛或可疑冠心病患者进行鉴别诊断；②评估冠心病患者的心脏负荷能力；③评价冠心病的药物或介入手术治疗效果；④进行冠心病易患人群流行病学调查筛选试验。需要注意的是，心电图显示有预激图形、左束支传导阻滞、起搏心律的患者不适宜采用该项检查。

2.禁忌证 ①急性心肌梗死（2天内）或心肌梗死合并室壁瘤；②高危的不稳定型心绞痛；③未控制的有症状心力衰竭；④中、重度瓣膜病或先天性心脏病；⑤急性或严重慢性疾病；⑥严重高血压；⑦急性心包炎或心肌炎；⑧急性肺栓塞；⑨严重主动脉瓣狭窄；⑩严重威胁不能运动者。

患者如无禁忌证，在进行运动试验时应鼓励其坚持运动达到适宜的试验终点，即患者的心率达到亚极量水平。运动过程中，尚未达到适宜的试验终点，但出现下列情况之一时，应终止：①运动负荷进行性增加而心率反而减慢或血压反而下降者（收缩压下降超过10mmHg）；②出现严重心律失常，如室性心动过速或进行性传导阻滞者；③出现眩晕、视力模糊、面色苍白、发绀者；④出现典型的心绞痛或心电图出现缺血型ST段下移≥0.2mV者。

（二）运动负荷量的确定

运动负荷量分为极量与亚极量两档。极量是指心率达到个体生理极限的负荷量。极限运动量以统计所得的各年龄组的预计最大心率为指标。最大心率粗略计算法为：220-年龄数。亚极量是指心率达到85%～90%最大心率的负荷量，在临床上大多采用亚极量负荷试验，应根据患者的年龄和病情设定运动负荷量，如55岁的患者最大心率为：220-55＝165次/分，亚极量负荷试验的心率应为：165×85%＝140次/分。

（三）运动试验方法

常用的心电图运动负荷试验有双倍二阶梯运动试验、踏车运动试验和平板运动试验，目前多用后两种运动试验。

1.踏车运动试验（bicycle ergometer test） 让患者在装有功率计的踏车上作踏车运动，以速度和阻力调节负荷大小，负荷量分级依次等量递增。负荷量以kg·m/min计算，每级运动3分钟。男性由300kg·m/min开始，每级递增300kg·m/min；女性由200kg·m/min开始，每级递增200kg·m/min；直至心率达到受试者的预期心率。运动前、中、后多次进行心电图记录，逐次分析作出判断。

2.平板运动试验（treadmill test） 让患者在活动的平板上走动，按预先选择的运动方案，仪器自动分级依次递增平板速度及坡度以调节负荷量，直到心率达到受试者的预期心率，分析运动前、中、后的心电图变化以判断结果。平板运动方案应据受试者体力及测试目的而定，60岁以下患者一般常规选择经典的Bruce运动方案（表7-5-1），年龄较大者或心功能不全者亦选用Bruce修订方案（表7-5-2）。

表7-5-1 经典的Bruce 方案分级标准

级 别	时间（min）	速度（km/h）	坡度（度）
1	3	2.7	10
2	3	4.0	12
3	3	5.4	14
4	3	6.7	16
5	3	8.0	18
6	3	8.8	20
7	3	9.6	22

表7-5-2 Bruce修订方案分级标准

级 别	时间（min）	速度（km/h）	坡度（度）
1	3	2.7	0
2	3	2.7	5
3	3	2.7	10
4	3	4.0	12
5	3	5.4	14
6	3	6.7	16
7	3	8.0	18

近年的研究表明：无论何种运动方案，达到最大耗氧值的最佳运动时间为8～12分钟，延长运动时间并不能增加诊断准确性，强调运动方案的选择应个体化。这是目前应用最广泛的运动负荷试验方法。

运动试验前应描记患者卧位和立位12导联心电图并测量血压作为对照。运动中通过监视器对心率、心律及ST-T改变进行监测，并按预定的方案每3分钟记录心电图和测量血压1次。在达到预期亚极量负荷后，使预期最大心率保持1～2分钟再终止运动。运动终止后，每2分钟记录1次心电图，一般至少观察6分钟。如果6分钟后ST段缺血性改变仍未恢复到运动前图形，应继续观察至恢复。

（四）运动试验检查方法

1.运动前的准备

（1）患者准备

1）患者应在运动试验前2小时内禁食，禁烟、酒，可饮水。洗澡，穿适合运动的衣服。运动试验前12小时内不要做特殊运动。

2）若运动试验的目的是明确诊断，应考虑停用某些药物（尤其是β受体阻断药），因药物可削弱患者对运动的反应和难以解释运动试验的结果。

（2）护士准备

1）在运动试验前，应简要询问病史和体检，目的是排除禁忌证和获得重要的临床体征，如心脏杂音、奔马律、肺部干湿啰音。如果进行运动试验的指征不明确，应该询问患者并与临床医生取得联系。

2）向患者作详细的解释，说明检查过程、危险性和可能的并发症，并请患者或家属签署知情同意书。之后患者在指导下完成试验。

3）皮肤准备：由于检查系统关键的部位是电极与皮肤的界面，在放置电极之前备皮，然后用乙醇清洁皮肤，再用细砂纸轻轻打磨表皮，使皮肤阻抗降至最低，降低信噪比。

4）导联系统：国际上普遍采用Mason-Likar改良后的12导联电极放置部位（见图7-5-1）。目前推荐使用12导联同步心电图记录，以便能全面和准确了解患者在运动试验中出现的心肌缺血程度和部位，以及心律失常等情况。

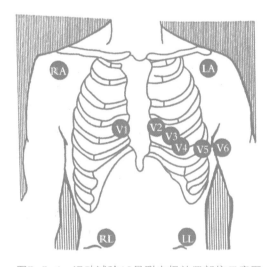

图7-5-1 运动试验12导联电极放置部位示意图

5）测量血压并记录。

6）记录患者运动前心电图，以便与运动中心电图进行比较。

2.运动中的注意事项　运动中要经常询问患者的情况，密切注意其心电图变化，第一级和第二级各测量血压1次，并记录，第三级后因速度增快，可不测量血压。遇到紧急情况，可按下紧急制动按钮，停止运动。

3.并发症　运动试验危及生命的并发症主要包括心肌梗死、急性肺水肿及恶性心律失常。并发症总的发生率为1.2/10 000～2.4/10 000，以心室颤动居多，约占50%以上。

（五）运动试验结果的判断

运动试验结果分析应当包括运动量、临床表现、血流动力学及心电图反应。记录符合心绞痛的缺血性胸痛的发生非常重要，特别是使患者终止试验的胸痛。最重要的心电图表现是ST段的压低和抬高。常见的ST-T改变类型见图7-5-2。

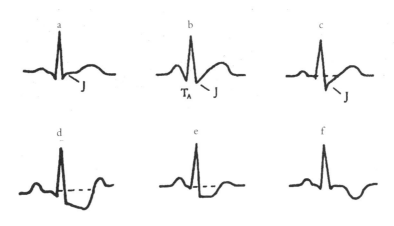

图7-5-2　常见的ST-T改变示意图

目前国内外较公认的运动试验的阳性标准为：

1.运动中出现典型的心绞痛。

2.运动中出现ST段下斜型或水平型下移≥0.1mV，持续时间大于1分钟（图7-5-3）。

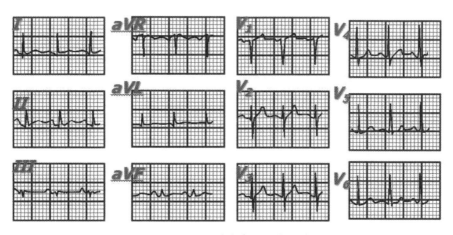

图7-5-3　运动中出现ST段下移

少数患者运动试验中出现ST段抬高≥0.1mV。如果运动前患者心电图有病理性Q波，此ST段抬高多为室壁运动异常所致。如果运动前患者心电图正常，运动中出现ST段抬高提示有透壁性心肌缺血，多为某一冠状动脉主干或近端存在严重狭窄，或冠状动脉痉挛所致（图7-5-4）。

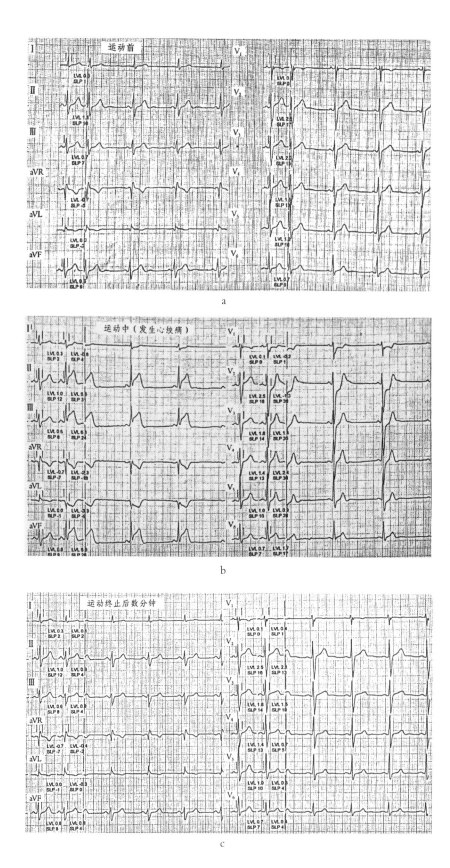

图7-5-4 运动中出现ST段抬高（运动试验阳性）

在评价运动试验结果时，应特别注意不能混淆心电图运动试验阳性与冠心病的诊断，仅心电图运动试验阳性者而无胸痛症状者，不能作为诊断冠心病的依据，尤其是女性。另外，运动心电图阴性者不能肯定排除冠心病，应结合临床其他资料进行综合判断。

第六节　多参数心电监护仪的使用

一、概述

多参数心电监护仪能为医学临床诊断提供重要的患者信息，通过各种功能模块，可实时检测人体的心电信号、心率、血氧饱和度、血压、呼吸频率等重要参数，实现对各参数的监督报警。信息存储和传输，是一种监护患者的重要设备（图7-6-1）。

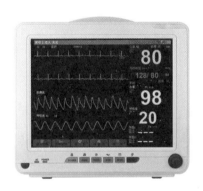

图7-6-1　多参数心电监护仪

二、多参数心电监护仪的临床应用

目的：24小时连续监测患者的生命体征并作出分析，及时发现危重患者的病情变化，准确评估患者的生理状态，为临床诊断及救治患者提高重要的参考指标。

1.接好电源，开机，各导联与患者正确相连，电极片与导联相连，并放置于患者体表正确位置，血压计袖带与导联相连，系袖带于患者肱动脉处，氧饱和度探头与导联相连，将探头有感应灯一侧置于患者的指甲背面。

2.按压面板上"测量间隔"键，选好NIBP测量周期。

3.按压仪器面板上绿色"开始"键，开始测量NIBP。

4.监护器处于监护状态。回顾方法：按压面板上"趋势列表"键，可进行相应数据的回顾，回顾完成后，完成按压仪器上的"菜单"键，即可返回正常监护状态。

5.参数设置：根据医嘱设置参数范围。调节报警音量。

三、多参数心电监护仪操作程序

详见图7-6-2。

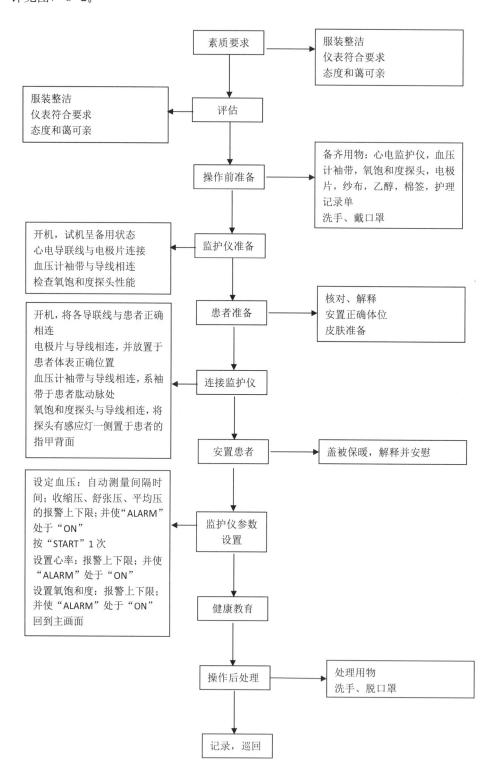

图7-6-2 多参数心电监护仪操作流程图

四、多参数心电监护仪操作注意事项

1.放置电极片时，应避开伤口、瘢痕、中心静脉插管、起搏器及电除颤时电极板的放置部位。

2.血压袖带放于健侧，松紧一指为宜，氧饱和度探头感应灯置于指甲背面。

3.及时更换电极片，减少对皮肤的刺激。

4.整理并固定各种导线，不得折叠、扭曲、相互缠绕，不宜从腋下穿过，以免脱落。导线损坏及时更换。

5.任何物品不能放置于监护仪上。

6.根据患者情况及医嘱正确设置各参数监测范围。

7.定期维护和保养，用软布去除机器表面的污迹与尘埃，显示器可用软布蘸清水擦拭，定期消毒袖带、导线等。

8.密切监测患者异常心电波形，排除各种原因造成的干扰，及时通知医生处理。

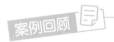

本章节教学案例中，王小姐的心电图检查呈现不同结果的原因及心电图形成的过程，经过学习，相信同学们已经都有了清晰的答案。

心电图检查操作简单、结果迅速、费用较低，为临床和护理提供了很大的诊断价值。正确理解心电图的基础知识，学会判断心电图中图形的奥秘，对于提升护理人员的专业水平、提高工作效率至关重要。无论在以后的工作中还是在现在的学习中，要结合临床实际工作，针对不同患者的特点，勤学苦学，"学以致用、用以促学、学用相长"，才能不断提升自身的业务水平。

第八章
影像学检查

上 智 云 图
数字资源素材

章前引言

医学影像学包括影像诊断学和介入放射学，是应用医学成像技术开展疾病诊断、应用介入技术在医学成像设备引导下对疾病开展微创诊断和治疗的医学学科，是临床医学的重要组成部分。自1895年德国物理学家伦琴发现X线不久，应用X线进行人体疾病检查，开创了放射诊断学。随着科学技术的进步，成像技术不断创新。形成了包括X线诊断、X线计算机体层成像（CT）诊断、磁共振成像（MRI）诊断、超声（US）诊断和核医学诊断在内的影像诊断学体系。同时各种成像技术实现数字化成像，应用数字信息的图像存档与传输系统（PACS）有利于图像资料的保存、调阅和传送，方便患者就医，实现远程会诊。各种影像诊断的成像原理和检查方法不同，对不同部位疾病的诊断价值与限度各异。影像诊断学是通过显示人体内部组织器官的形态和生理功能状况，以及疾病所造成的病理变化与功能变化，进而达到疾病诊断的目的。

护理人员学习影像学检查的主要目的是通过了解不同影像学检查的成像原理、检查方法、临床应用和检查前的护理准备，从而获取护理评估的客观资料，评估患者的健康状况，做出正确的护理诊断，为患者实施有效的整体护理。同时做好检查前的护理准备是保障患者安全和获得符合诊断要求影像资料的重要前提。

学习目标

1.理解不同影像学检查方法的优缺点。

2.识记常用影像学检查的临床意义。

3.掌握临床常用影像学检查前的准备及注意事项。

思政目标

1.尊重和爱护受检者，增强防护意识，保证患者安全。

2.具备保护受检者隐私的职业精神。

3.具备严谨求实、刻苦研究的科学思维，勇于奉献的医者精神。

案例导入

患者，男，26岁，2小时前无明显诱因突发上腹部剧烈刀割样疼痛，阵发性加重。体格检查：体温38.5℃，急性病容，强迫体位，腹式呼吸减弱，全腹有压痛、反跳痛及肌紧张，上腹部明显。肝浊音界消失，移动性浊音（＋）。

思考题

1.为进一步明确病因，首选的影像学辅助检查及其临床意义是什么？

2.请写出护理诊断及对此类急腹症患者应采取的措施。

第一节　X线检查

一、基本知识

1895年德国物理学家伦琴偶然发现了一种具有很高能量，肉眼看不见，但能穿透不同物质、能使荧光物质发光的射线，他称之为X线。

（一）X线的基本特性

1.穿透性　X线具有很强的穿透力，能够穿透可见光不能穿透的物体，在穿透过程中有一定程度的吸收即衰减。X线的穿透力与X线管电压和被照物体的结构（密度和厚度）有关。不同组织穿透力的差别是X线成像的基础。

2.荧光作用　X线激发荧光物质，能够使波长短的X线转换为波长较长的可见荧光，这种转换叫做荧光效应。荧光作用是X线透视的基础。

3.感光作用　涂有溴化银的胶片经X线照射后感光而产生潜影，经显定影处理后，可在胶片上产生黑白不同的影像。感光作用是X线摄影的基础。

4.电离与生物效应　X线射入人体后产生电离效应，引起机体生物学改变，即生物效应。是放射防护学和放射治疗学的基础。

（二）X线成像的基本原理

X线能够使人体组织结构成像，一方面是基于X线的穿透性、荧光作用和感光作用，另一方面是基于人体组织结构之间有密度和厚度的差异。当X线透过人体不同组织结构时，被吸收的程度不同，到达荧光屏或胶片上的X线量出现差异，从而形成黑白对比不同的X线影像，X线透视和摄片的影像刚好黑白相反。

密度高、厚度大的人体组织对X线的吸收多，而密度低、厚度薄的人体组织对X线的吸收少。于是，到达X线胶片或荧屏上的X线量存在差异，从而在胶片上形成黑白对比的影像，在荧光屏上形成明暗差别的影像。生物体组织依其密度及其对X线吸收程度的不同，可大致分为3类：①高密度组织：骨骼或钙化，密度大，吸收X线量多，X线片上显示为白色，透视荧光屏上显示黑。②中等密度组织：皮肤、肌肉、软骨、神经、实质器官、结缔组织等软组织及体液，密度中等，吸收X线量中等，X线片上显示为灰白色，透视荧光屏上显示暗。③低密度组织：脂肪密度低，吸收X线量较少，在X线片上显示为灰黑色，透视荧光屏上显示较亮。存在于呼吸道、胃肠道、鼻旁窦和乳突气房等气体密度最低，吸收X线量最少，在X线片上显示为深黑色，透视荧光屏上显示最亮。

人体组织密度上的差别所产生的X线影像对比称之为自然对比。缺乏自然对比的组织或器官，需要通过人为引入一定量的在密度上较之高或低的物质，使之产生黑白对比称为人工对比，也称造影检查，这种人为引入的物质称对比剂。

（三）X线检查中的防护

放射防护的方法和措施包括以下几个方面：①技术方面，应采取时间防护、距离防护和屏蔽防护三原则；②患者方面，应选择恰当的X线检查方法，不能一次大剂量或经常照射，在投照时，应当注意照射范围和照射条件，对性腺等敏感器官，应用铅橡皮加以遮盖；③放射工作人员方面，应认真执行国家有关放射防护卫生标准的规定，采取必要的防护措施，正确进行X线检查的操作，定期进行剂量监测和身体检查。

二、X线检查的方法

X线检查的方法包括传统X线检查技术及数字X线成像技术。传统X线检查技术可分为常规检查、特殊检查和造影检查三大类。数字X线成像技术见本章第二节其他X线检查方法。

（一）常规检查

1.透视　可分为萤光透视和电视透视，目前电视透视已替代了萤光透视。透视简便易行，适用于人体天然对比较好的部位。胸部透视可观察肺、心脏和大血管，观察膈肌活动判断是否存在膈肌麻痹，观察纵隔有无摆动，判断是否存在支气管透X线异物。腹部透视主要用于观察有无膈下游离气体和胃肠道梗阻。骨关节透视主要用于手术中观察有无骨折移位。人体内高密度异物手术取出过程中需透视下定位。另外，各种造影检查和介入操作也常需要在透视下进行。

透视的优点是简便易行、费用低廉，但是由于影像细节清晰度较差、不利于保存及基于放射防护原则，已大部被X线摄影和CT检查取代。

2.普通X线摄影　普通X线摄影是临床上最常用最基本的检查方法，适用于人体任何部位，所得照片称为平片。

摄片的主要优点是应用范围广，照片空间分辨率高、图像清晰，并可作为永久性资料保存，便于复查对比和会诊，患者接受的X线量也较透视少。其缺点是检查区域受胶片大小限制，且不能观察器官的运动功能。

（二）特殊检查

特殊检查是指不同于普通X线摄影，能达到某种特殊诊断要求的摄影技术。曾经常用的有体层摄影、高千伏摄影、软X线摄影和放大摄影等，除了乳腺摄影作为软X线摄影继续使用外，其他特殊检查现已很少应用，被CT检查所取代。

（三）造影检查

普通X线检查依靠人体自身组织的天然对比形成影像，对于缺乏自然对比的结构或器官，可将密度高于或低于该结构或器官的物质引入器官内或其周围间隙，人为地使之产生密度差别而形成影像，此即造影检查。引入的物质称为对比剂，以前也称造影剂。造影检查显著扩大了X线检查的范围，应用广泛。检查所用的对比剂按其密度高低分为高密度对比剂和低密度对比剂两类。临床上常用的高密度对比剂为钡剂和碘剂。对比剂的引入方法包括直接引入和间接引入。①直接引入：包括口服、灌注、穿刺注入或经导管直接注入器官或组织内等；②间接引入：经口服或静脉注入后，对比剂经吸收或排泄，使脏器显影。

三、X线检查的准备与处理

妊娠3个月内的孕妇禁止X线检查。危重患者检查须有临床医护人员监护。

（一）X线常规检查的准备与处理

1.普通检查前准备　透视及摄片检查前应向患者说明检查目的、方法和注意事项，消除其紧张或恐惧心理。指导受检者采取正确的检查姿势，充分暴露检查部位，脱去检查部位的厚层衣物，去除影响X线穿透的物品如金属饰物、敷料、膏药和发卡等。创伤患者检查时应尽量少搬动。

2.特殊检查前准备　以乳腺摄影应用为广泛。告知受检者，检查时需脱掉上身衣物包括内衣，乳腺会因机器压迫板的压迫而感不适，并无大碍。

（二）X线造影检查的准备与处理

X线造影检查常用的对比剂为医用硫酸钡和碘剂，受检者除了要做好常规X线检查的准备外，还需要根据检查部位、对比剂及造影方法的不同做好相应的准备和处理。

1.钡剂造影检查　为了能在X线下显示胃肠道解剖形态、功能，以利于疾病诊断，常使用医用硫酸钡悬液和气体进行双重对比造影检查。

（1）食管造影检查：一般检查前不需禁食、禁饮，疑有食管梗阻、贲门失弛缓症及胃底静脉曲张者需禁食、禁饮。疑食管有非金属异物时，可于钡剂内加棉絮纤维，吞服钡剂后棉絮可悬挂于异物上，以便显示异物的位置。

（2）上消化道双重对比造影检查：①检查前3天禁服不透X线的药物如钙、铁、铋剂等。②检查前1天进食少渣易消化的食物，晚饭后禁食、禁饮。③胃潴留患者检查前1天清除胃内容物。④需显示黏膜面的细微结构及微小病变时，肌内注射抗胆碱药物如654-2等以降低胃肠张力，但青光眼、前列腺增生患者禁用；如需在较短时间内观察小肠，可口服甲氧氯普胺以增加胃肠道张力，促进蠕动。⑤上消化道出血者一般在出血停止和病情稳定数天后方可检查。⑥疑有胃肠穿孔、肠梗阻者禁止检查。

（3）结肠双重对比造影检查：①检查前连续2日无渣饮食，遵医嘱口服缓泻剂如复方聚乙二醇、甘露醇、硫酸镁等将肠内容物排空，忌用清洁剂。②检查前24小时内禁服所有影响肠道功能及X线显影的药物。③钡剂温度与体温基本一致。④排便失禁者可改用气囊导管，以免钡剂溢出。

2.碘剂造影检查　碘剂主要为有机碘，分为离子型和非离子型，后者因对比剂在体内不发生解离、对体液干扰小、不良反应少，发生碘过敏反应的风险甚微，在临床上较常使用。常用于血管造影、泌尿系统造影及关节造影等。

（1）检查前准备

1）评估与告知：造影检查前，询问受检者有无造影检查的禁忌证，包括既往有无过敏史、甲状腺功能亢进症、糖尿病肾病、肾功能不全等病史。向受检者介绍检查的目的、方法、可能经历的痛苦和注意事项等。

2）签署知情同意书：使用碘剂前，受检者或其监护人应签署"碘对比剂使用患者知情同意书"。

3）碘过敏试验：非离子型碘剂一般无需碘过敏试验。

4）预防碘剂不良反应：尽量选用非离子型等渗性对比剂；糖尿病患者在碘剂使用前48小时停用双胍类药物；建议在碘剂使用前后摄入充分的水分，利于对比剂的排出。

5）检查室常规配备抢救物品，与急诊科或临床相关科室建立针对碘剂不良反应抢救的应急快速增援机制。

（2）检查后处理

1）留置观察：使用对比剂后，受检者需留置观察至少30分钟，高危患者应留置观察更长时间，如症状严重者则应在重症监护室观察治疗。

2）碘剂不良反应的分级与处理：根据碘剂过敏反应的程度将其分为轻度、中度和重度3级。轻度：表现为发热、恶心、皮肤瘙痒、皮疹等。中度：有寒战、高热、头疼、眩晕、胸闷、心悸、皮疹、呕吐等。重度：可出现胸闷、心悸、冷汗、面色苍白、意识丧失、血压下降等。轻度对比剂不良反应可给予对症处理，寒战、高热、胸闷、心悸等中、重度反应者立即给予对症处理，同时停止使用碘剂，较严重的过敏反应者及时给予抗过敏、扩容和吸氧等抗休克处理，急性喉头水肿致窒息的患者需即刻气管插管。

3）碘剂血管外渗的表现与处理：碘剂血管外渗可致局部皮肤红、肿、热、痛，范围可迅速扩大，出现皮肤水疱、溃疡或坏死，伴外渗远端肢体感觉改变，甚至发生骨-筋膜室综合征。注射碘剂过程中一旦外渗，应立即停止注射，于拔针前尽量回抽外渗的对比剂，局部予以冰敷，密切观察2～4小时，必要时请相关临床科室医生会诊。外渗局部皮肤采用地塞米松或利多卡因局部湿敷，或透明质酸酶局部注射。48小时内抬高患肢使其高于心脏平面。必要时住院观察24小时。

3.冠状动脉造影检查　冠状动脉造影检查较复杂且有一定的痛苦和危险。因此，除造影检查的一般准备外，还应做好以下工作。

（1）检查前准备

1）向受检者及家属交代病情、检查目的及可能出现的问题，请家属签署"介入手术知情同意书"。

2）造影前检查出血时间、凝血时间、血小板计数、凝血酶原时间等。

3）术前1天备皮。

4）禁食6小时以上。

5）心电监护。

6）训练深吸气、憋气和强有力的咳嗽动作以配合检查。

7）必要时给予镇静剂，如术前15～30分钟，肌内注射地西泮10mg。

（2）检查中监护：严密观察病情，保证液体通路通畅，及时用药，配合医生参加抢救工作。

（3）检查后处理

1）穿刺部位加压包扎6小时，穿刺侧肢体制动6～12小时。注意观察动脉搏动和远端皮肤颜色、温度及穿刺处有无渗血。一般于造影次日即可解除加压包扎并下地行走。

2）插管造影历时较长者，可给予抗生素预防感染。

四、X线检查的临床应用

（一）呼吸系统

1.正常X线胸片表现

（1）骨性胸廓：肋骨12对，呈弓形，自后上向前下倾斜，肋与肋之间的间隙称为肋间隙。锁骨1对，内侧与胸骨柄构成胸锁关节，外侧与肩胛骨的肩峰构成肩锁关节。肩胛骨1对，摄取后前位胸片时，若双肩前旋不足，双侧肩胛骨内侧与肺野会有不同程度的重叠，可能掩盖肺内病灶。胸骨与胸椎：后前位胸片上，只有胸骨柄的两侧可突出于上纵隔，易误认为肺内或纵隔病变。

（2）胸壁软组织：胸锁乳突肌表现为自胸骨柄斜向后上的带状阴影，密度均匀，外侧缘清晰，与肺尖部重叠，易被误认为肺尖病变。锁骨上皮肤皱褶影表现为位于锁骨上缘，并与锁骨平行，宽3～5mm的均匀软组织密度影。胸大肌影表现为双肺中野外侧斜向腋窝的扇形密度增高影，外侧缘清晰。女性乳房影表现为位于双肺下野，下缘清晰，上缘密度逐渐减低的半圆形的高密度阴影。乳头影表现为一般位于第5前肋间隙，呈双侧对称的小圆形阴影，也可不对称或单侧出现，易误为肺内结节。

（3）气管与支气管：气管后前位胸片上位于上纵隔中部，第5、6胸椎水平分叉为左、右主支气管。右主支气管较粗且与气管中线延长线夹角较小，可视为气管的直接延续，是吸入性异物容易进入右侧的解剖基础。

（4）肺：指含有空气的肺组织在胸片上显示的透亮区域称肺野。为了方便对病灶的定位，人为将肺野分为9个区域，以第2、4前肋端下缘分别作水平线，将肺野分为上、中、下野。纵向三等分，称为内、中、外带。肺门影由肺动脉、肺静脉、支气管、淋巴组织构成，主要成分是肺动脉和肺静脉。肺门影一般位于第2～4前肋水平，左侧较右侧高1～2cm。肺纹理主要由肺动脉和肺静脉构成，形成自肺门向外呈树枝状分布的阴影，走行自然，由内而外逐渐变细。

（5）胸膜：胸膜分为脏层胸膜和壁层胸膜，两层胸膜构成完全封闭的胸膜腔，其内含有少量浆液。正常胸膜一般不显影。只有在胸膜反褶处当X线与胸膜走行平行时胸膜才显影，正位胸片常可见到水平裂，侧位常见到斜裂及水平裂。

（6）横膈：横膈呈圆顶状，轮廓光滑，一般右膈高于左膈1～2cm。横膈内侧与心脏形成心膈角，左心膈角常有心包脂肪垫。横膈与胸壁形成肋膈角。

（7）纵隔：纵隔位于两肺之间。上部为胸廓入口，下缘为横膈，前部为胸骨，后部为胸椎。前纵隔位于胸骨后，气管、升主动脉、心脏之前。胸椎椎体前1/3是中后纵隔的分界。胸骨柄下缘至第4胸椎体下缘连线、第4前肋下缘至第8胸椎体下缘的连线将纵隔分为上、中、下纵隔（图8-1-1）。

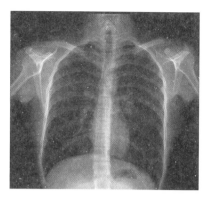

图8-1-1 正常后前位胸片

2.基本病变的X线表现

（1）肺气肿：①弥漫性肺气肿：双侧肺野透亮度增加，肺纹理减少，肋间隙变宽，胸廓前后径增宽呈桶状胸，横膈低平，心影狭长，侧位胸片显示胸骨后透亮区增宽。②局限性肺气肿：常表现为局部肺野透亮度增加。

（2）肺不张：①一侧全肺不张：患侧肺野致密，胸廓塌陷，肋间隙变窄，纵隔向患侧移位，对侧肺代偿性肺气肿（图8-1-2）。②肺叶肺不张：直接征象表现为，不张肺叶/肺段体积缩小，密度均匀增高，一般呈三角形致密影，基底向外，尖端指向肺门，相邻叶间裂向心性移位。间接征象表现为，患侧横膈抬高，纵隔向患侧移位，肺门向病灶方向移位，邻近肺叶肺代偿性肺气肿。

（3）肺实变：肺实变指终末细支气管远端的含气腔隙内的空气被病理性液体、细胞或组织所替代。①肺泡、肺小叶实变：边缘模糊的斑点状、斑片状密度增高阴影。②肺段或肺叶实变：大片状密度增高阴影，部分可见含气的支气管分支影即支气管充气征，实变的肺体积一般无明显变化（图8-1-3）。

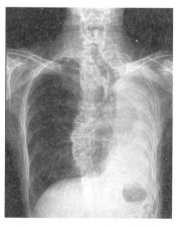

图8-1-2 左肺一侧全肺不张

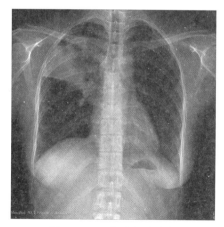

图8-1-3 右肺上叶实变

（4）钙化：表现为边缘清楚的高密度影。肺结核钙化多为斑点状、斑块状；肺错构瘤钙化可呈"爆米花"状；少数肺癌结节内可见钙化，多呈偏心性分布的细沙粒状或点状，边缘模糊。

（5）结节与肿块：直径小于3cm称为结节，大于3cm称为肿块，小于1cm称为小结节，小于5mm称为微小结节。①良性肺结节、肿块：边缘清晰光滑，偶有浅分叶，少有短毛刺，可有长毛刺（图8-1-4）。②恶性肺结节、肿块：边缘呈细小深分叶或锯齿状，状如桑椹（分叶征）。边缘呈浓密的细短毛刺，僵硬，状如绒球（毛刺征）。一支或数支肺小血管受牵拉向病灶聚拢移位，在病灶处中断或贯穿病灶（血管集束征）。病灶胸膜侧小片状浸润影或胸膜凹陷征（图8-1-5）。

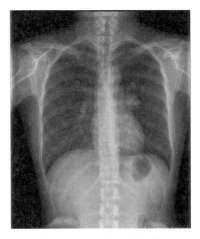 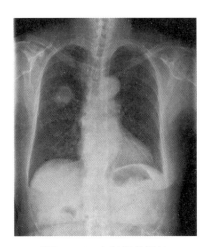

图8-1-4 左肺良性结节　　　　图8-1-5 右肺恶性肿块

（6）空腔与空洞：①空腔：是肺内生理腔隙的病理性扩张，如肺大疱、含气的支气管囊肿、囊状支气管扩张等。表现为边缘清晰光滑、壁厚约1mm的类圆形透亮区。②空洞：病变内发生坏死，坏死组织经支气管排出后形成空洞。虫蚀样空洞：大片密度增高阴影内多发的、边缘不规则如虫蚀样的小透亮区，多见于结核干酪性肺炎。薄壁空洞：内壁光滑洞壁厚度小于3mm的类圆形透亮区，多见于肺结核。厚壁空洞：洞壁厚度大于3mm以上的空洞。肺脓肿空洞内多有液平面；肺癌空洞的内壁常不规则呈结节状；结核性空洞内壁光整伴病灶周围卫星灶。

（7）肺间质病变：肺纹理增粗、模糊。不同于正常肺纹理的、密度增高的、僵直索条影。网状影或网状小结节阴影、蜂窝状阴影、间隔线（Kerley's Lines）。

（8）胸膜病变：①胸腔少量积液：因后肋膈角最低，故少量积液首先在侧位胸片上显示后肋膈角变钝，继而在后前位胸片上显示侧肋膈角变钝，下肺野均匀致密，上缘呈外高内低的弧线影，横膈显示不清，液面上缘低于第4前肋下缘。②胸腔中量积液：液面上缘超过第4前肋下缘低于第2前肋下缘。③胸腔大量积液：液面上缘超过第2前肋下缘。表现为患侧肋间隙增宽，患侧肺野大部分均匀致密，纵隔向健侧移位（图8-1-6）。④气胸：患侧肺萎陷致透亮度减低，并向肺门侧压缩，脏层胸膜线与胸壁间出现无肺纹理的透亮带（图8-1-7）。张力性气胸可有纵隔向健侧移位，横膈下降变平，伴有矛盾运动。⑤液气胸：气液平面横贯患侧胸腔，内侧为受压萎陷的肺。⑥胸膜增厚、粘连、钙化：患侧肋膈角变钝、胸壁与肺野之间条带样边界清晰的致密阴影、患侧胸廓缩小，透视下见横膈运动减弱。胸膜钙化表现为沿肺表面的线状、条状或斑点状高密度影。⑦胸膜结节、肿块：宽基底与胸膜相连的边缘清晰的半圆形结节或肿块。

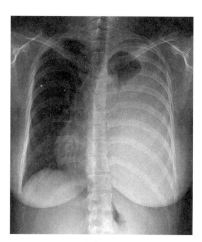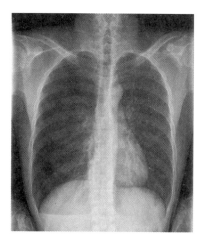

图8-1-6　左侧胸腔大量积液　　　　图8-1-7　右侧气胸

3.常见呼吸系统疾病的X线表现

（1）大叶性肺炎：充血期X线胸片检查常无阳性征象或仅表现为局限性肺纹理增粗。实变期表现为大片致密影，内可见支气管充气征。病灶以叶间裂为界，边缘清楚，病灶未累及叶间裂时边缘模糊。消散期表现为肺实变密度减低，范围缩小。

（2）小叶性肺炎：支气管肺炎又称为小叶性肺炎。X线表现为肺纹理增粗、模糊。常可见散在、密度不均匀、直径为1～2cm的斑片状实变影沿着肺纹理分布，斑片影可融合成大片，邻近的肺野可见代偿性肺气肿，好发于双侧中下肺野中内带。

（3）肺结核：原发综合征表现为肺内斑片状实变影（原发灶），肺门、纵隔淋巴结肿大，位于斑片状实变影与肺门之间的不规则索条影（结核性淋巴管炎），三者形成哑铃状密度增高影。急性血行播散型肺结核，又称急性粟粒型肺结核，表现为双肺弥漫性粟粒样（1～3mm）结节，呈现三均匀特点：结节分布均匀、大小均匀、密度均匀。继发性肺结核以浸润性肺结核多见，好发于右肺上叶尖段和后段、左肺上叶尖后段、两肺下叶背段，病变因不同时期的病理表现多样，X线可表现为局限性斑片状阴影、大叶性干酪性肺炎、增殖性病灶、结核球、结核性空洞、支气管播散病灶和硬结、钙化、条索影等。

（4）支气管肺癌：中央型肺癌早期常无异常X线表现，可出现阻塞性肺气肿、阻塞性肺炎等非特异性X线表现。中晚期X线表现为肺门肿块，支气管管腔狭窄或闭塞，阻塞性肺炎、阻塞性肺不张。周围型肺癌X线表现为轮廓清楚的结节或肿块，边缘细小分叶，短毛刺，空泡征、胸膜凹陷征、支气管血管集束征、厚壁结节型空洞等。

(5) 慢性支气管炎：肺纹理增多、增粗、紊乱，边缘模糊，沿肺纹理分布的斑点状和小斑片状影，可合并弥漫性肺气肿。

(6) 支气管扩张：按照支气管扩张的形态可分为柱状支气管扩张、囊状支气管扩张、曲张型支气管扩张。表现为小囊状、蜂窝状或卷发状阴影，囊内可有液平。

（二）循环系统

1.正常X线胸片表现

(1) 后前位：右心缘上段为升主动脉和上腔静脉的复合投影，下段为右心房。左心缘上段为主动脉结，中段为肺动脉段（心腰），下段为左心室，最突出点为心尖。

(2) 右前斜位（第一斜位）：前缘上段为升主动脉，中段为肺动脉段（心腰），下段为右心室、左心室。后缘上段为左心房，下段为右心房、右心室下端。

(3) 左前斜位（第二斜位）：前缘上段为升主动脉、右心房，下段为右心室。后缘上段为左心房，下段为左心室。

(4) 左侧位：前缘上段为右心室漏斗部及肺动脉主干，下段为右心室前壁。后缘上段为左心房，下段为左心室。

2.基本病变的X线表现

(1) 心脏外形的改变：心脏外形的改变并不代表具体的心脏病，但可揭示一定的病理变化，为进一步诊断提供线索。常见类型：二尖瓣型、主动脉型和普大型。

(2) 心脏增大：心脏横径或胸廓最大径之比即心胸比例。心胸比率$0.51\sim0.55$、$0.56\sim0.60$、≥0.6分别为轻、中、重度心脏增大。X线平片上所见心影包括了心脏本身和心包，当心包积液时心影增大，心脏本身不大，相反心脏受心包积液压迫反而缩小。

(3) 肺循环异常

1）肺血流量增多：心内分流、心排血量增多使肺动脉血流量增多，称肺充血。X线表现为肺动脉分支成比例地增粗且向外周伸展，边缘清晰锐利，肺野透明度正常。

2）肺血流量减少：右心排血受阻、肺动脉阻力和压力升高、肺动脉分支的重度狭窄或闭塞性病变等引起肺动脉血流量减少，亦称肺缺血。X线表现为肺野透亮度增加，肺门动脉变细，肺动脉血管纹理稀疏、变细，重者见粗乱网状纹理（体动脉侧支循环）。

3）肺动脉高压：常由肺动脉血流量增加、心排血量增加、肺小动脉阻力增加和胸肺疾患等引起。X线表现为肺动脉段突出，肺门区动脉大分支扩张而外周分支变细，两者间有一突然分界的截断征。

4）肺静脉高压：常由左心房、左心室和肺静脉阻力增加等引起。X线表现为肺淤血：肺野透亮度减低，肺门阴影增大、边缘模糊，上肺静脉扩张，肺纹理增多、增粗、边缘模糊。间质性肺水肿：中下肺野网格状影，小叶间隔线（Kerley线），以B线最多。肺泡性肺水肿：好发于两肺中内带，边缘模糊的斑片状阴影，常融合成片，可见含气支气管征，可同时伴间质性肺水肿表现。以两肺门为中心则形成"蝴蝶"状阴影是典型征象，阴影短期内变化迅速为重要特征。

3.常见循环系统疾病的X线表现

（1）风湿性心脏病二尖瓣狭窄：心影轻中度增大呈二尖瓣型（梨形），左心缘呈四弓表现，即主动脉结缩小、心腰（肺动脉段）膨隆、左心耳膨隆、左心缘下段（心尖）圆钝，左心房增大表现为右心缘双弓影、心底部双心房密度影、左主支气管抬高。右心室增大表现为左心缘下段（心尖）圆钝。部分病例可见二尖瓣区和左心房壁钙化。肺淤血，严重者可出现肺水肿。

（2）心包积液：心包少量积液X线可无异常发现。心包中量积液，心影向两侧增大呈烧瓶状。心包大量积液，心影呈普大型或球形，心腰及心缘各弓正常分界消失，心膈角变钝，短期内（数日至2周）心影大小有明显的变化，透视下心缘搏动普遍减弱以至消失，主动脉搏动可正常。

（三）消化系统

消化道包括食管、胃、十二指肠、空肠和回肠、结肠和直肠等。常需要使用对比剂才能显示，一般只能显示腔内表面的病变，对腔外病变，需要做CT或MRI等检查。上消化道造影通常需口服硫酸钡悬液，特殊情况下，如肠梗阻，不能用硫酸钡，应采用可吸收的含碘水溶液进行造影。X线平片检查主要用于不透X线异物、胃肠道穿孔和肠梗阻等影像诊断。

1.正常X线表现

（1）食管：钡餐造影表现为宽2~3cm管状影，边缘光滑，走行柔软。2~5条纵行平行条纹状黏膜皱襞。2个生理性狭窄：食管入口处、穿过膈裂孔处。3个压迹：主动脉弓、左主支气管和左心房压迹。

（2）胃：①胃的形状：按照人体体型和肌张力分为鱼钩型胃，牛角型胃，瀑布型胃，无力型胃。②胃的轮廓：正常胃充盈后胃小弯、胃窦大弯光滑整齐。胃底、胃体大弯轮廓呈锯齿状。③胃的黏膜皱襞：呈透明条纹状影。胃体4~5条纵行。胃大弯斜行、横行，较弯曲，边缘呈粗锯齿状。胃窦纵行、斜行、横行。胃底粗而弯曲，脑回状。④胃蠕动：由胃体上部开始，向幽门方向推进，全胃同时可见2~3个蠕动波，呈向心性收缩将钡剂经幽门排入十二指肠。

（3）小肠

1）十二指肠：按解剖可分为球部、降部、水平部和升部，构成十二指肠框。X线造影表现：球部充盈呈三角形，底部经幽门与胃窦相连，黏膜皱襞水平走行；降部以下环状黏膜皱襞，X线造影表现为羽毛状。十二指肠框边缘柔软无压迹，如有压迹且十二指肠框增大，常提示胰头部占位性病变，需行CT或MR检查。

2）空肠与回肠：空肠主要位于左上中腹部，空肠的形态、皱襞及蠕动和十二指肠相似，肠腔较回肠稍宽，有深而密的环状皱襞，钡充盈时呈羽毛状，钡剂较少时呈雪花状，空肠的特点是黏膜皱襞多，蠕动活跃。空、回肠逐渐移行，其间无明显分界。回肠多位于右下腹及盆腔，回肠末段经回盲瓣与大肠相连。回肠环状黏膜皱襞自上而下逐渐浅疏，远段呈纵行条纹状，钡剂充盈时多呈带状，黏膜皱襞较细而不明显。回肠的特点是黏膜皱襞少而浅，蠕动不活跃，钡剂停留时间较长。

（4）大肠：大肠包括盲肠、结肠和直肠。结肠分升结肠、横结肠、降结肠和乙状结肠，升结肠和横结肠交界区构成肝曲，横结肠和降结肠交界区构成脾曲，肝曲一般较脾曲位置低。盲肠和结肠有结肠袋，钡剂充盈后呈半圆形膨出袋囊影，结肠袋以升、横结肠较显著，降结肠以下就逐渐不明显。结肠黏膜皱襞表现为横、纵、斜3种。升、横结肠黏膜皱襞较密，以横行皱襞为主，降结肠以下黏膜皱襞较稀，以纵行黏膜皱襞为主。阑尾位于盲肠内下侧，长3~8cm，宽0.5cm，60%可显示。

2.基本病变的X线表现

（1）形态改变

1）管腔改变：管腔狭窄包括病变本身导致管腔狭窄、外在压迫性狭窄和先天性狭窄。病变本身导致管腔狭窄依据不同病理类型表现各异。外在压迫性狭窄表现为偏侧性、局限且光滑。先天性狭窄表现为狭窄段较长，边缘光滑呈渐进性狭窄。管腔扩张常由于狭窄梗阻引起近侧扩张。

2）轮廓异常：充盈缺损表现为管壁肿块向腔内突出，造成局部钡剂不能充盈而形成充盈缺损，钡剂勾画的轮廓是肿块突向腔内的边缘，多见于肿瘤、息肉等占位。龛影表现为钡剂充填于溃疡凹陷区，X线切线位表现为突出于腔外的类圆形含钡影，轴位呈类圆形火山口状影。憩室表现为管壁向外囊袋状膨出含钡影，边缘光整，憩室内黏膜皱襞与母体管腔黏膜皱襞延续。

3）黏膜皱襞异常：黏膜皱襞破坏表现为正常的黏膜皱襞消失，代之以杂乱不规则的影像，常见于恶性肿瘤。黏膜皱襞迂曲增宽表现为黏膜皱襞的肥厚，多见于慢性胃炎。黏膜皱襞平坦表现为黏膜皱襞的条状影变平坦、不明显甚或消失，常见于黏膜下病变，以及黏膜或黏膜下层被恶性肿瘤浸润或炎性水肿。黏膜皱襞纠集表现为黏膜皱襞从四周向病变集中，呈放射状，常见于慢性溃疡。

4）管壁改变：正常管壁柔软，透视下可见蠕动波，或不同时相摄片形态改变。病变累及管壁时显示管壁僵直，失去正常的弧度，透视下缺乏蠕动波，形态固定，多见于恶性肿瘤，如浸润性胃癌的皮革胃。

（2）功能改变

1）蠕动改变：蠕动增强表现为蠕动波多、深、快，在胃部表现为同一时间内可有4个以上的蠕动波。蠕动减弱表现为蠕动波少、浅、慢。

2）张力的改变：张力增高表现为管腔狭窄，可见于炎症和痉挛。紧张力减低表现为管腔扩张，可见于梗阻性病变晚期上游肠管的扩张、贲门失弛缓症和先天性巨结肠等。

3）动力改变：动力增强是指钡剂排空的时间比正常明显加快，常见于炎症、溃疡等。相反，排空延迟则运动力减弱，常见于各种病因所致管腔狭窄、失神经支配（胃瘫）等。

4）分泌功能改变：大多是指分泌功能亢进。胃分泌增强时空腹时胃液增多，X线立位检查可见胃腔内气液平面，钡餐造影检查钡剂呈絮片状，不易涂抹黏膜相，常见于炎症和溃疡。肠道分泌液增多时，钡剂造影检查时出现钡剂沉淀，黏膜皱襞模糊，钡剂分散地沉积在分泌液中，形成不规则的点片状致密影，常见于炎症和梗阻上游肠管。

3.常见消化系统疾病的X线表现

（1）食管癌：主要症状为持续性和进行性吞咽困难。X线钡餐造影表现为黏膜皱襞消失、中断或破坏，局限性管壁僵硬、蠕动消失。管腔局限性环状狭窄（浸润型），腔内不规则充盈缺损（增生型），不规则龛影（溃疡型）。

（2）食管静脉曲张：常见于肝硬化门静脉高压。X线钡餐造影表现为黏膜皱襞明显增宽、迂曲，呈蚯蚓状或串珠状充盈缺损，管壁边缘呈锯齿状，伴管腔张力减低、蠕动减弱、排空延迟。

（3）胃、十二指肠球部溃疡：胃溃疡多见于胃小弯侧，X线钡餐造影直接征象为龛影，表现为钡剂充填于溃疡凹陷区，X线切线位表现为突出于腔外的类圆形含钡影，轴位呈类圆形火山口状影，有时龛影口部黏膜炎性肿胀形成的环形透光影，称为项圈征，溃疡口部周围粘膜纠集。间接征象包括胃溃疡对侧痉挛切迹、胃分泌增加、胃蠕动加强或减弱。十二指肠球部溃疡的龛影表现为切线位突出于轮廓外小乳头状影，轴位呈类圆形钡斑影伴周围月晕状透亮带。间接征象包括恒定的球部变形（三叶草征）、激惹征（钡剂充盈后迅速排空）、幽门痉挛、胃分泌增多、球部有固定压痛等。

（4）胃癌：是消化道最常见的恶性肿瘤。X线钡餐造影表现为形态不规则充盈缺损多见于蕈伞型胃癌。溃疡型胃癌表现为腔内龛影，形态不规则，内缘不整齐，溃疡周围见环堤征、指压迹征，肿瘤区黏膜皱襞破坏、消失或中断，胃壁僵硬，蠕动消失。

（5）胃肠道穿孔：多见于溃疡、外伤、炎症及肿瘤，突发性剧烈腹痛、急性腹膜炎症体征。腹部立位平片表现为膈下游离气体，单侧或双侧横膈下线条状或新月形透光影。

（四）骨和关节系统

1.正常X线表现

（1）骨：人体有206块骨，按其形态不同可以分为长管状骨、短管状骨、扁骨和不规则骨。成人长管状骨包括骨干和骨端，X线表现为骨皮质为密质骨，密度均匀致密，在骨干中段最厚，向两端逐渐变薄。骨松质表现为细致而整齐的骨纹理结构。骨髓腔常被骨皮质和骨松质遮盖而显示不清，在骨干中段可显示为边界不清、较为透亮的带状区。正常骨膜在X线片上不显影，如出现则为病理现象。骨端的骨皮质多较菲薄且光滑锐利，韧带附着处可不规则，其内可见较清晰的纵横交错的网络状的骨纹理，为骨小梁和小梁间隙构成的骨松质影像。儿童长管状骨包括骨干、干骺端、骨骺板/骨骺线和骨骺，骨骺位于长骨的两端，骨骺板是骨骺与干骺端之间的软骨，X线片上表现为较宽的横行透亮带，随着年龄增长而逐渐变窄，形成一条透亮线，称为骨骺线。干骺端是骨干两端较宽大的部分，由骨松质构成，此处骨骼生长最活跃，是各种疾病的好发部位。

（2）四肢关节：由2个或2个以上的骨端组成关节，包括关节软骨、关节腔和关节囊。骨性关节面由骨端骨皮质构成，X线表现为边缘光滑锐利的线样致密影，通常凹侧关节面较凸侧为厚。2个骨端骨性关节面之间的透亮间隙称为关节间隙，是关节软骨和真正的关节腔的投影。关节囊外层纤维层，内层滑膜层，一般在X线片上不显影，有时在关节囊外脂肪层的衬托下可见其边缘，关节积液时，其内层滑膜肿胀亦可显影。

（3）脊椎：由33块椎体组成，颈7、胸12、腰5、骶5及尾椎4构成，除1～2颈椎和骶尾椎外，均有椎间盘相连。除颈1、颈2外，成人的脊柱均由椎体、椎弓（附件）构成，椎弓由椎弓根、椎弓板、棘突、横突和关节突组成。同侧上下2个关节突组成脊椎小关节，有关节软骨和关节囊。骶椎及尾椎分别融合成骶骨及尾骨。成人的椎体大致为长方形，表面为骨皮质，内部有大量骨松质，在正位片上椎体与附件互相重叠，不如侧位片显示清楚。椎弓在正位片上和椎体影像重叠。椎间盘包括髓核、纤维环及上下软骨板，在X线片上显示为一透光间隙，称之椎间隙。相邻椎间隙的宽度大致相似，腰椎间隙大于胸椎间隙。

2.基本病变的X线表现

（1）骨骼基本病变

1）骨质疏松：是指单位体积内骨组织的含量减少。骨组织的有机成分和无机成分同时按比例减少，骨微细结构变脆弱，骨折危险性增加。X线表现为骨小梁变细、减少，但清晰，骨髓腔和小梁间隙增宽。骨密度降低，骨皮质变薄，皮质内部出现条状或隧道状透亮影，称为皮质条纹征。严重者骨密度与软组织密度相仿，骨小梁几乎完全消失，骨皮质如细线状，可合并病理性骨折及肢体或躯干畸形。椎体骨质疏松主要表现为横行骨小梁减少或消失，纵行骨小梁相对明显，严重时椎体变扁，呈双凹状（鱼椎状），椎间隙增宽，常可因轻微外伤导致呈楔状压缩骨折。

2）骨质软化：是指单位体积内类骨质钙化不足。骨的有机成分正常，钙盐含量降低，骨质变软。X线表现与骨质疏松相似处是骨密度降低，骨皮质变薄，骨小梁变细、减少。不同之处是骨软化的骨小梁和皮质因含大量未钙化的骨样组织而边缘模糊；由于骨质变软，承重骨常发生各种变形，并可出现假骨折线；儿童骨骺板增宽，临时钙化带不规则或消失，干骺端呈杯口状。

3）骨质破坏：是局部骨质为病理组织所取代而造成的骨组织缺失。X线表现为局部骨质密度减低、骨小梁稀疏、正常骨结构消失。松质骨破坏，在早期表现为局限性骨小梁缺损。骨皮质破坏，在早期发生于哈弗管，造成管腔扩大，呈筛孔状，骨皮质内外表层均破坏时则呈虫蚀状。骨破坏严重时往往有骨皮质和松质骨的大片缺失。急性炎症或恶性肿瘤常引起进行性骨破坏，形状不规则，边界模糊，常呈大片状，称为溶骨性破坏。慢性炎症或良性骨肿瘤引起的骨破坏进展较缓慢，边界清楚，有时在骨破坏边缘可见骨质增生硬化带。骨质破坏靠近骨外膜时，骨质破坏区不断向周围扩大，伴有骨膜下新骨不断生成，造成骨轮廓的膨胀，称为膨胀性骨破坏。

4）骨质增生硬化：是指单位体积内骨质数量增多。X线表现为骨密度增高，骨皮质增厚，骨小梁增多、增粗，小梁间隙变窄、消失，髓腔变窄，严重者难以区分骨皮质与骨松质。

5）骨膜增生：又称骨膜反应，指在病理情况下骨膜内层的成骨细胞活动增加所产生的骨膜新生骨。骨膜反应一般意味着骨质有破坏或损伤。X线早期表现为一段与骨皮质平行的、长短不一的细线样致密影，与骨皮质间有较窄的透明间隙；随之骨膜新生骨逐渐增厚，由于骨小梁排列形式不同而表现各异，可呈线状、层状、花边状。骨膜增生的厚度、范围及形态与病变的性质、部位和发展阶段有关。一般炎症所致的骨膜反应较广泛，肿瘤引起的较局限。边缘光滑、致密的骨膜反应多见于良性病变。针状或日光状骨膜反应常提示病变进展迅速、侵蚀性较强；层状、葱皮样骨膜反应可见于良性或恶性病变；浅淡的骨膜增生常见于急性炎症或高度恶性肿瘤。骨膜新生骨可重新被破坏，破坏区两端残留骨膜反应呈三角形或袖口状，称为骨膜三角（Codman triangle），常为恶性肿瘤的征象。

6）软骨钙化：是指软骨基质钙化，标志着骨内或骨外有软骨组织或瘤软骨的存在。软骨钙化分为生理性（如肋软骨钙化）和病理性（如瘤软骨的钙化）。软骨钙化X线表现为大小不同的环形或半环形高密度影，中心部密度可减低，或呈磨玻璃状。良性病变的软骨钙化密度较高，环形影清楚、完整。恶性病变的软骨钙化密度减低、边缘模糊，环形影多不完整，钙化量也较少。

7）骨质坏死：是指骨组织的局部代谢停止，细胞成分死亡，坏死的骨质称为死骨。早期无阳性X线表现。1～2个月后在周围骨质被吸收时密度降低，或在周围肉芽组织及脓液的衬托下，坏死骨呈相对密度增高。随后坏死骨组织压缩，新生肉芽组织侵入并清除死骨，死骨内部出现骨质疏松区和囊变区。晚期死骨被清除，新骨形成，出现真正的骨质密度增高。

8）骨骼变形：多与骨骼大小改变并存，可累及一骨、多骨或全身骨骼。常见于肿瘤、代谢或内分泌障碍、神经营养性病变等。

（2）关节基本病变

1）关节肿胀：多由于关节腔积液或关节囊及其周围软组织急、慢性炎症、出血所致。X线表现为关节周围软组织肿胀，结构层次不清，脂肪间隙模糊，关节区密度增高。关节腔积液量较多时可见关节间隙增宽。

2）关节破坏：是指关节软骨及其下方的骨质被病理组织侵犯、代替。早期仅累及关节软骨时，X线表现为关节间隙变窄，累及骨质时随病因不同表现为不同形态的骨质破坏和缺损。

3）关节退行性变：是指关节软骨变性坏死，逐渐被纤维组织取代。X线表现为早期骨性关节面模糊、中断或部分消失，中晚期关节间隙变窄（尤其在关节负重部位），骨质增生硬化，关节囊肥厚，韧带骨化，关节非负重部位可形成明显的骨赘。关节面下出现大小不等的类圆形透亮区。

4）关节强直：是指骨或纤维组织连接于相应关节面间的病理变化。骨性强直X线表现为关节间隙明显变窄，部分性或完全消失，可见骨小梁通过关节连接两侧骨端。纤维性强直X线表现为关节间隙变窄，仍保留关节间隙透亮影，无骨小梁贯穿。

5）关节脱位：是指构成关节的2个骨端位置改变或距离增宽，不能回到正常位置的病理状态。分为全脱位和半脱位。按病因可分为外伤性、先天性和病理性脱位。X线平片显示骨结构的变化、骨端位置改变或距离增宽。

3.常见骨和关节系统疾病的X线表现

（1）骨折：骨和（或）软骨结构发生断裂，骨的连续性中断称为骨折。直接或间接暴力引起正常骨的断裂称为创伤性骨折。由于原有骨的病变使其强度下降，即使轻微的外力也可引起病骨的断裂，称为病理性骨折。平片是骨折的首选影像学检查方法。判断复杂部位骨折，如骨盆、髋、肩、膝、脊柱、面骨等CT三维重建可立体显示骨折详细情况。MRI能清晰显示骨折断端出血水肿、软组织损伤、骨挫伤、关节损伤和软骨损伤。

1）长骨骨折：X线上呈走行不规则的透亮线，称为骨折线，骨皮质骨折线显示清楚整齐，在松质骨则表现为骨小梁中断、扭曲和错位。嵌入性或压缩性骨折骨小梁紊乱，骨折处骨密度增高，可看不到透亮骨折线影。

2）脊椎骨折：常见于高处坠落、足或臀部着地，或由重物落下冲击头肩部等，好发于活动范围较大的脊椎，如颈5、颈6，胸11、胸12，腰1、腰2等部位，以单个椎体多见，分为单纯压缩骨折、爆裂骨折和骨折并脱位。单纯压缩骨折X线表现为椎体压缩成楔形，前缘变短、骨皮质嵌压，无透亮骨折线影，呈横行不规则带状致密影，上下椎间隙保持正常。爆裂骨折X线表现为椎体压缩变扁，为粉碎性骨折，椎体和附件的骨折片向前后左右各个方向移位，X线平片对爆裂骨折的显示不及CT检查。严重时常并发脊椎后突成角、侧移，甚至发生椎体错位，压迫脊髓而引起截瘫。MRI可以显示脊髓损伤全貌和周围结构受损情况。

（2）椎间盘突出：是在髓核和纤维环变性的基础上，髓核经纤维环向周围组织突出的病理状态。X线表现为椎间隙均匀或不对称性狭窄，脊椎排列变直或侧弯。X线平片不能直接观察椎间盘结构，且表现非特异性，因此不能做出诊断，如需明确诊断首选MRI，其次为CT。

（3）退行性骨关节病：又称为骨性关节炎，是关节软骨变性引起的骨关节病变，常见于中老年人，好发于承重关节和多动关节，以髋、膝、指间关节和脊柱多见。X线表现为关节间隙不匀称狭窄，关节面骨质硬化、变形和骨质增生，关节面下假囊肿，假囊肿表现为圆形或卵圆形的透光区伴边缘环形硬化边，可出现关节内游离体。

（4）脊柱结核：是最常见的骨关节结核，好发于儿童及青年。腰椎最多见，其次是胸椎、颈椎。病变好累及相邻的2个椎体，附件较少受累。X线表现为骨质破坏，椎体塌陷（边缘或中心）变扁或楔形，椎间隙变窄或消失，相邻椎体嵌入融合，椎旁冷脓肿形成，脊柱后突，侧弯畸形。

（5）良性骨肿瘤

1）骨软骨瘤：也称外生性骨疣，是最常见的良性骨肿瘤。多见于青少年（10～20岁）。好发于长骨干骺端（股骨下端、胫骨上端），呈单发或多发，少数可发生恶变，多发者恶变率较高。X线表现：干骺端向外突出骨性赘生物，发生于长管状骨者多背离关节方向生长，瘤体周边骨皮质，中心骨松质，与母体骨皮质和骨松质相延续，随母体骨生长而增大，基底部为细长的蒂或广基与母体骨相连，呈菜花状或丘状隆起。软骨帽X线不能显示，当软骨帽钙化时显示为顶缘点状或环形钙化影。

2）骨巨细胞瘤：也称破骨细胞瘤。好发于20~40岁的青壮年。好发于四肢长骨骨端，以股骨下端最为多见，其次为胫骨上端和桡骨下端。也可发生于髂骨、脊柱和下颌骨。骨巨细胞瘤局部破坏性较大，生长活跃，肿瘤切除后常出现复发甚至转移，是介于良性、恶性之间的生物学行为特殊的骨肿瘤。X线表现为长骨骨端偏侧性的膨胀性骨质破坏区，瘤内可见数量不等、纤细的骨嵴，可呈肥皂泡样多房影，骨皮质变薄向外膨出，病灶边界清楚，常无硬化缘。若出现生长迅速、骨皮质破坏、骨膜增生和周围软组织肿块常提示恶变。

3）骨囊肿：多见于青少年，最常见于20岁以下。好发于长骨干骺端，尤以肱骨和股骨近端更为多见，占70%以上。X线表现：常位于长骨干骺端松质骨或骨干的髓腔内，不跨越骨骺板。病变常起于靠近骨骺板处，随着生长向骨干侧渐移，骨骺线闭合后停止生长。常单发，多为椭圆形，长轴与骨长轴一致。病灶呈膨胀性生长，骨皮质可变薄，边界清楚，有硬化边。少数呈多房状，无明显骨嵴。常因病理性骨折就诊。

（6）恶性骨肿瘤

1）骨肉瘤：是起源于间叶组织最常见的原发性恶性骨肿瘤。多见于11~20岁，约占50%，男性多于女性。骨肉瘤好发于四肢长骨干骺端，以股骨下端最为多见，其次为胫骨上端和肱骨上端。其他骨中以髂骨较多见。X线表现：肿瘤骨为骨肉瘤的特征性X线表现，分布于骨破坏区和软组织肿块内，分化差的肿瘤骨呈均匀毛玻璃样密度增高，分化较好的肿瘤骨呈斑片状、团块状高密度。骨质破坏呈筛孔样或细条状低密度影，常见于肿瘤较早期或与正常骨交界部，大片状或地图样骨破坏，为较大范围的骨质溶解、消失所致。骨膜反应可呈葱皮样、线状或Codman三角等多种形态。出现软组织肿块，肿块内可见云絮状和斑片状肿瘤骨。

2）多发性骨髓瘤：是起源于骨髓浆细胞的恶性肿瘤，好发年龄多在40岁以上，男性与女性之比约2∶1。好发部位依次为脊柱、肋骨、颅骨、胸骨等。X线表现：约10%临床确诊病例，X线表现为正常。骨质疏松，多发性骨质破坏，呈穿凿状、蜂窝状、鼠咬状、皂泡状、蛋壳样。骨质硬化很少见，治疗后较多出现。

3）转移瘤：是最常见的恶性骨肿瘤。骨转移瘤分为溶骨性、成骨性和混合性3类，以溶骨性最多见。骨转移瘤以多发多见，也可单发，此时与原发骨肿瘤鉴别较困难。好发部位：胸椎、腰椎、肋骨、股骨上段；骨盆、颅骨和和肱骨。膝关节和肘关节以远骨骼较少被累及。X线表现为溶骨性骨转移：多发穿凿样或虫蚀样骨质破坏，边缘不规则，无骨质硬化，少数可引起骨质膨胀和骨膜反应。成骨性骨转移：斑点状或斑片状高密度影，边界不清，常无软组织肿块，部分可于骨膜下出现大量新骨，成骨区正常骨小梁大多消失。混合性转移：兼有溶骨性和成骨性骨转移的X现表现。脊椎转移因骨质破坏而压缩变扁，椎间隙多保持正常，易破坏椎弓根为其特征。

第二节　其他 X 线检查方法

一、电子计算机体层成像检查

与传统X线成像相比，电子计算机体层成像（computed tomography，CT）图像是真正的断层图像，它显示的是人体某个断层的组织密度分布图，图像清晰、密度分辨率高、无断层以外组织结构干扰，因而显著扩大了人体的检查范围，提高了病变的检出率和诊断准确率，大大促进了医学影像学的发展。

（一）CT 成像基本原理

电子计算机体层成像是用X线束对人体检查部位一定厚度的层面进行扫描，由探测器接收该层面上各个不同方向的人体组织对X线的衰减值，经模／数转换输入计算机，通过计算机处理后得到扫描层面的组织衰减系数的数字矩阵，再将矩阵内的数值通过数／模转换，用黑白不同的灰度等级在荧光屏上显示出来，即构成CT图像。

根据检查部位的组织成分和密度差异，CT图像重建要使用合适的数学演算方式，常用的有标准演算法、软组织演算法和骨演算法等。图像演算方式选择不当会降低图像的分辨力。

（二）CT 成像设备

设备主要由3部分组成：①扫描部分：由X线管、探测器和扫描架组成，用于对检查部位进行扫描；②计算机系统：将扫描收集到的信息数据进行存储运算；③图像显示和存储系统：将计算机处理、重建的图像显示在显示器上并用照相机将图像摄于照片上，数据也可存储于PACS、磁盘或云盘中。

（三）CT 图像特点

CT图像是由一定数目从黑到白不同灰度的像素按矩阵排列所构成的灰阶图像。像素越小，数目越多，构成的图像越细致，即空间分辨率高。CT图像的空间分辨率不如X线图像高。CT图像与X线图像都是以不同的灰度来反映器官和组织对X线的吸收程度，但是CT图像的密度分辨率比X线图像高。CT图像定量测量组织对X线的吸收系数，用CT值来反映组织密度的高低，单位为HU。水的CT值为0HU，人体中密度最高的骨皮质吸收系数最高，CT值为＋1 000HU，而空气密度最低，为−1 000HU。人体中密度不同的各种组织的CT值居于−1 000～＋1 000HU的2 000个分度。为使欲观察组织显示得更清楚，CT图像应用窗技术，通过调节窗宽、窗位，可获得肺窗、纵隔窗（软组织窗）、骨窗、脑窗等。与X线图像相比，CT图像常用的是轴位断层图像，能很好地显示人体软组织的密度差别，分辨由软组织构成的器官，如脑、脊髓、纵隔、肝、胆、胰以及盆腔器官等，并在良好的解剖图像背景上显示出病变的影像。

（四）CT 检查技术及方法

1.普通CT扫描

（1）平扫（plain scan）：平扫又称为普通扫描或非增强扫描，是指不用对比剂增强或造影的扫描。扫描方位多采用横断层面，检查颅脑以及头面部病变有时可加用冠状层面扫描。CT扫描过程中，患者要制动，对儿童或不合作的患者可用镇静剂甚至麻醉药物。胸、腹部CT检查扫描前应训练患者练习屏气，避免因呼吸运动产生伪影。腹盆部扫描患者需口服对比剂，通常口服阴性对比剂水。

（2）增强扫描（contrast scan）：指通过静脉注射对比剂后再行扫描的方法。目的是提高病变组织与正常组织的密度差，以显示平扫上未被显示或显示不清的病变，通过病变有无强化及强化方式，有助于病变的定性诊断。根据注射对比剂后扫描方法的不同，可分为常规增强扫描、动态增强扫描、延迟增强扫描、双期或多期增强扫描等方式。

（3）造影CT检查：造影CT检查是指对某一器官或结构进行造影再行扫描的方法，它能更好地显示结构和发现病变。分为血管造影CT和非血管造影CT两种。常用的如动脉性门静脉造影CT和脊髓造影CT等。

2.CT灌注成像　是经静脉团注有机水溶性碘对比剂后，对感兴趣器官，例如脑（或心脏），在固定的层面行连续重复扫描，得到多帧图像，通过不同时间影像密度的变化，绘制出每个像素的时间-密度曲线，从而算出对比剂到达病变的峰值时间（TTP）、平均通过时间（MTT）、局部脑血容量（rCBV）和局部脑血流量（rCBF）等参数，再经伪彩色编码处理可得到相应的参数图。分析这些参数与参数图可了解感兴趣区血流灌注状态。CT灌注成像属于一种功能成像。

3.图像后处理技术　运用不同的后处理技术计算螺旋CT所获得的容积数据，形成各种重建图像。

（1）再现技术：可获得被检查器官的三维立体CT图像，通过旋转可在不同方位上观察；也可重组冠状、矢状乃至任意方位的断层图像及其他显示方式的图像。再现技术有3种，即表面再现（SSD）、最大强度投影（MIP）和容积再现（VR）技术。

（2）CT血管造影（CTA）：是静脉内注入对比剂后行CT扫描，可立体地显示血管影像。目前CTA主要用于显示动脉，少数用于显示静脉。

（3）仿真内镜显示技术：是将计算机技术与CT结合而开发出的仿真内镜功能。目前几乎所有管腔器官都可行仿真内镜显示，无痛苦，易为受检者所接受。仿真结肠镜可发现直径仅5mm的息肉，尤其是带蒂息肉。

（五）CT 检查的准备及处理

1.平扫检查　重点为受检者准备。

（1）检查前须将详细病情摘要等相关资料提供给CT医生以备参考。

（2）检查前去除受检者检查部位衣物上的金属物品或饰品。

（3）胸、腹部检查前，指导受检者进行平静呼吸及屏气训练。

（4）病情危重的受检者须在医护人员监护下进行检查。

（5）不能配合的患儿可采用镇静措施如水合氯醛灌肠后进行检查。

（6）妊娠女性、情绪不稳定或急性持续痉挛者不宜做本检查。

（7）上腹部检查者检查前1周内不可做钡剂造影；检查前禁食、禁饮4~6小时；检查前30分钟口服清水500~800mL，临检查前再口服200mL，使水（阴性对比剂）充盈胃、十二指肠及近端小肠。

（8）盆腔检查者检查前晚口服缓泻剂；检查前嘱受检者饮水，使膀胱充盈尿液以利检查。

2.增强扫描检查　受检者需要注射碘剂。因此，除做好平扫检查前受检者的准备之外，还应注意做好碘剂检查的相应准备与处理。

（六）CT检查临床应用

1.神经系统　CT对脑出血的诊断率可达100%。头颅CT平扫+CTA+CTP联合检查已作为急性脑梗死临床处置前的推荐检查项目，在急性脑卒中的救治中发挥了重要作用，综合评价脑灌注减低区、梗死核心区、缺血半暗带、脑动脉狭窄，选择溶栓、取栓、支架和内科保守治疗。通过CT血管造影（CTA）可以进行颅内动脉瘤、血管发育异常和脑血管闭塞的诊断，较DSA血管造影具有快捷、无创的优点，CT已是首选的检查方法。头颅CT平扫也是颅脑外伤的首选检查项目（图8-2-1）。CT还可应用于颅内肿瘤、脓肿、肉芽肿、寄生虫病、椎管内肿瘤、椎间盘突出症等，CT在空间分辨率和显示钙化方面优于MR，可作为MR的补充。

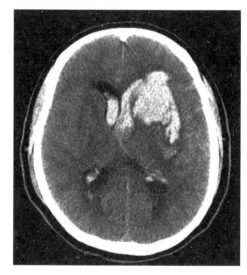

图8-2-1　左侧基底节区脑出血破入侧脑室

2.头颈部　头面部解剖结构复查，高分辨薄层CT可多平面重建和VR重建，可显示细微的骨折、骨质破坏等骨质变化，也可作为头面部外伤的首选检查。对眼眶内占位性病变、中耳胆脂瘤、听小骨破坏与脱位、鼻旁窦肿瘤、内耳骨迷路的轻微破坏、耳先天性发育异常，以及鼻咽癌的早期发现都具有良好的诊断价值。

3.呼吸系统　随着CT设备的技术进步，图像质量、扫描速度、辐射剂量和各种后重建技术的进步，胸部CT检查已大部取代胸部X线摄片检查。对于病灶的性质、病灶数目、气管及支气管狭窄和阻塞、肺部间质性病变、纵隔病变等都具有良好的诊断价值（图8-2-2）。

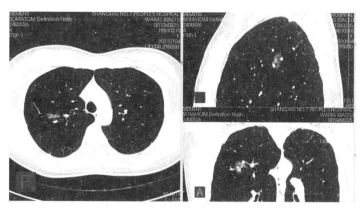

图8-2-2 右肺上叶早期肺癌

4.循环系统 运用CTA造影检查可评价冠状动脉粥样硬化斑块性质和管腔狭窄程度，主动脉CTA评价主动脉瘤、主动脉夹层、主动脉透壁溃疡、主动脉壁间血肿等主动脉综合征等。

5.腹部和盆腔 CT在急腹症诊断中主要应用包括外伤、消化道穿孔、肠梗阻、消化道出血、实质脏器破裂、胆石症、尿石症、急性胰腺炎、急性阑尾炎等。对消化系统、泌尿生殖系统和腹膜后间隙肿瘤的诊断具有良好的诊断价值。

6.骨关节 对骨关节疾病的诊断首选X线平片，对于包括头面部、脊柱、骨盆、关节等解剖复杂部位需要应用CT三维重建技术，有利于诊断和临床制订治疗方案（图8-2-3）。

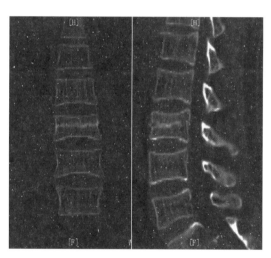

图8-2-3 CT后重建技术显示腰3椎体压缩性骨折

7.CT引导下介入操作 CT检查主要用于疾病诊断，随着介入放射学的蓬勃发展，应用CT引导下病灶穿刺活检术，引导穿刺针进入病灶内从而获取病变组织，进行组织学、组胞学、细菌学等一系列检查来明确诊斯。具有准确率高、穿刺范围广泛、损伤小，恢复快等特点。CT引导下肿瘤消融术、肿瘤放射粒子植入术治疗恶性肿瘤。CT引导下神经根消融术治疗药物无法控制的顽固性癌性疼痛。

二、数字 X 线摄影

（一）计算机 X 线摄影（CR）

1.CR的工作原理　CR是X线平片数字化的比较成熟的技术，它不以X线胶片作为记录和显示信息的载体，而是使用可记录并由激光读出X线影像信息的成像板作为载体，经X线曝光及信息读出处理，形成数字式平片影像。

2.CR的优点与不足　CR系统实现了常规X线摄影信息的数字化，能够提高图像的分辨和显示能力，可采用计算机技术实施各种图像后处理功能，增加显示信息的层次，可降低X线摄影的辐射剂量，有利于实现X线摄影信息的数字化储存、再现及传输。CR的主要不足是时间分辨率较差，不能满足动态器官和结构的显示。另外，CR的空间分辨率，即显示微细结构（如肺纹理等）方面，低于传统X线屏片系统，但基本上可满足诊断要求，且通过调节对比度可适当弥补。

（二）数字 X 线摄影（digital radiography，DR）

1.DR的工作原理　DR是在X线电视系统的基础上，利用计算机数字化处理，使模拟视频信号经过采样和模／数转换后直接进入计算机形成数字化矩阵图像。数字X线摄影包括硒鼓方式、直接数字X线摄影和电荷耦合器件摄影机阵列方式等多种方式。

2.DR的优点与不足　DR图像具有较高分辨率，图像锐利度好，细节显示清楚；放射剂量小，曝光宽容度大；与CR相同，DR也可根据临床需要进行各种图像后处理，能够直接进入图像存档与传输系统（picture archiving and communicating system，PACS），便于临床应用、教学与远程会诊。

三、数字减影血管造影

（一）成像基本原理

血管造影是将水溶性碘对比剂注入血管内，使血管显影的X线检查方法。传统血管造影图像上，血管与骨骼及软组织重叠投影，可影响血管的清晰显示。数字减影血管造影（digital substraction angiography，DSA）利用计算机处理数字影像信息，消除骨骼和软组织影像，仅使血管清晰显影。与常规血管造影相比，DSA的密度分辨率高，对比剂用量少，具备实时成像和绘制血管路径图的能力，特别有利于介入诊疗操作。DSA的主要特点是消除不相干的背景图像，突出含对比剂的部位。

（二）成像设备

包括X线发生器、影像增强器、电视透视、高分辨力摄像管、模／数转换器、电子计算机和图像存储器等。

（三）数字减影方法

数字减影是在视野内发生某些特定改变的前后分别获得影像，通过数字化减影处理来突出特定结构（如含碘对比剂的血管）。数字减影的主要方法包括时间减影、能量减影、混合减影和动态数字减影体层摄影等方式，常用减影方法为时间减影法。

（四）成像技术

包括动脉DSA、静脉DSA、动态DSA和三维DSA。其中，动脉DSA临床最常用，分为选择性和非选择性两种，多采用经股动脉穿刺途径。

（五）数字减影血管造影检查的临床应用

DSA对全身各部位血管性病变的诊断和介入治疗均具有不可替代的重要作用，对肿瘤的经血管化疗栓塞也很有帮助。

第三节　磁共振成像检查

一、磁共振成像的原理

磁共振成像（magnetic resonance imaging，MRI）是利用原子核在磁场内受到射频脉冲激励而发生磁共振现象所产生的磁共振信号，经计算机处理重建成像的一种影像技术。

（一）成像基本原理

只有单一质子的氢原子核最易受外来磁场的影响，并且氢质子在人体内分布最广，含量最高。因此目前MRI常规用氢核来成像。人体内的每一个氢质子可被视为一个小磁体。正常情况下，这些小磁体自旋轴的分布和排列是杂乱无章的，若此时将人体置于一个强大磁场中，这些小磁体的自旋轴将按磁场磁力线的方向重新排列，此时通过对磁场中的人体施加某种特定频率的射频（RF）脉冲，使人体组织中的氢质子受到激励而发生磁共振现象。当终止RF脉冲后，质子在弛豫过程中感应出MR信号，经过对MR信号的接收、空间编码和图像重建等处理过程，即产生MR图像。磁共振信号有T1、T2和质子密度（PD）等参数，并由这些参数构成磁共振的图像。主要依赖T1参数重建的图像即为T1加权像（T1WI），T1WI有利于观察解剖结构；主要依赖T2参数重建的图像称为T2加权像（T2WI），T2WI对显示病变组织较好；主要由组织内质子密度构成的图像称为质子密度加权像（PDWI）。

（二）成像设备

MRI设备包括主磁体、梯度系统、射频系统、计算机及数据处理系统以及辅助设备等。医用MRI设备所用的磁场强度一般为0.35~3.0T，常用的为1.5T和3.0T。

（三）图像特点

MR图像为多参数灰阶图像。MR采用不同的扫描序列和成像参数，可获得T1WI、T2WI和PDWI图像。在经典的自旋回波（SE）序列中，通过调整重复时间（TR）和回波时间（TE），就可得到上述3种图像。一般短TR、短TE可获得T1WI；长TR、长TE可获得T2WI，长TR、短TE可获得PDWI。MR可以直接获得人体横断位、冠状位、矢状位及任意斜位的多方位断层图像。

1.流空效应　即流动的液体，如心血管内快速流动的血流，在成像过程中采集不到信号而呈无信号的黑影。

2.MR对比增强效应　即顺磁性物质作为对比剂可缩短周围质子的弛豫时间，应用此效应可行对比增强检查。

（四）MR检查技术及方法

MR要获取不同的图像必须选择适当的脉冲序列和成像参数。常用的脉冲序列有自旋回波序列、反转恢复序列、梯度回波序列等。不同的MR检查技术所采用的成像参数不同。①平扫检查：常规检查，多为横断层T1WI和T2WI；②MR对比增强检查：为提高MRI影像对比度，人为地改变组织的MR特征性参数，MR对比剂可克服普通成像序列的限制，它能改变组织和病变的弛豫时间，从而提高组织与病变间的对比；③MR血管造影技术：是对血管和血流信号特征显示的一种技术；④MR水成像技术：主要是利用静态液体具有长T2弛豫时间的特点，使含液体的器官显影的技术，是一种安全、无需对比剂、无创伤性的影像学检查手段；⑤脑功能成像（fMRI）：可提供人脑部的功能信息，包括扩散成像（DWI，在对早期脑梗死的检查中有重要临床价值）、灌注成像（PWI）和血氧水平依赖性MR成像（BOLD MRI）；⑥MR波谱技术：是利用MR中的化学位移现象来测定分子组成及空间分布的一种检测方法，对一些由于体内代谢物含量改变所致的疾病有一定的诊断价值。

二、磁共振成像前的准备与处理

1.检查前告知受检者　磁共振检查时间较长，且受检者所处环境幽暗、噪声较大；检查期间全身放松、平静呼吸、保持体位不动；注意听从检查者的语言提示，配合检查。

2.检查禁忌证

（1）绝对禁忌证：带有心脏起搏器（磁共振专用心脏起搏器除外，但磁共振检查前后需厂方工程师调整模式）、神经刺激器、人工金属心脏瓣膜置换术后、动脉瘤夹（非顺磁性如钛合金除外）的患者；有眼内金属异物、内耳植入、金属假体、金属假肢、金属关节、体内铁磁性异物者；妊娠三个月内的早期妊娠者；重度高热患者。

（2）相对禁忌证：体内有金属异物（金属植入物、义齿、避孕环）、胰岛素泵等患者如必须进行MR检查，应慎重或取出后再行检查；危重患者需要使用生命保障系统者；癫痫患者（应在充分控制症状的前提下进行磁共振检查）；幽闭恐惧症患者，如必须进行MR检查，应在给予适量镇静剂后进行；不能配合的患儿须采取镇静措施，如水合氯醛灌肠等；孕妇和婴儿应征得医生、患者及家属同意后再行检查。

3.自备衣鞋　检查前请受检者自备纯棉睡衣或换上磁共振室检查专用的衣服和拖鞋，去除活动性义齿、手表、钥匙、磁卡等各种金属物品。文身（文眉）、化妆品、染发等应事先去掉，因其可能会引起灼伤。

4.禁食、禁饮　腹部增强检查前4小时禁食、禁饮；胰胆管成像（MRCP）检查前禁饮6小时以上；盆腔检查者，膀胱须充盈中等量尿液。

5.过敏史　增强检查的受检者除上述准备外，还应询问受检者钆对比剂的过敏史；告知对比剂注射部位可出现短暂温热或疼痛，注射过程中也可能出现对比剂外渗现象；严重肾功能不全、肾移植及孕妇不建议使用钆对比剂；检查前签署"钆对比剂使用患者知情同意书"。

6.工作人员安全事项　所有需要进入磁体间的工作人员应去除一切金属及磁性物品。严禁各类大型金属物体进入磁体间，如铁制的车、床、担架、氧气瓶、各种抢救设备等，以防造成严重的设备损坏，甚至危及人身安全。

三、磁共振成像的临床应用

1.神经系统　MRI最早应用于中枢神经系统疾病诊断，运用扩散加权成像技术（DWI）诊断急性脑梗死，明显优于CT检查。但是由于MRI成像时间长，对于急危重不能配合检查的急性脑卒中患者，MRI一般也不作为首选检查方法；CT检查时间短、对急性出血敏感，联合应用CTA和CTP可早期诊断脑缺血，因此CT常作为首选检查方法。不同时期脑内血肿的MRI影像表现复杂，特别是超急性期颅内血肿MRI影像表现不典型，因此急性脑出血包括颅脑外伤首选CT检查，对于亚急性期和慢性期脑内血肿的显示MRI优于CT。因不受颅底部骨质伪影影响，MRI对脑干、幕下区、枕骨大孔区、脊髓等解剖结构和病变的显示明显优于CT。对中枢神经系统先天性畸形、脱髓鞘疾病、肿瘤、血管畸形、脊髓空洞症等诊断有较高价值。

2.纵隔　在MRI上高信号脂肪与无信号的流空血管形成良好对比，易于观察纵隔肿瘤及其与血管间的解剖关系。对肺门淋巴结与中央型肺癌的诊断帮助也较大。MRI软组织分辨率高，对病灶性质的判断优于CT，但对钙化的检出不敏感。

3.心脏及大血管　MRI可显示心脏大血管内腔，故对心脏大血管的形态学与动力学的研究可在无创的检查中实现。特别是MR电影和MRA的应用，使得MRI检查在对心血管疾病的诊断方面具有良好的应用前景。用于心肌梗死、先天性心脏病、心肌病、主动脉夹层等的诊断。

4.泌尿生殖系统　MRI对肾脏、膀胱、前列腺、子宫、宫颈和卵巢肿瘤的诊断有相当价值。目前MRI常作为前列腺癌、子宫内膜癌、宫颈癌术前肿瘤分期的首选影像检查项目。

5.消化系统　MRI具有良好的软组织分辨率，已作为肝癌诊断的首选影像学检查方法。MRI联合MRCP（胰胆管水成像）检查可清晰显示胆囊、胆管和胰管，对胆道系统疾病和胰腺囊实性肿瘤的诊断有相当价值。目前MRI也可作为直肠癌术前肿瘤分期的首选影像检查项目。

6.乳腺　MRI相比于超声和X线摄影的软组织分辨率高，可更敏感地发现病变，扩散加权成像和动态增强扫描评价病变血流灌注特性有利于更准确的定性。不需要压迫乳腺成像，对于乳腺假体患者不存在假体破裂的风险。因MRI检查时间长、费用高、对钙化不敏感，目前不作为乳腺首选的影像检查方法。

7.骨关节　MRI具有良好的软组织分辨率，对韧带、软骨、关节囊和周围肌肉的显示具有优势，是膝关节半月板撕裂、韧带撕裂和关节软骨损伤的首选检查方法，对于肩关节、踝关节、肘关节、腕关节等其他关节疾病的软组织病变都有非常大的价值。骨髓在MRI上表现为高信号，侵犯骨髓的病变，如肿瘤、感染及代谢疾病，MRI可清楚显示。

第四节　核医学检查

一、概述

核医学（nuclear medicine）是一门研究核射线在医学中应用及理论研究的综合性学科，包括实验核医学及临床核医学。实验核医学主要是指利用核技术进行生物医学基础研究及探索生命现象的医学学科；临床核医学是指应用核素及其标记的化合物进行疾病的诊断和治疗。本节重点介绍核医学影像诊断相关内容。

（一）核医学原理

基本原理为放射性核素示踪技术。将放射性药物经过一定途径引入体内，利用其参与体内正常或异常的分布、代谢过程，选择性地聚集在特定的组织脏器或病变部位，利用放射性药品发射的特异性射线，通过核医学成像设备进行探测，以及一系列计算机处理过程获得核医学图像，判断组织脏器血流、代谢及功能情况，从而进行疾病的诊断。

（二）核医学影像特点

核医学显像技术与其他影像学如CT、MRI和超声相比，有以下几个显著特点：①功能显像：能反应脏器、组织或病变的血流、功能、代谢和受体方面的信息，有利于疾病早期诊断及动态观察；②定量或半定量分析：通过融合技术及计算机的专用软件，获得病灶的定量或半定量数据；③高特异性：放射性核素在病变或脏器特异性聚集的特点；④分子水平成像；⑤无创的体外显像技术。

（三）核医学常见的显像设备

核医学显像设备是核医学诊疗操作中不可或缺的部分，原理是探测引入体内的放射性核素所发射出的射线，通过能量转换、信号放大、计算机处理等一系列过程，从而得到脏器图像的仪器。核医学显像仪器包括用于成像的γ照相机（γcamera）、单光子发射型计算机断层仪（SPECT）和正电子发射型计算机断层仪（PET）等。目前临床上常用设备：SPECT/CT、

PET/CT、PET/MRI，是在SPECT和PET基础上添加CT或MRI成像系统，实现衰减校正与同机融合，可以同时获得精确地解剖结构及病变部位的代谢功能参数，大大增加诊断准确性。

（四）放射性药物

放射性药物是指含有放射性核素的化学试剂或生物制剂。来源主要为三个方面：反应堆、加速器和放射性核素发生器。

诊断常用放射性核素：SPECT显像最常用的放射性核素为^{99m}Tc，发射纯γ射线，由钼－锝发生器制得，能量140KeV，$T_{1/2}$为6.02小时。PET显像常用的放射性核素如^{18}F、^{15}O、^{11}C等，由加速器生产获得。

治疗常用放射性核素：如发射纯β$^-$射线的^{32}P、^{89}SR、^{90}Y等，及发射β－射线伴γ射线的^{131}I、^{153}Sm、^{188}Re、^{117}Lu等。

二、核医学在临床的主要应用

（一）核医学显像及功能检测

1.甲状腺显像及摄碘功能测定

（1）甲状腺显像

1）原理：甲状腺具有摄取和浓集^{131}I和^{99m}Tc的特性，并且摄取的量和速度与甲状腺的功能密切相关。正常甲状腺影位于颈前正中，多呈蝴蝶形，由左、右两叶和峡部组成，放射性分布基本对称、均匀。

2）临床应用：①异位甲状腺的诊断：异位甲状腺多见于舌根部、舌骨下和胸骨后等处。②甲状腺结节的鉴别：根据甲状腺结节显像剂分布与正常甲状腺组织比较，影像表现分为热结节、温结节、凉结节或冷结节，用于辅助诊断自主功能性甲状腺腺瘤、甲状腺先天性一叶缺如、结节性甲状腺肿、甲状腺癌等（图8-4-1）。③分化型甲状腺癌及其转移灶的定位诊断：分化型甲状腺癌及其转移灶有不同程度的浓聚^{131}I的功能，故可用全身显像寻找功能性甲状腺癌及其转移灶。④甲状腺功能亢进诊断与治疗及甲状腺炎的辅助诊断。

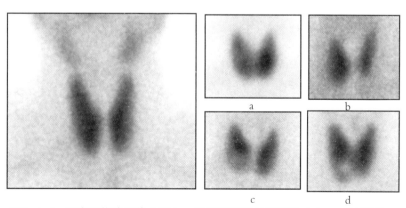

图8-4-1　正常甲状腺显像（左），甲状腺不同结节显像（右：a-热结节、b-温结节、c-凉结节、d-冷结节）

（2）甲状腺摄碘功能测定：利用甲状腺能特异性摄取碘离子及^{131}I可发出射线的特性，用甲状腺功能仪测得不同时间甲状腺部位的放射性计数，从而判断甲状腺的功能状态。方法：停服含碘食物及影响甲状腺功能的药物1周以上；空腹口服^{131}I-NaI 74～370kBq（2～10μCi）。服药后检测2小时、4小时、24小时（或3小时、6小时、24小时）甲状腺部位放射性计数，根据公式得出不同时间摄碘率。临床主要用于：甲状腺功能亢进的诊断；甲亢、高功能腺瘤及分化型甲状腺癌的^{131}I治疗剂量计算；甲状腺炎、甲状腺肿及甲状腺功能减低的辅助诊断。

2.全身骨显像

（1）原理：静脉注射99mTc标记的亚甲基二磷酸盐（^{99m}Tc-MDP）后，利用骨的无机盐成分-羟基磷灰石晶体发生化学吸附和离子交换原理使全身骨显像（图8-4-2a）。病灶部位的代谢程度与局部血流量呈正相关，骨显像反映了骨局部的血流灌注、无机盐代谢、成骨和溶骨的状况。

（2）临床应用

1）肿瘤骨转移的早期诊断：骨显像可较X线检查提前3～6个月发现恶性肿瘤骨转移早期病变。临床常见的恶性肿瘤如前列腺癌（图8-4-2b）、乳腺癌和肺癌最容易发生骨转移。

2）原发性骨肿瘤的诊断：多表现为局灶性异常放射性浓聚影（图8-4-2c），其价值在于早期发现侵犯部位，探查远处的转移病灶，随访观察，以提高患者的生存率。

3）股骨头缺血性坏死的早期诊断：早期病变股骨头区呈局部显影剂摄取异常减低；当病情进展伴滑膜炎时，呈"炸面圈"样改变。

4）其他：隐性骨折、代谢性骨病的辅助诊断，移植骨术后的监测，假体松动与感染的鉴别诊断等。

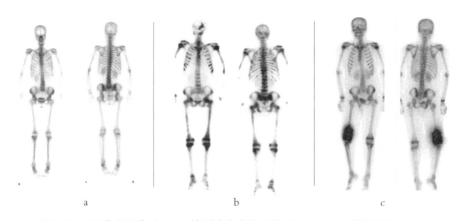

图8-4-2 正常骨显像（a），前列腺癌多发骨转移（b），右侧股骨骨肉瘤（c）

3.心肌灌注显像

（1）原理：利用正常心肌细胞对放射性药物^{99m}Tc-甲氧基异丁基异腈（^{99m}Tc-MIBI）摄取量与该区域冠状动脉血流量呈正相关的原理，应用SPECT对心脏显像，根据心肌各室壁显像剂分布的情况对心肌的血流灌注情况做出分析，判断心肌缺血或梗死的部位、程度、范围。临床上通常使用的方法为负荷及静息心肌灌注显像。由于冠状动脉的储备能力和侧支循环的调节作用，在静息状态下心肌血流灌注显像可无异常表现，但在负荷状态下，可使正常冠脉血流增加，而病变的冠状动脉不能相应扩张，致使正常与缺血心肌显像剂分布出现明显差异，以提高冠心病的检出率。

（2）图像分析：正常情况下，左心室显影清晰，各室壁放射性分布基本均匀。图像后处理获得短轴、水平长轴及垂直长轴3个层面的断层图像。

（3）临床应用

1）心肌缺血的诊断：负荷影像表现为室壁局灶性放射性分布稀疏或缺损，静息影像可见原稀疏或缺损区有放射性填充，即"可逆性放射性稀疏或缺损"，这是心肌缺血的典型表现（图8-4-3）。该方法对诊断早期冠心病有重要价值。

2）心肌梗死的诊断：负荷影像表现为室壁局灶性放射性分布缺损，静息影像上原缺损区无明显填充，即"不可逆性放射性缺损"。

3）结合心脏代谢显像还可以判断存活心肌，冠心病介入治疗术前评估及心梗血运重建术后疗效评价。

4）扩张型心肌病、缺血型心肌病及肥厚型心肌病的鉴别诊断。

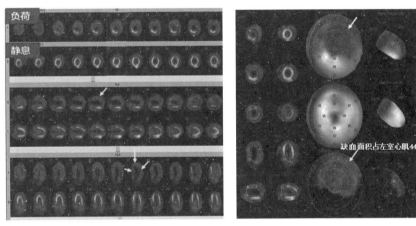

图8-4-3 典型心肌缺血显像图

上一排为负荷显像，可见左室前壁、前侧壁显像剂分布稀疏或缺损；下一排为静息显像：前图稀疏或缺损区可见显像剂填充。

4.肾动态显像与肾图

（1）原理：静脉注射经肾小球滤过或肾小管上皮细胞分泌而不被重吸收的放射性药物后 ^{99m}Tc-喷替酸盐（^{99m}Tc-DTPA），即刻开启 γ 照相机或SPECT连续动态采集，观察显像剂经腹主动脉、肾动脉、肾实质和尿路的一系列动态过程，即肾动态显像。应用感兴趣区（ROI）技术可获取双肾时间-放射性曲线（即肾图）、分肾功能及相关功能参数。

（2）肾图：正常肾图包括a、b、c段。a段为示踪剂出现段，反映肾脏的血流灌注量；b段为滤过功能段，主要与肾有效血浆容量、肾小球滤过率及肾功能有关；c段排泄段，反映上尿路通畅情况。异常肾图主要表现为急剧上升型、高水平延长线型、抛物线型、低水平延长型、低水平递降型、阶梯状下降型、单侧小肾图等。

（3）临床应用

1）肾实质功能的评价：提供分肾的肾小球滤过率；临床常用于糖尿病肾病及高血压肾病、急慢性肾炎等辅助肾功能检查。

2）上尿路梗阻的诊断与鉴别诊断：利用利尿实验鉴别机械性与功能性尿路梗阻。

3）肾血管性高血压的诊断及移植肾的功能监测。

5.^{18}F-FDG肿瘤全身显像

（1）原理：^{18}F-氟代脱氧葡萄糖（^{18}F-FDG）是目前临床应用最多的肿瘤代谢显像剂。^{18}F-FDG与天然葡萄糖的化学结构非常相似，参与人体糖代谢。恶性肿瘤具有异常旺盛的糖酵解能力，因此肿瘤部位可见高度放射性浓聚。结合半定量分析（标准化摄取值，SUV）、病灶形态和位置以及放射性的时相变化可以对恶性肿瘤进行诊断与鉴别诊断。

（2）临床应用

1）恶性肿瘤分期：一次扫描可获得头、颈、胸、腹、盆腔等区域显像，并且具有较高的灵敏度，不仅可以对已经明确诊断的恶性肿瘤进行分期，也可以发现早期微小转移灶，尤其对确定肿瘤有无远处转移具有重要价值（图8-4-4）。

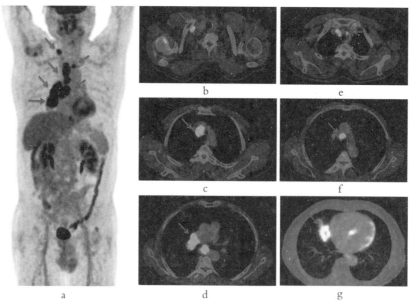

图8-4-4　右肺鳞癌伴右肺门及纵隔淋巴结转移

2）原发肿瘤良恶性鉴别及恶性程度评价：如原因不明的肺不张、可疑恶性胸腔积液、CT检查不能定性的肺结节等。

3）寻找转移瘤原发灶：^{18}F-FDG全身显像可使具有相同的生物学特性转移灶与原发灶同时显影，为穿刺活检提供依据。

4）坏死组织与残余肿瘤灶鉴别：肿瘤代谢显像残存肿瘤部位呈异常放射性增高，而水肿或坏死区则呈放射性减低，据此可进行鉴别诊断，准确率在80%以上，已成功地用于脑肿瘤及肺肿瘤。

5）放化疗效果早期评价和监测：当治疗有效时，可见肿瘤代谢明显减低，这种代谢改变明显早于肿瘤体积的改变。若肿瘤仍处于高代谢状态，则表明治疗效果不佳，应及时调整或改变治疗方案。

6）肿瘤复发的诊断及预后评估：肿瘤复发后，部分病灶解剖结构尚未改变，但其代谢水平再度明显增高，已被有效地用于结肠癌、直肠癌等肿瘤复发的诊断和鉴别诊断。根据代谢异常病灶的范围及变化可以评价肿瘤患者的预后。

6.肺通气/灌注显像（ventilation/perfusionscintigraphy）　肺通气/灌注显像是利用核技术对肺通气功能和血流灌注变化的信息进行比较对照和综合影像分析。临床上主要用于肺动脉血栓栓塞的辅助诊断，肺部疾患手术决策及功能评价与预测，肺动脉高压辅助诊断、慢性阻塞性肺疾病的诊断及疗效观察，先天性心脏病右向左分流诊断和定量分析，肺移植前后肺功能测定等。

7.其他　脑血流灌注显像、脑代谢显像、神经受体显像、肝胆动态显像、异位胃黏膜显像及活动性消化道出血等。

（二）核医学核素治疗

放射性核素治疗是利用放射性核素（主要是发射β射线）的辐射生物效应来特异性抑制或破坏病变组织的治疗方法。临床上常用：^{131}I治疗甲亢与分化型甲状腺癌、^{188}Re和^{89}Sr治疗恶性肿瘤骨转移、^{125}I粒子植入治疗实体肿瘤、^{32}p或^{90}Sr-^{90}Y敷贴器治疗皮肤血管瘤或瘢痕等。

三、核医学检查前的准备

（一）一般准备

预约时明确检查目的，怀孕、备孕或者哺乳者慎查。做好检查前耐心宣教，说明检查的意义及价值，以便得到检查者配合。对血管条件不好的患者预先放置留置针。为避免影响图像质量，短期内做过放射科增强或钡剂造影检查，需推迟扫描时间。检查前去除身上金属物品，整个检查过程中均需要保持安静和固定体位不变。

（二）特殊准备

1.甲状腺显像及摄碘功能测定　检查前停用含碘的食物（例如海鲜或海带、紫菜等）和影响甲状腺功能的药物2～6周。摄碘功能测定当日早晨需空腹，服药后2小时方可进食。哺乳期妇女检查后需要停止哺乳2周以上。

2.心肌灌注显像

（1）急性心肌梗死患者1周内不宜做负荷心肌灌注显像。

（2）检查前24小时停用双嘧达莫、β受体阻滞剂及氨茶碱类药物，忌饮咖啡因类饮料。12～24小时停用硝酸盐类制剂。检查前禁食4～6小时，空腹静脉注射显影剂后30分钟时吃脂肪餐，促进胆汁的排泌，减少肝胆对心肌影像的干扰。

（3）心脏灌注显像（运动或药物）负荷试验时，需要提前充分掌握适应证及禁忌证，提前建立静脉通道，全程心电监护。检查过程中一旦出现不良反应，立即停止运动或腺苷等药物注射，必要时使用氨茶碱等拮抗剂进行抢救。

3.^{18}F-FDG肿瘤全身显像　一般要求检查前禁食4～6小时以上，糖尿病患者需要事先调控好血糖。测量空腹血糖要求<8.8mmol/L最佳。注射显像剂后在安静避光房间休息60分钟左右检查。当进行脑部显像时，必要时进行视听屏蔽。

4.肾动态显像　检查前2天不能进行肾盂造影检查，且检查前30分钟需要充分水化。

第五节　超声检查

一、超声检查的原理

超声波（ultrasound）是指超过人耳听觉阈值上限的声波，振动频率为每秒20 000赫兹（Hz）以上。医学上常用的超声频率为2.5～10MHz。超声波基本物理量：频率（f）、波长（λ）、声速（C），C=f·λ，超声在同一介质中传播，由于声速不变，频率越高，波长越短；反之，频率越低，波长越长。超声波在人体内的传播的特性：声阻抗、反射、折射和散射、吸收和衰减、多普勒效应、非线性传播等。

超声探头内的压电晶体（换能器）利用可逆的能量转换效应来进行超声波产生和接收，探头向人体发射超声，穿透多层界面的组织结构进行传播，在每一层界面上均可产生不同程度的声阻抗和衰减特性。被探头接收后经过主机处理并传给显示器，在显示器上显示被检测组织的波形和图像。超声图像是根据探头所扫查的部位构成的断层图像，改变探头位置可获得任意方位的超声图像。它是以解剖形态学为基础，依据人体各组织器官间的声阻抗差异（表8-5-1），通以不同的灰度来反映声学特点，分辨解剖结构的层次，从而获得脏器和病变的形态、大小和轮廓以及某结构的物理特性。

因此，超声检查是利用超声波的物理特性和人体不同组织器官声学性质上的差异，以图形、曲线或其他数据形式显示和记录，从而对疾病进行诊断的检查方法。

表8-5-1　人体组织器官声学类型及特点

反射类型	组织器官	声学特点
无反射型	血液、胆汁、尿液、腹水等	无回声，液性暗区
少反射型	实性脏器（心脏、肝、脾、肾、子宫等）	低回声区
多反射型	心瓣膜、乳腺、肿瘤、脏器包膜等	高回声
全放射型	骨骼、肺、胃肠等	强回声，后伴声影

二、超声成像的分类

（一）A型超声

幅度调制型超声，属于一维超声，目前已基本淘汰。

（二）B型超声

灰度调制型超声，属于实时灰阶二维超声，俗称"B超"，目前应用最广的一种，是其他超声诊断的基础。临床广泛用于妇产科、消化科、泌尿科及心血管科疾病的诊断，也用于妊娠子宫探查。

（三）M型超声

称为M型超声，又称超声心动图。以单声束取样获得活动界面超声，按照时间顺序，将组织脏器活动界面的回声灰点以界面形式展开获得"距离-时间"的动态曲线，主要用于心脏及大血管的解剖结构及功能检查。

（四）D型超声

又称为多普勒超声，利用多普勒效应对心脏血管内血流方向、速度及状态以频谱的形式或以一定声调的信号显示。临床上可分为频谱型多普勒和彩色多普勒血流成像（CDFI）。CDFI不仅能清楚地显示心脏大血管的形态结构，而且能直观形象地显示血流的方向、速度、性质、分布范围、有无反流及异常分流等，主要用于各种先天性心脏病、心瓣膜病及血管性疾病诊断。

（五）介入超声

介入超声是现代超声医学的一门新技术。其主要特点是在实时超声引导或监视下，完成各种穿刺活检、抽吸引流、X线造影及药物治疗等操作，以满足临床诊断及治疗的需要。

三、超声检查的临床应用

超声检查不仅能获得人体脏器或组织的解剖形态学变化，也能通过一定手段获得脏器功能及血流情况。由于其操作简单、经济、无创、重复性强、快速实时成像，临床应用十分广泛，成为现代医学影像学中的重要组成部分。

（一）肝脏常见疾病诊断

1.脂肪肝　肝脏大小正常或轻、中度增大，肝实质呈局部或广泛性密集细小点状强回声，即"光亮肝"，后方回声衰减。

2.肝囊肿 肝内出现单个或多个圆形或椭圆形无回声区，壁薄，边缘光滑；囊肿两侧壁可出现"回声失落"现象；囊肿后方回声增强。

3.原发性肝癌 肝内单发或多发的实质性肿块，可呈巨块型、结节型或弥漫型，形态多不规则。肿瘤内部回声不均，以低回声与高回声混合者多见。瘤体中心可呈现不规则的低回声，部分肿瘤周围可见低回声晕，侧后方伴声影（图8-5-1）。彩色多普勒可于肿瘤内部及周围显示彩色血流信号，以动脉血供为主。可能出现以下间接征象：腔静脉或胆管内癌栓、凸出肝表面的驼峰征、肝内管道受压或肝门区淋巴结肿大及转移等征象。

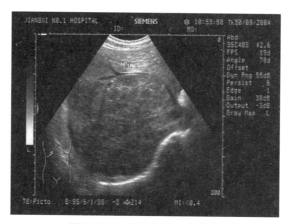

图8-5-1 原发性肝癌声像图

4.转移性肝肿瘤 肝内多发（极少为单发）的圆形或类圆形实质结节或肿块，内部及周围回声以"牛眼征或靶环征"较常见。

（二）胆道系统常见疾病诊断

1.胆囊炎 急性胆囊炎胆囊增大，形态饱满，胆囊壁可增厚，其内见弱回声带呈"双边影"。囊内出现分布不均匀的细小或粗大回声斑点，呈云雾状，为胆囊积脓的表现。慢性胆囊炎胆囊壁可稍增厚，严重者胆囊多缩小。

2.胆囊结石

（1）典型胆囊结石：胆囊内出现强光团，后方伴声影，且随体位改变沿重力方向移动。

（2）非典型胆囊结石：①充满型胆囊结石；②胆囊颈部结石；③泥沙样结石；④胆囊壁内结石。

（三）胰腺常见疾病诊断

1.胰腺炎 急性胰腺炎弥漫性或局限性增大，形态饱满，边界常不清楚。水肿型胰腺内部回声明显减低似无声，出血坏死型胰腺内部回声多呈不均高回声。主胰管显示不清或轻度扩张。慢性胰腺炎轮廓不清，边界常不规整，与周围组织界限不清，胰腺内部回声不均匀增粗、增强，常合并假性囊肿、胰管扩张、胰管内结石等。

2.胰腺癌 胰腺多呈局限性或弥漫性肿大，内见异常回声肿块，边界不清，癌组织可向周围呈蟹足样或花瓣状浸润。肿瘤内部坏死出血呈无回声。肿瘤后方回声减弱或消失。胰头癌占位效应可引起胰管扩张、迂曲，胆道系统扩张。胰腺癌晚期常伴有淋巴结肿大、转移。

（四）泌尿系统常见疾病诊断

1.肾积水 肾脏大小形态根据积水量改变，肾实质正常或略变薄，肾窦内出现无回声区，严重肾积水肾盂肾盏明显扩大，呈调色板样或巨大囊肿样，肾实质明显变薄，肾实质内彩色血流明显减少或消失。

2.肾和输尿管结石 肾窦区或扩张的输尿管末端见点状或团状强回声，后方伴有声影。

3.膀胱癌 膀胱无回声区内出现乳头状或菜花状高回声，向膀胱腔内凸起，表面不光滑，无移动性；肿瘤侵犯肌层时，膀胱壁正常回声中断、破坏。彩色多普勒示肿瘤的基底部及内部有血流信号，呈动脉频谱。

4.前列腺增生症（BPH） 前列腺体积弥漫性增大；增大的内腺挤压外腺使其受压变薄；腺体内出现形态规则、边界清晰的增生性结节；部分伴有前列腺钙化形成。

（五）妇产科常见超声检查

1.早孕超声 ①子宫：随孕龄而逐渐增大。②妊娠囊：最早在4～5周显示，可达2cm左右，表现为靠近子宫底部的圆形或椭圆形双环状结构，环内为厚度均匀一致的无回声区。③胚胎：可在6周时出现，为妊娠囊内不规则小块状回声。④胎心：孕7～8周胚胎可见心管的搏动。

2.子宫肌瘤（uterine fibroids） 子宫增大，严重时形态失常、不规则。子宫肌瘤结节一般呈圆形低回声或等回声；部分较大肌瘤中心可出现液性无回声区，伴钙化时可见强回声，后方伴声影。

四、超声检查前的准备

超声检查前应对检查的必要性、安全性和检查步骤对受检者进行必要的解释和说明，以缓解其紧张情绪，利于配合检查。

（一）常规肝、胆囊、胆道及胰腺检查

检查前通常需空腹8小时。必要时饮水400～500mL，胃充盈形成透声窗，便于充分显示胃后方的胰腺及腹部血管等结构。

（二）常规早孕、妇科、膀胱及前列腺等检查

受检者于检查前2小时饮水400～500mL，以使膀胱适量充盈。

（三）经阴道超声检查

检查前评估受检者确认为已婚，一般于非月经期检查。

（四）使用镇静剂

婴幼儿对检查不合作，可于检查前使用镇静剂，例如水合氯醛。

（五）介入性超声、术中超声或食管超声心动图等特殊检查

需要签订知情同意书，检查前禁饮禁食8～12小时。

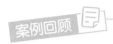

综合以上学习内容，章节导入案例中急腹症患者为进一步明确病因，首选的影像学辅助检查方法是腹部立位平片，如果腹部立位平片提示膈下游离气体，考虑消化道穿孔，需行急诊剖腹探查术。因此对于此类急腹症患者，护士根据临床表现需要快速做出护理评估及诊断，及时给予护理措施，必要时做好术前准备。

第九章
护理诊断与思维

上 智 云 图
数字资源素材

章前引言

　　护理诊断是临床护士最重要也是最基本的临床实践活动，是护理资料信息化的第一步，也是最重要的一步。只有明确清晰的护理诊断，才能为患者提供针对性、优质化的护理。护理诊断的过程是护理人员认识疾病护理的过程，可帮助护士确定护理实践的范畴，加强护理过程的思考性和决策性，提高护理专业的自主性和责任性。因此，形成正确的护理诊断，不仅需要丰富的医学专业知识，还要有扎实的理论基础、正确的步骤和思维方法。

1.理解护理诊断的内涵及护理诊断的步骤。

2.识记护理诊断的构成和陈述。

3.理解护理思维常用方法和应用。

4.掌握护理诊断的分类和排序。

坚持知识传授与价值引领相结合,在提高学生专业知识的同时，培养学生良好的职业素养，并能够用规范统一的护理诊断语言，为患者提供恰当的护理，促进临床护理的规范性。

患者，男，35岁，7天前受凉后突然寒战、高热，持续不退、咳嗽、胸痛、咳黏液痰。2天前突然出现气促、烦躁、四肢厥冷，大汗淋漓急诊入院。查体：T 39.8℃， P 25次/分，BP 72/48mmHg，神志模糊，烦躁不安。X线胸片显示右肺下野可见大片状致密阴影，血常规检查见WBC为$15.8×10^9$/L。

甲、乙两名护士分别给出了护理诊断的首优问题：

护士甲：体温过高，与呼吸道感染有关。

护士乙：组织灌流量改变，与感染所致的有效循环血量减少有关。

上述两名护士给出的护理诊断中的首优问题截然不同，试想一下：哪位护士的更加准确？针对这位患者的情况，你还能给出哪些护理诊断？

第一节 护理诊断概述

一、护理诊断的定义

20世纪50年代美国学者麦克曼纳斯（McManus）首先提出护理诊断（nursing diagnoses）一词，认为护理诊断是"护理问题的确定或诊断及其相互联系方面的知识""是为解决问题而做出的护理工作全过程"，并认为确定护理诊断应该由护士执行。1990年北美护理诊断协会（NANDA）在第9次会议上提出并通过的护理诊断的定义，认为：护理诊断是关于个人、家庭或社区对现存的或潜在的健康问题以及生命过程的反应的一种临床判断，是护士为达到预期结果选择护理措施的基础，这些结果是应由护士负责的。

二、护理诊断与医疗诊断的区别

医疗诊断是医生使用的专业名词，它侧重于对疾病本身做出判断，即根据病因、病理解剖、病理生理、疾病的分型与分期等做出诊断，是医生制定治疗方案的基础。护理诊断则是叙述患者由于病理状态所引起的人的行为反应，其目的是为了制定、实施护理计划以解决患者现存的或潜在的健康问题，以便更好地为患者实施护理，见表9-1-1。如2型糖尿病是医疗诊断，医生的重点是诊断后的治疗，而护士关心的是患者于2型糖尿病后的反应，比如患者出现了明显的消瘦，是不是会有"营养失调"的护理诊断，患者疾病诊断后对于疾病的不了解而造成忧虑过多，是不是会有"焦虑"的护理诊断等。

表9-1-1 护理诊断与医疗诊断的区别

护理诊断	医疗诊断
描述患者对健康问题的反应	描述患者病理生理变化的临床判断
一种疾病可对应多个护理诊断	一种疾病对应一个医疗诊断
随病程而变	一旦确诊一般不变
使用护理诊断术语	使用医学诊断术语
护理方法能解决	医疗手段、药物、手术解决
举例：活动无耐力、焦虑、失眠	举例：肝炎、阑尾炎

医疗诊断的数目相对较少，在疾病发展过程中相对稳定，而护理诊断的数目较多，常随患者病情和心理的变化而变化，随着护理措施的实施，旧的问题得到解决后，新的问题又可产生，所以护理诊断也随之改变增加，造成不稳定性。另外，同一疾病，可由于患者病情发展不一而产生多个健康问题和反应，而每一个症状也可引发一系列护理问题，因此也就会产生不同的护理诊断，于是出现了同病异护、异病同护的现象。

三、护理诊断的构成

（一）护理诊断的组成

护理诊断包括4个基本元素：诊断名称、定义、诊断依据和相关因素。

1.诊断名称　是对患者健康状态或生命过程的问题反应的概括性描述，以简明扼要的文字描述护理对象的健康状态常用修饰语，如增加、过多、减少、缺乏、缺陷、不足、紊乱、改变、无效等。

2.定义　是对护理诊断名称内涵的清晰、正确的描述和解释，并以此与其他诊断相鉴别。每个护理诊断都有与之相应的特征性的定义。

3.诊断依据　是做出该诊断的临床判断标准。诊断依据是指患者被诊断时所存在的相应的症状、体征以及有关的病史资料。多来健康评估后所获得的有关被评估者健康状况的主观和客观资料，也可以是危险因素。主要有必要依据和主要依据2种类型。如"清理呼吸道无效"的主要依据为咳嗽无力、排出呼吸道分泌物无效；次要依据为呼吸音改变、呼吸困难和肺部有啰音。

4.相关因素　是指可能造成或影响患者健康状况或个人处境的因素。为促成护理诊断成立和维持的因素。相关因素主要来自于以下4个方面。

（1）病理生理方面的因素：即生理的或心理的因素。

（2）治疗方面的因素：如用药、手术创伤、治疗性肢体制动等。

（3）情境方面的因素：为环境、生活经历、生活习惯、情境等方面的因素。

（4）年龄方面的因素：成长过程中的因素，包括认知、年龄、怀孕等。

一个护理诊断通常不只与单一方面的相关因素有关，每个护理诊断都可与多个方面的相关因素有关，确定相关因素可以为制订护理措施提供依据。

（二）护理诊断的类型

NANDA根据就诊者健康状况变化和发展的情况，将护理诊断名称分为现存的护理诊断，有危险的护理诊断，可能的护理诊断，健康的护理诊断，以及综合征等5种类型。

1.现存的（actual）　现有的、存在的，是指护理对象对健康状态或生命过程的反应或不适的描述，如"体温过高""体液过多"等。

2.有危险的（risk）　或称潜在的，是指有危险的因素存在，若不加以预防处理就一定会发生的问题。如"有皮肤完整性受损的危险"的危险因素为长期卧床的患者，如果超过2个小时未给予翻身，就会导致压疮的产生。因此，这一类型的护理诊断要求护士具有预见性，当患者有导致易感性增加的危险因素存在时，要能够预测到哪些问题有可能会危害到患者的健康。

3.可能的（possible）　是指有可疑因素存在，但已有的证据不足以支持论断，需进一步收集资料，对现有的或有危险的护理诊断予以排除或确认。

4.健康的（wellness）　是指个体，家庭或社区从特定的健康水平向更高的健康水平发展的护理诊断。名称由"潜在……增强"与更高的健康水平组成，如"潜在的精神健康增强"。

5.综合征（syndrom）　是指由特定的情境或事件引起的一组现存的或有危险的护理诊断。综合征仅有名称，如"创伤后综合征""有创伤后综合征的危险"。

四、护理诊断的陈述

1978年美国第三届全国护士会议上提出将PES公式作为护理诊断的结构模式。其结构主要有以下要素组成，即：P（problem）：健康问题，即护理诊断的名称；E（etiology）：原因，指有关因素，包括促发因素、危险因素等。在护理诊断的E的表达结构通常使用"与……有关"的格式；S（symptoms and signs）：与健康问题有关的症状和体征，还可以包括实验室检查和其他检查的结果。

护理诊断可有3种陈述方式：三部分陈述、两部分陈述和一部分陈述。

（一）三部分陈述

即PES公式，包括完整的护理诊断的名称（P）、病因即相关因素（E）、症状和体征包括实验室检查结果（S）。如"体温过高：T：39.5℃，与病原体感染有关"。其中"体温过高"为护理诊断名称（P）；"T：39.5℃"为护理人员通过测量体温所获得的，属于客观资料，即体征（S）；"与病原体感染有关"为相关因素（E）。

（二）二部分陈述

即PE公式，如皮肤完整性受损：与长期卧床有关。PS用于有危险的和可能的护理诊断。因为这两种类型的护理诊断无法给出现有的症状和体征。如"有皮肤完整性受损的危险：与长期卧床有关"。

（三）一部分陈述

只有护理诊断名称（P），用于健康的护理诊断。如"寻求健康行为"。常用于健康的护理诊断。对于健康的护理诊断来说，无须给出相关因素。

五、护理诊断的排序

排列顺序就是根据护理诊断的重要性和紧迫性来排出主次，一般地讲对患者生命危险最大的护理诊断放在首位，其他的可一次排列，护士根据轻重缓急来采取行动。一般可按下列顺序排列。

（一）首优问题

是指会威胁生命，需要立即采取措施解决的问题，否则会直接危害患者生命。如低效性呼吸形态等问题。

（二）中优问题

指虽不直接威胁患者生命，但造成患者生理和心理极大的痛苦，严重影响其健康状态。如大便失禁等。

（三）次优问题

指那些人们在应对发展和生活中的变化时产生的问题。是与特定的疾病或其预后不直接相关的问题。这些问题在护理安排中可以放在后面考虑。与上述问题的不同之处，还在于患者只需较少的帮助就能解决这些问题。如营养失调：高于机体需要量等。

注意，护理人员在具体的实施护理措施时其先后顺序不是固定不变的，而应随患者的病情、治疗及患者的反应而随时改变。在遵循护理的基本原则前提下，对患者主观感觉最为迫切的问题可以优先解决。

六、合作性问题

（一）合作性问题的定义

1983年卡博尼托提出了合作性问题（collaborative problems），是指不能通过护士的独立手段解决的由疾病、治疗、检查所引起的并发症。对合作性问题护理上护士的职责在于主要负责监测和预防问题的发生和变化，以及协助医生共同处理，减少并发症的出现。需要说明的是并非所有并发症都是合作性问题，如果是护士能独立处理和预防的并发症，属于护理诊断；护士不能预防和独立处理的并发症才是合作性问题。

（二）合作性问题的陈述方式

合作性问题往往不用PES公式来陈述，它有其固定的表达方式，即"潜在并发症：×××"或"PC：×××"，如"潜在并发症：出血性休克"。如潜在并发症是出血性休克，就应了解血压、心律等情况的变化，密切观察休克的发生，争取能及早与医生配合处理。在书写合作性问题时，应注意在之前写上"潜在并发症"，注意与医疗诊断相区别。

（三）护理诊断与合作性问题的区别

护理诊断是有关个人、社会或家庭对现存的或潜在的健康问题（生命过程）反应的一种临床判断。这些反应属于护士职责范围内的，护士能够独立采取措施解决问题。如"体温过高"的护理诊断护士可以通过给予患者冰袋或者让患者多饮水的护理措施来达到降低体温的作用。合作性问题是需要医生、护士、技师多方面的协作来解决，对于合作性问题护士的作用较为简单，重点在于检测，护士运用医嘱和护理措施来共同处理以减少或解决并发症发生的问题，见表9-1-2。例如"潜在并发症：脑出血"，护理无法预防只能通过连续心电监护和瞳孔的检查来发现术后有无发生脑出血，因此，在护理目标的制定时也需要注意这一点。

表9-1-2　合作性问题与护理诊断的区别

合作性问题	护理诊断
包含人类反应：主要指疾病、治疗和检查所产生的生理并发症	描述各种类型的人类反应
护士能做出诊断	护士能做出诊断

合作性问题	护理诊断
护士协助医生治疗和预防 （需要医嘱）	护士独立治疗和预防 （需要护嘱）
护理焦点：预防、监测疾病发生和情况变化。更多的是监测和预防；	护理焦点：预防和治疗，独立性的护理活动
变化快	变化慢

第二节　护理诊断步骤

护理诊断是一个对评估后所获取的资料进行分析、综合、推理、判断，最终得出符合逻辑的结论的过程。这一过程一般需要收集资料、分析和综合资料、确定、验证和修订护理诊断、护理诊断的排序等步骤。

一、收集资料

收集资料是做出护理诊断的基础，护士收集到的有关被评估者的资料是否全面、正确将直接影响到护理诊断、护理计划的准确性。收集资料的重点在于确认患者目前和既往的健康状况、脏器的功能状况、对治疗和护理的反应、潜在健康问题的危险因素及对更高健康水平的期望等。

（一）资料的整理

将经问诊、体格检查、实验室和特殊检查所获得的资料进行综合归纳，在此基础上，将相关资料组合在一起，对资料进行组织、分类。常用的分类方法有以下几种。

1.生理-心理-社会系统模式　将资料按生理系统、心理系统和社会系统进行分类组织。该系统模式源于传统的身体系统模式，根据医学模式的转变，又增加了心理、社会内容，形成了目前国内护理评估较常用的系统模式。

2.功能健康形态模式　按照Morjory Gordon的11项功能性健康形态对资料进行分类组织。该分类方法与临床上常用的护理诊断分类法相对应，能够帮助护理人员顺利找出护理诊断，并作为护士收集、整理、分析资料的框架，目前得到越来越广泛的应用。

3.需要层次模式　按Maslow的需要层次将资料分为生理需要、安全需要、爱与归属的需要、尊重与被尊重的需要及自我实现的需要5个方面。

4.人类反应形态模式　2001年，NANDA在分类法Ⅰ基础上提出了新的护理诊断分类系统，即分类法Ⅱ。这一分类系统是在Morjory Gordon功能性健康形态基础上进行了改进和发展，更具有操作性。

无论按照何种分类方法，护士必须自始至终采用同一框架来完成收集、组织、核实和记录资料的过程，并对收集到的资料进行判断、解释和做出初步的推论。

（二）资料的核实

为保证收集到的资料是全面、真实、准确的，需要对资料进行核实。主要是对主观资料及含糊不清的资料进行核实。

1.核实资料的全面性　根据收集资料的不同组织形式的要求逐项检查有无遗漏。所收集的资料不仅包括被评估对象的身体健康和功能状况，还包括心理健康和社会适应情况；不仅要获取有关被评估对象健康状况的主观资料，还要获取客观资料。这些资料除了经体格检查获得，还包括实验室及其他检查的结果。

2.核实资料的真实性和准确性　避免在收集资料的过程中，可能因患者、评估者和辅助检查器械等因素的干扰，而影响所收集资料的真实性和准确性。

护士在核实资料时可能会发现被遗漏的资料，需利用问诊、观察和身体评估的方法将资料进行补充。发现收集到的资料出现相互矛盾的问题时，应首先分析可能出现资料相互矛盾的原因，再核实更正。

此外，收集资料是一个连续的不间断的过程，应该贯穿于护理的全程。护理诊断是否全面、正确，还要不断地通过收集资料进行验证，只有这样，才有可能使患者得到连续的、系统的和整体的护理。

二、分析和综合资料

资料的分析是对所收集的有意义的资料及其相互关系进行解释和推理，以作出尽可能合理的解释，提出护理诊断及相关因素；然后根据这些护理诊断和相关因素，再继续寻找其他可能支持或否定的资料与线索。

（一）寻找有意义的资料和线索

护士将所学的基础医学知识、护理学知识、人文知识、社会学科知识与自己的临床经验结合，根据不同年龄阶段、不同家庭、社会、文化背景等，对所收集到的资料与评估标准做全面比较，以发现异常所在，确定有意义的资料。

（二）形成诊断假设

对资料进行整理后，护士可将可能性较大的问题罗列出来，形成一个或多个诊断假设。诊断性假设形成后，护士应着手收集与相关护理诊断相关联的依据数据。一旦在一组资料与某一护理诊断的诊断依据之间建立了匹配关系并符合该护理诊断的定义特征，即产生了一个初步的护理诊断。若仅满足次要依据，则证据不充分，需进一步收集资料，寻找主要依据，符合主要诊断依据和定义特征，诊断成立；否则排除诊断。但在此之前，应考虑其他护理诊断的可能性，通过进一步收集资料，予以排除或确定。

在初步提出护理诊断及其相关因素后，还要继续寻找其他可能支持或否定的资料和线索。在继续寻找资料和线索时应注意：①尽可能将有关信息综合起来考虑，而不能根据单一的资料和线索就轻易得出结论；②即使有多个资料和线索支持，也要注意是否还需要其他的资料支持；③尽可能给出更多的诊断假设。只有这样才能增加结论的准确性和全面性。

三、确定、验证和修订护理诊断

护士经过反复分析、综合、推理，对所提出的护理诊断进行评价和筛选，最后对照相应的护理诊断依据以确认这些资料与假设的一个或几个护理诊断的主要诊断依据和次要诊断依据之间的匹配关系，一旦符合该护理诊断的定义特征，即做出恰当的护理诊断，找出明确的相关因素。在确定护理诊断时应遵循以下原则和注意事项。

（一）护理诊断的名称应规范

护理诊断同医疗诊断一样，具有严谨的科学性。应使用NANDA认可的护理诊断，不可随意编造护理诊断。护理诊断名称的统一和标准化有利于护理人员之间的交流与探讨，有利于与国际接轨，有利于护理教学的规范，也有利于护理学科的发展。

（二）选择护理诊断必须恰当、准确

护理诊断是制定护理计划的依据，这就要求提出的护理诊断要准确、恰当。在NANDA护理诊断中，有些护理诊断概念非常接近，需要根据定义和诊断依据仔细加以甄别。

（三）严格依照诊断依据

诊断依据是做出护理诊断的判断标准。护士必须熟知每一个护理诊断的依据，并在临床工作中不断实践提高。

（四）遵循"一元化"原则

即在护理诊断中尽量用一个护理诊断名称解释多种健康问题的原则。

在护理诊断的思维过程中，要有系统论整体化的观念，把致病的生物-心理-社会因素、组织结构的变化和器官功能的改变等结合在一起，根据之间的相互关系，全面地分析健康问题，综合判定尽量纳入一个护理诊断。如一位突然被明确诊断为恶性肿瘤的中年男性患者，出现了失眠、紧张不安、食欲减退、疲劳等生理和心理表现，护理诊断："睡眠形态紊乱：入睡困难，与担心和家人日后生存状态有关""焦虑：紧张不安、食欲减退，与自身健康状态受到威胁有关"，两者的相关因素均是与自身生存受到威胁有关；患者出现失眠、疲劳均是由焦虑所导致。所以，这两个护理诊断可合并为一个，即"焦虑：失眠、神经紧张、食欲减退、疲劳，与担心自身生存受到威胁及家人日后生存状态有关"。"一元化"的主要适用情况是由一种原因造成的多种结果，而这多种结果可用一个适用范围大的护理诊断涵盖。如果仅根据临床症状和体征就提出护理诊断，则会出现多个护理诊断采取的护理措施基本类似的情况。

四、护理诊断的排序

确立护理诊断后，若同时存在多个护用诊断和合作性问题时，还需要将需优先处理的诊断或合作性问题与虽然重要但可以以后再处理的诊断成作性问题区别开来，按重要性和紧迫性排出主次顺序。一般按照首优问题、中优问题、次优问题的顺序排列，同时也应注意排序的可变性。

在确定护理诊断的优先顺序时应注意以下几点：①护理诊断的先后顺序并不是固定不变的，是随着疾病的进展、病情及患者反应的变化而发生变化；②危险性护理诊断与潜在并发症，虽然目前尚未发生，但并不意味着不重要。例如，对于一位急性心肌梗死的患者来讲，"潜在并发症：心律失常"可能被列为首优问题而需给予严密监测，一旦出现，应立即采取相应的处理措施；③在遵循护理的基本原则的前提下，对患者主观感觉最为关切的问题可以考虑优先解决。

第三节　护理诊断思维方法

一、概述

思维方法是人脑借助信息符号，对感性认识材料进行加工处理的方式和途径。根据分类标准的不同，可分为不同的类别，如按思维的抽象程度可分为形象思维和抽象思维；按照思维的进程可分为横向思维和纵向思维、发散思维和收敛思维；按思维的工具或方式可非为逻辑思维和非逻辑思维。通过对患者有关的健康资料的加工与整理、分析与综合，最终确立护理诊断的过程，实际上是一种将不同科学思维方法应用于护理领域的诊断性临床思维过程。

二、常用的思维方法

护理诊断常用的思维方法有比较和类比、分析与综合、归纳与演绎、批判性思维等。

（一）比较和类比思维

1.定义　比较是确定事物异同关系的思维过程和方法，思维操作的基础。比较有助于对事物进行分类考察；有助于对事物进行全面分析，完整地认识事物的特性；有助于深入分析和探究事物的内在联系。

类比是指根据2个对象在某些属性上相同或相似，从而推出它们在其他属性上也相同或相似的思维过程和方法。类比中能够有效地提出新问题和获得新发现；具有较大的灵活性。

2.比较和类比的关系　类比与比较既相互联系，又相互区别。类比以比较为基础，但其全面性不如比较。类比是相似物的相似性比较，属于异中求同；比较则即可异中求同，也可同中求异。

3.在护理诊断过程中的应用　通过比较可以对资料进行分类，有助于保证资料收集的全面性以及确定不同资料之间的相互联系，也可以通过与正常值之间的比较判断患者的正常和异常表现；通过类比可有助于分析和解释正常或异常表现的可能原因，预测可能潜在的健康问题以及核实资料和澄清的真实性和准确性。

（二）分析与综合思维

1.定义　分析是将事物的整体分解为各个部分，然后分别加以研究的思维过程和方法。综合则是事物的各个部分根据其内在的联系统一为一个整体，而加以考察地思维过程和方法。

2.分析与综合关系　分析是认识事物整体的必要阶段，但由于其所着眼的是事物的局部，易导致认识的片面性。综合则是抓住各要素之间的内在联系，从而把握事物整体的本质和规律。分析与综合是互相渗透和转化的，在分析的基础上进行综合，在综合的指导下进行分析。通过分析–综合–再分析–再综合，如此循环往复，可使认识不断深化，从而全面深刻地揭示事物的本质和规律。

3.在护理诊断过程中的应用　对资料的分类、解释以及确立和修订护理诊断的整个过程都贯穿了分析–综合再分析–再综合的思维过程和方法。

（三）归纳与演绎思维

1.定义　归纳是从若干个别性事实概括出一般性结论的思维过程和方法，具有概括性和扩展性；归纳的作用对定律和理论的发现与形成具有重要意义，有助于扩展人们的认识领域。演绎是从一般性知识过渡至特殊知识的思维过程和方法，演绎的作用对于论证理论、解释或预见事实具有重要意义，也有利于深化认识领域。

2.归纳与演绎的关系　归纳与演绎虽各有特点，但也密切联系，两者相辅相成，互相渗透，互相补充，在一定条件下相互转化。

3.在护理诊断过程中的应用　归纳与演绎有助于确定和修订护理诊断，预测患者潜在的健康问题。

（四）批判性思维

1.定义　批判性思维是以可靠的推理及有效的证据为基础，检查、评价和理解事件，解决问题以及做出决策的积极的系统的认知策略，是以存疑的态度对相信什么或者做什么做出合理决定的思维能力。批判性的思考需要活跃的思维、仔细的发现、深度思考、以不同的角度看情况、综合讨论各种观点。

2.批判性思维的培养　评判性思维强调的是以充分的证据，合理地运用相应的思维方法对所获得的信息或知识的真实性及正确性作出判断。因此，首先要树立深思熟虑的态度，尤其是理智的怀疑与反思的态度。其次要能够正确运用各种科学思维方法。

培养良好的思维品质，提高评判性思维能力，必须具有评判性思维的观念和理智的怀疑与反思的态度。懒惰、盲从或简单的模仿将无法使一个人真正具有评判性思维能力。此外，还需要在实践中不断的练习和应用，逐渐养成评判性思维习惯和提高评判性思维能力。

　　总之，健康评估不仅需要熟练掌握相应的问诊技巧、体格检查的手法等以便收集全面、系统、准确和真实的健康资料，而且还要重视培养分析、综合、推理、判断等临床思维能力以及评判性思维能力，而这都需要认真学习、反复实践，才能不断提高。

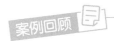

案例回顾

　　本章节教学案例中甲乙两名护士针对同一名患者的健康问题给出了截然不同的护理诊断和排序。经过学习，相信同学们对如何做好护理诊断及护理诊断的优先顺序都有了清晰的答案。

　　护理诊断是护士实施护理措施的基础和依据。正确、科学的护理诊断可以有效地提高护理工作效率，促进患者早日康复。在社会大健康的背景下，正确运用护理诊断和护理思维方法有助于提升护理工作的职业价值和工作范围。随着人类对疾病的深入认识，护理诊断也在变化，只有保持学习，在临床中不断地进行实践思考，才能促进自身持续的进步。

第十章
健康评估记录

上智云图
数字资源素材

章前引言

　　健康评估记录是护理文件的一部分，是护理人员将通过会谈、身体评估和实验室及其他辅助检查获得的资料进行总结归纳，并为解决护理对象的健康问题、提供护理服务全过程的记录。一份完整有效的健康评估记录是有关护理对象的健康资料、护理诊断、护理计划、护理措施、预期目标、效果评价、健康教育等护理活动系统的动态的记录，包括文字、符号、图表等资料，是护理文书的重要组成部分。根据健康评估理论体系的要求和实施系统化整体护理的实际情况，落实健康评估记录的基本要求、格式和内容，规范护理计划单、护理记录。健康评估记录既可以对患者的信息进行存档，又可为循证护理科研和护理教学提供原始资料，体现着护理质量和专业水平，直接促进护理学科的发展，同时在医疗纠纷及诉讼中也是重要的法律依据之一。因此，以认真负责的工作精神、实事求是的科学态度书写好每一份健康评估记录是护理人员最基本的职责。

1.理解健康评估记录的重要意义。

2.识记健康评估记录基本要求、书写的格式和内容。

3.学会使用通用的医学词汇和术语规范记录患者的健康资料。

坚持知识传授与价值引领相结合，在提高学生专业知识的同时，培养学生实事求是、严谨客观的科学态度、保障信息安全的道德意识及良好的沟通能力、敬业精神和伦理道德行为。并能够通过规范的健康评估记录书写，为患者提供恰当的护理，促进临床护理的规范性。

王某，男，26岁，1年前肛门外肿块肿胀疼痛，无发热，肿块自溃，流出少量脓液，色黄质稠，二便正常，胃纳可，夜寐安。专科检查：截石位肛门3、7、11点混合痔；12点距肛门1.0cm见一外口，皮下硬索通入肛内；3点距肛门2.0cm见一外口，皮下硬索通入肛内；5点距肛门5.0cm见一外口，皮下硬索通入肛内；齿线处及多枚柔软包块，直肠下端及粪便，指套无染血及异常分泌物。B超提示：复杂性肛瘘（3根）。12点方位见1根瘘管，直径约2.1mm，瘘管上端位于12点方位肛门内括约肌深面，距肛缘水平约25mm，考虑此处为内口；瘘管下端即为12点方位瘘管外口处；无明显分支；CDFI：未见异常血流信号；3点方位见1根瘘管，直径约2.8mm，瘘管上端位于3点方位肛门内括约肌深面，距肛缘水平约29mm，考虑此处为内口；瘘管下端即为3点方位瘘管外口处；无明显分支；CDFI：未见异常血流信号；5点方位见1根瘘管，直径约2.3mm，瘘管上端位于5点方位肛门内括约肌深面，距肛缘水平约20mm，考虑此处为内口；瘘管下端即为5点方位瘘管外口处；无明显分支；CDFI：未见异常血流信号；肛管周围未见明显肿大淋巴结回声。

护士甲在对王某的入院首次评估时，应重点记录哪些情况？

第一节　健康评估记录基本要求

健康评估记录书写应当遵循《病历书写基本规范》《电子病历应用管理规范（试行）》和《卫生部办公厅关于在医疗机构推行表格式护理文书的通知》的规范与要求。健康评估记录书写应当客观、真实、准确、及时、规范。实行电子病历的医疗机构，应根据相关规定、规范录入护理病历，并按有关要求进行保存和归档，电子病历与纸质病历具有同等效力。

一、内容全面，记录客观

健康评估记录必须客观真实地反映患者的健康状况、病情动态变化以及实施护理计划后的结果等。健康评估各项记录须保持完整，不可漏记或丢失。内容客观、真实是健康评估记录的一项重要准则，这不仅关系到病历质量，更能体现护士的品德和作风。

因此，护士应认真仔细、全面系统地收集患者的相关资料，根据患者的实际变化和治疗情况进行客观、公正、完整地描述与记录，不掺杂个人的主观意见、臆想和虚构。绝不能以"我认为……""患者主诉正常"等主观遐想代替真实而客观的描述。

二、描述精炼，用词准确

健康评估记录要求所记录的资料准确无误，同时病历书写要用具体确切的语言表述，不能用"大概""估计""也许"等词语，避免使用俗语和地方习语。

应当使用中文，文字工整，字迹清晰、表达准确；使用规范的医学词汇、术语、适当的外文缩写，无正式译名的症状、体征、疾病名称等可以使用外文书写。度量衡单位一律使用国家统一规定的名称和标准。书写内容力求精炼、具逻辑性，重点突出、条理清晰，不重复记录。

三、形式规范，记录及时

健康评估记录（health assessment record）是记录患者健康状况、生理、心理、社会需求以及护理人员对其进行治疗、抢救、所采取护理措施的依据与见证，所以应按规定格式，适时、适地、及时、有效地记录，以随时反映护理对象的健康状况，并进行比较分析，避免记录与患者病情的客观事实出现偏差。一般新入院患者记录书写应在24小时内完成。因抢救急危患者，未能及时书写病历的，有关医务人员应当在抢救结束后6小时内据实补记，并加以注明。

四、字迹清晰，署名齐全

健康评估记录书写要字迹要清晰，不得采用刮、粘、涂、擦等方式掩盖或去除原来的字迹。

如书写过程中出现错字、错句时，应用双线划在其上，并在其上方写上正确的内容，并签全名和注明修改时间，保持原始记录清晰可辨。上级评估者有审查修改下级评估者书写记录的责任。

署名处要求签全名以明确责任；若是实习学生、试用期护士、未取得护士资格证或未经注册的护士，须经本医疗机构具有合法执业资格的护士审阅、修改并签全名；进修护士由接受进修的医疗机构认定其工作能力后方可书写护理病历。署名方式是：老师姓名/学生姓名；按照有关规定需要患者书面签名的，应由患者本人签署，患者不具备完全民事能力或保护性医疗措施不宜向患者说明情况的或因疾病无法签名时，应当由其近亲属签字，没有近亲属的则由患者的法定代理人或关系人签字，并及时记录。

第二节　健康评估记录格式与内容

健康评估记录书写的内容主要包括入院护理评估单、护理计划单、护理记录单和健康教育计划单等，书写格式基本采取表格式。国务院2002年颁布施行的《医疗事故处理条例》和2018年颁布施行的《医疗纠纷预防和处理条例》，以及2010年卫生部下发的《病历书写基本规范》，均明确了护理记录具有法律效力，需归档管理。

一、入院护理评估单

（一）记录内容

入院护理评估单（表10-1-1）是护理病历的首页，是护士对患者的健康状况经过客观分析整理后所做的系统的、总结性的首次健康评估记录。其内容包括患者基本资料、护理体检、生活状态、社会心理评估等信息。不同医疗机构可以上述内容为基础，结合专科特色对评估项目进行调整和增减。例如，入院护理评估单可包含"疼痛评估""跌倒／坠床危险因素评估""压疮危险因素评估"和"导管危险因素评估"等内容。

国内外有关入院护理评估单的格式和内容并无统一的规定。目前国内应用较多的是按戈登（Gordon）的11个功能性健康形态模式，或生理-心理-社会模式，或介于两者之间的模式组织护理评估表的内容。只要既能够体现整体护理的理念和需要，又简洁省时，还能起到标准化护理评估表的作用，哪一种记录格式和内容都是可行的。

（二）书写要求

1.在"□"内打"√"，或在"其他"栏内使用专业术语补充记录。评估中患者没有的项目用"／"表示。

2.本评估单为入院首次评估，必须由护士通过问诊、体格检查、查阅记录及诊断报告等方式取得患者各项健康资料，经评估而逐项填写。

3.责任护士须在患者入院后24小时内完成各项评估内容。

表10-1-1　入院护理首次健康评估单

姓名_____ 性别_____ 年龄_____ 科别_____ 病区_____ 床号_____ 住院号_____

<table>
<tr><td rowspan="2">基本资料</td><td colspan="2">入院途径：_____</td></tr>
<tr><td colspan="2">入院时间：_____ 联系人（关系）：_____ 电话：</td></tr>
<tr><td></td><td colspan="2">入院方式（多选）：□急诊□门诊□转诊□步行□扶杖□轮椅□平车□　　宗教信仰：_____ /</td></tr>
<tr><td></td><td colspan="2">过敏史：□无□有，药物： /　　特殊饮食偏好：□辣 □酸 □甜 □咸 □素食 □_____ /</td></tr>
</table>

<table>
<tr><td rowspan="11">护理体检</td><td>T _____℃，P _____次/分，R _____次/分，BP _____mmHg，体重 _____kg，□卧床</td></tr>
<tr><td>意识（神志）：□清楚□嗜睡□谵妄□昏迷（昏迷者可根据实际情况跳至"皮肤情况"）□</td></tr>
<tr><td>听力（听音）：□正常□声哑□谵语□呻吟□弱听□失聪□失语□_____</td></tr>
<tr><td>语言沟通：□正常□失语□言语不利□言语困难□不能评估□_____ 吞咽：□正常□困难□_____</td></tr>
<tr><td>形态、肢体活动（多选）：□正常□步履自如□步履艰难□步履蹒跚□共济失调□卧床 □活动不利</td></tr>
<tr><td>□活动受限 □偏瘫、半身不遂 □截瘫□全瘫 □_____ 部位：_____</td></tr>
<tr><td>视力：□正常□模糊□近视□远视□失明□_____</td></tr>
<tr><td>皮肤：□正常□苍白□发绀□黄染□水肿□破损□皮疹□瘀斑□出血点□溃疡□压疮□_____</td></tr>
<tr><td>伤口：□无□有，部位：_____</td></tr>
<tr><td>导管：□无□有，名称：_____</td></tr>
</table>

<table>
<tr>
<td rowspan="13">生活状态</td>
<td>
饮食：□普食□软食□流质□半流质□禁食□鼻饲
□低脂□低蛋白□_____
饮食状况（进食者不选）：□正常□纳食不香□食少
纳呆□饥不思食
□多食善饥□厌食油腻□_____
睡眠（昏迷者不选）：□正常□夜难入寝
□夜梦纷纭□失眠□早醒
□辅助睡眠：（药物等）_____
排尿（小便）：□正常□浑浊□血尿
□余沥不尽□尿频□尿急□尿痛□清长
□留置导尿□失禁□潴留□膀胱造瘘□_____
排便（大便）：□正常□秘结□溏薄
□便中带血□色黑如漆□失禁
□造口（部位）_____□其他_____
吸烟：□无□有□已戒烟
饮酒：□无□偶尔有□有□已戒酒
</td>
<td>
自理能力分级（按Barthel量表评分打勾）
□≤40　　　□41-60　□61-95　□＞95
（重度依赖）（中度依赖）（轻度依赖）（无需依赖）
<table>
<tr><td>内容</td><td>完全独立</td><td>部分帮助</td><td>依赖/帮助</td></tr>
<tr><td>1.进食</td><td>□</td><td>□</td><td>□</td></tr>
<tr><td>2.个人卫生</td><td>□</td><td>□</td><td>□</td></tr>
<tr><td>3.如厕</td><td>□</td><td>□</td><td>□</td></tr>
<tr><td>4.上下床</td><td>□</td><td>□</td><td>□</td></tr>
<tr><td>5.行走、上下楼</td><td>□</td><td>□</td><td>□</td></tr>
</table>
</td>
</tr>
</table>

<table>
<tr>
<td rowspan="4">疼痛评估</td>
<td>
1.0～10疼痛量表（NRS）_____ 常用方法
无痛　　　　　　　　　　　最痛
├──┼──┼──┼──┼──┼──┤
□无痛□轻度痛（1～3）□中度痛（4～6）
□严重痛（7～10）
</td>
<td>
2.脸谱法（WONG-BAKER）
　0　　2　　4　　6　　8　　10
□无痛□有点痛□轻微痛□明显痛□严重痛□剧烈痛
</td>
</tr>
</table>

健康评估

跌倒/坠床

□无跌倒危险因素 □低风险（评分＜6分，或完全瘫痪/完全行动障碍者＝□中度风险（评分6～13分）
□高风险（评分＞13分，或住院前6个月内有2次及以上跌倒经历，或此次住院期间有跌倒经历者，以及年龄≤6岁、孕妇、残疾、智力障碍者）

跌倒危险筛查项目：总评分_____

危险因素评估

年龄	跌倒史	排泄、排便、排尿			使用高风险药物			携带导管数			活动能力			认知		
≥75岁	近6个月，曾有不明原因跌倒	失禁	紧迫或频繁的排泄	失禁且紧急和频繁的排泄	使用1种药物	使用2种或以上药物	在24小时内曾有手术镇静史	1种导管	2种导管	3种或以上导管	移动/转运/行走时需辅助或监管	步态不稳	因视/听觉障碍而影响移动	定向力障碍	烦躁	认知限制或障碍

注：在相应项的分值上勾选，分值需记录在《护理记录单》上，高危患者应记录落实的防护措施并填写《再评估/高危监控随访记录单》。

□无压疮危险因素□低风险（25～24） □中度风险（23～19） □高风险（18～14）
□风险极高（13～9）
□带入压疮□发生压疮（注：≤25分为高危患者，需填写《再评估/高危监控随访记录单》）
压疮危险筛查项目：总评分_____（"附加病症"可多选，以得分最低项目计入总评分）

压疮危险因素评估

	4分（每项4分）	3分（每项3分）	2分（每项2分）	1分（每项1分）
合作及活动意愿	□充足	□很少	□部分	□没有
皮肤情况	□正常	□有磷屑，干燥	□湿润□水泡	□伤口□压疮
附加病症	□没有	□免疫力下降、发热、糖尿病	□多发性硬化，肥胖	□动脉闭塞性疾病
身体营养情况	□良好	□一般（摄入供给量1/2以上）	□不好（摄入供给量的一半）	□极差（摄入供给量1/3以下）
精神状况	□思维清晰	□漠不关心，无动于衷	□精神混乱	□痴呆
躯体活动能力	□不受限	□轻度受限	□严重受限	□完全受限
感知反应	□正常，没有改变	□轻度受限	□大部分受限	□完全受限
失禁情况	□无失禁/留置导尿	□偶有失禁	□经常失禁	□完全大小便失禁
摩擦和剪切力（在床/椅上移动）		□无明显问题（有足够力量 移动躯体）	□有潜在问题（移动躯体 乏力或需要帮助）	□有此问题（移动躯体需要大力帮助）

压疮部位及面积：_____

Ⅰ类导管：	□导尿管 □外周静脉输液管 □供氧管
Ⅱ类导管：	□胃管 □中心静脉置管 □深静脉置管 □PICC置管
Ⅲ类导管：	□脑室引流管 □气管套管/插管 □胸引管 □负压管 □双套引流管 □T管
	□Y型管 □造瘘管 □其他

导管危险因素评估

导管危险筛查项目：总评分_____□评分＞15分（为高危患者，须填写《再评估/高危监控随访记录单》）

意识						活动、自理能力			护理操作					症状、病情				精神状态		排泄	导管类别（根）			其他
清醒	模糊	嗜睡	昏迷	痴呆	躁动	自如/自理	协助	依赖/不能自理	吸痰	搬运	固定不妥	操作不当	其他	呛咳	呃逆	告病重	告病危	恐惧	焦虑	失禁	Ⅰ类	Ⅱ类	Ⅲ类	
1	2	3	3	3	4	1	2	3	2	2	0.5	0.5	1	2	2	3	4	1	1	2	1	2	3	

（注：年龄≤6岁、智障者不填写）

社会心理评估

近期生活或工作不良事件：□无 □有　　　医疗费用支付：□医保 □自费 □其他_____

心理反应：□正常 □开朗 □抑郁 □焦虑 □紧张 □恐惧 □易怒 □_____

患者对疾病理解：□不理解 □部分理解 □完全理解 □_____

患者住院时希望家人/朋友：□常探视 □少探视

患者/家属对本疾病知识的学习愿望：□强烈 □一般 □没有　　特殊隐私需求：□无 □有

营养评估

1.营养状况得分：

□0分——体重无明显改变　　　　□1分——3个月内体重减轻＞5%

□2分——2个月内体重减轻＞5%　□3分——1个月内体重减轻＞5%

2.影响营养状况的疾病状况得分：

□0分——营养素需要量和正常人一样

□1分——0髋部骨折0血液透析0慢性阻塞性疾病0糖尿病有并发症者

□2分——0胃大部切除术0卒中（进食障碍者）0肺部严重感染

□3分——0颅脑损伤（意识不清楚）0骨髓移植0重症监护患者0恶性肿瘤

3.总分_____（=营养状况得分+疾病状况得分，若年龄≥70岁则+1分）：（≥3分为营养筛选阳性）

通知医生：□否 □是

康复功能评估

1.排除康复筛选的疾病类型□有（停止继续筛选评估）□无（继续筛选评估）

□发热 □骨折部位未固定 □恶性肿瘤未控制 □精神病

2.康复筛选存在问题的项目：□筛选阴性 □筛选阳性（符合下列任何一项即为康复筛选阳性）

□语言 □认知 □平衡 □协调 □吞咽 □疼痛（肿瘤除外）

□感觉 □关节活动度 □运动功能（□肢体 □面部）

通知医生：□否 □是

出院计划

出院后去处：□当地医院 □社区医院 □敬老院 □家里 □其他_____

交通工具：□救护车 □需要协助 □不需要协助 □其他_____

资料收集日期：_____　　　提供资料者（与患者关系）：_____

责任护士签名：_____　　　护士长签名：_____

二、护理计划单

护理计划（care plan）是对患者所存在的护理诊和（或）合作性问题而制订的护理目标与护理措施实施方案，是临床进行护理活动的依据。护理计划单则是护士为患者所制订的全部护理计划的书面记录。通过护理计划单可了解患者在整个住院期间存在的护理诊断和（或）合作性问题、实施的护理措施及护理效果，提示已解决的护理诊断和（或）合作性问题、出院时仍存在护理诊断和（或）合作性问题、需在出院后进一步采取的措施。护理计划可根据患者的情况随时修订。临床上常采用的表格式护理计划单见表10-1-2。

自2010年卫生部关于简化护理文书的政策出台后，各医疗机构不再规定护士必须书写护理计划。在临床实际工作中，护理计划的主要内容，如护理措施与效果，在护理记录中是有所体现的。

表10-1-2　护理计划单示例

科室：<u>肝病科</u>　床号：<u>45</u>　姓名：<u>赵××</u>　住院号：<u>××××</u>　诊断：<u>1.肝恶性肿瘤 2.肝硬化失代偿期 3.慢性肝衰竭</u>

护理诊断/合作性问题	护理目标	护理措施	执行		效果评价				停止	
			日期	签名	日期	3	2	1	日期	签名
活动无耐力与肝功能减退有关	患者乏力症状有所改善。	1.评估患者活动情况：能力、时间、活动后反应等 2.保持环境宁静，集中护理，减少不必要活动，减低耗氧量 3.鼓励做渐进式活动，安排作息计划，活动时给予鼓励和帮助，做好安全防护活动后给予足够休息 4.维持身体足够营养，如高热量、高维生素以增加身体活动能力，不可过量，少量多餐，以减少耗氧量 5.指导和协助患者进行日常生活自理，鼓励其尽可能做力所及的事情 6.指导患者进行适当锻炼：如太极拳等。	2021.06.30	冯××	2021.07.03		2		2021.07.10	冯××

备注：效果评价：3（好）、2（一般）、1（差）

三、护理记录

护理记录（nursing notes）是护士根据医嘱、患者病情和分级护理要求，对患者住院期间护理过程的客观记录。护理记录是护理病历不可或缺的部分，具有法律效力，属于医疗机构应患者要求可以复印或者复制的病历资料。护理记录要真实、重点突出，能体现患者健康状况的动态变化和护理过程的连续性。记录方式可采用表格式或描述性记录，以简化、实用为原则。住院护理记录包括一般护理记录、危重护理记录和手术护理记录等。

（一）一般护理记录单

1. 书写内容　包括患者姓名、科别、住院号、床号、页码、记录日期和时间、病情观察、护理措施和效果反馈、护士签全名等（表10-1-3）。

（1）新入院患者：应记录入院时间、目前病情、入院后给予的治疗护理及效果，并交代下一班须观察的重点及注意事项。

（2）手术患者：应记录麻醉方式、手术名称、术中术后补液情况、回病房的时间，返回病房后的意识、生命体征、创口情况、各种引流管是否通畅，引流液的色、质、量，能否自行排便、皮肤黏膜、情绪和睡眠及镇痛药物的应用等情况。

（3）转入患者：应记录转入时间、目前病情、入科后给予的治疗护理及效果，并交代下一班须观察的重点及注意事项。

（4）出院患者：应记录出院时间、目前病情、出院后服药、饮食、功能锻炼、门诊随访等注意事项。

2. 书写要求

（1）书写应当客观、真实、准确、及时、完整。应由注册护士进行书写。实习学生书写应有带教老师（注册护士）审核签名（署名方式：老师签名／学生签名）。记录时间应具体到分钟。

（2）患者入院后的首次护理记录（病情观察、护理措施等），应由责任护士书写并签名，本班内完成。中、夜班由当班护士完成记录。

（3）记录的频次依病情而定，一般要求Ⅰ级护理的患者至少每班1次，Ⅱ级护理患者至少每周2次，Ⅲ级护理患者至少每周1次，若患者病情变化应随时记录。

（4）执行特殊医嘱患者，应观察患者治疗后有无不良反应，及时评价治疗效果并记录。

（5）手术患者，应认真做好术前评估及术前准备情况、并及时记录术后护理措施和康复指导。

（6）心电监护患者，每小时监测记录1次心率、呼吸、血压等，并在病情观察及措施栏内记录异常心律；有病情变化随时记录。当心率和脉率不一致时（如房颤），每小时监测记录1次心率、脉率。

（7）由"护理记录单"转为"危重护理记录单"时，应遵医嘱且做病情说明。

（8）护士长应定期检查、修改护理记录情况，每周2次并签名。

表10-1-3 一般护理记录单示例

姓名_____ 床号_____ 住院号_____ 科别_____

日期 时间	病情、护理措施	效果反馈	签名
2021-05-02 13:55	患者主诉×××1周，由门诊收治入院。入院护理首次评估：跌倒/坠床风险评估3分，压疮风险评估35分，疼痛NRS评估3分，自理能力（BL）指数80分，血栓风险评估2分，给予Ⅱ级护理，普食，入院宣教已做。	已告知患者两天后手术，完善术前准备中。	张××
2021-05-04 14:35	患者于13:20在×××麻醉下行×××手术，于14:25安返病房，病理标本已送检。患者神志清楚，左手补液畅，无外渗。术后疼痛（NRS）评估为3分；分级护理评分为40分；血栓评分为3分。予以Ⅰ级护理，普食，饮食宜清淡。取侧卧位，防止创面出血；告知尽量24小时内勿解大便，避免创面感染；给予心理指导，建议听音乐等分散注意力缓解疼痛。请继续观察患者生命体征及疼痛情况。	饮食合理，未解便，已交班告知。	张××
2021-05-11 10:00	术后第7天（入院第10天），患者入院后行手术治疗，术后予以局部熏洗、激光照射、清创换药等，现大便正常，无便血，便时稍觉肛门疼痛，创面结扎线已完全脱落，肛周无红肿，创面生长良好，趋于愈合，无异常分泌物。患者无跌倒、无压疮、无护理并发症发生，遵医嘱于今日下午出院。已告知注意事项：饮食宜清淡忌辛辣刺激之品，保持大便通畅及肛门口清洁干燥，避免久坐久站。指导患者1个月后进行提肛运动锻炼肛门括约肌功能。按时门诊随访。	患者表示满意。	张××

（二）危重护理记录单

1. 书写内容　本记录单适用于病危、病重、抢救、重大手术后、特级护理的患者。护士应根据医嘱和病情对危重患者住院期间的护理过程进行客观记录，内容包括患者姓名、年龄、科别、床号、住院号、页码、记录日期和时间、体温、脉搏、呼吸、血压、意识、心率、血氧饱和度、吸氧流量、吸痰、雾化、饮食、管路、护理指导、生活护理、皮肤、体位、出入液量、病情观察及护理措施、效果、护士签全名等（表10-1-4）。

2. 书写要求

（1）病危患者每小时、病重患者2～4小时必须客观记录生命体征、病情观察和护理措施。患者发生病情变化应随时记录，正确执行医嘱，及时评价治疗效果。

（2）使用呼吸机患者，每小时记录1次呼吸频率于"生命体征"栏内（自主呼吸）；使用呼吸机辅助呼吸者，每班"交班小结"中记录呼吸频率。重新设定呼吸机参数，应及时记录。吸氧者，在医嘱开始及停止时均需记录氧流量；如病情需要重新调节氧流量时，应随时记录。

（3）心电监护患者，每小时监测记录1次心率、呼吸、血压等，并在病情观察及措施栏内记录异常心律；有病情变化随时记录，当心率和脉率不一致时（如房颤），每小时监测记录1次心率、脉率。

表10-1-4 危重护理记录单示例

日期	时间	意识	T ℃	P 次/分	R 次/分	BP mmHg	心率 次/分	血氧 %	氧流量 L/分	吸痰	雾化	饮食	管路	护理指导	生活护理	皮肤	半卧位	摄入 名称	摄入 途径	摄入 量ml	排出 名称	排出 量ml	病情观察及措施	护士签名
2021-12-22	6:30	⑦	36.5	116	21	109/72	116	99		1		⑨	⑤⑥⑧⑨	①②		⑦	①							王××
	7:00	⑦			24		115	100								⑦		5%GS+K-CL1g	VD	510	尿量	200	遵医嘱记24h出入量	王××
	8:00	⑦			22		116	98		1					①②	⑦		5%GS+K-CL1g 停		剩余 150	吸出	20		王××
	……																							
	15:00	⑦			22		110	98									⑦	米粥	经口	250			输液结束，患者无不适主诉	王 ×× 张 ××
	……																							

首次护理记录

患者肺癌，右肺切除术后3月余，因术后反复发热约5天由急诊入院。目前患者病重，生活自理能力（BL指数）评分10分，生活完全依赖，给予呼吸内科护理常规、特级护理、要素饮食，制定危重患者护理计划。气管切开术后，遵医嘱予呼吸机辅助呼吸，SIMV模式，潮气量500ml，呼吸频率12次/分，氧浓度50%。心电监护中，示"窦性心动过速，律不齐"，经皮血氧饱和度99%。患者全身皮肤完好无破损，气管切开无带入，现在位，通畅。各类危险因素评估中：导管16分，压疮24分，血栓7分，跌倒［坠床10分（年龄≥75岁），属于早管清脱，护理措施详见《再评估/高危随访监控记录单》，并向患者及家属宣教各项安全防范措施（家属已签字）。目前测血压1次/4h，吸痰1次/1h。已给予控烟宣传教育、入院宣教。

早班小结：患者神志清醒，气管切开术后呼吸机辅助呼吸，各参数同前，持续心电监护。深静脉置管、导尿管、胃管均在位，通畅。全身皮肤完好无破损，q2h翻身。

……

注：1. 意识：①嗜睡，②模糊，③半流质，④昏睡，⑤浅昏迷，⑥深昏迷，⑦清醒。
2. 饮食：①流质，②半流质，③禁食，④高蛋白，⑤低蛋白，⑥低脂肪，⑦无盐，⑧低盐，⑨要素饮食，⑩糖尿病饮食。其他。
3. 管路：①气管插管，②胸管，③头部引流管（胸管），④引流管室，丁型管，Y型管，⑤胃管，⑥深静脉置管，⑦PICC管，⑧导尿管，⑨其他气管切开。
4. 护理指导：①入院介绍，②情志调护，③饮食调护，④药物，⑤特殊检查，⑥术前指导，⑦术后指导，⑧康复指导，⑨功能锻炼，⑩出院指导。
5. 生活护理：①口腔护理，②会阴护理，③床上擦浴，④卧位护理，⑤洗头。
6. 皮肤：①压疮，②出疮，③破损，④水肿，⑤瘀斑，⑥过敏，⑦清洁。
7. 半卧位：①0°，②15°，③30°，④45°，⑤60°，⑥90°。

（4）吸痰、雾化记录，为具体的护理次数。意识、饮食、管路、护理指导、生活护理、皮肤、半卧位、只录入相应的数字编号（参见记录单下方的备注栏）。

（5）手术患者，应认真做好术前评估及术前准备情况，并及时记录术后护理措施和康复指导。

（6）入量、出量只要记录数字（后面不写单位"mL"或"cc"），并注明用药途径（用法），如经口（口服用药）、IM（静脉注射）、VD（静脉滴注）、胃管内注入等。出、入量应"12小时小结"，夜班进行"24小时总结"，但摄入量应扣除余量。如时间未满12小时或24小时的，则据实写明，如"10小时小结""20小时总结"。总结出入量时，"摄入"中的输血、白蛋白、10%氯化钾和"排出"中的尿、粪、呕吐物等，应分类总结（无特殊病情且患者大便成形时，可直接记录次数，其余记录毫升数），记录在"病情观察及措施"栏内，如输血200mL，白蛋白5g，10%氯化钾1.0g，尿量2 120mL，呕吐物50mL，排便1次。无医嘱要求记录"出入量"的情况下不做出入量总结，但"摄入"栏内应记录治疗用药，如化疗药、白蛋白、抢救用药、贵重药，治疗不良反应大、专科特殊用药，以及经胃管注入的药物、流质等；"排出"栏内要记录引流液量、尿量、呕吐物、便血、稀便等。如已记录的一组液体因故停用（未输完），则在"摄入"的名称栏内注明"停××液体"，途径、量的栏内分别注明"剩余"及液体余量，统计出入量时需减除余量。

（7）交班前，当班护士应小结（或总结）患者本班内情况，如神志、各类导管在位通畅、皮肤完好性、本班内治疗护理及效果等、交班者和接班者应在交接班时双签名。

（8）护士长应及时检查护理记录情况，如有修改，应注明修改日期，保持原记录清楚、可辨。

（9）由"危重护理记录单"转为"护理记录单"，应遵医嘱且做病情说明。

（三）手术护理记录单

手术护理记录是指巡回护士对手术患者术中护理情况及所用器械、敷料的记录，应当在手术结束后及时完成（表10-1-5）。手术护理记录应当另页书写，内容包括患者姓名、住院号、手术日期、手术名称、术中护理情况，所用各种器械和敷料数量的清点、核对，巡回护士和手术器械护士签名等。清点时，如发现器械、敷料的数量与术前不符，护士应当及时要求手术医生共同查找，如手术医生拒绝，护士应在手术护理记录"其他"栏内注明，并由手术医生签名。手术所用无菌包的灭菌指示卡及植入体内医疗器具的标识，经检验后粘贴于手术护理记录的背面。

危重病患者病情、MEWS预警评估单见表10-1-6。

表10-1-5 手术护理记录单

手术房间号：_____房，第_____台； 术前诊断：_____

预定手术名称：_____ 麻醉方式：_____

手术部位：_____ 手术者：_____

术前确认（Time Out）麻醉开始、切皮前：手术医生_____ 麻醉医生_____ 手术室护士_____

术中防护方式：□海绵垫 □头圈 □气圈 □枕头□其他_____

术中输血：□无 □有 血型：_____ 血量（mL）：_____

输血开始时间：_____ 不良反应：□无 □有 输血结束：□是 □否 结束时间_____

术中特殊情况：_____

术毕手术名称：_____

标本：□无 □病理切片 □冰冻切片□其他

标本名称_____ 送检人_____ 核查人_____

无菌监测	敷料包灭菌追溯条形码：	器械包灭菌追溯条形码：

清点记录

物品名称	术前	关前	关后	缝合皮肤后	物品名称	术前	关前	关后	缝合皮肤后
纱布					纱球				
大纱垫					纱条				
缝针					棉签				
刀柄					脑棉				
刀片					棉球				
剪刀					花生米				
镊子					卵圆钳				
吸引头					针头				
拉钩					头皮夹				
螺丝					血管夹				
血管钳					骨剥离器				
持针钳					其他				
爱利斯									
阑尾钳									
碗碟盆									

备注：□此手术无须清点

器械护士_____ 巡回护士_____ / _____ / _____

表 10-1-6 危重患者病情、MEWS 预警评估单

姓名_____ 科别_____ 床号_____ 性别_____ 年龄（岁）_____ 住院号_____

项目 \ 分数	0	1	2	3	评估日期、时间及评分		
脉搏（次/分）	51～100	① 101～110 ② 41～50	① 111～129 ② ≤ 40	≥ 130			
呼吸（次/分）	16～20	① 21～24 ② 12～15	① 25～29 ② ≤ 11	≥ 30			
体温（℃）	361～38	① 38.1～38.5 ② 35.1～36	① ≥ 38.6 ② ≤ 35.0				
清醒程度	完全清醒	对声音有反应	对痛楚有反应	无反应			
收缩压	100～140	① 141～199 ② 81～100	① ≥ 200 ② 71～80	≤ 70			
排尿(mL/h)			< 30	无			
SaO₂（%）	96～100	90～95	85～89	≤ 84			
血糖（mmol）	3.9～6.1	① 62～11.9 ② 3.4～3.8	① 12～24.7 ② 2.9～3.3	① ≥ 24.8 ② ≤ 2.8			
疼痛（分）	0～1	2～3	4～6	L <			
年龄（岁）		65～74	75～84	① ≥ 85 ② < 1			
脏器衰竭		慢性器官功能不全	1～2个器官衰竭	① 多脏器衰竭 ② 严重复合伤 ③ 呼吸心搏骤停			
呼吸道管理		吸痰	① 气管插管 ② 气管切开	器械通气			
其他				① 大手术/复杂手术3天内 ② 连续肾脏替代治疗 ③ 大面积烧伤			
自理能力		轻度依赖	中度依赖	重度依赖			
护理风险评估		1～2项高危预报	3项高危预报	≥ 4项高危预报			
免疫损害		① 放疗 ② 化疗	长期或大量使用激素				
置管		1～2根	3～4根	≥ 5根			
总评分							
护士签名							

注: ①评估对象: 特或一级护理等病危或重及病情突然变化的患者。②评估频次: 每班记录一次; 总评分≥14分者, 需将评估分值记录于护理记录单上, 制定护理计划, 落实各项护理措施, 并做好记录。③评估分值: 如吸痰、气管插管或气管切开、机械通气同时存在≥2项以上, 则以该项最高分作为项目得分。

表10-1-6　危重患者病情、MEWS预警评估单（续页）

姓名_____　科别_____　床号_____　性别_____　年龄（岁）_____　住院号_____

项目评分

日期								
时间								
脉搏（次／分）								
呼吸（次／分）								
体温（℃）								
清醒程度								
收缩压								
排尿（mL/h）								
SaO$_2$（%）								
血糖（mmol）								
疼痛（分）								
年龄（岁）								
脏器衰竭								
呼吸道管理								
其他								
自理能力								
护理风险评估								
免疫损害								
置管								
总评分								
护士签名								

注：①评估对象：特或一级护理等病危或重及病情突然变化的患者。②评估频次：每班记录一次；总评分≥14分者，需将评估分值记录于护理记录单上，制定护理计划，落实各项护理措施，并做好记录。③评估分值：如吸痰、气管插管或气管切开、机械通气同时存在≥2项以上，则以该项最高分作为项目得分。

四、健康教育计划

健康教育（health education ）是通过有组织、有计划、有系统的教育活动，向患者及其家属提供患者个人健康状况和相关疾病诊疗、护理及康复等知识，以增进患者与医护人员的沟通、理解与合作，提高其参与决策的意识和自我护理能力，充分发挥家庭、社会等支持系统的作用，从而共同促进患者身心康复，降低伤残率、死亡率，减少医患纠纷。主要内容包括：入院宣教、住院期间教育、出院教育等。健康教育计划单（表10-1-7）的内容和方式应根据患者的自身情况和现有条件等具体制定，可采用讲解、示范、录像、提供书面或视听材料等方式进行，切忌照本宣科。

（一）记录内容

1.入院宣教　是患者入院时对其进行的健康教育，主要包括介绍科室环境设施、责任医师和护士、安全教育、标本留取方法等，以便患者尽快熟悉住院环境，稳定情绪，积极配合治疗。

2.住院期间教育　是患者住院期间对其进行的健康教育，是住院教育的重点。主要包括疾病教育、用药指导、检查（或操作）指导、术前、术后指导等。

3.出院教育　是在患者出院前对其进行的健康教育，旨在使患者在出院后巩固住院治疗效果，防止疾病复发和意外情况的发生。主要包括营养和饮食、用药、功能锻炼、预防疾病复发和复诊等的指导。

（二）书写要求

1.应根据住院期间患者的健康需求，有的放矢地确定健康教育的内容。内容应该基本、简单、重要、有用。

2.眉栏填写清楚后，即对患者或其亲属做健康教育，在相对应的项目栏内打"√"，并让患者或其亲属签名，当班护士签全名。

3.标准健康教育计划单中未涉及但需要对患者进行健康教育的项目，应在其他项目内填写。重复进行的健康教育内容可在其他项目内注明。由于某种原因导致健康教育终止，应在其他栏目内注明。

4.每位住院患者健康教育不得少于3次，即入院、住院和出院各1次。入院教育要当班完成，出院教育在出院前3天内完成。

5.手术患者及特殊检查（或操作）前、后都应有1次健康教育。

表10-1-7　健康教育计划单

姓名＿＿＿＿＿＿　床号＿＿＿＿＿＿　住院号＿＿＿＿＿　诊断＿＿＿＿＿

内容	日期	对象		护士签名
		患者	家属	
入院教育 1.病室环境、设施；禁烟				
2.医院规章制度：作息、探视、陪护、环境卫生、贵重物品保管、不擅自外出、逃生通道等				
3.安全告知：防跌倒、防坠床、防导管滑脱；微波炉、浴室、呼叫铃牌、床栏使用；防火防盗，禁用电器				
4.介绍床位医生、责任护士、护士长				
5.《入院手册》已阅读				
6.其他： □住院费用"一日清"；　□有人陪护； □特殊病情者24小时家属陪护；□护工用工 □使用腕带；□使用约束带；□＿＿＿＿＿				
特殊检查治疗 检查/治疗目的、配合、注意事项。名称： 1.＿＿＿＿＿＿＿＿＿＿＿＿ 2.＿＿＿＿＿＿＿＿＿＿＿＿ 3.＿＿＿＿＿＿＿＿＿＿＿＿ 4.＿＿＿＿＿＿＿＿＿＿＿＿ 5.＿＿＿＿＿＿＿＿＿＿＿＿				
疾病教育 1.疾病的临床表现、诊治、预防				
2.疾病的饮食宜忌、营养				
用药指导 用药目的、方法、注意事项。药名： 1.＿＿＿＿＿＿＿＿＿＿＿＿ 2.＿＿＿＿＿＿＿＿＿＿＿＿ 3.＿＿＿＿＿＿＿＿＿＿＿＿ 4.＿＿＿＿＿＿＿＿＿＿＿＿				
术前准备 1.心理调摄				
2.术前准备：肠道准备、备皮、体位，□＿＿＿＿＿				
3.床上便器使用；□＿＿＿＿＿				
4.有效咳嗽、咳痰；□＿＿＿＿＿				
5.个人卫生：备皮、剪指甲、沐浴、剃须				
术后指导 1.卧位目的及配合；切口疼痛缓解方法				
2.各类导管目的及注意点				
3.床上或床下活动目的、时间、方法				
4.各类造口及护理：□　　　□				
5.功能锻炼：上肢、下肢、四肢、局部、全身				
6.其他：				

（续表）

	内容	日期	对象		护士签名
			患者	家属	
康复及出院指导	1.用药指导及注意事项				
	2.心理与疾病关系；康复锻炼；自我保健				
	3.饮食种类及注意事项				
	4.出院随访及注意事项				
	5.其他：				

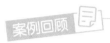

案例回顾

　　本章节教学案例中护士甲对新入院的患者王某进行了入院首次评估，经过学习，相信同学们对于入院评估能获取哪些患者的客观资料都有了清晰的答案。

　　学会通过会谈、身体评估等方法进行健康资料的收集，尽管有相关评估表为基础，但是需要与临床实践相结合，尤其是对于开放性问题，需注意掌握问诊的方法与技巧。

参考文献

[1]孙国庆，刘士生，宋长平.健康评估[M].北京：化学工业出版社，2018.

[2]万学红，卢雪峰.诊断学[M].9版.北京：人民卫生出版社，2018.

[3]林彬，岑惠红.健康评估[M].北京：中国中医药出版社，2021.

[4]罗碧如，李宁.健康评估[M].北京：人民卫生出版社，2017.

[5]王秀华，刘宁.健康评估[M].南京：中南大学出版社，2017.

[6]孙国庆，刘士生，宋长平.健康评估[M].北京：化学工业出版社，2018.

[7]刘成玉.健康评估[M].北京：人民卫生出版社，2020.

[8]光云志，陈洁.健康评估[M].长沙：中南大学出版社，2020.

[9]王新颖，王所荣.健康评估[M].北京：人民卫生出版社，2019.

[10]罗碧如，李宁.健康评估[M].北京：人民卫生出版社，2017.

[11]刘成玉.健康评估[M].4版.北京：人民卫生出版社，2018.

[12]张雅丽.健康评估[M].2版.北京：人民卫生出版社，2016.

[13]王新颖，杨颖.健康评估[M].北京：人民卫生出版社，2020.

[14]刘俊香，刘亚丽.健康评估[M].北京：中国医药科技出版社，2018.

[15]孙玉梅，张立力，张彩虹.健康评估[M].5版.北京：人民卫生出版社，2021.

[16]姚树桥.心理评估[M].3版.北京：人民卫生出版社，2018.

[17]彭聃龄.普通心理学[M].5版.北京：北京师范大学出版社，2018.

[18]戴晓阳.常用心理评估量表手册[M].北京：人民军医出版社，2010.

[19]王宇中.心理评定量表手册[M].郑州：郑州大学出版社，2011.

[20]尤黎明，吴瑛.内科护理学[M].6版.北京：人民卫生出版社，2017.

[21]贾建平，苏川.神经病学[M].9版.北京：人民卫生出版社，2018.

[22]林果为，王吉耀，葛均波，等.实用内科学[M].15版.北京：人民卫生出版社，2017.

[23]葛均波，徐永健，王辰，等.内科学[M].9版.北京：人民卫生出版社，2018.

[24]刘鸣，崔丽英，谢鹏，等.神经内科学[M].3版.北京：人民卫生出版社，2018.

[25]陈孝平，汪建平，赵继宗，等.外科学[M].9版.北京：人民卫生出版社，2018.

[26]田伟等.实用骨科学[M].2版.北京：人民卫生出版社，2016.

[27]侯建全等.实用泌尿外科学[M].3版.北京：人民卫生出版社，2019.

[28]尚红，王毓三，申子瑜.全国临床检验操作规程[M].北京：人民卫生出版社，2015.

[29]张文霞，褚青康.健康评估[M].西安：西安交通大学出版社，2017.

[30]张雅丽，陈淑英，郭荣珍.新编健康评估[M].上海：复旦大学出版社，2010.

[31]丁文龙，刘学政.系统解剖学[M].9版.北京：人民卫生出版社，2018.

[32]李贤华，曹伟新.护理批判性思维研究的系统性回顾和展望[J].解放军护理杂志，2007（17）：49-51.

[33]陈潇，张玉侠，周海英，等.术后恶心呕吐非药物管理的最佳证据总结[J].中华护理杂志，2021，56（11）：1721-1727.

[34]马淑贞，李梅，李婷婷.临床路径护理干预在小儿腹泻中的应用效果观察[J].中国肛肠病杂志，2020，40（07）：73-75.

[35]杨秋子，丁雪丽，侯峰，等.第483例腹泻—便秘—腹痛—直肠黏膜充血性红斑[J].中华医学杂志，2019（44）：3503-3506.

[36]张宸，郑中文，布小玲，等.乳糖酶缺乏与乳糖不耐受症状的临床特点分析[J].现代消化及介入诊疗，2021，26(02)：177-181.

[37]刘方旭，王征，王松岚，等.肾移植术后诺如病毒感染所致慢性腹泻[J].中华消化杂志，2021，41（02）：131-134.

[38]李冬霞，万力，陈妙玲，等.意识障碍治疗方法的研究进展[J].中华物理医学与康复杂志，2021，43（03）：264-267.

[39]中国医师协会神经修复专业委员会意识障碍与促醒学组.慢性意识障碍诊断与治疗中国专家共识[J].中华神经医学杂志，2020，19（10）：977-982.

[40]潘子烁.海姆立克急救法[J].农村青少年科学探究，2020（04）：22-23.

[41]杨帅.海姆立克急救法[J].中华灾害救援医学，2019，7（08）：468.

[42]万丽，赵晴，陈军，等.疼痛评估量表应用的中国专家共识（2020版）[J].中华疼痛学杂志，2020，16（03）：177-187.

[43]陈凛，陈亚进，董海龙，等.加速康复外科中国专家共识及路径管理指南（2018版）[J].中国实用外科杂志，2018，38（01）：1-20.